Maria-Anna Schoppmeyer, Michael Polte

Innere Medizin
Dermatologie

Krankheitslehre für Physiotherapeuten und Masseure

Maria-Anna Schoppmeyer
Michael Polte

Innere Medizin Dermatologie

Krankheitslehre für Physiotherapeuten und Masseure

Gustav Fischer Verlag
Lübeck · Stuttgart · Jena · Ulm

GUSTAV FISCHER

Zuschriften und Kritiken an:
Gustav Fischer Verlag, Lektorat Physiotherapie, Fleischhauerstr. 37, 23552 Lübeck

Wichtiger Hinweis
Die Erkenntnisse in der Medizin unterliegen laufendem Wandel durch Forschung und klinische Erfahrungen. Die Autoren dieses Werkes haben große Sorgfalt darauf verwendet, daß die in diesem Werk gemachten (therapeutischen) Angaben - insbesondere hinsichtlich Indikation, Dosierung und unerwünschten Wirkungen - dem derzeitigen Wissensstand entsprechen. Das entbindet den Benutzer dieses Werkes aber nicht von der Verpflichtung, anhand der Beipackzettel zu verschreibender Präparate zu überprüfen, ob die dort gemachten Angaben von denen in diesem Buch abweichen und seine Verordnung in eigener Verantwortung zu treffen.

Die Deutsche Bibliothek - CIP-Einheitsaufnahme

Schoppmeyer, Maria-Anna:
Innere Medizin, Dermatologie : Krankheitslehre für Physiotherapeuten und Masseure
Maria-Anna Schoppmeyer ; Michael Polte.
1. Aufl. - Lübeck ; Stuttgart ; Jena ; Ulm : G. Fischer, 1998
ISBN 3-437-45850-7

1. Auflage Oktober 1998

98 99 00 01 02 5 4 3 2 1

Satz: Medienkontor Lübeck
Layout & Gestaltung: Tanja Lange für Medienkontor Lübeck
Lektorat: Elisa Imbery, Lübeck
Umschlaggestaltung: prepress ulm
Titelfoto: DOEHRINGS, Lübeck; MEV Verlag, Augsburg
Druck: Franz Spiegel Buch, Ulm

Vorwort

Die Innere Medizin ist sicherlich eines der wichtigsten und größten Teilgebiete der Medizin und kann ausführlich nur in großen, umfangreichen Lehrbüchern dargestellt werden. Für eine effektive Examensvorbereitung müssen jedoch die internistischen Erkrankungen mit ihren Ursachen, dem diagnostischen und therapeutischen Vorgehen in einer übersichtlichen Form vorliegen. Diesen Anspruch will der vorliegende Abschnitt über die Innere Medizin erfüllen. Er soll eine Ergänzung zu einem ausführlichen Lehrbuch darstellen, damit sich Auszubildende auf Prüfungen der »Inneren« schnell und gezielt vorbereiten können.

Die Dermatologie ist neu in die Ausbildungs- und Prüfungsverordnung aufgenommen worden. Der in dieses Buch integrierte Abschnitt soll den SchülerInnen helfen, einen ersten Eindruck und Überblick über dermatologische Erkrankungen, die relevant für die Physiotherapie sind, zu bekommen.

Allen Auszubildenden der Physiotherapie und Massage wünschen wir, daß das Arbeiten mit diesem Buch – trotz Examensstreß – Freude an der Inneren Medizin und Dermatologie weckt und für die anstehenden Prüfungen die Sicherheit gibt, die für ein gutes Gelingen notwendig ist.

Last but not least möchten wir allen danken, die an der Erstellung dieses Buches mit Engagement und Begeisterung beteiligt waren: Frau Annette Jenner-Kief und Frau Ruth Kremer für die inhaltliche Durchsicht des Manuskriptes, Frau Elisa Imbery und Frau Ulrike Hartmann, Lektorinnen sowie Frau Ute Landwehr, Herstellerin, für die hilfreichen Anregungen und die intensive Betreuung. Weiterhin danken wir Frau Sigrun Zühlke und Frau Maxi Jarling für den Satz sowie Herrn Martin Polzer für die Bildbearbeitung.

San Diego/USA im September 1998
Dr. Maria-Anna Schoppmeyer
Wuppertal im September 1998
Dr. Michael Polte

Wegweiser

Alle Bände aus der Gelben Reihe werden speziell für die Vorbereitung auf das Physiotherapieexamen erstellt. Die Auswahl der Themen richtet sich nach der Curriculum Empfehlung des ZVK e.V. und der Ausbildungs- und Prüfungsverordnung für Physiotherapeuten und Masseure. Neben der kurzen und übersichtlichen Darstellung des jeweiligen Faches haben wir gezielte Hilfen für das Lernen und Wiederholen erarbeitet:

- Die Sprache des Textes ist klar und leicht verständlich.
- Kurze Sätze und Stichworte in der Randleiste wiederholen wichtige Fakten und Definitionen aus dem Text.
- Zahlreiche Abbildungen erhöhen die Anschaulichkeit und das Verständnis von schwierigen Zusammenhängen.
- Übungsfragen am Ende der Abschnitte helfen Ihnen, das Verständnis des Gelesenen zu überprüfen. Die Antworten auf die Fragen finden Sie anhand der Ziffern (z.B. ❹) im Text.
- Hinweise auf die spezielle Physiotherapie stellen die Verbindung von der Krankheitslehre zur physiotherapeutischen Behandlung her.
- Wiederkehrende Symbole in der Randleiste erleichtern die Orientierung im Text.

kennzeichnet die Klinik und Symptome

steht für die Therapie eines Krankheitsbildes

! Merke Diese Kästen enthalten besonders wichtige Hinweise

hebt die Hinweise zur physiotherapeutischen Behandlung hervor

? kennzeichnet Übungsfragen am Ende der Kapitel

Das Lektorat Physiotherapie wünscht allen zukünftigen Physiotherapeuten und Masseuren viel Spaß und Erfolg beim Lernen mit der Gelben Reihe.

Abkürzungsverzeichnis

☞	Querverweis
®	geschütztes Warenzeichen
↑	hoch, erhöht
↓	erniedrigt, verringert
→	daraus folgt
<	kleiner als
>	größer als
A. (Aa.)	Arteria(e)
Abb.	Abbildung
ACE	Angiotensin converting enzyme
ADH	Antidiuretisches Hormon
Amp.	Ampulle
AMV	Atemminutenvolumen
ARDS	Adult respiratory distress syndrom (Schocklunge)
BE	Broteinheiten
BGA	Blutgasanalyse
BSG	Blutsenkungsgeschwindigkeit
BZ	Blutzucker
Ca^{2+}	chemisches Zeichen für Kalzium
CK	Kreatinkinase (Enzym)
cm H_2O	Zentimeter Wassersäule (Maß für Druck)
CO_2	chemisches Zeichen für Kohlendioxid
CRP	C-reaktives Protein
CT	Computertomogaphie
DD	Differentialdiagnose
DLE	Diskoider Lupus Erythematodes
DNS	Desoxyribonukleinsäure
EKG	Elektrokardiogramm
FSME	Frühsommer-Meningo-Enzephalitis
GOT	Glutamat-Oxalacetat-Transaminase (Enzym)
GPT	Glutamat-Pyruvat-Transaminase (Enzym)
Hb	Hämoglobin
HCO_3	chemisches Zeichen für Bikarbonat
H_2O	chemisches Zeichen für Wasser

i.c.	intracutan (in die Haut)
i.m.	intramuskulär (in den Muskel)
i.v.	intravenös (in die Vene)
KI	Kontraindikation(en)
Lj.	Lebensjahr(e)
M.	Morbus (Krankheit), Muskel
Min.	Minute(n)
mmHg	Millimeter Quecksilbersäule (Maß für Blutdruck)
mmol, µmol	Millimol, Mikromol (Maße für die Anzahl von Teilchen)
MRT	Magnetresonanztomographie (Kernspintomographie)
N.,Nn.	Nerv(en)
Na^+	chemisches Zeichen für Natrium
NaCl	chemisches Zeichen für Natriumchlorid (Kochsalz)
nl	Nanoliter (1 milliardstel Liter)
NW	Nebenwirkung(en)
O_2	chemisches Zeichen für Sauerstoff
PEEP	positiv endexpiratory pressure (positiver endexpiratorischer Druck)
pCO_2	Kohlendioxid-Partialdruck
pO_2	Sauerstoff-Partialdruck
Rö	Röntgen
RR	Blutdruck (nach Riva Rocci)
s.c.	subcutan (unter die Haut = in das Unterhautfettgewebe)
Sek.	Sekunde(n)
s.l.	sublingual (unter die Zunge)
SLE	Systemischer Lupus Erythematodes
Std.	Stunde(n)
UV	Ultraviolett
V.(Vv.)	Vena(e)
ZNS	Zentrales Nervensystem
ZVD	Zentraler Venendruck
ZVK	Zentraler Venenkatheter

Innere Medizin

Inhaltsverzeichnis

1 Herz

1.1 Leitsymptome

Zu typischen Leitsymptomen von Herzerkrankungen gehören retrosternale Schmerzen, Ödeme, Dyspnoe (☞ 4.1.1) und eine Zyanose (☞ 4.1.2).

1.1.1 Retrosternale Schmerzen

Schmerzen hinter dem Brustbein.

Retrosternale Schmerzen (Brustschmerzen) sind Schmerzen, die hinter dem Sternum liegen. Sie können vom Herzen ausgehen, aber auch von allen anderen Organen im Brustkorb, z.B. von der Lunge oder der Speiseröhre. Die Schmerzbeschreibung des Patienten kann bei der Suche nach der verursachenden Erkrankung oft weiterhelfen.

❶ Ursachen

Meist durch Erkrankungen der Thoraxorgane.

- koronare Herzkrankheit und Herzinfarkt
- entzündliche Herzerkrankungen
- Aortenaneurysma
- Lungenembolie, Pleuritis (Rippenfellentzündung), Pneumothorax
- Refluxösophagitis
- akute Pankreatitis, Gallenkolik sowie ein perforiertes (in die Bauchhöhle durchgebrochenes) Magengeschwür
- funktionelle Herzbeschwerden (Ausschlußdiagnose!).

! Merke

Akut auftretende, unklare retrosternale Schmerzen müssen immer ernst genommen werden, da sich eine lebensbedrohliche Ursache dahinter verbergen kann.

1.1.2 Ödeme

Flüssigkeitsansammlung im interstitiellen Raum.

Ödeme sind Flüssigkeitsansammlungen im interstitiellen Raum. Sie treten generalisiert am ganzen Körper oder lokalisiert an einzelnen Körperpartien auf.

❷ Ursachen und Einteilung

4 verschiedene Formen:
- Stauungsödem
- entzündliches Ödem
- Eiweißmangelödem
- Lymphödem.

Ödeme werden aufgrund ihrer pathophysiologischen Ursache unterschieden:

Stauungsödem: Der hydrostatische Druck steigt in den Venolen und Venen durch einen behinderten Blutabfluß, z.B. bei Herzinsuffizienz oder bei einer Thrombose (☞ 2.1.3). Folge ist das Abpressen von Flüssigkeit in den interstitiellen Raum.

Entzündliches Ödem: Die Durchlässigkeit der Kapillarwände steigt z.B. durch Bakterientoxine, durch Histamin, bzw. Antigen-Antikörper-Reaktionen.

Eiweißmangelödem: Der kolloidosmotische Druck sinkt innerhalb der Blutgefäße durch Mangel an Bluteiweißen, z.B. bei Hungerzuständen, unzureichender Eiweißbildung in der Leber, z.B. infolge einer Leberzirrhose, oder bei Eiweißverlusten über die Niere (nephrotisches Syndrom, ☞ 7.2) oder den Darm (Malassimilationssyndrom, ☞ 5.4.1).

Lymphödem (☞ 3.6.2): Der Lymphabfluß ist gestört, z.B. nach operativer Entfernung von Lymphknoten wegen eines bösartigen Tumors oder nach wiederholten Infekten einer Körperregion mit Vernarbung der Lymphwege.

Die Folgen eines Ödems zeigen sich vor allem in der mechanischen Behinderung der betroffenen Organe. So ist beim Lungenödem der Gasaustausch erschwert, Flüssigkeitsansammlungen in der Pleurahöhle oder im Herzbeutel können die Lunge bzw. das Herz einengen.

Physiotherapie

Ein Ödem erkennt man daran, daß bei Druck eine sichtbare Eindellung der Haut zurückbleibt.

? Übungsfragen

❶ Wodurch können retrosternale Schmerzen verursacht werden?

❷ Welche Arten von Ödemen unterscheidet man?

1.2 Koronare Herzerkrankung (KHK)

Ischämie des Herzmuskels.

❶ Bei der koronaren Herzerkrankung (KHK) werden die Koronarien (Herzkranzgefäße) unzureichend durchblutet und damit der Herzmuskel mit zu wenig O_2 (Sauerstoff) versorgt. Es besteht ein Mißverhältnis zwischen O_2-Angebot und O_2-Bedarf. Es kommt zu einer **Ischämie** (Mangeldurchblutung) der Gewebe und Organe. Die KHK ist in den Industrieländern die häufigste Todesursache, Männer sind öfter betroffen als Frauen.

Ursachen

Arteriosklerose.

Hervorgerufen wird eine KHK meist durch eine **Arteriosklerose** (☞ 2.2.1) der Koronarien.

5 Risikofaktoren:

Wichtige Risikofaktoren der Arteriosklerose sind:
- Hyperlipoproteinämie
- Hypertonie
- Diabetes mellitus
- Nikotinabusus
- Herzinfarkte von Familienmitgliedern (erbliche Belastung).

1.2.1 Symptome und Diagnostik

Symptome

Leitsymptom:
Angina pectoris-Anfall.

Leitsymptom der KHK ist die **Angina pectoris.** Sie äußert sich durch anfallsartige, heftige Schmerzen hinter dem Sternum, häufig mit Ausstrahlung in den linken Arm und die linke Schulter, seltener in die rechte Schulter, den linken Unterkiefer oder den Oberbauch. Die Anfälle können ausgelöst werden durch körperliche Anstrengungen, durch Streß, Kälte oder durch reichliches Essen. Viele Patienten haben den Eindruck, daß »etwas auf die Brust drückt«. Leichtere Angina-pectoris-Anfälle können mit Muskelverspannungen verwechselt werden. Bei schweren Anfällen hingegen hat der Patient Todesangst. Eine KHK muß sich aber nicht durch die typischen Angina-pectoris-Anfälle äußern; mehr als 50 % aller Ischämiephasen verlaufen für den Patienten unbemerkt.

Verlaufsformen der Angina pectoris

Stabile und instabile
Angina pectoris.

Stabile Angina pectoris: gleichbleibende Angina-pectoris-Anfälle, die sich durch Medikamente (Nitrolingual-Spray®) nach einigen Minuten bessern.
Instabile Angina pectoris: Anfällen nehmen an Schwere, Dauer und Häufigkeit zu oder treten bereits während körperlicher Ruhe auf (Ruheangina). Es besteht ein akutes Herzinfarktrisiko!

Diagnostik

- klinische Symptome
- Ruhe-EKG
- Belastungs-EKG
- Myokardszintigraphie
- Koronarangiographie.

Eine Verdachtsdiagnose wird anhand der klinischen Symptome gestellt. Um die Diagnose zu sichern, sind weiterführende diagnostische Verfahren notwendig:
- **Ruhe-EKG** (Elektrokardiogramm): Der Patient liegt ruhig auf einer Liege, während seine Herzströme abgeleitet werden; dabei werden in der Regel gleichzeitig die *bipolare Extremitätenableitung nach* EINDTHOVEN (je eine Elektrode am rechten Arm, rechten Bein, linken Arm und linken Bein) und die *unipolare Brustwandableitung nach* WILSON (sechs Elektroden an der Brustwand) durchgeführt. Bei der KHK finden sich selten typische Veränderungen, solange kein Herzinfarkt abgelaufen ist

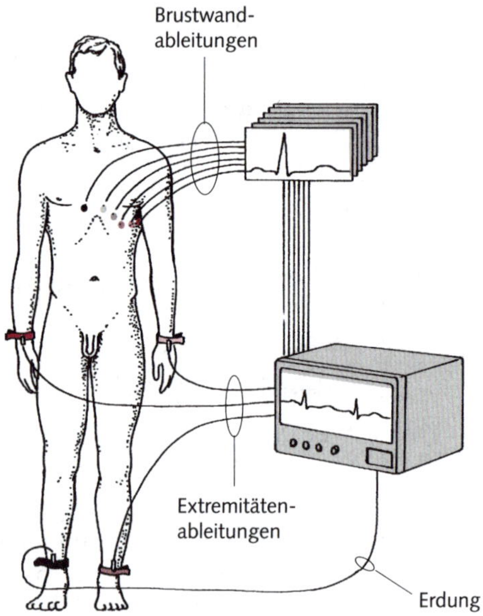

Abb. 1.1
Lage der EKG-Elektroden bei der unipolaren Brustwandableitung nach WILSON und der Extremitätenableitung nach EINDTHOVEN [A400]

- **Belastungs-EKG**: Der Patient wird körperlich zunehmend belastet, z.B. auf einem Fahrradergometer; gleichzeitig wird ein EKG abgeleitet. Treten hierbei Angina-pectoris-Anfälle und/oder entsprechende EKG-Veränderungen auf, liegt wahrscheinlich eine KHK vor
- **Myokardszintigraphie**: Dem Patienten wird während körperlicher Belastung eine radioaktive Substanz (z.B. ^{201}Thallium) injizert. ^{201}Thallium reichert sich im normal durchbluteten Herzmuskel gut, in den schlecht durchbluteten Bereichen weniger intensiv an. So lassen sich infarktbedrohte oder bereits geschädigte Herzmuskelbezirke nachweisen
- **Koronarangiographie** (Linksherzkatheteruntersuchung): Ein Katheter wird über die A. femoralis gegen den Blutstrom zum Herzen vorgeschoben und Röntgenkontrastmittel in die Koronarien eingespritzt. So lassen sich verengte Gefäßabschnitte darstellen; außerdem kann die Pumpfunktion des Herzens beurteilt werden.

Physiotherapie

Nach einer Koronarangiographie über die Leiste wird für 24 Stunden ein Druckverband angelegt. Solange besteht absolute Bettruhe, das Hüftgelenk darf nicht flektiert werden.

1.2.2 Therapie und Komplikationen der KHK

Ausschaltung von Risikofaktoren.

Die Risikofaktoren der Arteriosklerose müssen soweit wie möglich behoben werden: Nikotinverzicht, Gewichtsabnahme, Abbau von Streß, optimale Einstellung von Hypertonie, Diabetes mellitus und Hyperlipidämie.

❷ Therapie des akuten Angina-pectoris-Anfalls

- Arzt verständigen
- Patienten beruhigen, beengende Kleidung entfernen und mit erhöhtem Oberkörper bequem lagern
- Glyceroltrinitrat (Nitroglyzerin als Nitrolingual®)
- O_2-Gabe.

Wenn sich die Symptome nach mehreren Minuten nicht bessern, hat der Patient eine instabile Angina pectoris oder einen Herzinfarkt. In beiden Fällen muß er weiterbetreut werden, als hätte er einen Herzinfarkt (☞ 1.3).

Medikamentöse Therapie der stabilen Angina pectoris

Medikamente senken den O_2-Bedarf bzw. verbessern die O_2-Ausnutzung.

Ziel der Therapie ist es, zum einen den O_2-Bedarf des Herzens zu senken, zum anderen die O_2-Zufuhr zu verbessern:

- **Nitrate** (z.B. Ismo®, Isoket®) erweitern venöse Gefäße und senken die zum Herz zurückströmende Blutmenge (*Vorlast*). Zusätzlich erweitern sie arterielle Gefäße und senken den Widerstand gegen den das Herz anpumpen muß (*Nachlast*). Dadurch wird die Herzarbeit und der O_2-Verbrauch im Herzmuskel verringert. Außerdem werden durch Nitrate auch die großen Koronargefäße erweitert. NW: vasomotorische Kopfschmerzen und Blutdruckabfall
- β-Blocker (z.B. Beloc®) senken den O_2-Bedarf im Herzmuskel, indem sie die Herzfrequenz und den Blutdruck unter Belastung verringern. NW: Verengung der Bronchien
- **Kalziumantagonisten** (z.B. Adalat®, Dilzem®) verringern die Kontraktionsfähigkeit von Gefäß- und Herzmuskulatur, dadurch erweitern sich die Gefäße und die Herzkraft nimmt ab. Damit wird der myokardiale O_2-Bedarf bei gleichzeitiger Verbesserung des O_2-Angebots gesenkt
- **Acetylsalicylsäure** (z.B. Aspirin 100®) hemmt die Thrombozytenaggregation (Verklumpung von Blutplättchen) innerhalb des Gefäßsystems, dadurch verbessern sich die Fließeigenschaften des Blutes.

Operative Therapie

- PTCA
- ACVB-Operation.

PTCA (**p**erkutane **t**ransluminare **c**oronare **A**ngioplastie): Die übliche Methode ist die Ballonkatheterdilatation mit Vorschieben eines Katheters über die A. femoralis bis zum verengten Herzkranzgefäß. An der Spitze des Katheters befindet sich ein Ballon, der an der Engstelle aufgeblasen wird und diese so aufweitet.

Komplikationen: akuter Verschluß der Koronarie mit Herzinfarkt. Bei 40 % der Patienten verschließt sich das Gefäß nach 1/2 Jahr erneut (Restenosierung).

ACVB-Operation (**a**orto**c**oronarer **V**enen**b**ypass): Mit Hilfe körpereigener Venen des Patienten (z.B. der V. saphena magna) werden verengte Koronarien überbrückt. Eine solche Vene verbindet dann die Aorta und den Koronarabschnitt jenseits der Verengung. Der Zugang erfolgt über eine mediane Sternotomie. Dabei wird das Sternum in Längsrichtung gespalten und nach der OP mit Drahtcerclagen verschlossen.

Komplikationen

Die Komplikationen der KHK können lebensbedrohlich sein:

- Herzinfarkt (☞ 1.3), evtl. mit Folge eines plötzlichen Herztodes
- Herzrhythmusstörungen bis zum Kammerflimmern (☞ 1.6)
- Linksherzinsuffizienz durch Schädigung des Herzmuskels (☞ 1.4).

Physiotherapie

Bei der Behandlung darauf achten, daß der Patient keine Preßatmung einsetzt, z.B. bei Bewegungsübergängen. Den Patienten darauf hinweisen, daß Pressen z.B. bei Obstipation eine körperliche Anstrengung ist, die einen Herzinfarkt auslösen kann.

? Übungsfragen

1. Was ist eine KHK und welches sind die Ursachen?
2. Wie wird ein Angina-pectoris-Anfall therapiert?

1.3 Herzinfarkt

Verschluß eines Koronargefäßes → Untergang von Herzmuskelgewebe.

Bei einem Herzinfarkt (Myokardinfarkt) verschließt sich akut ein Koronargefäß, so daß das von ihm abhängige Herzmuskelgewebe unterversorgt wird und es zur ischämischen Myokardnekrose kommt.

Ursachen und Formen

Arteriosklerose.

Bei den meisten Patienten ist das betroffene Koronargefäß durch eine Arteriosklerose (☞ 2.2.1) bereits vorgeschädigt (KHK). Wenn ein arteriosklerotischer Plaque aufbricht, bildet sich darauf ein Thrombus, der das Koronargefäß verschließt. Auslöser eines Myokardinfarktes sind häufig körperliche Anstrengungen oder Streß-Situationen.

Transmuraler Infarkt: alle Wandschichten betroffen.
Nicht-transmuraler Infarkt: nur ein Teil der Wandschichten betroffen.

Infarkte betreffen meist die Muskulatur der linken Herzkammer. Ihre Größe hängt von der Lokalisation des Gefäßverschlusses ab, je weiter proximal der Verschluß liegt, desto augedehnter ist in der Regel der Infarkt. Ein **transmuraler Infarkt** erfaßt alle Wandschichten des Herzens. Im Gegensatz dazu betrifft der **nicht-transmurale Infarkt** nur einen Teil der Wandstärke, wobei die Innenschicht am empfindlichsten ist.

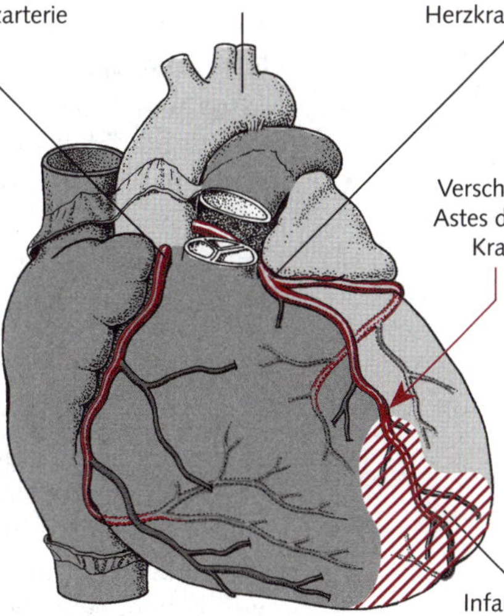

Abb.1.2
Infarktbezirk bei einem Verschluß eines Astes der linken Herzkranzarterie [A400]

1.3.1 Symptome und Diagnostik

Symptome

- Angina pectoris, die sich nicht auf Glycerolnitrat bessert
- vegetative Symptome
- Angst
- Herzrrhythmus-störungen.

- ❶ intensive, langanhaltende Angina-pectoris-Schmerzen, die sich durch Glyceroltrinitrat nicht bessern, Schmerzausstrahlung auch in den Oberbauch
- ❶ vegetative Symptome wie Schweißausbruch, Übelkeit, Erbrechen, Angst, Unruhe
- ❶ Herzrhythmusstörungen
- Blutdruckabfall
- Symptome einer Linksherzinsuffizienz (☞ 1.4): Dyspnoe, feuchte Rasselgeräusche über den basalen Lungenabschnitten.

! Merke

15–25 % der Patienten erleiden einen *stummen* Herzinfarkt ohne die typischen Angina-pectoris-Schmerzen. Häufig betroffen sind Diabetiker, wenn durch den Diabetes mellitus (☞ 9.1) die schmerzleitenden Nerven geschädigt sind.

- EKG
- Blutuntersuchung
- Rö-Thorax
- Echokardiographie.

Diagnostik

❷ Die Diagnose wird über EKG, Blutuntersuchung, Röntgen-Thorax und ggf. Echokardiographie gesichert.

EKG

Hier sind meist typische Veränderungen der Herzströme zu erkennen. Damit können Größe, Lokalisation und Alter des Infarktes bestimmt werden.

Blutuntersuchung

- Muskelenzyme CK (Creatinkinase), CK-MB (spezifischer Herzmuskeltyp der CK), GOT und LDH ↑
- Myoglobin ↑, jedoch auch bei Skelettmuskelschädigungen erhöht und daher nicht spezifisch
- Troponin I und T ↑, sind im Gegensatz zum Myoglobin herzmuskelspezifisch
- Leukozytose, BSG ↑, Blutzucker ↑
- Elektrolytstörungen, insbesondere K^+-Veränderungen.

Röntgen-Thorax

Das Röntgenbild des Thorax wird meist in zwei Ebenen (von hinten und von der Seite) angefertigt. Die erkennbaren Helligkeitsunterschiede ergeben sich aus der unterschiedlichen Abschwächung der Röntgenstrahlen durch die verschiedenen Gewebe. Dichte Gewebe bzw. pathologische Verdichtungen erscheinen im Röntgenbild hell, Gewebe von geringer (bzw. verringerter) Dichte erscheinen dunkel. Bei Verdacht auf einen Myokardinfarkt wird nach Zeichen eines Lungenödems gesucht.

Echokardiographie

Ultraschalluntersuchung des Herzens. Es können Herzklappen, Herzwände, Herzhöhlen sowie die Beweglichkeit und damit die Pumpfunktion des Herzens beurteilt werden. Eine Sonographie (Ultraschalluntersuchung) arbeitet mit Ultraschallwellen, die von einem Schallkopf ausgesandt werden. Die Gewebe des Körpers reflektieren den Ultraschall unterschiedlich stark. Diese Reflexionen werden von dem Schallkopf registriert und durch eine elektronische Weiterverarbeitung in ein Bild umgesetzt.

1.3.2 Therapie des Herzinfarktes

Die Therapie erfolgt zunächst auf der Intensivstation, da es in der Akutphase des Herzinfarktes häufig zu lebensbedrohlichen Komplikationen kommt, die sofort intensivmedizinisch behandelt werden müssen.

Wichtige Erstmaßnahmen!

❸ Erstmaßnahmen

- Patienten werden mit erhöhtem Oberkörper gelagert und beruhigt
- Vitalzeichen werden kontrolliert und mit Monitor überwacht
- O_2-Gabe über Nasensonde
- Schmerzbekämpfung, z.B. mit Opiaten (Fentanyl®)
- bei Bedarf beruhigende Medikamente, z.B. Diazepam (Valium®) i.v.
- Nitroglycerin über Perfusor, um O_2-Versorgung des Herzmuskels zu verbessern. KI: systolischer Blutdruck $\leq$ 90–100 mmHg
- bei Bluthochdruck und Tachykardie (Puls > 100/Min.) β-Blocker (Beloc®), bei Bradykardie (Puls < 50/Min.) Atropin i.v.
- 5000 IE Heparin i.v. im Bolus, anschließend Vollheparisierung.

Weiterführende Behandlung in der Akutphase

Therapie von Rhythmusstörungen nach Bedarf.

Lysetherapie

- Innerhalb der ersten 6 Stunden kann der Thrombus medikamentös aufgelöst werden
- zahlreiche KI.

Da die Ursache des Infarktes meist ein Thrombus ist, wird versucht, diesen innerhalb der ersten 6 Stunden nach dem Infarkt aufzulösen und das Koronargefäß wieder durchgängig zu machen. Dazu dienen verschiedene Medikamente, die die Fibrinolyse aktivieren: Streptokinase, Urokinase, tPA (tissue-type Plasminogen-Aktivator), rt-PA (rekombinanter tissue-type Plasminogen-Aktivator).

Kontraindikationen für eine Lysetherapie sind wegen der Blutungsgefahr u.a.:

- Z.n. frischen Operationen, i.m.-Injektionen, Arterienpunktionen
- Schädel-Hirn-Trauma, bekannter Hirntumor, Zustand nach zerebraler Blutung
- Aortenaneurysma
- Erkrankungen mit erhöhtem Blutungsrisiko, z.B. schwere Hypertonie, Ösophagusvarizen, gastroduodenale Ulkuskrankheit , akute schwere Pankreatitis, M.CROHN
- Schwangerschaft
- maligne Tumoren mit schlechter Prognose
- Gerinnungsstörungen (relative KI)
- Leber-, Niereninsuffizienz (relative KI, da Medikamente nicht genau steuerbar)
- hohes Lebensalter (relative KI).

Komplikationen

Verschiedene Spät- und Frühkomplikationen.

Innerhalb der ersten 72 Stunden nach einem Herzinfarkt treten häufig folgende Komplikationen auf:

- Linksherzinsuffizienz mit Lungenödem bis zum kardiogenen Schock
- Herzrhythmusstörungen: ventrikuläre Extrasystolen, Kammerflimmern, Vorhofflimmern, AV-Blockierung
- Ruptur der Herzwand oder des Kammerseptums (Herzscheidewand).

Spätkomplikationen innerhalb von 6 Wochen nach dem Herzinfarkt:

- Herzwandaneurysma: Aussackung des Herzwand mit verminderter Beweglichkeit → Gefahr der Herzwandruptur oder der Thrombenabscheidung mit nachfolgenden Embolien
- arterielle Embolien, Lungenembolie
- Perikarditis
- weiterbestehende Angina pectoris, erneuter Herzinfarkt.

Rehabilitation

Anschlußheilbehandlung.

Wenn der Patient nach 2–3 Wochen die Akutphase des Herzinfarktes überstanden hat, erhält er in der Regel eine Anschlußheilbehandlung (AHB). In dieser Zeit lernt er mit seiner Erkrankung umzugehen und wird stufenweise stärker belastet. Unter Beachtung der Kontraindikationen erfolgen weitere Untersuchungen wie Koronarangiographie, Belastungs-EKG oder Myokardszintigraphie, die Ergebnisse zeigen, wie stark sich der Patient belasten darf und ob operative Maßnahmen, z.B. Ballondilatation oder eine Bypass-Operation, angezeigt sind. Medikamentös sollten alle Infarktpatienten mit Acetylsalicylsäure in niedriger Dosierung (100 mg) nachbehandelt werden, oftmals sind auch β-Blocker sinnvoll.

Physiotherapie

Während der ersten Tage auf der Intensivstation darf durch die Therapie keine Steigerung der Herzfrequenz verursacht werden. Viele Patienten neigen zur Selbstüberforderung, da der Leistungseinbruch beim Infarkt sehr abrupt erfolgt.

? Übungsfragen

1. Welches sind die typischen Symptome bei einem Herzinfarkt?
2. Wie wird ein Herzinfarkt diagnostiziert?
3. Welche Therapiemaßnahmen werden bei einem Herzinfarkt eingeleitet?

1.4 Herzinsuffizienz

Das vom Körper benötigte Blutvolumen kann nicht mehr befördert werden.

Als Herzinsuffizienz (Insuffizienz = Unzulänglichkeit) bezeichnet man das Unvermögen des Herzens, das vom Körper benötigte Blutvolumen zu fördern.

Ursachen und Einteilung

❶ Der Herzinsuffizienz liegt immer eine andere Grunderkrankung zugrunde:

- Herzerkrankungen wie z.B. KHK, Myokarditis, dilatative Kardiomyopathie verursachen eine primäre Kontraktionsschwäche des Herzmuskels
- Das zu befördernde Herzzeitvolumen ist zu groß, z.B. bei Herzklappeninsuffizienz, Defekten im Kammer- oder Vorhofseptum
- Das Herz muß das Blut gegen einen zu hohen Druck pumpen, z.B. bei Klappenstenosen, arterieller Hypertonie, pulmonaler Hypertonie (Hochdruck im Lungenkreislauf).

- Linksherz-insuffizienz
- Rechtsherz-insuffizienz
- Globalherz-insuffizienz.

❷ Je nachdem, welche Herzkammer hauptsächlich betroffen ist, wird unterschieden:

Linksherzinsuffizienz: Die linke Herzkammer kann das Blut nicht mehr ausreichend in den Körper pumpen, weshalb dieser schlechter mit arteriellem Blut versorgt wird. Zusätzlich staut sich das Blut vor dem linken Herzen in die Lunge zurück.

Rechtsherzinsuffizienz: Die rechte Herzkammer kann das Blut nicht mehr ausreichend in die Lunge befördern. Es staut sich vor dem rechten Herzen in den Körper zurück.

Globalherzinsuffizienz: Linke und rechte Herzkammer sind betroffen. Häufig verursacht eine bereits bestehende Linksherzinsuffizienz eine Rechtsherzinsuffizienz.

1.4.1 Symptome und Diagnostik

Ausgleich der Insuffizienz:
- Tachykardie
- Herzmuskel-hypertrophie
- Renin-Angiotensin-Aldosteron-Mechanismus.

Der Organismus hat verschiedene Mechanismen, um die Pumpschwäche des Herzens auszugleichen:

- Tachykardie
- Herzmuskelhypertrophie: Die einzelnen Herzmuskelfasern werden aufgrund der Belastung länger und dicker, so daß das Herz eine größere Leistung erbringen kann. Dies ist jedoch nur bis zu einem Herzgewicht von max. 500 g möglich (normal: 300 g), da ansonsten die O_2-Versorgung des Herzens nicht mehr gewährleistet ist. Dieser Wert wird daher auch **kritisches Herzgewicht** genannt

- Renin-Angiotensin-Aldosteron-Mechanismus: Sinkt das Herzzeitvolumen, wird zur Aufrechterhaltung des Blutdrucks Angiotensin und Aldosteron ausgeschüttet, um die Gefäße enger zu stellen. Dies führt zu einer Wasser- und Natriumretention in der Niere. Bei zu starker Ausschüttung von Angiotensin und Aldosteron wird das Herz durch Erhöhung der venösen Vorlast (Flüssigkeitsretention) und der arteriellen Nachlast (Gefäßverengung) jedoch zusätzlich belastet.

Kompensiert: Regulationsmechanismen ausreichend.
Dekompensiert: Regulationsmechanismen unzureichend.

Solange die Regulationsmechanismen ausreichen, die Pumpleistung soweit aufrecht zu erhalten, daß bei gewöhnlichen Belastungen keine oder nur geringe Beschwerden auftreten, liegt eine **kompensierte Herzinsuffizienz** vor. Reichen sie nicht mehr aus, spricht man von einer **dekompensierten Herzinsuffizienz**, die sich klinisch bemerkbar macht.

Linksherzinsuffizienz

Häufige Ursachen: Bluthochdruck, Klappenfehler (linkes Herz), Koronare Herzkrankheit, Herzinfarkt, Rhythmusstörungen

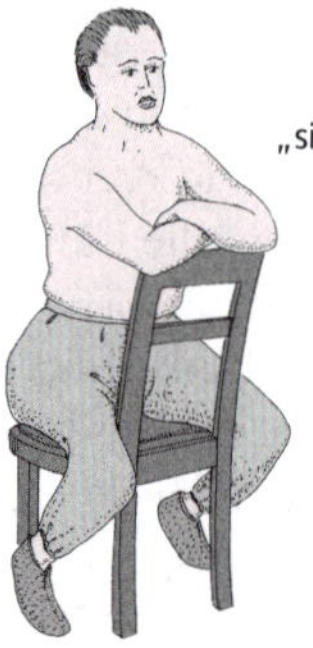

Erscheinungsbild eines Patienten mit Linksherzinsuffizienz

- Schwäche und Ermüdbarkeit
- Atemnot bei Belastung, evtl. auch in Ruhe
- Rasselgeräusche über der Lunge, Husten
- Lungenödem

Rechtsherzinsuffizienz

Häufige Ursachen: Linksherzinsuffizienz, Herzklappenfehler, Lungenerkrankungen

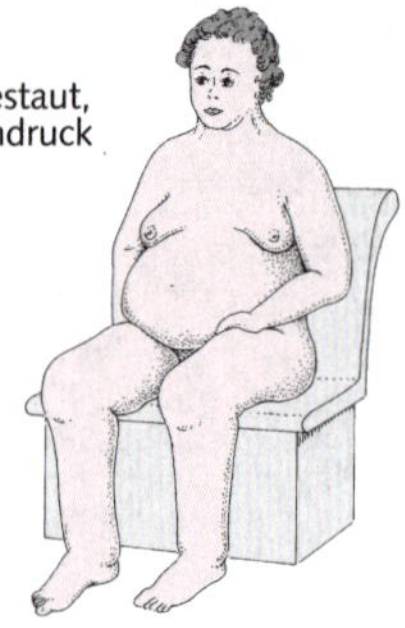

Erscheinungsbild eines Patienten mit Rechtsherzinsuffizienz

- Gestaute, erweiterte Halsvenen
- Ödeme (Bauch, Fußgelenke, Füße)
- Gewichtszunahme
- Leberschwellung

Gemeinsame Symptome

- Eingeschränkte Leistungsfähigkeit (beim Treppensteigen Atemnot)
- Häufiges Wasserlassen, auch bei Nacht
- Schneller Herzschlag (Tachykardie) v.a. bei Belastung, Herzrhythmusstörungen
- Herzvergrößerung, Pleura- und Perikarderguß
- Im Spätstadium niedriger Blutdruck
- Zyanose

Abb. 1.3 Häufige Ursachen und Leitsymptome der Links- und Rechtsherzinsuffizienz im Vergleich [A400]

Gefahr eines Lungenödems.

Linksherzinsuffizienz

Da sich das Blut in die Lunge zurückstaut, wird Flüssigkeit aus den Blutgefäßen ins Lungeninterstitium und in die Alveolen abgepresst (Lungenödem) mit folgenden Symptomen:

- Dyspnoe: Der Patient ist bei Belastung, später auch in Ruhe kurzatmig
- Orthopnoe: Dyspnoe, die auftritt, wenn der Patient flach liegt, und die sich bessert, wenn er sich aufsetzt. Die Patienten schlafen mit mehreren Kissen, so daß der Oberkörper erhöht liegen kann
- nächtliche Hustenanfälle mit Atemnot (Asthma cardiale).

Periphere Ödeme.

Rechtsherzinsuffizienz

Das Blut staut sich in den Körperkreislauf zurück:

- Venenstauung am Hals und Zungengrund, gestaute Magenvenen führen zu Stauungsgastritis mit Appetitlosigkeit, Lebervergrößerung (Stauungsleber), oft mit schmerzhafter Kapselspannung

Ödeme am Fußrücken, vor dem Schienbein. Bei zunehmender Insuffizienz treten Ödeme auch im Sitzen und Liegen an der Rückseite des Körpers auf, sog. *Anasarka*. Insgesamt kommt es durch die Ödembildung zur Gewichtszunahme.

- Nykturie
- Zyanose
- Leistungsabfall
- Pleuraerguß
- Tachykardie.

Gemeinsame Symptome

- Nykturie: Beim Liegen, v.a. nachts, werden Ödeme aus dem Interstitium ins Gefäßsystem rückresorbiert, und die Patienten müssen Wasser lassen
- Zyanose (☞ 4.1.2)
- Leistungsminderung, Schwäche durch die schlechtere O_2-Versorgung des Organismus
- Pleuraergüsse (☞ 4.7.1)
- Tachykardie.

NYHA-Stadien der Herzinsuffizienz

I	Beschwerdefreiheit
II	Beschwerden bei starker körperlicher Belastung
III	Beschwerden bei leichter körperlicher Belastung
IV	Beschwerden in Ruhe

Diagnostik

- Symptomatik
- EKG
- Röntgen-Thorax
- Echokardiographie.

Eine Verdachtsdiagnose wird anhand der klinischen Symptome gestellt. Das EKG weist evtl. auf die zugrundeliegende Herzerkrankung hin. Im Röntgen-Thorax zeigen sich eine Lungenstauung und eine Herzvergrößerung. Die Echokardiographie gibt Aufschluß über die Pumpfunktion, die Größe und die Wanddicke der Herzkammern. Bei einem Lungenödem können Rasselgeräusche auskultiert werden.

1.4.2 Therapie und Komplikationen

Die ursächliche Grunderkrankung muß therapiert werden.

- kochsalzarme Diät
- Gewicht ↓
- körperliche Schonung.

Allgemeinmaßnahmen

Die Patienten müssen eine kochsalzarme, kaliumreiche Diät einhalten, mehrere kleine Mahlzeiten am Tag einnehmen und sich körperlich schonen. Übergewicht sollte reduziert werden. Tägliches Wiegen ist erforderlich, um Flüssigkeitseinlagerungen festzustellen.

- Diuretika
- Herzglykoside.
- ACE-Hemmer
- Nitrate.

Medikamentöse Therapie

Sie erfolgt ab NYHA-Stadium II:

Diuretika (harntreibende Medikamente) wie Thiazide (z.B. Esidrix®), Furosemid (z.B. Lasix®), kaliumsparende Diuretika (z.B. Moduretik®) steigern die Kochsalz- und Wasserausscheidung über die Nieren, so daß sich Ödeme und Lungenstauung zurückbilden. NW: Veränderungen des Elektrolyt-Haushaltes, Thromboseneigung.

ACE-Hemmer (z.B. Lopirin®) blockieren das **A**ngiotensin-**C**onverting-**E**nzym, erweitern so die Blutgefäße und vermindern die Blutmenge, die sich vor dem Herzen staut. NW: Blutdruckabfall bei Therapiebeginn, Reizhusten.

Nitrate (z.B. Ismo®) erweitern venöse und weniger stark auch arterielle Gefäße.

Herzglykoside (z.B. Lanicor®, Digimerck®) steigern die Pumpkraft und damit das Schlagvolumen des Herzens. Bei Überdosierung: Farbensehen, Erbrechen, Herzrhythmusstörungen.

Operative Therapie

Kann eine Herzinsuffizienz im NYHA-Stadium IV medikamentös nicht mehr gebessert werden, muß eine Herztransplantation erwogen werden.

❸ Komplikationen

- Herzrhythmusstörungen
- kardiogener Schock
- Thrombose bei Bewegungsmangel und Diuretikatherapie, da das Blut eindickt
- **Lungenödem** (v.a. bei Linksherzinsuffizienz): Flüssigkeit tritt massiv aus den Lungenkapillaren in das Interstitium und die Alveolen aus. Die Patienten haben eine schwere Dyspnoe, sind zyanotisch und husten schaumiges Sputum. Über der Lunge sind Rasselgeräusche auskultierbar.

Physiotherapie

Bei Herzinsuffizienz Kopf nicht unter Herzniveau senken und Beine nicht hochlagern, um das Herz vor einer Volumenüberlastung durch einen übermäßigen venösen Rückstrom zu schützen.

1.5 Cor pulmonale

Erhöhter Widerstand im Lungenkreislauf bewirkt eine Rechtsherzhypertrophie bzw. -insuffizienz.

Ist der Widerstand im Lungenkreislauf erhöht, muß das rechte Herz einen größeren Druck zur Lungendurchblutung aufbringen. Die daraus folgende Rechtsherzhypertrophie bzw. -insuffizienz wird als Cor pulmonale bezeichnet.

Ursachen

Akutes Cor pulmonale: Lungenembolie, Asthma-Anfall. Chronisches Cor pulmonale: Blutdruck in der A. pulmonalis ≥ 20 mmHg.

❹ Ein Cor pulmonale kann chronisch oder akut auftreten. Zu einem **akuten Cor pulmonale** kommt es bei einer Lungenembolie oder einem Asthma-Anfall. Ein **chronisches Cor pulmonale** entwickelt sich langfristig bei pulmonaler Hypertonie (Blutdruck in der A. pulmonalis ≥ 20 mmHg), die bei restriktiven und obstruktiven Ventilationsstörungen (☞ 4.3) sowie wiederholten Lungenembolien vorliegt.

Symptome und Diagnostik

- Atemnot
- Zyanose
- Rechtsherzinsuffizienz.

Zu Beginn der Erkrankung sind die Symptome gering ausgeprägt: Atemnot, Schwindel, Zyanose und Brustschmerzen. Dekompensiert die Erkrankung, treten Zeichen der Rechtsherzinsuffizienz (☞ 1.4) auf.

Hypertrophie und Dilatation des rechten Herzens lassen sich im EKG und der Echokardiographie nachweisen. Im Röntgen-Thorax zeigen sich Veränderungen der Lungenstruktur. Bei der Katheteruntersuchung des rechten Herzens kann ein erhöhter Druck im Lungenkreislauf gemessen werden.

Therapie

- Therapie der Grunderkrankung
- Theophyllin, Nitrate
- O_2-Dauertherapie.

Die Therapie des Cor pulmonale richtet sich nach der auslösenden Grunderkrankung. Es wird versucht, den erhöhten Druck mit Theophyllin oder Nitraten zu senken. Bei starker Atemnot erhält der Patient eine O_2-Dauertherapie.

? Übungsfragen

❶ Wodurch kann eine Herzinsuffizienz hervorgerufen werden?

❷ Welche Formen der Herzinsuffizienz werden unterschieden?

❸ Welche Komplikationen können bei Herzinsuffizienz auftreten?

❹ Wie kann sich ein Cor pulmonale entwickeln?

1.6 Herzrhythmusstörungen

Reizbildung oder -leitung ist gestört.

Die Erregung des Herzens geht normalerweise vom Sinusknoten aus und gelangt von dort über die Vorhöfe, AV-Knoten, His-Bündel, Kammerschenkel und Purkinje-Fasern auf das Kammermyokard. Das Herz schlägt unter physiologischen Bedingungen mit einer Ruhefrequenz von etwa 70 (60–80) pro Minute.

Herzrhythmusstörungen können auftreten, wenn die Reizbildung oder die Reizleitung gestört ist.

Ursachen

Kardial oder extrakardial.

❶ Herzrhythmusstörungen haben verschiedene kardiale oder extrakardiale (außerhalb des Herzens liegende) Ursachen und viele Rhythmusstörungen können auch beim Gesunden auftreten.

Kardiale Ursachen

- koronare Herzkrankheit, Herzinfarkt
- Herzinsuffizienz
- Myokarditis
- Kardiomyopathien
- Herzklappenfehler
- Hypertonie.

Extrakardiale Ursachen

- Elektrolytstörungen, insbesondere Hypokaliämie
- Hyperthyreose (Schilddrüsenüberfunktion)
- körperliche oder seelische Belastungen
- Medikamente, z.B. Antidepressiva, Herzglykoside, Antiarrhythmika
- Fieber.

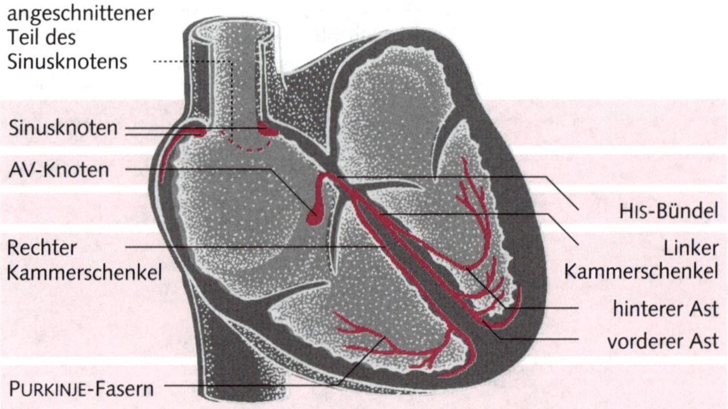

Abb. 1.4 Erregungsleitungssystem des Herzens [A400–190]

Einteilung

Unterscheidung zwischen Reizbildungs- und Reizleitungsstörungen.

Reizbildungsstörungen

- **Bradykardie:** Herzfrequenz ≤ 60/Min.
- **Bradyarrhythmie:** Herzfrequenz ≤ 60/Min. bei gleichzeitig unregelmäßigem Rhythmus
- **Tachykardie:** Herzfrequenz ≥ 100/Min.
- **Tachyarrhythmie:** Herzfrequenz ≥ 100/Min. bei gleichzeitig unregelmäßigem Rhythmus
- **Extrasystolen:** Herzschläge, die außerhalb des normalen Grundrhythmus auftreten
  - supraventrikuläre Extrasystolen entstehen oberhalb des His-Bündels, also entweder im Sinusknoten, Vorhofmyokard oder AV-Knoten
  - ventrikuläre Extrasystolen werden im His-Bündel oder Kammermyokard gebildet
- **Vorhofflimmern:** 350–600 Vorhoferregungen/Min. Die Überleitung und damit die Schlagfolge der Herzkammern ist unregelmäßig (absolute Arrhythmie)
- **Vorhofflattern** 250–350 Vorhoferregungen/Min., von denen nur ein Teil auf die Kammern übergeleitet wird. Die Überleitung kann regelmäßig oder unregelmäßig sein. Da hierbei die Möglichkeit einer plötzlichen Erhöhung der Kammerfrequenz durch schnelle Überleitung besteht, ist Vorhofflattern gefährlicher als Vorhofflimmern
- **Ventrikuläre Tachykardie** (≥ 100 Kammererregungen/Min.), **Kammerflattern** (250–350 Kammererregungen/Min.), **Kammerflimmern** (≥ 350 Kammererregungen/Min.): Zwischen den drei Formen bestehen fließende Übergänge. Beim Kammerflimmern laufen die Erregungen der Muskelfasergruppen nicht mehr synchron ab.

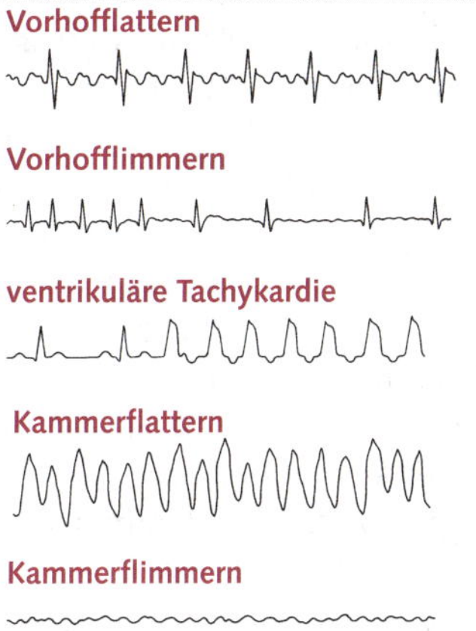

Abb. 1.5 EKG-Befunde von Reizbildungsstörungen [A300]

Reizleitungsstörungen

- **AV-(Atrioventrikular-)Block**
  - 1. Grades: Erregungsleitung vom Sinus- auf den AV-Knoten ist verzögert
  - 2. Grades: Erregungsleitung vom Sinus- auf den AV-Knoten ist verzögert, intermittierend fallen einzelne Weiterleitungen ganz aus
  - 3. Grades: Erregungsleitung zwischen Sinus- und AV-Knoten ist komplett unterbrochen, Vorhöfe und Kammern schlagen unabhängig voneinander *(AV-Dissoziation)*, Kammerfrequenz ≤ 40/Min.

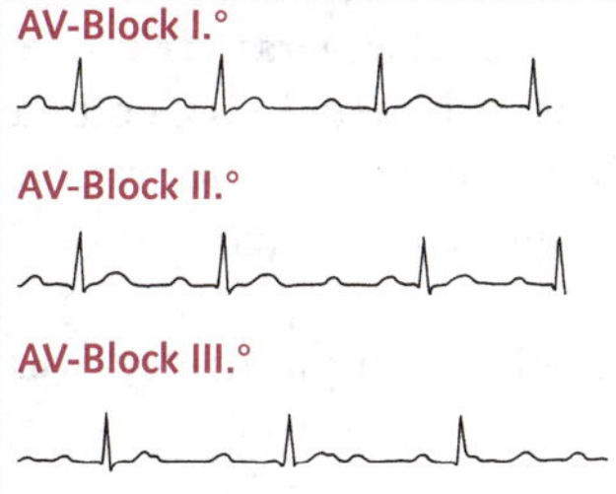

Abb. 1.6 EKG-Befunde von Reizleitungsstörungen [A300]

- **Schenkelblock:** Erregungsleitung wird unterhalb des His-Bündels blockiert. Je nachdem, wieviele Kammerschenkel betroffen sind, spricht man von unifaszikulärer (ein Schenkel), bifaszikulärer (zwei Schenkel) und trifaszikulärer (drei Schenkel) Blockierung.

Symptome

Tachykardie → Herzklopfen, Herzrasen.
Extrasystolen → Herzstolpern.
Symptome des O_2-Defizits.

Leichte Herzrhythmusstörungen werden von den meisten Patienten nicht bemerkt. Manchmal verspüren sie Herzklopfen bzw. Herzjagen bei Tachykardie/Tachyarrhythmie oder Herzstolpern bei Extrasystolen. Treten schwerere Herzrhythmusstörungen auf, wird nicht mehr genügend Blut in den Kreislauf gepumpt, und die Organe sind mit O_2 unterversorgt. Dies liegt entweder daran, daß das Herz zu langsam schlägt (bei AV-Blöcken) oder so schnell schlägt, daß zwischen den einzelnen Herzkontraktionen nicht genügend Zeit für eine ausreichende Herzfüllung verbleibt (z.B. bei ventrikulären Tachykardien). Es kommt dann zu:

- Schwindel, Benommenheit
- Seh-, Sprachstörungen
- Synkopen (plötzlicher Bewußtseinsverlust, »Ohnmacht«)
- Gefahr eines Hirninfarkts
- Angina pectoris, u.U. Herzinfarkt.

! Merke

Bei Kammerflattern und Kammerflimmern ist die Auswurfleistung des Herzens so gering, daß ein funktioneller Herzstillstand mit Kreislaufstillstand besteht (☞ 1.11)!

Diagnostik

- Pulsdefizit
- Langzeit- und Belastungs-EKG
- intrakardiales EKG.

Bei der klinischen Untersuchung des Patienten hört der Untersucher das Herz mit einem Stethoskop ab und zählt gleichzeitig die periphere Pulsfrequenz, z.B. am Handgelenk. Hört der Untersucher mehr Herzschläge, als er peripher tasten kann, so liegt ein **Pulsdefizit** vor.

Im Ruhe-EKG zeigen sich Herzrhythmusstörungen nicht in jedem Fall, da nur ein kurzer Zeitraum erfasst wird. Daher sollte immer auch ein **Langzeit-EKG** über 24 Stunden geschrieben werden. Dafür werden dem Patienten über dem Herzen Elektroden aufgeklebt, die mit einem tragbaren Aufzeichengerät verbunden sind. Der Patient soll sich wie gewohnt verhalten. Das Gerät hat eine »Ereignistaste«, die bei allen Beschwerden betätigt werden soll. So kann bei der Auswertung festgestellt werden, wodurch die Beschwerden verursacht wurden.

Rhythmusstörungen, die nur unter Belastung auftreten, werden im **Belastungs-EKG** erkannt.

Durch das **intrakardiale** (im Herzen abgeleitete) **EKG** wird festgestellt, an welcher Stelle im Herzen die Rhythmusstörungen entstehen. Bei der Untersuchung wird durch die V. femoralis ein Katheter bis in das rechte Herz vorgeschoben und an verschiedenen Stellen ein EKG abgeleitet.

Therapie

Behandlung der Grunderkrankung.

Die Grundkrankheit, die die Herzrhythmusstörungen verursacht, muß soweit wie möglich therapiert werden. Bleiben trotzdem Herzrhythmusstörungen bestehen, können verschiedene Medikamente, die sogenannten Antiarrhythmika, therapeutisch eingesetzt werden. Herzgesunde mit Herzrhythmusstörungen werden über die Harmlosigkeit ihrer Beschwerden aufgeklärt, eine Therapie ist hier nicht erforderlich.

Medikamentöse Therapie

- Natriumkanalblocker
- β-Rezeptoren-Blocker
- Kaliumkanalblocker
- Kalziumkanalblocker.

Antiarrhythmika verlangsamen die Herzfrequenz und/oder führen zu einer gleichmäßigen Schlagfolge des Herzens. Sie werden in vier verschiedene Klassen eingeteilt:

- Natriumkanalblocker (z.B. Chinidin, Lidocain, Propafenon)
- β-Rezeptoren-Blocker (z.B. Sotalol,Oxprenolol), Kaliumkanalblocker (z.B. Amiodaron, Sotalol)
- Kalziumantagonisten (Verapamil, Diltiazem).

Da Antiarrhythmika, insbesondere die Natriumkanalblocker, selbst auch Herzrhythmusstörungen hervorrufen können, muß ihr Nutzen sehr genau gegen die Nebenwirkungen abgewogen werden.

Schrittmachertherapie

Reguliert die Herzfrequenz durch elektrische Impulse.

❷ **Herzschrittmacher** *(engl. pacemaker = PM)* stimulieren über elektrische Impulse die Herzmuskulatur und führen so zu einer regelmäßigen Schlagfolge des Herzens. Indikationen sind AV-Blöcke oder andere bradykarde Herzrhythmusstörungen (Frequenz ≤ 40/Min.). Der Schrittmacher mit Batterie wird operativ subkutan über dem M. pectoralis major eingebracht. Über die V. subclavia werden Elektroden zur Impulswahrnehmung und Impulsgebung in das rechte Herz vorgeschoben und dort verankert, je nach Schrittmachertyp mit nur einer Elektrode in Vorhof oder Kammer oder mit je einer Elektrode in beiden Herzhöhlen. Zu unterscheiden sind der **Demand-Schrittmacher** *(Bedarf-Schrittmacher)*, der die Eigenaktion des Herzens registriert und nur nach ausbleibender Eigenaktion einen Impuls setzt, vom **Zweikammerschrittmacher,** der die Vorhofaktion registriert und die Ventrikel getriggert *(synchronisiert)* im Vorhoftakt stimuliert.

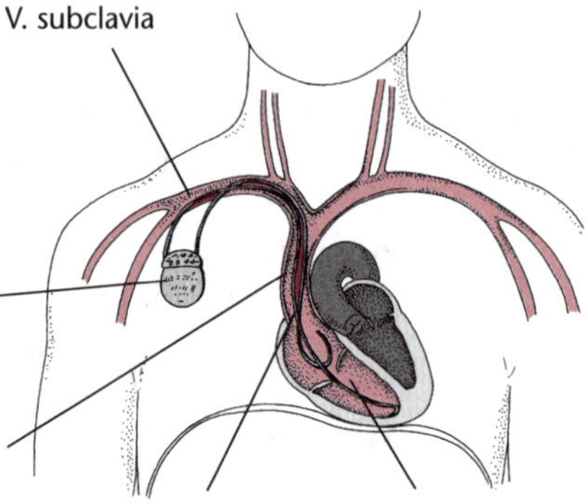

Abb. 1.7 Schrittmacherlage im Körper. [A400]

Kardioversion und Defibrillation

Blockade der Reizbildungszentren durch Stromstoß bei Vorhofflattern/-flimmern → Sinusknoten übernimmt wieder Schrittmacherfunktion.

Bei Vorhofflattern und -flimmern sowie bei Kammertachykardien wird die **Kardioversion** eingesetzt. Elektrische Energie (zwischen 50–100 Joule beginnend, bis max. 360 Joule), die über die Haut zum Herzen geleitet wird, blockiert kurzzeitig alle Reizbildungszentren im Herzen. Hierbei wird der Stromstoß nach dem noch vorhandenen Herzschlag ausgerichtet, d.h. *synchronisiert.* Ist die Therapie erfolgreich, übernimmt der Sinusknoten wieder die eigene Schrittmacherfunktion des Herzens.

Defibrillation bei Kammerflimmern → Notfall!

Die prinzipiell gleichartige **Defibrillation** kommt **notfallmäßig** bei Kammerflattern und -flimmern zum Einsatz. Sie unterscheidet sich von der Kardioversion dadurch, daß gleich mit einer höheren Energie von 200 Joule begonnen wird und die (bei der Kardioversion erforderliche) Synchronisation mit dem Herzschlag des Patienten entfällt.

Seit einigen Jahren gibt es ein implantierbares **Kardioverter-Defibrillator-System,** das Kammertachykardien und Kammerflimmern selbständig erkennen und behandeln kann.

! Merke

Während einer Kardioversion oder Defibrillation dürfen weder der Patient noch das Bett berührt werden!

Komplikationen

- plötzlicher Herztod
- arterielle Embolien.

Herzrhythmusstörungen wie Kammerflimmern können zum plötzlichen Herztod führen.

Besonders bei Vorhofflimmern mit funktionellem Vorhofstillstand bilden sich oft Thromben in den Vorhöfen, die dann arterielle Embolien, meist im großen Kreislauf, hervorrufen.

Physiotherapie

Bei Herzrhythmusstörungen muß der Puls mindestens eine Minute lang gezählt werden, da bei kurzzeitigem Zählen über 15 Sekunden (und anschließendem Multiplizieren mit 4) Rhythmusstörungen häufig nicht bemerkt werden.

? Übungsfragen

❶ Welche Krankheiten können zu Herzrhythmusstörungen führen?

❷ Wie arbeitet ein Herzschrittmacher?

1.7 Entzündliche Herzerkrankungen

Entzündung einer der 3 Herzwandschichten.

Das Herz ist aus drei verschiedenen Wandschichten aufgebaut, die sich unabhängig voneinander entzünden können. Je nachdem, welche Schicht betroffen ist, spricht man von einer:

- Endokarditis: Entzündung der Herzinnenhaut (Endokard)
- Myokarditis: Entzündung der Herzmuskelschicht (Myokard)
- Perikarditis: Entzündung der Herzaußenhaut (Perikard).

1.7.1 Endokarditis

Herzinnenhaut entzündet.

Da auch die Herzklappen aus Endokard bestehen, sind diese bei einer Endokarditis bes. häufig von Entzündungen betroffen.

❶ Ursachen

Bakterielle Endokarditis: Streptokokken, Staphylokokken, gramnegative Bakterien, Pilze.

Bei einer **bakteriellen Endokarditis** siedeln sich Bakterien meist direkt auf einer Herzklappe an. Dabei handelt es sich in etwa 60 % der Fälle um hämolysierende Streptokokken, in etwa 20 % um Staphylokokken und in etwa 10 % um gramnegative Bakterien und Pilze. Andere Erreger sind selten, jedoch gibt es kaum einen, der nicht schon als Ursache einer infektiösen Endokarditis nachgewiesen worden ist. Ein erhöhtes Risiko, an einer Endokarditis zu erkranken, haben Patienten mit künstlichen Herzklappen und mit Klappenfehler.

Rheumatisches Fieber: Zweiterkrankung nach einem Streptokokkeninfekt.

Eine Endokarditis kann auch durch ein **rheumatisches Fieber** verursacht werden. Dabei werden während eines Streptokokkeninfektes Antikörper gebildet, die sich nicht nur gegen die Bakterien, sondern gleichzeitig gegen körpereigene Gewebe wie Bestandteile des Endokards richten. In einem Intervall von 10–20 Tagen nach dem Streptokokkeninfekt tritt das rheumatische Fieber als sog. *Zweiterkrankung* auf, meist bei Kindern und Jugendlichen. Es betrifft am Herzen insbesondere die Mitralklappe (80 %) oder die Aortenklappe (20 %), kann aber auch als Myokarditis und Perikarditis vorkommen.

Symptome

Bakterielle Endokarditis

- Fieber mit Schüttelfrost und Tachykardie
- Appetitlosigkeit, Gewichtsverlust, Schwäche
- Herzinsuffizienz
- Nierenbeteiligung mit Hämaturie und Proteinurie
- Splenomegalie (Vergrößerung der Milz)
- Petechien (kleinste Blutungen in die Haut), OSLER-Knötchen (linsengroße, schmerzhafte, rötliche Knötchen an Fingern und Zehen).

Rheumatisches Fieber

- Fieber, Kopfschmerzen
- ggf. Zeichen einer Myokarditis (z.B. Herzrhythmusstörungen), Zeichen einer Perikarditis (z.B. retrosternale Schmerzen), die Endokarditis selbst macht sich im akuten Stadium in der Regel klinisch nicht bemerkbar
- Arthritis, die meist wechselnd mehrere große Gelenke betrifft
- Hauterscheinungen: z.B. Erythema anulare rheumaticum (rosarote Flecken besonders am Rumpf), Erythema nodosum (☞ 10.1.3)
- Chorea minor: unkontrollierte Bewegungen vor allem der Hände (selten).

! Merke

Merksatz: »Das rheumatische Fieber beleckt die Gelenke und beißt ins Herz.«

Diagnostik

- Klinik
- Entzündungsparameter ↑
- EKG, Echokardiographie
- evtl. Blutkulturen.

- Blut: BSG ↑, C-reaktives Protein (CRP) ↑, Anämie, Leukozytose
- Herzauskultation: neu aufgetretenes Herzgeräusch
- EKG: Herzrhythmusstörungen
- Echokardiographie: Veränderungen an den Herzklappen
- bei bakterieller Endokarditis: Blutkulturen zum Nachweis des Erregers und seiner Empfindlichkeit auf Antibiotika
- bei rheumatischer Endokarditis: Nachweis von Antikörpern gegen Streptokokken (Anti-Streptolysin 0, ASL oder Anti-DNAse B).

- Antibiotiaka
- ggf. Herzklappenersatz.

Therapie

Bakterielle Endokarditis

- Antibiotikatherapie nach Abnahme mehrerer Blutkulturen, anfangs ungezielt, nach Eintreffen des Kulturergebnisses erregerspezifisch über mindestens 4–6 Wochen
- operativer Klappenersatz bei nicht beherrschbaren Infektionen bzw. zunehmender Klappeninsuffizienz.

- ggf. Dauertherapie mit Penicillin
- Herdsanierung
- prophylaktische Tonsillektomie.

Rheumatische Endokarditis

- Antibiotikatherapie mit Penicillin G
- antientzündliche Therapie mit Acetylsalicylsäure (Aspirin®)
- Dauertherapie mit Penicillin zur Prophylaxe eines Rezidivs (bei Kindern bis zum Erwachsenenalter, bei Erwachsenen über mindestens fünf Jahre), da jeder neue Schub das Risiko eines späteren Herzklappenfehlers steigen läßt
- Prophylaktisch müssen bei invasiven Eingriffen an den Zähnen, im Nasen-Rachen-Raum, im Verdauungstrakt (Endoskopie), an den Harnwegen und an der Haut Antibiotika gegeben werden, so daß kurzzeitig ins Blut gespülte Bakterien sich nicht am Herzen festsetzen können
- prophylaktische Tonsillektomie (Mandeloperation).

- arterielle Embolien
- kardiale Dekompensation
- Herzrhythmusstörungen
- Klappenfehler.

Komplikationen

Die bakterielle Endokarditis kann arterielle Embolien, z.B. im Gehirn, verursachen. Häufigste Todesursache ist die kardiale Dekompensation infolge einer zerstörten Herzklappe und eines geschädigten Myokards. Wichtigste Frühkomplikation der rheumatischen Endokarditis sind schwere Herzrhythmusstörungen mit der Gefahr des plötzlichen Herztods. Bei beiden Formen entwickeln sich oft Klappenfehler, die sich z.T. erst Jahre nach der Endokarditis bemerkbar machen.

Physiotherapie

Der Patient muß anfangs strenge Bettruhe einhalten, weil jede Anstrengung das geschwächte Herz zusätzlich belastet → Unterstützung bei den ADL.

Auf Symptome der Herzinsuffizienz, z.B. Atemnot, Halsvenenstauung, geschwollene Beine achten.

1.7.2 Myokarditis

Herzmuskelschicht entzündet.

Ursachen

Eine Myokarditis kann als Begleitmyokarditis bei Herzinfarkt und nach Herzoperationen auftreten. Meistens werden sie jedoch durch infektiöse Erkrankungen hervorgerufen:

- Viren (50 %) z.B. Coxsackie B, Influenzaviren, HIV

- Bakterien wie Staphylokokken, Streptokokken, Borrelia burgdorferi (☞ 11.3.9), Corynebacterium diphtheriae (☞ 11.3.2)
- Pilze, Protozoen, Parasiten
- ggf. im Rahmen einer rheumatoiden Arthritis (☞ 10.2.1), Kollagenosen (☞ 10.3) und Vaskulitiden (☞ 2.3).

Symptome

Häufig symptomlos oder unspezifische Symptome.

❷ Eine Myokarditis verläuft für den Patienten häufig ohne Beschwerden; selten kommt es zu schweren Verläufen mit tödlichem Ausgang. Als Symptome können auftreten:

- Müdigkeit, Abgeschlagenheit, Fieber
- Herzrhythmusstörungen, Zeichen der Herzinsuffizienz, z.B. Dyspnoe
- Muskel- und Gelenkschmerzen.

Diagnostik

- Klinik
- Entzündungsparameter ↑
- EKG
- Myokardbiopsie.

Die Diagnose wird anhand der klinischen Zeichen gestellt. Im Blut sind die Entzündungszeichen (BSG und CRP) erhöht; evtl. auch die CK. Bei Virusmyokarditiden finden sich Autoantikörper im Blut. Meist zeigt das EKG Veränderungen. Bei unklarer Diagnose kommt eine Myokardbiopsie in Betracht.

Therapie

- Grundkrankheit behandeln
- Schonung.

Die Grundkrankheit (z.B. Diphtherie, Borreliose, rheumatoide Arthritis) wird spezifisch behandelt. Die Patienten müssen sich körperlich schonen.

Komplikationen

- Übergreifen der Entzündung auf das Perikard
- schwere Herzrhythmusstörungen
- Übergang in eine dilatative Herzmuskelerkrankung (☞ 1.8) mit Herzinsuffizienz.

1.7.3 Perikarditis

Ursachen

Herzbeutel entzündet. Viren, Bakterien, verschiedene Grunderkrankungen. Feuchte Perikarditis: Flüssigkeit im Herzbeutel. Trockene Perikarditis: keine Flüssigkeit im Herzbeutel.

Eine Perikarditis kann durch Viren (Coxsackie B, Influenzaviren) oder seltener durch Bakterien (Mykobakterien) hervorgerufen werden. Andere Ursachen sind: Rheumatisches Fieber, systemischer Lupus erythematodes (☞ 10.3.1), Urämie (☞ 7.2.3), Zustand nach einer herzchirurgischen Operation oder nach einem Herzinfarkt.

Sammelt sich während der Perikarditis Flüssigkeit im Herzbeutel an, ein sog. *Perikarderguß*, liegt eine **feuchte Perikarditis** vor; ansonsten handelt es sich um eine **trockene Perikarditis.**

Schmerzen hinter dem Sternum beim Einatmen, Husten und im Liegen.

Symptome

Der Patient klagt über stechende Schmerzen und Beklemmungsgefühl hinter dem Sternum, die sich beim Einatmen, Husten und im Liegen verstärken. Entwickelt sich ein Perikarderguß, verschwinden die Schmerzen.

Diagnostik

- Herzauskultation: schabendes Herzgeräusch (Perikardreiben), das unabhängig von der Atmung auftritt; bei einer feuchten Perikarditis werden die Herztöne und das Herzgeräusch leiser
- EKG zeigt oft in allen Ableitungen Veränderungen
- Röntgen-Thorax: Veränderung der Herzform bei einem Perikarderguß
- Echokardiographie zur Suche nach einem Perikarderguß
- evtl. Punktion der Ergußflüssigkeit und Untersuchung auf Krankheitserreger.

- Therapie der Grunderkrankung
- Bettruhe
- Analgetika, nichtsteroidale Antiphlogistika.

Therapie

Die auslösende Grundkrankheit muß therapiert werden (z.B. Dialysebehandlung bei Urämie). Zusätzlich soll der Patient Bettruhe einhalten und sich schonen. Gegen die Schmerzen können Analgetika und bei einem Perikarderguß nichtsteroidale Antiphlogistika gegeben werden. Kollagenosen (☞ 10.3) werden mit Kortikosteroiden behandelt.

- Herzbeuteltamponade durch Perikarderguß → Herzinsuffizienz
- konstriktive Perikarditis als Spätkomplikation.

Komplikationen

Herzbeuteltamponade

❸ Große Flüssigkeitsmengen sammeln sich im Herzbeutel, so daß die Herzhöhlen eingeengt werden und sich nicht mehr ausreichend mit Blut füllen können. Dadurch kommt es zur Herzinsuffizienz: Das Blut staut sich vor dem Herzen, es wird nicht ausreichend in den Kreislauf gepumpt, so daß die Organe minderversorgt sind. Blutdruckabfall und Tachykardie sind Zeichen eines beginnenden kardiogenen Schocks. Lebensrettend ist dann oft die Perikardpunktion, bei der der Herzbeutel punktiert und so Flüssigkeit abgelassen wird.

Konstriktive Perikarditis

Spätkomplikation, bei der sich die Herzbeutelwände narbig verändern und so das Herz einengen (»Panzerherz«). Häufig ist eine herzchirurgische Operation notwendig, bei der der Herzbeutel in Teilen oder ganz entfernt wird.

Übungsfragen

❶ Wodurch kann eine Endokarditis verursacht sein?

❷ Wie verläuft bei den meisten Patienten eine Myokarditis?

❸ Was ist eine Herzbeuteltamponade?

1.8 Kardiomyopathien

❶ Kardiomyopathien sind Erkrankungen des Herzmuskels, die nicht durch eine KHK, einen Herzklappenfehler, eine Hypertonie oder eine Perikarderkrankung verursacht werden.

Ursachen

Unterscheidung primärer von sekundärer Kardiomyopathie.

Bei einer primären Kardiomyopathie ist die Ursache nicht bekannt. Eine sekundäre Kardiomyopathie kann verschiedene Ursachen haben:

- medikamentöse und toxische Ursachen: Alkohol (häufig!), Medikamente (Antidepressiva, Katecholamine, Zytostatika wie Daunorubicin), Chloroform, Phosphor, Kohlenmonoxid
- Myokarditis
- entzündlich-rheumatische Erkrankungen und Kollagenosen
- Hormon- und Stoffwechselstörungen: Hypo- oder Hyperthyreose, Akromegalie (☞ 8.1.1), Phäochromozytom, Diabetes mellitus, Speicherkrankheiten wie Amyloidose (☞ 3.5)
- Systemerkrankungen, z.B. Sarkoidose (☞ 4.4.2)
- neuromuskuläre Erkrankungen, z.B. Muskeldystrophien.

Einteilung

Einteilung der primären Kardiomyopathien:
- hypertrophische Kardiomyopathie
- dilatative oder kongestive Kardiomyopathie
- restriktive oder obliterative Kardiomyopathie.

Die primären Kardiomyopathien werden pathologisch-anatomisch unterteilt:

Hypertrophische Kardiomyopathie: Der Herzmuskel hypertrophiert und verliert an Dehnbarkeit; dadurch verengt sich insbesondere die linke Herzhöhle, bei einem Teil der Patienten speziell auch die Ausflußbahn des linken Ventrikels (hypertrophisch-obstruktive Kardiomyopathie).

Dilatative oder **kongestive Kardiomyopathie:** Die Herzventrikel dilatieren (weiten sich), und die Kontraktionskraft des Herzens nimmt ab. Betroffen sind alle Herzkammern, v.a. der linke Ventrikel. Es entsteht eine Pumpfunktionsstörung, so daß sich am Ende der Diastole zu viel Blut im Herzen befindet.

Restriktive oder **obliterative Kardiomyopathie**: Endokard und angrenzendes Myokard fibrosieren, wodurch die Beweglichkeit des Herzmuskels eingeschränkt und insbesondere die diastolische Füllung behindert wird. Oft lagern sich Thromben an der Herzwand an und obliterieren (verstopfen) einen Teil der Herzhöhle.

Symptome

- Linksherzinsuffizienz
- Angina pectoris
- Herzrhythmusstörungen
- Thromben → Embolie.

Je nach Art der Kardiomyopathie treten unterschiedliche Symptome auf, häufig sind Linksherzinsuffizienz, Angina pectoris und Herzrhythmusstörungen. Im Herzen können sich Thromben bilden, die in den Körper- oder Lungenkreislauf gelangen und dort zu Embolien führen.

Diagnostik

Die Ursache einer sekundären Kardiomyopathie muß nach Möglichkeit herausgefunden und das Ausmaß der Kardiomyopathie beurteilt werden:

- serologische Untersuchungen, z.B. um Antikörper gegen Viren oder gegen die Herzmuskulatur selbst nachzuweisen
- Röntgen-Thorax, um Herzgröße, veränderte Lungengefäße und eine Lungenstauung bei Linksherzinsuffizienz festzustellen
- Langzeit-EKG, um Herzrhythmusstörungen zu erkennen
- Echokardiographie, um Größe und Beweglichkeit des Herzens zu beurteilen und Myokardveränderungen oder Thromben im Herzen festzustellen
- Linksherzkatheteruntersuchung, um die Pumpleistung des Herzens und die Koronarien zu beurteilen
- evtl. Myokardbiopsie, um die Ursache einer Kardiomyopathie zu ermitteln.

Therapie

- Therapie von Grundkrankheit und Folgen
- Antikoagulation
- evtl. Herzchirurgie.

Bei sekundären Kardiomyopathien muß die Grundkrankheit therapiert werden. Die Folgen der Kardiomyopathie (Herzinsuffizienz, Angina pectoris, Herzrhythmusstörungen) können durch Medikamente behandelt werden, aber das Fortschreiten der Erkrankung ist oftmals nicht zu verhindern. Die Patienten erhalten Antikoagulantien (z.B. Marcumar®), um die Emboliegefahr zu verringern. In wenigen Fällen kann durch herzchirurgische Eingriffe oder durch eine Herztransplantation der Zustand des Patienten verbessert werden.

Komplikationen

- schwere Herzrhythmusstörungen, die zum plötzlichen Herztod führen können
- Embolien
- dekompensierte Herzinsuffizienz.

? Übungsfragen

1. Was versteht man unter einer Kardiomyopathie, und welche Ursachen gibt es?

1.9 Herzklappenfehler

- gestörte Ventilfunktion einer Herzklappe
- 2 Formen: Stenose und Insuffizienz.

❶ Ein Herzklappenfehler (Vitium) ist eine krankhafte Veränderung einer Herzklappe mit Störung ihrer Ventilfunktion. Meist ist das linke Herz betroffen und dort die Mitralklappe häufiger als die Aortenklappe.

Es werden zwei Formen von Herzklappenfehlern unterschieden:
Stenose: Die Klappe öffnet sich ungenügend. Das Herz muß einen größeren Druck aufbringen, um das Blut durch die verkleinerte Klappenöffnung zu pumpen.
Insuffizienz: Die Klappe schließt ungenügend, so daß bei jedem Herzschlag Blut entgegen der normalen Flußrichtung in die vorgeschaltete Herzkammer oder den Vorhof zurückströmt. Das Herz muß bei jeder Pumpaktion eine entsprechend größere Menge Blut befördern und hat so ein größeres Volumen zu bewältigen. Bei der **relativen Insuffizienz** kommt es durch Herzkrankheiten (z.B. Herzinsuffizienz) zu einer Vergrößerung der Herzhöhlen. Dadurch dehnen sich auch die Klappenansatzringe aus, so daß eine an sich normale Herzklappe die vergrößerte Fläche nicht mehr vollständig verschließen kann.

Ursachen

- angeboren
- erworben, am häufigsten durch rheumatisches Fieber.

❷ Herzklappenfehler können angeboren oder erworben sein. Die häufigste Ursache erworbener Herzklappenfehler bei älteren Patienten ist eine Endokarditis durch rheumatisches Fieber. Die ersten Symptome des Herzklappenfehlers treten meist erst Jahre nach der Endokarditis auf. Der Patient erinnert sich häufig nur bei genauem Nachfragen an eine Krankheit mit Fieber und Gelenkbeschwerden.

1.9.1 Symptome und Diagnostik von Herzklappenfehlern

Symptome

Abhängig von anatomischer Lage und physiologischer Bedeutung der Klappe.

Die Symptome der verschiedenen Herzklappenfehler leiten sich aus ihrer anatomischen Lage und Funktion ab (☞ Abb. 1.8).

Mitralklappenstenose

Druckbelastung des linken Vorhofs → Blutrückstau in die Lunge.

Die Mitralklappe öffnet sich nicht genügend. Der linke Vorhof muß gegen einen größeren Widerstand pumpen, weshalb der Druck im linken Vorhof ansteigt. Blut staut sich aufgrund der Stenose in die Lunge zurück, es gelangt weniger Blut in die linke Herzkammer und damit in den Körperkreislauf (Herzzeitvolumen ↓).

Die Folgen sind:

- Vorhofflimmern
- Thromben im linken Vorhof, die zu arterielle Embolien führen
- Lungenstauung mit Dyspnoe, nach lägerem Verlauf eine pulmonale Hypertonie mit Rechtsherzbelastung
- Zyanose durch vermindertes Herzzeitvolumen mit Leistungsminderung.

Mitralklappeninsuffizienz

Rückfluß von Blut in den linken Vorhof während der Systole → Dilatation des Vorhofes.

Die Mitralklappe schließt nicht komplett, so daß während der Systole Blut zurück in den linken Vorhof fließt. Der linke Vorhof vergrößert sich aufgrund der permanenten größeren Blutmenge. Symptome entwickeln sich erst, wenn der linke Ventrikel überlastet ist. Diese sind ähnlich der Mitralstenose.

Aortenklappenstenose

Druckbelastung des linken Ventrikels → Hypertrophie, evtl. Dekompensation.

Bei der Aortenstenose besteht eine erhöhte Druckbelastung der linken Herzkammer, die zur Hypertrophie führt. Bei Dekompensation vergrößert sich der linke Ventrikel, und der Körper wird nicht mehr ausreichend mit O_2 versorgt.

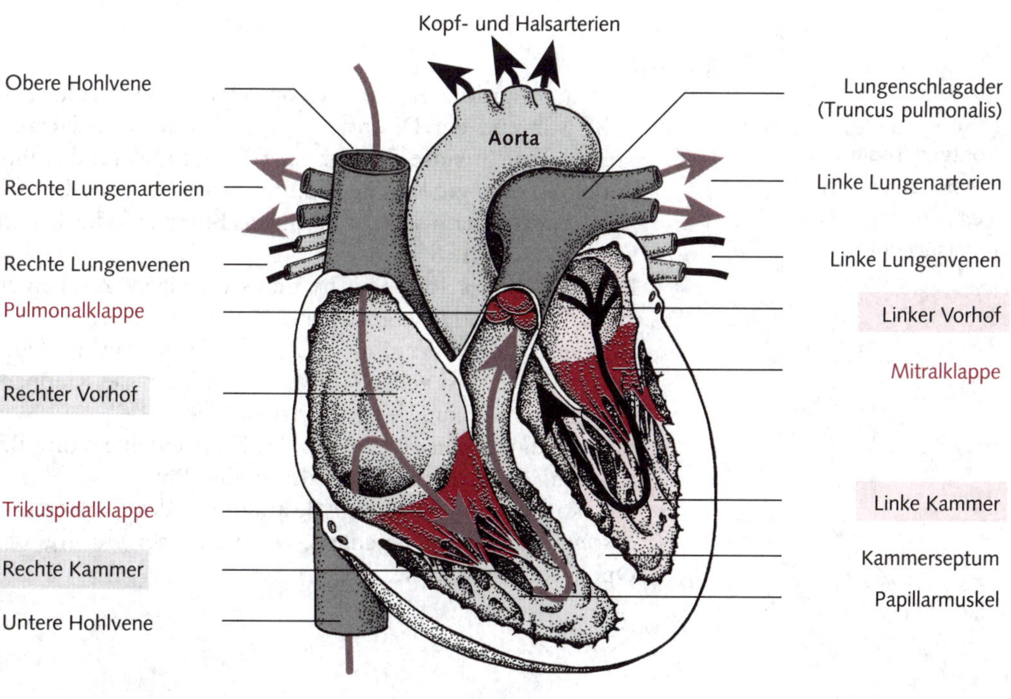

Abb. 1.8 Das Herz mit seinen Kammern und Klappen. Die Pfeile geben die Blutflußrichtung an. [A400–190]

Typische Symptome sind:
- Blässe, rasche Ermüdbarkeit
- Hypotonie, Schwindel, Synkopen (kurze Ohnmachten)
- Angina pectoris
- Rhythmusstörungen
- Dyspnoe bei Belastungen.

Blutrückfluß aus der Aorta in den linken Ventrikel während der Diastole → Hypertrophie.

Aortenklappeninsuffizienz

Während der Diastole fließt Blut aus der Aorta durch die unvollständig schließende Aortenklappe in den linken Ventrikel zurück. Der linke Ventrikel vergrößert sich, da er ein größeres Volumen zu bewältigen hat. Er ist langfristig überfordert, was zu folgenden Symptomen führt:
- große Blutdruckamplitude (hoher systolischer Druck, niedriger diastolischer Druck) mit sichtbaren Pulsationen an den Karotiden und den Fingernägeln, evtl. pulssynchrones Kopfnicken
- im weiter fortgeschrittenen Stadium: Angina pectoris, Linksherzinsuffizienz.

! Merke

Patienten mit Aortenklappenfehlern sind meist über einen langen Zeitraum beschwerdefrei. Klinische Zeichen sind daher als Alarmsymptome zu werten!

- Auskultation
- EKG
- Röntgen-Thorax
- Echokardiographie
- Herzkatheteruntersuchung.

Diagnostik

- Herzauskultation: Abhängig vom Herzklappenfehler entsteht während der Diastole oder der Systole ein Herzgeräusch. Eine Stenose erzeugt ein Geräusch, wenn das Blut durch die verengte Klappe gepumpt wird. Bei einer Insuffizienz tritt ein Geräusch auf, wenn das Blut durch die defekte Klappe zurückfließt
- EKG: Nachweis von Herzrhythmusstörungen, Zeichen einer Belastung und Vergrößerung bestimmter Herzteile
- Röntgen-Thorax: Veränderungen der Herzform und/oder der großen Gefäße geben Hinweise auf die Art des Klappenfehlers und auf eine Herzinsuffizienz
- Echokardiographie: Nachweis des Klappenfehlers und Beurteilung der Strömungsverhältnisse des Blutes
- Herzkatheteruntersuchung: Bestimmung des Schweregrades eines Herzklappenfehlers, wenn eine herzchirurgische Operation geplant ist.

1.9.2 Therapie von Herzklappenfehlern

- Herzinsuffizienz behandeln
- Endokarditis-prophylaxe
- evtl. Antikoagulation
- evtl. operativer Klappenersatz.

Besteht eine Herzinsuffizienz, so muß diese behandelt werden. Da bei Patienten mit geschädigter Herzklappe ein erhöhtes Endokarditis-Risiko besteht, erhalten sie bei vorhersehbaren Bakteriämien (z.B. Zahnextraktionen) eine antibiotische Endokarditisprophylaxe. Bei Vorhofflimmern werden Cumarine (Marcumar®) zur Embolieprophylaxe verordnet.

❸ Mitral- und Aortenklappe können operativ durch künstliche Klappen ersetzt werden. Im Anschluß daran müssen die Patienten aufgrund des erhöhten Risikos von Thromben und Embolien lebenslang Antikoagulantien einnehmen.

? **Übungsfragen**

❶ Welche Herzklappe ist am häufigsten von einem Herzklappenfehler betroffen?

❷ Wodurch werden Herzklappenfehler häufig verursacht?

❸ Warum müssen Patienten mit einer künstlichen Herzklappe lebenslang antikoaguliert werden?

1.10 Angeborene Herzfehler

Etwa 1 % aller lebendgeborenen Kinder haben einen angeborenen Herzfehler .

Ursachen

- Erbkrankheiten
- schädigende Einflüsse in der 4.–6. Schwangerschaftswoche.

Herzfehler treten bei verschiedenen Erbkrankheiten und Chromosomenabweichungen (z.B. DOWN-Syndrom, TURNER-Syndrom) gehäuft auf. Weiterhin spielen Schädigungen eine Rolle, die auf den Embryo in der 4.–6. Schwangerschaftswoche einwirken. Hierzu gehören Virusinfekte wie Röteln, teratogene (fruchtschädigende) Substanzen wie Zytostatika, Alkohol, ionisierende Strahlen und O_2-Mangel.

1.10.1 Einteilung angeborener Herzfehler

❶ Abhängig vom O_2-Gehalt des arteriellen Blutes werden die häufigeren nicht-zyanotischen angeborenen Herzfehler von den zyanotischen angeborenen Herzfehlern unterschieden.

- Ventrikelseptum-defekt (VSD)
- Vorhofseptumdefekt (ASD)
- Offener Ductus arteriosus BOTALLI
- Pulmonalstenose
- Aortenstenose
- Aortenisthmus-stenose.

Nicht-zyanotische angeborene Herzfehler

Ventrikelseptumdefekt (VSD)

Bei diesem häufigsten angeborenen Herzfehler besteht ein Loch in der Wand zwischen linker und rechter Herzkammer, so daß Blut aus dem linken, kräftigeren in den rechten, schwächeren Ventrikel strömt. Ein kleiner Defekt kann funktionell unbedeutend sein. Bei einem großen Defekt hingegen werden beide Herzkammern und die Lungengefäße durch das zusätzlich kreisende Blutvolumen, das sog. **Shuntvolumen,** überlastet. Es entwickeln sich eine Herzinsuffizienz und eine pulmonale Hypertonie (Blutdruckerhöhung im Lungenkreislauf); diese kann im Endstadium zu einer Umkehr des Shunt-Blutflusses vom rechten in den linken Ventrikel führen (EISENMENGER-Reaktion ☞ 1.10.3).

Vorhofseptumdefekt (ASD)

Durch ein Loch in der Wand zwischen dem rechten und linken Vorhof *(Atrium)* fließt Blut vom kräftigeren, linken Vorhof in den schwächeren, rechten Vorhof. Das rechte Herz und die Lungenarterien werden durch dieses Shuntvolumen belastet. Es kann eine pulmonale Hypertonie entstehen.

Offener Ductus arteriosus Botalli

Im fetalen Blutkreislauf gibt es eine Verbindung zwischen der A. pulmonalis und der Aorta, um den Lungenkreislauf zu umgehen. Mit der Geburt verschließt sich diese Verbindung. Erfolgt dies nicht, strömt ein Teil des Blutes aus der Aorta (in der jetzt der höhere Blutdruck herrscht) in die A. pulmonalis. Die Lungengefäße, das gesamte linke Herz und die Aorta werden durch das kreisende Shuntvolumen belastet und erweitern sich. Es entwikkeln sich eine pulmonale Hypertonie sowie eine Linksherzinsuffizienz.

Pulmonalstenose

Sie führt zu einer Belastung des rechten Herzens, da dieses immer gegen einen Widerstand Blut in die Lunge pumpen muß.

Aortenstenose

Sie kann die Klappe selbst betreffen oder in ihrer Nachbarschaft liegen. Folge ist eine Belastung des linken Herzens.

Aortenisthmusstenose

Diese Einengung der Aorta liegt vor oder hinter dem Abgang des Ductus arteriosus Botalli. Bei einer Stenose *vor* dem Ductus BOTALLI bleibt dieser offen, und die untere Körperhälfte wird zyanotisch. Eine Stenose *hinter* dem Ductus führt zu einer ausgeprägten Druckdifferenz zwischen oberer Körperhälfte (hoher Blutdruck) und unterer Körperhälfte (niedriger Blutdruck).

Zyanotische angeborene Herzfehler

- FALLOT-Tetralogie
- Transposition der großen Gefäße.

FALLOT-Tetralogie

Es handelt sich um eine Kombination aus vier Herzfehlern: eine nach rechts verlagerte Aorta, ein Ventrikelseptumdefekt, Pulmonalstenose und Hypertrophie des rechten Ventrikels. Folge ist, daß die Aorta arterio-venöses Mischblut mit einem geringeren O_2-Gehalt in den Körperkreislauf pumpt. Die Patienten sind zyanotisch.

Transposition der großen Gefäße

Die Aorta entspringt aus dem rechten Ventrikel, die A. pulmonalis aus dem linken Ventrikel. Dies ist nur mit dem Leben vereinbar, wenn durch zusätzliche Fehlbildungen innerhalb des Herzens eine Querverbindung zwischen den beiden sonst getrennten Kreisläufen geschaffen wird.

1.10.2 Symptome und Diagnostik angeborener Herzfehler

Symptome

Abhängig vom Herzfehler:
- zentrale Zyanose
- Dyspnoe
- Entwicklungsverzögerungen
- Herzinsuffizienz
- pulmonale Hypertonie.

Die Symptome sind bei den verschiedenen Herzfehlern unterschiedlich. Eine zentrale Zyanose tritt immer dann auf, wenn O_2-armes Blut in den Körperkreislauf gelangt. Die Kinder leiden dann unter Atemnot. Bei schwerwiegenden Herzfehlern kommt es zu Entwicklungsverzögerungen. Je nachdem, welche Herzhälfte durch den Herzfehler besonders belastet wird, treten Folgeschäden wie Herzinsuffizienz oder pulmonale Hypertonie auf.

Diagnostik

- Auskultation: Ein Herzgeräusch wird je nach Art des Herzfehlers über verschiedenen Teilen des Herzens gehört. Je lauter das Geräusch, desto kleiner ist der Herzfehler
- Phonokardiogramm: Herzgeräusche können mit einem Mikrophon, das auf die Thoraxwand aufgesetzt wird, objektiviert werden
- EKG zur Suche nach Herzrhythmusstörungen
- Echokardiographie zur Beurteilung von Herzwanddicke und Herzklappen
- über die Farbdoppler-Sonographie wird der Blutfluß im Herzen und damit Defekte in der Herzscheidewand sichtbar
- Röntgen-Thorax zur Beurteilung von Herzgröße, Herzform und Lungendurchblutung
- Herzkatheteruntersuchung zur Gewinnung genauer Informationen über Art und Größe des Herzfehlers und die Druckverhältnisse im Herzen.

1.10.3 Therapie und Komplikationen

Therapie

- Herzchirurgie
- Endokarditis-prophylaxe
- Herzinsuffizienz behandeln.

❷ Fast immer ist eine herzchirurgische Operation notwendig. Abhängig von der Schwere des Herzfehlers muß sie bald nach der Geburt erfolgen oder kann auf das Kleinkindalter verschoben werden. Besteht bereits eine Herzinsuffizienz, wird diese medikamentös behandelt. Ggf. ist eine antibiotische Endokarditisprophylaxe notwendig.

Komplikationen

- Endokarditis
- Herzrhytmus-störungen
- EISENMENGER-Reaktion.

Wichtige Komplikationen angeborener Herzfehler sind:

- Endokarditis, da sich z.B. an Herzwanddefekten leicht Bakterien anlagern
- Herzrhythmusstörungen, die auch nach operativer Korrektur des Herzfehlers auftreten können
- EISENMENGER-Reaktion: Bei manchen Herzfehlern erhöht sich der Druck im rechten Herzen so stark, daß er denjenigen im linken Herzen übersteigt. Dann strömt das O_2-arme Blut aus dem rechten in das linke Herz, sog. **Shuntumkehr**, und von dort in den Körper. Dadurch wird der Körper nicht mehr ausreichend mit Sauerstoff versorgt. Der Patient hat in Ruhe Atemnot und eine zentrale Zyanose. Eine Operation ist zu diesem Zeitpunkt nicht mehr möglich.

? **Übungsfragen**

❶ Nennen und erklären Sie drei verschiedene Herzfehler!

❷ Wie wird der größte Teil der angeborenen Herzfehler behandelt?

1.11 Herz-Kreislaufstillstand und Reanimation

Ursachen

- Asystolie (20 %)
- Kammerflattern/-flimmern (80 %).

In 20 % der Fälle ist ein Herz-Kreislaufstillstand Folge einer Asystolie (fehlender Herzschlag), in 80 % der Fälle von Kammerflattern oder -flimmern. Ursachen dafür wiederum sind unterschiedlich:

- kardial (90 %): meist KHK oder Herzinfarkt, seltener Kardiomyopathien, Myokarditiden u.a. Herzerkrankungen
- zirkulatorisch: Kreislaufschock, Lungenembolie
- respiratorisch: Verlegung der Atemwege, Ertrinken, Erstikken, zentrale Atemstörung
- Endstadium verschiedener Erkrankungen.

Symptome

- nach 10–15 Sek.: Bewußtlosigkeit.
- nach 30–60 Sek.: Atemstillstand.
- nach 1–2 Min.: weite Pupillen, keine Reaktion auf Licht.
- nach 3 Min.: irreversible Hirnschäden.

❶ 10–15 Sekunden nach dem Herzstillstand tritt Bewußtlosigkeit ein, nach 30–60 Sek. Atemstillstand. Der Puls ist weder über der A. carotis noch über der A. femoralis tastbar. Nach 1–2 Minuten sind die Pupillen weit und reagieren nicht auf Licht. Schon nach 3 Min. können irreversible Hirnschäden auftreten.

Sofortmaßnahmen

Sofortmaßnahmen:
- A = Atemwege freimachen
- B = Beatmung ein Helfer: 2 : 15 zwei Helfer: 1 : 5
- C = Circulation
- D = Drugs
- E = EKG, Elektrotherapie.

❷ Bei Verdacht auf Herzstillstand sofort Alarm auslösen, laut »Notfall« rufen oder ggf. einen Patienten schicken, Hilfe zu holen. Patienten laut ansprechen, Atembewegung überprüfen und Carotispuls tasten. Wichtig ist es, Ruhe zu bewahren. Die elementaren Behandlungsmaßnahmen erfolgen nach der **ABCDE-Regel:**

A = Atemwege freimachen

Ggf. Prothese oder Erbrochenes aus dem Mund entfernen, Kopf nackenwärts überstrecken und den Unterkiefer vorziehen (Esmarch-Handgriff ☞ Abb. 1.9). Setzt die Atmung nicht ein, unverzüglich mit der Beatmung des Patienten beginnen.

B = Beatmung

- **Mund-zu-Nase-Beatmung:** Den Mund des Patienten mit dem Daumen in Richtung Oberlippe verschließen. Der Helfer bläst seine Ausatemluft jeweils zweimal in die Nase des Patienten, dabei muß sich der Brustkorb des Patienten heben. Danach Carotispuls fühlen. Setzt dieser nicht ein weiter beatmen: 15 mal/Min.
- **Mund-zu-Mund-Beatmung:** Die Nase des Patienten mit Zeigefinger und Daumen verschließen und Ausatemluft in den leicht geöffneten Mund blasen
- Im klinischen Bereich sollte mit dem Ambu-Beutel beatmet werden (☞ Abb. 1.9). Ggf. Intubation (durch den Arzt).

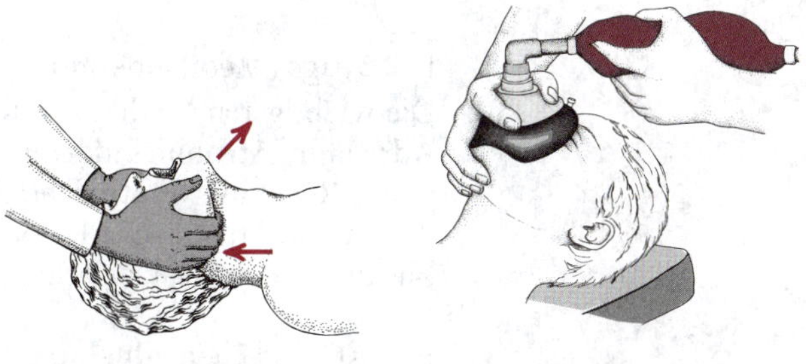

Abb. 1.9
Esmarch-Handgriff und Beutel-Masken-Beatmung mit C-Griff.
[A300–157/190]

C = Cirkulation (Herzdruckmassage)

❸ Herzdruckmassage und Beatmung laufen gleichzeitig als kardiopulmonale Reanimation (Herz-Lungen-Wiederbelebung) ab:

- Patienten auf eine harte Unterlage legen (Bettbrett unter den Brustkorb direkt oder auf den Boden)
- Oberkörper freimachen und Druckpunkt aufsuchen (☞ Abb. 1.10)
- **Ein-Helfer-Methode:** jeweils 2 Beatmungen und 15 Herzkompressionen (mind. 80 mal pro Minute) im Wechsel durchführen
- **Zwei-Helfer-Methode:** Ein Helfer beatmet, während der andere die Herzdruckmassage durchführt; auf eine Beatmung folgen jeweils 5 Herzkompressionen
- Die Reanimation ist erfolgreich, wenn der Carotis-Puls tastbar ist und die Atmung wieder einsetzt. Der Abbruch einer Reanimation wird vom Arzt angeordnet.

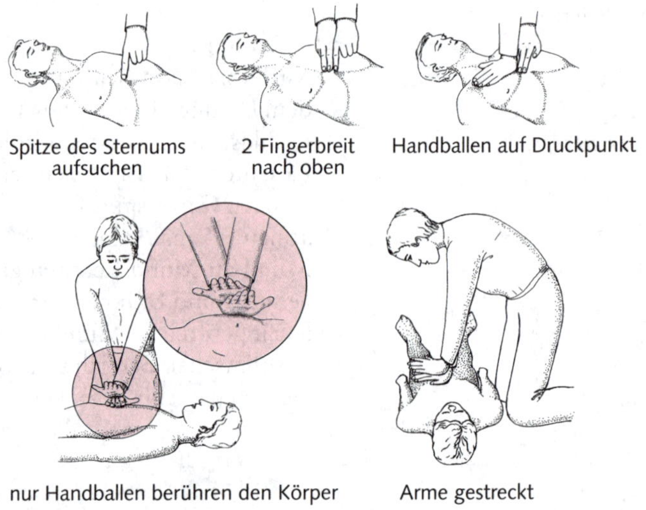

Abb. 1.10 Herzdruckmassage [A300–190]

D = Drugs (Medikamente)

Die wichtigsten Medikamente während einer Reanimation sind Adrenalin, Atropin, Lidocain und Natiumbicarbonat. Sie werden in der Regel i.v. verabreicht; liegt kein venöser Zugang, werden Adrenalin, Atropin und Lidocain auch endotracheal über den Tubus (in 2–3 facher Dosierung) gegeben.

E = EKG und Elektrotherapie

Über das EKG kann häufig schnell die kardiale Ursache des Herz-Kreislauf-Stillstandes geklärt werden. Bei Kammerflattern oder -flimmern wird so rasch wie möglich defibrilliert (☞ 1.6).

! Merke

Bei einem Herz-Kreislauf-Stillstand, darf man nicht zu viel Zeit für das Suchen nach Puls und anderen Lebenszeichen verwenden. Hier heißt es, schnell zu handeln, um den Erfolg der Reanimation und damit das Überleben des Patienten zu sichern.

Komplikationen

Ein Kreislaufstillstand kann durch den O_2-Mangel zum akuten Nierenversagen (☞ 7.2.2) ebenso wie zu zerebralen Schäden bis zum Hirntod führen. Die Gefahren der Reanimation an sich liegen vor allem durch eine fehlerhafte Durchführung der Herzdruckmassage in Frakturen von Rippen und Leber- und Milzverletzungen.

? Übungsfragen

1. Woran erkennen Sie einen Herz-Kreislauf-Stillstand?
2. Was besagt die ABCDE-Regel?
3. In welchem Verhältnis liegen Beatmung und Herzdruckmassage bei der Ein-Helfer-Methode, in welchem bei der Zwei-Helfer-Methode?

2 Gefäße und Kreislauf

2.1 Erkrankungen der Venen

Physiologie des venösen Systems

Der Rückfluß des venösen Blutes aus den Beinen zum Herzen erfolgt weitgehend über große, tiefe Venen, den sog. Leitvenen. Das Blut aus dem oberflächlichen Venensystem fließt über Perforans-Venen in die Leitvenen ab. Durch das Zusammenspiel von Muskelpumpe und Venenklappen wird der Blutfluß gegen die Schwerkraft ermöglicht (☞ Abb. 2.1).

2.1.1 Varikosis

Als **Varikosis** (Krampfaderleiden) werden zahlreiche, ausgedehnte Varizen der Beine bezeichnet. **Varizen** (Krampfadern) sind erweiterte und geschlängelt verlaufende Venen, die meist an den Beinen auftreten.

Angeborene oder erworbene Venenklappeninsuffizienz.

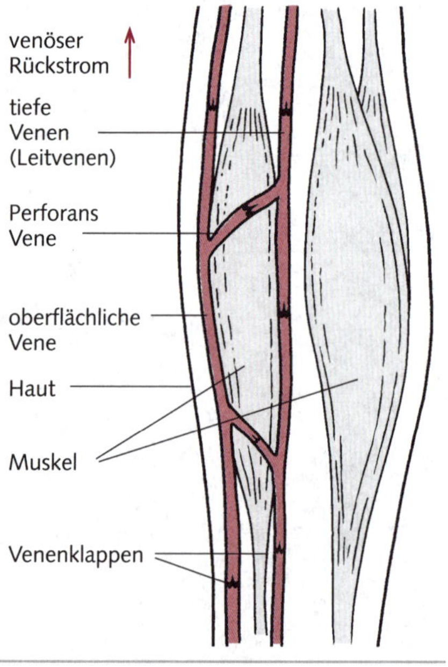

Abb. 2.1
Aufbau und Funktion des Venensystems der Beine [A400–157]

❶ Ursachen

Angeborene Venenklappeninsuffizienz

Durch Bindegewebsschwäche dehnen sich die Wände der oberflächlichen Venen, wodurch sich die Venenklappen voneinander entfernen und unvollständig schließen. Es kommt zur Umkehr des Blutflusses und zu einem Rückstau – zunächst nur im oberflächlichen Venensystem. Diese sog. **primäre Varikosis** kann schließlich auch zu einer Klappeninsuffizienz und Strömungsumkehr in den Perforans-Venen und im tiefen Venensystem führen. Begünstigt wird die Varikosis durch stehende Tätigkeiten, Übergewicht oder Schwangerschaft.

Erworbene Venenklappeninsuffizienz

Nach einer venösen Thrombose findet die Auflösung des Thrombus häufig unter Zerstörung der Klappen statt. So kann eine tiefe Beinvenenthrombose eine **Leitveneninsuffizienz** mit Flußumkehr bis in die Perforans-Venen verursachen. Der venöse Rückfluß erfolgt dann über die oberflächlichen Venen. Da diese damit überlastet sind, kann es zu ihrer Erweiterung kommen, der sog. **sekundären Varikosis.** Nur selten entsteht die Varikosis aufgrund anderer Erkrankungen (z.B. gefäßnaher Tumoren), die den Blutfluß behindern.

Einteilung

- Besenreiser
- retikuläre Varizen
- Stammvarizen.

Es lassen sich je nach Lokalisation der Varizen drei Formen unterscheiden:

Besenreiser sind kleine, in der Haut gelegene, erweiterte Venen, die netzartig angeordnet sind.

Retikuläre Varizen liegen im Subkutangewebe. Die dabei intakten Perforansvenen gewährleisten die Verbindung zwischen tiefen und oberflächlichen Venen.

Stammvarizen sind erweiterte tiefe Hauptvenen, z. B. die V. saphena magna und V. saphena parva an der Innenseite des Beines, bzw. an der Rückseite des Unterschenkels. Dabei sind die Perforansvenen und die Mündungsklappe in die V. femoralis meist funktionslos.

Symptome

Die Varikosis kann lange Zeit symptomlos bleiben, die sichtbaren Gefäße stören evtl. nur kosmetisch. Im Laufe des Tages treten vermehrt Schwere- und Spannungsgefühl, sowie Schwellungen der Beine auf. Nachts kann es evtl. zu Wadenkrämpfen kommen.

Komplikationen

- chronisch-venöse Insuffizienz
- Ulcus cruris
- Risikofaktor für eine oberflächliche Thrombophlebitis.

Varizen sind ein Risikofaktor für eine oberflächliche Thrombophlebitis. Bei lange bestehender Varikosis kann sich eine chronisch-venöse Insuffizienz und im schlimmsten Fall auch ein Ulcus cruris (☞ Dermatologie, Kapitel 11) entwickeln.

Diagnostik

- Funktionstests: Trendelenburg-Test (Funktion der Venenklappen), Perthes-Test (Durchgängigkeit der tiefen Beinvenen)
- Ultraschalldoppleruntersuchung, zum Nachweis der Durchlässigkeit der tiefen Venen und von Klappeninsuffizienzen
- evtl. Phlebographie bei geplanter operativer Varizenentfernung.

- konservativ
- Sklerosierung
- Stripping.

Therapie

Konservative Maßnahmen können bei allen drei Formen der Varikosis ausreichend sein, da viele Patienten lange beschwerdefrei bleiben: Bewegung, bzw. aktive Muskelpumpe der Wadenmuskulatur im Sitzen, Hochlagerung der Beine, Kompressionsstrümpfe (Einschnürungen vermeiden), Schuhe mit flachen Sohlen, Vermeiden von Wärme, Gewichtsreduktion, atemvertiefende Maßnahmen zur Unterstützung des venösen Rückstroms.

Bei primärer Varikose je nach Gefäßgröße chemische Verödung oder chirurgische Entfernung; auf keinen Fall jedoch bei sekundärer Form, da über die oberflächlichen Venen der gesamte Blutabfluß der unteren Extremität erfolgt.

Bei einer **Sklerosierung** wird ein venenwandschädigendes Verödungsmittel in die Varizen gespritzt und anschließend für zwei Wochen ein Kompressionsverband angelegt. Der Patient muß nach dem Eingriff mindestens 15 Min. zügig gehen. Die Sklerosierung wird v.a. bei Insuffizienz der Perforansvenen oder isolierten Unterschenkelvarizen angewandt. Komplikationen sind Nekrosen bei paravenöser Injektion, Hautpigmentierungen und allergische Reaktionen.

Die **operative Entfernung** *(Venenstripping)* der Varizen wird bei Stammvarikosis der V. saphena magna durchgeführt: Eine Spezialsonde wird entweder von distal oder von proximal in die V. saphena magna eingeführt, befestigt und mitsamt der Vene wieder herausgezogen. Kleinere Seitenäste werden mitabgerissen und verschließen sich nach kurzer Zeit durch Kompression, größere werden durch zusätzliche Hautschnitte abgetrennt.

Nach der Operation müssen für 4 Wochen Kompressionsstrümpfe getragen werden.

Prophylaxe und Rehabilitation

Um das Auftreten von Varizen zu verhindern oder ihren Verlauf günstig zu beeinflussen:

- viel laufen oder liegen, nicht lange sitzen oder stehen, Beine nicht übereinander schlagen
- Beine morgens und abends mit kaltem Wasser abbrausen
- Übergewicht vermeiden
- regelmäßig Sport treiben (Schwimmen, Radfahren, Wandern)
- tief atmen, um mit der dadurch entstehenden Sogwirkung den venösen Rückfluß zu unterstützen.

Physiotherapie

Der Patient soll die Bauchpresse (Vorsicht auch bei vertiefter Bauchatmung!) vermeiden. Das gilt auch für in Hüft- und Kniegelenk gebeugte Beine sowie für Stöße und Erschütterungen, z.B. bei Ballsportarten.

2.1.2 Oberflächliche Thrombophlebitis

Entzündung einer oberflächlichen Vene.

Eine oberflächliche Thrombophlebitis ist eine Entzündung der Gefäßinnenhaut (Endothel) einer oberflächlichen Vene.

Ursachen

- Immobilisation
- Verletzungen
- Reizung des Endothels.

Patienten mit Varizen können eine **abakterielle Thrombophlebitis** entwickeln. Durch Bettruhe, mangelnde Bewegung oder Verletzungen können sich in den Varizen Thromben bilden, in die Leukozyten einwandern und zu einer Entzündung des Endothels führen. Die **bakterielle Thrombophlebitis** entsteht meist an den Armen durch Venenverweilkanülen oder durch Injektionen von Lösungen, die die Gefäßinnenhaut reizen.

Symptome

Rubor, Calor, Dolor, Tumor.

Bei einer Thrombophlebitis treten die typischen Entzündungszeichen auf: **Rubor** (Rötung), **Calor** (Überwärmung), **Dolor** (Schmerzen), **Tumor** (tastbarer derber Venenstrang). Es besteht die Gefahr, daß der Thrombus sich bis ins tiefe Beinvenensystem ausdehnt.

Bei einer bakteriellen Venenentzündung kann zusätzlich Fieber auftreten. Die Entwicklung eines Abszesses ist möglich.

Therapie

- Heparinsalbe
- Kompressionsverband
- Bein hochlagern
- Mobilisation
- evtl. Stichinzision.

❷ Der betroffene Venenstrang wird mit Heparinsalbe eingerieben. Zusätzlich wird ein Kompressionsverband angelegt, um den venösen Blutrückfluß zu fördern. Bei einer Thrombophlebitis am Bein soll der Patient nach Möglichkeit viel laufen, um eine Thrombose an der entzündeten Gefäßwand zu verhindern (Verordnung von Bettruhe ist ein Kunstfehler!); nachts wird das Bein hochgelagert. Ist der Patient bettlägrig oder ist die V. saphena magna im oberen Bereich betroffen, ist eine Low-dose-Heparinisierung erforderlich.

Bei einer frischen Thrombophlebitis kann die Vene durch eine Stichinzision eröffnet werden und das thrombotische Material ausgepreßt werden.

2.1.3 Tiefe Venenthrombose

Verschluß einer tiefen Venen durch einen Thrombus.

Bei der tiefen Venenthrombose (Phlebothrombose) kommt es lokal zur Blutgerinnung in einer tiefen Vene. Der entstehende Thrombus verstopft das Blutgefäß.

Ursachen

VIRCHOW-Trias.

Für eine tiefe Venenthrombose sind vor allem drei Faktoren verantwortlich, die als **VIRCHOWsche Trias** zusammengefaßt werden:

- Schädigung des Endothels, z.B. durch Entzündungen oder Verletzungen

- veränderte – meist verlangsamte – Blutströmung, z.B. bei Varizen (Krampfadern), Bettlägerigkeit bzw. Immobilisierung durch Lähmungen oder bei Rechtsherzinsuffizienz
- veränderte Blutzusammensetzung, z.B. bei Thrombozytose (☞ 3.4.3), Mangel an natürlichen Hemmstoffen der Blutgerinnung, durch Einnahme der Antibabypille, in der Schwangerschaft und im Wochenbett, sowie nach Operationen oder erheblichen Verletzungen.

Die tiefe Venenthrombose befindet sich in 90 % der Fälle im Einflußgebiet der V. cava inferior. Davon sind 60 % in den Beckenvenen und 30 % in den Beinvenen lokalisiert. Die linke Seite ist häufiger betroffen.

Symptome

An der betroffenen Extremität können sich folgende Symptome zeigen:

- Schwere- und Spannungsgefühl, ziehende Schmerzen
- Waden- und Fußsohlenschmerzen bei Belastung
- Schwellung, festzustellen durch vergleichende Umfangsmessung der Beine
- livide (rot-bläuliche) Verfärbung der Haut, manchmal Glanzhaut und Überwärmung
- manchmal subfebrile Temperaturen und Tachykardie.

! Merke Besteht der Verdacht auf eine tiefe Venenthrombose, so muß der Patient sofort Bettruhe einhalten, bis die Diagnose gesichert ist. Für den Patienten besteht u.U. Lebensgefahr, wenn sich ein größerer Thrombus löst.

Diagnostik

- Druckschmerzpunkte
- (Farb-)Doppler-Sonographie
- Phlebographie.

Untersuchung verschiedener Druckschmerzpunkte: Fußsohlenschmerz (Payr-Zeichen), Meyer-Druckpunkte, Kniekehlenschmerz, Adduktorenschmerz, Leistenschmerz.

In der **(Farb-)Doppler-Sonographie** wird die Blutströmung flächenhaft dargestellt. Ist die Vene durch den Thrombus (echodichtes Material) komplett verschlossen, läßt sich keine Blutströmung mehr nachweisen. Bei unklaren Fällen ist zusätzlich eine **Phlebographie** angezeigt: hierbei werden die Venen mit Hilfe von Kontrastmittel röntgenologisch dargestellt. Sonographie und Phlebographie sollten beidseitig durchgeführt werden, da doppelseitige Thrombosen nicht selten sind.

! Merke Die Diagnostik muß möglichst rasch erfolgen, da der Erfolg aller therapeutischen Maßnahmen entscheidend vom Alter der Thrombose abhängt.

- Bein hochlagern
- Kompressionsverband
- Bettruhe
- Lyse oder Vollheparinisierung
- evtl. Thrombektomie.

Therapie

Ziel ist es, eine Lungenembolie (☞ 2.2.4) zu verhindern und die Vene durch Auflösung des Thrombus wieder durchgängig zu machen.

Die Extremität wird hochgelagert und ein Kompressionsverband angelegt. Bei Beinthrombosen muß der Patient mindestens eine Woche Bettruhe einhalten, damit der Thrombus fest mit der Gefäßwand verwachsen kann.

Bei frischen Thrombosen wird eine **Lyse-Therapie** mit Substanzen durchgeführt, die die Fibrinolyse aktivieren und so den Thrombus auflösen (Streptokinase, Urokinase, rt-PA). Bestehen Kontraindikationen gegen eine Lyse-Therapie (☞ 1.3.2), kann mit **Heparin** antikoaguliert werden (intravenöse Vollheparinisierung), dies ist aber weit weniger erfolgreich als die Lyse-Therapie. Alternativ ist bei zentraler, bzw. massiver Thrombosierung die operative **Thrombektomie** mit Hilfe eines speziellen Gefäßkatheters angezeigt.

Zur Prophylaxe weiterer Thrombosen werden anschließend Cumarine (Marcumar®) verordnet. Marcumar® ist ein Vitamin-K-Antagonist, der die Bildung der Gerinnungsfaktoren II, VII, IX und X in der Leber hemmt und so die Blutgerinnung herabsetzt. Bei einigen Erkrankungen, z.B. Hämophilie, ist diese Behandlung aufgrund der erhöhten Blutungsgefahr jedoch kontraindiziert.

- Lungenembolie
- chronisch-venöse Insuffizienz.

❸ Komplikationen

Etwa 1/3 aller Patienten mit tiefer Venenthrombose entwickeln eine **Lungenembolie** (☞ 2.2.4), da sich Teile des Thrombus von der Gefäßwand lösen und mit dem Blutstrom ins Herz und von dort weiter in die Lungengefäße geschwemmt werden. Hier bleiben sie meist hängen und können zu lebensbedrohlichen Symptomen führen.

Bei 40–50 % der Patienten bleibt der venöse Blutabfluß gestört, so daß sich eine **chronisch-venöse Insuffizienz** als Spätkomplikation entwickelt (**postthrombotisches Syndrom** ☞ 2.1.4). Sie ist gekennzeichnet durch eine sekundäre Varikosis und Hautveränderungen bis hin zum Ulcus cruris (»offenes Bein«). Da die Venenwände auch nach behandelter Thrombose geschädigt bleiben, besteht für den Patienten ein erhöhtes Risiko für eine erneute tiefe Venenthrombose.

Prophylaxe einer tiefen Venenthrombose

- Kompressionsstrümpfe bzw. -verband tragen
- Übergewicht reduzieren, Rauchen vermeiden
- östrogenhaltige Medikamente (vor allem Antibabypille) absetzen
- Frühmobilisation nach Operationen
- medikamentöse Prophylaxe kurzfristig mit Heparin, langfristig mit oralen Antikoagulantien (z.B. Marcumar®).

Physiotherapie

Bei frisch operierten, bettlägrigen Patienten und bei Wöchnerinnen immer vor der Behandlung die Thrombosedruckpunkte auf Schmerzhaftigkeit überprüfen! Bei positivem Befund den Arzt informieren. Behandlung immer nur nach Rücksprache mit dem zuständigen Arzt! Pressatmung, schnelle Bewegungen oder Umlagerungen, sowie Bewegungen des betroffenen Beins sind unbedingt zu vermeiden.

2.1.4 Postthrombotisches Syndrom (chronisch venöse Insuffizienz)

Nach Beinvenenthrombose, primärer oder sekundärer venöser Insuffizienz.

Nach tiefer Beinvenenthrombose, bzw. V. perforans-Insuffizienz mit Stammvarikosis oder nach länger bestehender primärer oder sekundärer Varikosis kann sich eine chronisch-venöse Insuffizienz entwickeln.

Durch die Venenklappeninsuffizienz kommt es zum Rückfluß. Die Kollateralenbildung reicht nicht aus, um den vorherigen venösen Abfluß wiederherzustellen. Es entwickelt sich ein venöser Hypertonus.

❹ Symptome

U.a. Hautveränderungen bis zum Ulcus cruris.

- Druckgefühl in den Waden, evtl. Wadenkrämpfe
- Ödeme des medialen Knöchels und Unterschenkels
- Hautveränderungen, die sich in drei Stadien einteilen lassen:
  - Stadium I: subkutane Venenerweiterung
  - Stadium II: Hyper- oder Depigmentierung, schmerzhafte entzündliche Sklerose (Verhärtung) der Haut
  - Stadium III: Ulcus cruris (Nekrosen der Haut, ☞ Dermatologie, Kapitel 11) spontan oder nach Bagatellverletzungen.

Therapie

Die Therapie hängt vom Stadium der Hautveränderungen ab:

- Stadium I: Behandlung der Varikosis
- Stadium II: Kompressionsstrümpfe, Gefäßtraining, operative Maßnahmen (☞ 2.1.1)
- Stadium III: Kompressionsverband, Ulcus- und Hautpflege.

Prophylaxe

Zur Vermeidung des postthrombotischen Syndroms ist es wichtig, bei Bettlägerigkeit durch aktive Beinmuskelbewegungen, Kompressionsstrümpfe und Heparinisierung einer Thrombose vorzubeugen.

Im Alltag ist zu beachten: viel zu Fuß gehen, Treppe steigen statt Fahrstuhlbenutzung, Liegen statt Sitzen, langes Stehen vermeiden, keine Preßatmung, keine beengende Kleidung (in Kniekehle, Leiste oder Taille), nicht mit baumelnden oder übereinandergeschlagenen Beinen sitzen. Zu vermeiden sind: lange, warme Vollbäder, Sonnenbrand, Verletzungen, Übergewicht und Obstipation.

? **Übungsfragen**

❶	Welche Formen der Varikosis gibt es, was sind die Ursachen?
❷	Wie wird eine oberflächliche Thrombophlebitis behandelt?
❸	Welches sind die wichtigsten Komplikationen einer tiefen Venenthrombose?
❹	Welche Symptome treten bei einem postthrombotischen Symdrom auf?

2.2 Erkrankungen der Arterien

2.2.1 Arteriosklerose

Die Arteriosklerose ist eine degenerative Erkrankung des arteriellen Systems (»Arterienverkalkung«) mit Verhärtung (Sklerosierung), Elastizitätsverlust und Lumeneineigung. Sie ist Ursache vieler Herz-Kreislauferkrankungen, z.B. KHK, pAVK.

❶ Risikofaktoren

- Hyperlipoproteinämie (erhöhte Bluttfettwerte)
- Hypertonie
- Diabetes mellitus
- Rauchen
- Bewegungsmangel
- Adipositas
- Dystress.

Entstehung

Es gibt verschiedene Theorien über die Entstehung der Arteriosklerose. Man geht davon aus, daß durch Bluthochdruck, O_2-Mangel, ungünstige Blutzusammensetzung und lokale Wirbelbildungen des Blutstromes die Intima (innere Gefäßwand) geschädigt wird. An diese Läsionen heften sich Blutplättchen, die jedoch die Läsionen nur unzureichend verschließen. Das wiederum führt zur Quellung der Gefäßinnenhaut (Intimaödem) und zur Einlagerung von Blutfetten. Daraus bilden sich die sog. arteriosklerotischen Plaques, die sich durch weitere Anlagerung von Blutfetten (Cholesterin) vergrößern. Reaktiv vermehren sich Bindegewebszellen, was zur Intimaverdickung führt. Im ungünstigsten Fall sterben durch lokalen O_2-Mangel viele Endothelzellen ab, in deren Nachbarschaft sich Kalksalze ablagern.

Dies ist die Ursache der Gefäßverkalkung, die zusammen mit der Intimaverdickung zu einer zunehmenden Stenosierung (Einengung) des Gefäßlumens führt. Durch Aufbrechen der Plaques lagern sich immer mehr Thromben ab, so daß es im schlimmsten Fall zum vollständigen Verschluß der Arterie mit O_2-Mangel (Ischämie) in dem zu versorgenden Gefäßgebiet kommt. Wenn das ischämische Gewebe abstirbt, liegt ein Infarkt vor.

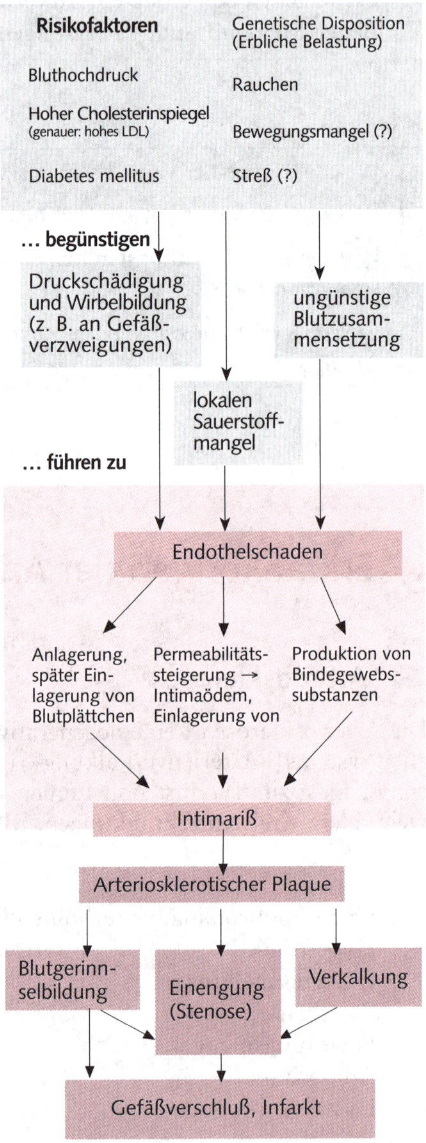

Abb. 2.2
Schaubild zu den Risikofaktoren, der Pathogenese und den Folgen der Arteriosklerose [A400]

Komplikationen

Durch die Gefäßverschlüsse und Gewebsinfarkte entstehen Folgekrankheiten, wie z.B. KHK, Herzinfarkt, Nierenversagen, ischämischer Insult (»Schlaganfall«) und Gewebsnekrosen, z.B. an den Füßen.

Therapie

Wird die Arteriosklerose diagnostiziert, bevor sich Folgekrankheiten manifestieren können, besteht die Therapie darin, die schädigenden Einflüsse zu vermeiden, bzw. ganz auszuschalten.

2.2.2 Periphere arterielle Verschlußkrankheit

- in 95 % arteriosklerotisch bedingt
- betroffen sind vor allem die Beine.

Die periphere arterielle Verschlußkrankheit (pAVK) betrifft meist die Beinarterien, nur selten die Arterien der Arme. In über 95 % der Fälle ist sie arteriosklerotisch bedingt. Männer sind häufiger betroffen als Frauen.

Ursachen

Für die pAVK gelten die gleichen Risikofaktoren wie für die Arteriosklerose (☞ 2.2.1). Seltenere Ursachen sind Gefäßentzündungen, z.B. Thrombangiitis obliterans (☞ 2.3.1).

❷ Symptome

Abhängig vom Ort der Stenose

Bei der pAVK der Beine treten die Schmerzen abhängig vom Ort der Stenose auf; sie sind distal der Gefäßstenose zu spüren:

- Beckentyp (30 %) → Schmerzen in Hüfte und Oberschenkel
- Oberschenkeltyp (50 %) → Schmerzen in der Wade
- Unterschenkeltyp (20 %) → Schmerzen in der Fußsohle.

Schweregradeinteilung nach FONTAINE.

Die Schweregrade der Erkrankung werden nach FONTAINE eingeteilt:

Tab. 2.1 Einteilung der pAVK nach FONTAINE

Stadium I	Beschwerdefreiheit
Stadium II	Schmerzen bei Belastung
Stadium II a	Schmerzfreie Gehstrecke ≥ 200 m
Stadium II b	Schmerzfreie Gehstrecke ≤ 200 m
Stadium III	Schmerzen in Ruhe, besonders nachts
Stadium IV	Nekrose/Gangrän (abgestorbener Gewebebezirk, »Raucherbein«).

Im Stadium II müssen die Patienten aufgrund der Schmerzen nach einer bestimmten Gehstrecke stehenbleiben. Die Durchblutung der Beine nimmt dann wieder zu, und die Schmerzen verschwinden. Aus diesem Grund wird auch von **Claudicatio intermittens** oder »Schaufensterkrankheit« gesprochen.

Diagnostik

- fehlender Puls
- Geräusch über der Stenose
- Blutdruck in den Beinen ↓
- trophische Störungen
- Suche nach KHK und zerebralen Durchblutungsstörungen.

Ist das Gefäß zu mehr als 90 % eingeengt, ist der Puls distal der Stenose nicht mehr zu tasten. Auskultatorisch ist ein Geräusch über der Stenose zu hören. Der Blutdruck in den Beinen ist im Vergleich zum Blutdruck in den Armen stark erniedrigt. Die Haut des Beines und Fußes zeigt trophische Störungen wie fehlende Behaarung, gestörtes Nagelwachstum, zyanotische, marmorierte Haut, evtl. Ulzera (Geschwüre).

Funktionsprüfung und apparative Methoden

Lagerungsprobe nach RATSCHOW: Der Patient liegt im Bett und hebt die Beine senkrecht hoch. Während er mit den Füßen kreist, blaßt die Haut am Fuß stärker ab als beim Gesunden. Wenn Ischämieschmerzen auftreten, setzt sich der Patient hin und läßt die Füße hängen. Die Haut des betroffenen Fußes rötet sich verspätet erst nach 10 Sek., und die Venen füllen sich verzögert nach mehr als 15 Sek.

(Farb-)Doppler-Sonographie: Strömungsgeschwindigkeit und -richtung des Blutes werden dargestellt. Ist eine Arterie komplett verschlossen, läßt sich keine Blutströmung mehr nachweisen. Mit der Farb-Doppler-Sonographie sind auch Aneurysmen und Thrombosen erkennbar.

Arteriographie (auch Angiographie) und **digitale Subtraktionsangiographie** (DSA): Eine Stenose wird röntgenologisch mit Kontrastmittel sichtbar gemacht. Bei der DSA können die Gefäße computerunterstützt besonders genau dargestellt werden. Eine Arteriographie wird vor einer Operation zur exakten Lokalisation der Stenose(n) durchgeführt.

Da eine Arteriosklerose selten isoliert die Arterien der unteren Extremitäten betrifft, sollte auch nach Symptomen einer koronaren Herzkrankheit (☞ 1.2) und nach zerebralen Durchblutungsstörungen gesucht werden.

Therapie

Beseitigung der Risikofaktoren.

Die Risikofaktoren einer Arteriosklerose müssen soweit wie möglich beseitigt und gemieden werden: Nikotinverzicht, konsequente Einstellung von Blutdruck und Blutzuckerspiegel etc.

Konservative Therapie

Stadium I/II:
- Gehtraining
- Hämodilution
- Prostaglandine.

Im Stadium I und II der pAVK stehen **Ratschow**- und **Gehstreckentraining** im Vordergrund. Die Patienten sollen mehrmals täglich in bestimmten Intervallen nach einem Schema Fußbewegungen machen, bzw. gehen. Es bilden sich daraufhin neue Zuflüsse zu den Gefäßen distal der Stenose aus, sogenannte **Kollateralen**. Diese verbessern die Blutversorgung des Gewebes, das vorher nur von dem verengten Gefäß abhängig war.

Im Stadium III und IV sind optimale Durchblutung, Erhaltung von Gelenk-und Muskelfunktion, sowie die Erhaltung der Gehstrecke das Ziel.

Außerdem kann die Durchblutung medikamentös verbessert werden. Dazu dienen z.B. die Hämodilution (»blutverdünnende« Infusionen) oder ein Prostaglandin (z.B. Prostavasin®), das intravenös oder direkt intraarteriell zugeführt wird.

Rekanalisierende und operative Verfahren

- PTA
- Lyse
- TEA
- Bypass-OP
- ggf. Amputation
- Sympathektomie.

Perkutane transluminale Angioplastie (PTA): Ein Katheter, an dessen Ende sich ein kleiner Ballon befindet, wird in dem betroffenen Gefäß bis zur Stenose vorgeschoben. Hier wird der Ballon aufgeblasen und dehnt so die Stenose wieder auf.

Lokale Lyse: Bei arteriellen Thrombosen werden Substanzen, die die Fibrinolyse aktivieren (z.B. Streptokinase, Urokinase, rt-PA = rekombinanter tissue-Plasminogenaktivator) mit einem Katheter direkt an den Thrombus herangebracht. Die Kontraindikationen sind hierbei weniger streng als bei der systemischen Lyse (☞ 1.3.2).

Thrombendateriektomie (TEA): Bei kurzstreckigen Verschlüssen wird der Thrombus mit der Gefäßinnenwand aus dem Gefäß ausgeschält.

Bypass-Operation: Langstreckige oder multiple Stenosen, sowie Stenosen der Aorta oder aortanaher Arterien werden durch einen Gefäßersatz (Prothese) überbrückt. Hierzu eignet sich die körpereigene V. saphena magna für engere Gefäße, oder körperfremdes Material (Kunststoff), an dem sich jedoch leichter Thromben bilden, für große Gefäße. Das stenosierte Gefäß wird dabei nicht entfernt. Verläuft der Bypass dem stenosierten Gefäß entsprechend nennt man ihn **anatomisch.** Völlig anders verlaufende Prothesen sind **extraanatomisch** und operativ oft leichter herzustellen. Für die Blutströmung und die Langzeitprognose sind die anatomischen Bypässe allerdings besser.

Amputation: Kann bei Gangrän oder unbeherrschbaren Schmerzen eine ausreichende Durchblutung durch die oben genannten Maßnahmen nicht wiederhergestellt werden, muß der betroffene Extremitätenabschnitt amputiert werden.

Sympathektomie: Zur Verbesserung der Durchblutung kann der N. sympathikus, der eine Engstellung der Gefäße bewirkt, durchtrennt werden. Dadurch werden die Gefäße weitgestellt und eine Amputation läßt sich evtl. vermeiden.

Physiotherapie

Extremitäten warmhalten, tieflagern (wenn sie nicht ödematös sind), keine Kompressionsstrümpfe oder Bandagen, Verletzungen vermeiden (Schuhwerk und Fußpflege). Bei Bettlägerigen den Auflagedruck mit Hilfe von Drahtkäfig oder Watteverbänden verringern, häufiges Umlagern gegen Dekubiti, Watteschuh.

2.2.3 Akuter Verschluß einer Extremitätenarterie

- komplette Unterbrechung der Blutzufuhr
- gefäßchirurgischer Notfall.

Bei einem akuten Arterienverschluß wird die Blutzufuhr plötzlich komplett unterbrochen. Die Arme sind davon mit 15 % der Fälle wesentlich seltener betroffen als die Beine. Es handelt sich um einen gefäßchirurgischen Notfall!

Ursachen

- Embolie
- Thrombose.

Ein akuter Arterienverschluß wird in über 70 % der Fälle durch eine Embolie (verschlepptes Blutgerinnsel) hervorgerufen, seltener durch eine Thrombose bei vorbestehender Arteriosklerose. Der Embolus stammt meist aus dem linken Herzen, wenn dort der Blutfluß gestört ist, z.B. durch Herzinfarkt, Mitralklappenfehler, Vorhofflimmern, und wird von dort in den Körperkreislauf gespült. Eine weitere Emboliequelle sind z.B. Aneurysmen der Aorta (☞ 2.2.5).

Klinik: 6 Ps

Symptome und Diagnostik

❸ Charakteristisch sind die aus dem Englischen stammenden 6 Ps:

- Pain: heftige, akut einsetzende Schmerzen
- Paleness: Blässe des betroffenen Körperteils
- Parästhesia: Mißempfindungen, Gefühlsstörungen
- Pulselessness: fehlende Pulse distal der Stenose
- Paralysis: Bewegungsunfähigkeit des betroffenen Körperteils
- Prostration: Schock.

Diagnose anhand:
- Klink
- Farbdoppler-Sonographie
- Arteriographie.

Ist die Ursache des Arterienverschlusses eine lokale Thrombose, so entwickeln sich die Symptome häufig langsam und sind nicht so drastisch.

Anhand der Anamnese und der Symptome kann meist schon die Diagnose gestellt werden. In unklaren Fällen wird eine Farbdoppler-Sonographie und evtl. eine Arteriographie durchgeführt.

Therapie

Sofortmaßnahmen

- Heparin i.v., um die weitere Anlagerung eines Thrombus zu verhindern
- Schmerzmittelgabe, z.B. Opiate i.v. (Dolantin®)
- Infusion zur Volumenzufuhr, um einem Schock vorzubeugen
- betroffene Extremität in Watte wickeln und tief lagern, um die Durchblutung zu erhöhen.

! Merke

Streng verboten sind: Hochlagerung der Extremität, äußere Anwendung von Wärme oder Kälte!

- Embolektomie
- Lyse
- Thromend-arteriektomie
- Bypass-OP.

Rekanalisierende Verfahren

Es gibt verschiedene Verfahren, die Durchlässigkeit des Gefäßes wieder herzustellen (*zu rekanalisieren*):

- Embolektomie: Ein Katheter (FOGARTY-Ballonkatheter), an dessen Ende sich ein kleiner Ballon befindet, wird in das Gefäß und durch den Embolus hindurchgeschoben. Daraufhin wird der Ballon aufgeblasen und gemeinsam mit dem Embolus zurückgezogen. Dies ist nur innerhalb der ersten sechs Stunden möglich, da der Embolus in dieser Zeit noch nicht fest mit der Gefäßwand verhaftet ist
- Thrombusauflösung mittels Lyse
- Thrombendarteriektomie oder Bypass-OP (☞ 2.2.1).

Zusätzlich muß die Ursache der Embolie, bzw. des Arterienverschlusses beseitigt werden. Ist dies nicht möglich, wird die Gerinnungsfähigkeit des Blutes mit Cumarin (Marcumar®) herabgesetzt, um weiteren Embolien vorzubeugen.

Komplikationen

TOURNIQUET-Syndrom mit akutem Nierenversagen.

Bei einer kompletten Ischämie der Extremität, dem sogenannten **TOURNIQUET-(Stauschlauch-)Syndrom**, zerfällt die Muskulatur nach 6–12 Std. Es entwickeln sich eine metabolische Azidose (☞ 7.4.2) und Hyperkaliämie (☞ 7.5.3). Im Urin wird Myoglobin ausgeschieden, und es kommt zu einem akuten Nierenversagen (☞ 7.2.2).

2.2.4 Lungenembolie

Verschluß einer Lungenarterie.

Ein plötzlicher Verschluß einer Lungenarterie durch Material (Thrombus, Luft, Fett), das mit dem Blutstrom in eine Lungenarterie geschwemmt wurde, verursacht eine Lungenembolie.

Ursachen

Meistens durch Thrombembolie ausgelöst.

In der überwiegenden Zahl der Fälle handelt es sich bei dem eingeschwemmten Material um einen Thrombus. Voraussetzung für eine solche **Thrombembolie** ist eine venöse Thrombose. Ein Blutgerinnsel reißt sich von der Thrombose los und wird mit dem Venenblut zum rechten Herzen und von dort in die Lunge gespült. Der Thrombus stammt in 60 % der Fälle aus den Venen der unteren Extremitäten, in 30 % aus den Beckenvenen und in 10 % aus den Venen der oberen Extremitäten, des Kopfes oder dem rechten Herzen.

Verschiedene Risikofaktoren.

❹ Risikofaktoren für das Entstehen einer Thrombose und das Auftreten einer Lungenembolie sind:

- Bettlägerigkeit
- Zustand nach Operation, da der Blutfluß in den Gefäßen durch verschiedene Faktoren gestört sein kann
- Schwangerschaft und postpartale Periode, Therapie mit Östrogenen (Antibabypille)
- Varizen (Krampfadern) der Beine
- Adipositas
- Gerinnungsstörungen.

Embolien können aber auch durch Gewebeteile, Fett (aus den großen Röhrenknochen, z.B. nach einer Fraktur) oder Luft (z.B. aus defekten Infusionspumpen) entstehen.

Symptome

4 Schweregrade.

Je größer das Lungenareal ist, das durch die verschlossene Lungenarterie versorgt wurde, desto schwerer ist die Symptomatik des Patienten. Kleinere Lungenembolien werden aufgrund ihrer geringen Symptome häufig übersehen, sind jedoch trotzdem gefährlich, da sie oft Vorboten größerer Embolien sind.

Tab. 2.2 Schweregradeinteilung der Lungenembolie – Symptome und Befunde

	I (klein)	II (submassiv)	III (massiv)	IV (fulminant)
Ausdehnung der Gefäßverschlüsse	Periphere Äste	Segmentarterien	Pulmonalarterienast	Pulmonalarterienhauptstamm oder mehrere Lappenarterien
Klinik	Leichte Dyspnoe, Thoraxschmerz	Akute Dyspnoe, Thoraxschmerz, Tachypnoe	Akute schwere Dyspnoe, Thoraxschmerz, Zyanose, Unruhe, Synkope	Dyspnoe, Schocksymptomatik, drohender Herz-Kreislauf-Stillstand
Blutdruck	Normal	Leicht erniedrigt	Stark erniedrigt	Schock

- BGA
- Röntgen-Thorax
- EKG
- Ventilations-Perfusions-szintigraphie
- Angiographie.

Diagnostik

- BGA: Da in einem Teil der Lunge kein Gasaustausch mehr stattfindet, ist der O_2-Gehalt des Blutes erniedrigt. Diesen O_2-Mangel versucht der Organismus durch Hyperventilation auszugleichen. Dadurch wird Kohlendioxid verstärkt abgeatmet, und die Kohlendioxid-Konzentration im Blut sinkt: $pO_2 \downarrow$, $pCO_2 \downarrow$ (respiratorische Alkalose ☞ 7.4.1)
- Röntgen-Thorax ist häufig normal, kann jedoch z.B. durch eine Aufhellungszone hinter dem Gefäßverschluß auf eine Lungenembolie hinweisen
- EKG: verändert durch die Rechtsherzbelastung
- Ventilations-Perfusionsszintigraphie
  - Intravenös wird eine radioaktive Substanz gespritzt *(Perfusionsszintigraphie)*, die sich in den durchbluteten Lungengefäßen absetzt. Nicht durchblutete Lungenbezirke stellen sich nicht dar und können so identifiziert werden
  - Bei der *Ventilationsszintigraphie* wird mit Hilfe eines radioaktiv markierten Gases die räumliche Verteilung der Lungenbelüftung dargestellt; diese ist bei der Lungenembolie zunächst ungestört. Die Kombination beider Verfahren ermöglicht die Unterscheidung einer Lungenembolie von anderen Erkrankungen, bei denen die Durchblutung eines Lungenabschnitts sekundär infolge einer mangelnden Ventilation verringert ist (z.B. Atelektase ☞ 4.4)
- Pulmonalisangiographie oder digitale Subtraktionsangiographie (☞ 2.2.2), bei der die Lungengefäße mittels Röntgenkontrastmittel dargestellt werden. Eine Lungenembolie läßt sich so sicher nachweisen. Diese Untersuchung sollte jedoch nur durchgeführt werden, wenn sich daraus Konsequenzen für die weitere Therapie ergeben.

Therapie

- abhängig vom Schweregrad
- Antikoagualtion
- ggf. Lysetherapie
- Embolektomie des Thrombus.

Eine Lungenembolie stellt ein bedrohliches Krankheitsbild dar, deshalb muß schnell gehandelt werden.

- Patienten halbsitzend lagern und beruhigen, evtl. Beruhigungsmittel (z.B. Valium®)
- O_2-Gabe nasal (2–6 l/Min.); ggf. Intubation
- Antikoagulation: 5000–10000 IE Heparin im Bolus, danach 400–500 IE/kg Körpergewicht über 24 Std. infundieren. Nach 7–10 Tagen Therapie auf Cumarine (Marcumar®) umstellen, um zu verhindern, daß sich der Embolus durch Anlagerung weiteren thrombotischen Materials vergrößert
- Bei ausgedehnten Lungenembolien wird versucht, den Embolus und die verursachende Thrombose mittels Urokinase, Streptokinase, rt-PA (rekombinanter tissue Plasminogenaktivator) oder APSAC (**a**zetylierter **P**lasminogen-**S**treptokinase-**A**ktivator-**K**omplex) aufzulösen (Lysetherapie ☞ 1.3)
- ggf. Schmerzmittelgabe, z.B. Fentanyl®
- ggf. Embolektomie mittels Katheter (selten).

Nach einer Lungenembolie erhalten die Patienten für 6–12 Monate orale Antikoagulantien (Marcumar®); bei sich wiederholenden Lungenembolien ist eine lebenslange Antikoagulation erforderlich.

❺ Komplikationen

- Lungeninfarkt: Wird der Embolus nicht rechtzeitig aufgelöst, so stirbt der betroffene Lungenabschnitt ab, da er nur noch über kleine Bronchialarterien durchblutet wird und diese Versorgung besonders bei Linksherzinsuffizienz oft nicht ausreicht
- Pleuritis, Pleuraerguß (☞ 4.7)
- Cor pulmonale: Da der Embolus eine Lungenarterie verschließt, muß das rechte Herz einen größeren Druck aufbringen, um das Blut gegen diesen Widerstand durch die verkleinerte Lungenstrombahn zu befördern (☞ 1.5)
- Weitere Embolien (ohne Antikoagulation des Patienten in 30 % der Fälle). 70 % aller zum Tode führenden Embolien treten in Schüben auf.

Physiotherapie

- rasche Mobilisation nach OPs
- Anti-Emboliestrümpfe, Physiotherapie.

Nach einer Operation müssen die Patienten schnell mobilisiert werden, um eine Phlebothrombose und damit die Gefahr einer Lungenembolie zu vermeiden. Dieser Zusammenhang muß dem Patienten erklärt werden, um das Veständnis für das Tragen der Anti-Embolie-Strümpfe sowie die Motivation für selbständige Mobilisation (z.B. Beingymnastik im Bett) zu erhöhen.

2.2.5 Aneurysma

Aussackung der Arterienwand.

Aneurysmen sind Aussackungen der Arterienwände.

Ursachen und Einteilung

- Bauchaorten-aneurysma (häufigste Form)
- zerebrales Aneurysma.

Aneurysmen sind entweder angeboren oder werden im Laufe des Lebens erworben. Ursachen können bestimmte Infektionen, Arteriosklerose oder Gefäßverletzungen sein.

❻ Aneurysmen treten am häufigsten auf als

- **Bauchaortenaneurysma:** liegt meist zwischen dem Durchtritt der Aorta durch das Zwerchfell und ihrer Aufgabelung in die Aa. iliacae und wird v.a. durch eine Arteriosklerose verursacht
- **zerebrales Aneurysma:** ist vorwiegend im vorderen Abschnitt des Circulus arteriosus WILLISII (Arterienkreis an der Hirnbasis) lokalisiert und entsteht meist aufgrund einer angeborenen Gefäßwandschwäche.

Symptome und Komplikationen

Aneurysmen fallen häufig erst durch Komplikationen auf.

Ein Aneurysma verursacht bei den meisten Patienten keine Beschwerden, sondern wird häufig erst diagnostiziert, wenn Komplikationen auftreten:

- **Ruptur** des Aneurysmas: Die Wand von Aneurysmen ist oft so dünn, daß geringe Blutdruckerhöhungen ausreichen, um es platzen zu lassen. Je nach Lokalisation führt dies zu unterschiedlichen Symptomen:
  - Bauchaortenaneurysma: Zeichen eines akuten Abdomens mit starken Schmerzen und Schockentwicklung. Wird die Rupturstelle nicht durch Darmschlingen oder Mesenterium abgedichtet, fließt das Blut ungehindert in die freie Bauchhöhle. 70 % der Patienten sterben vor OP-Beginn
  - zerebrales Aneurysma: Blutung in den Subarachnoidalraum mit plötzlich auftretenden heftigsten Kopschmerzen, Übelkeit, Erbrechen und evtl. Bewußtseinseintrübung
- **Größenzunahme** des Aneurysmas mit Verdrängung benachbarter Organe und Gewebe. Beim Bauchaortenaneurysma treten dadurch evtl. Bauch- oder Rückenschmerzen auf
- **Thrombose:** Im Bereich des Aneurysmas ist die Blutströmung meist verlangsamt. Dadurch wird die Thrombenbildung begünstigt. Bei einem Verschluß des Gefäßes ist die Durchblutung der nachgeschalteten Organe behindert. Teile des Thrombus können sich lösen, mit dem Blutstrom verschleppt werden und Embolien verursachen.

Diagnostik und Therapie

Bauchaortenaneurysma

Diagnostik:
- Ultraschall
- Doppler-Sonographie
- CT
- Angiographie.

Therapie: Operation

Das Bauchaortenaneurysma ist im Ultraschall, in der Doppler-Sonographie, im CT oder der Angiographie erkennbar. Es wird operativ entfernt und der entsprechende Gefäßabschnitt durch eine Gefäßprothese ersetzt. Beim rupturierten Aneurysma, das mit einer hohen Letalität einhergeht, muß notfallmäßig operiert werden.

Zerebrales Aneurysma

Diagnostik:
- CT
- Angiographie
- evtl. Lumbalpunktion.

Therapie:
- Frühoperation innerhalb von 3 Tagen
- OP nach 3 Wochen.

Das zerebrale Aneurysma wird mit Hilfe des CTs dargestellt. Bei Verdacht auf Ruptur wird ggf. eine Lumbalpunktion durchgeführt, bei der sich Blut im Liquor nachweisen läßt. Voraussetzung für eine Operation ist eine Angiographie, um die genaue Blutungsquelle zu lokalisieren. Abhängig vom Zustand des Patienten, wird innerhalb der ersten drei Tage nach Blutung operiert bzw., wenn die Gefahr von Vasokonstriktion der Hirngefäße geringer ist (nach ca. drei Wochen). Wichtigster prognostischer Faktor ist der anfängliche Bewußtseinszustand: Bei primär komatösen Patienten beträgt die Letalität etwa 70 %, bei wachen Patienten nur 10 %.

Übungsfragen

1. Was sind die Risikofaktoren einer Arteriosklerose?
2. Welches sind die Symptome einer pAVK?
3. Wie macht sich der akute Verschluß einer Extremitätenarterie bemerkbar?
4. Welche Pat. sind besonders Lungenembolie gefährdet?
5. Nennen Sie mögliche Komplikationen, die nach Lungenembolie auftreten können!
6. Wo sind arterielle Aneurysmen am häufigsten lokalisiert?

2.3 Vaskulitiden

Entzündungen der Blutgefäße.

Vaskulitiden sind Entzündungen der Blutgefäße. Meist werden sie durch Autoimmunprozesse hervorgerufen. Es gibt eine Vielzahl von Vaskulitiden, ihre Symptome sind sehr unterschiedlich und variieren, je nachdem welche Organe betroffen sind.

2.3.1 Thrombangiitis obliterans

Chronisch-entzündliche Erkrankung distaler Gefäße.

❶ Die Thrombangiitis obliterans ist auch unter den Namen Endangiitis obliterans oder WINIWARTER-BÜRGER-Krankheit bekannt.

Es handelt sich dabei um eine schubweise verlaufende chronisch-entzündliche Erkrankung distaler Extremitätenarterien mit Durchblutungsstörungen. Oft sind gleichzeitig die Venen betroffen.

Als Ursache vermutet man Autoimmunprozesse; Rauchen und Kälte können den Verlauf beschleunigen.

Die Patienten haben Parästhesien, Kältegefühl und Schmerzen in den Endgliedern, sekundär kann sich ein RAYNAUD-Syndrom entwickeln (☞ 2.4.1). Außerdem können sich Nekrosen bilden.

Neben Verzicht auf Nikotinkonsum werden Prostaglandine und evtl. Kortikosteride verordnet.

2.3.2 Panarteriitis nodosa

Generalisierte Entzündung von mittelgroßen und kleinen Arterien.

Bei der Panarteriitis nodosa handelt es sich um eine seltene, generalisierte Gefäßentzündung vor allem der mittelgroßen und kleinen Arterien, die meist Männer mittleren Alters betrifft.

Zu den spezifische Organsymptomen zählen Muskel- und Gelenkschmerzen, nephrogene Hypertonie (☞ 2.5.1) mit Kopfschmerzen, Niereninsuffizienz, kolikartigen Bauchschmerzen, Angina pectoris, Parästhesien bzw. motorische Störungen durch Nervenschädigung und Hautveränderungen. Hinzu kommen Allgemeinsymptome wie Fieber, Gewichtsverlust und Nachtschweiß.

Therapiert wird mit Kortikosteroiden und Cyclophosphamid (Endoxan®), sowie mit blutdrucksenkenden Medikamenten. Trotz Behandlung kann die Erkrankung zum Tode führen.

2.3.3 Hypersensitivitätsvaskulitis

Meist allergische Reaktion.

Die Hypersensitivitätsvaskulitis kann u.a. im Rahmen einer Kollagenose (☞ 10.3), einer Tumorerkrankung oder einer Hepatitis-Infektion auftreten. Meist wird sie durch allergische Reak-

Sonderform bei Kindern: Purpura SCHOENLEIN-HENOCH.

tionen auf infektiöse Erreger oder Medikamente hervorgerufen. Eine Sonderform im Kindesalter ist die Purpura SCHOENLEIN-HENOCH (☞ 3.4.4). Die Hypersensitivitätsvaskulitis betrifft die kleinen Gefäße der Haut, seltener auch die der inneren Organe. Die Patienten haben Fieber und eine Purpura, die meist an den Beinen auftritt. Manchmal kommt es zu Gelenkschmerzen, einer Glomerulonephritis (☞ 7.2.1) sowie einer Polyneuropathie.

Die Grundkrankheit muß behandelt werden. Eventuell können Kortikosteroide gegeben werden. Die Prognose ist wegen des vorwiegenden Hautbefalls besser als z.B. bei Panarteriitis nodosa.

2.3.4 WEGENERsche Granulomatose

Nekrotisierende Entzündung von Atemwegen und Nieren mit Vaskulitis.

Es handelt sich um eine nekrotisierende Entzündung der Atemwege und der Nieren mit einer Vaskulitis vornehmlich der kleinen Arterien und Venen. Anfangs haben die Patienten Beschwerden der oberen Luftwege wie Schnupfen, Nasennebenhöhlen- und Mittelohrentzündung. Evtl. liegt eine Hämaturie (☞ 7.1.2) vor. Im Verlauf generalisiert die Erkrankung: Es kommt zu Lungenbeteiligung, Glomerulonephritis, Fieber, Gewichtsverlust und Nachtschweiß. Ohne Behandlung ist die Prognose schlecht.

Zu Beginn kann ein Therapieversuch mit Cotrimoxazol gestartet werden. Im späteren Stadium werden Kortikosteroide und Cyclophosphamid eingesetzt.

2.3.5 Riesenzellarteriitis

Verschiedene Formen:
- Polymyalgia rheumatica
- Arteriitis temporalis HORTON.

❷ Die Riesenzellarteriitis kann sich unter anderem auch als Polymyalgia rheumatica oder Arteriitis temporalis HORTON äußern. Sie tritt vorwiegend bei älteren Frauen auf.

Polymyalgia rheumatica: Sie ist gekennzeichnet durch symmetrische heftige Schmerzen im Schulter- und/oder Beckengürtel, vor allem morgens. Die Oberarme sind druckempfindlich.

Arteriitis temporalis HORTON: Die A. temporalis ist an der Schläfe verdickt zu tasten. Es kommt zu Kopfschmerzen, Schmerzen beim Kauen, Augenschmerzen und Sehstörungen. Die Patienten können erblinden.

In beiden Fällen ist die BSG stark erhöht. Therapeutisch werden Kortikosteroide gegeben, die prompte Wirksamkeit zeigen; nach Rückgang der Symptome werden sie in geringer Erhaltungsdosierung über zwei Jahre weiterverordnet.

? Übungsfragen

❶ Was ist eine Thrombangiitis obliterans?

❷ Was versteht man unter einer Polymyalgia rheumatica?

2.4 Funktionelle Durchblutungsstörungen

2.4.1 RAYNAUD- Syndrom

Gefäßspasmus mit Minderdurchblutung der Akren.
Primäre und sekundäre Form.

Kurzfristige und reversible Minderdurchblutung der Finger, seltener auch der Zehen durch Gefäßspasmus. In 80 % der Fälle sind Frauen betroffen.

Das **primäre RAYNAUD-Syndrom** ist funktionell bedingt, die Ischämie wird durch Kältereize, oft in Kombination mit Einschnürungen (z.B. durch Einkaufstasche), ausgelöst. Die Fingerkuppen werden erst kalt und blaß durch die Ischämie, dann zyanotisch und schmerzhaft durch die reaktive Hyperämie (meist symmetrisch). Es treten keine Ruheschmerzen auf.

Das **sekundäre RAYNAUD-Syndrom** tritt im Rahmen einer organischen Gefäßstenose auf, z.B. bei einer Thromangiitis obliterans, Kollagenosen, Diabetes mellitus oder als Nebenwirkung einiger Medikamente (Ergotamin, β-Blocker). Die Anfälle treten häufiger auf und halten länger an, die Akren (Endglieder) sind meist asymmetrisch befallen. Im fortgeschrittenen Stadium treten Entzündungen und punktförmige Nekrosen der Akren auf.

Die **Therapie** besteht beim primären RAYNAUD-Syndrom aus Vermeidung von Kälte und Nässe, sowie strenger Nikotinabstinenz. Medikamentös können Calciumantagonisten, Nitrate (auch als Salbe) oder Sympatholytika eingesetzt werden. Im fortgeschritten Stadium des sekundären RAYNAUD-Syndroms können intraarterielle Reserpingaben oder eine Grenzstrangresektion (Unterbrechung lumbaler bzw. thorakaler Sympathikusfasern) die Beschwerden lindern.

Physiotherapie

Geeignet sind ansteigende Bäder. Absteigende Bäder und Wechselbäder sind kontraindiziert!

2.4.2 Kälteagglutininkrankheiten

Bei Kälteagglutininkrankheiten binden IgM-Antikörpern unterhalb einer intravasalen Temperatur von etwa 25 °C an Erythrozyten und agglutinieren (verklumpen) in den kälteexponierten Körperteilen. Dadurch verstopfen Kapillaren, es kommt zu Schmerzen und Blaufärbung der Akren; u.U. tritt eine hämolytische Anämie auf. Nach Wiedererwärmung lösen sich die Komplexe auf. Die Ursachen sind idiopathisch oder symptomatisch bei Virus- und Mykoplasmeninfektionen sowie bei Non-HODGKIN-Lymphomen.

2.5 Kreislauferkrankungen

2.5.1 Hypertonie

Blutdruck ≥ 160/95

Eine arterielle Hypertonie liegt vor, wenn der Blutdruck unabhängig von der Situation bei mehreren Messungen systolisch ≥ 160 mmHg und diastolisch ≥ 95 mmHg ist.

Ursachen

Unterscheidung zwischen primärer und sekundärer Hypertonie.

Eine Hypertonie entsteht durch Erhöhung des peripheren Widerstands der arteriellen Blutgefäße oder durch Zunahme des Herzzeitvolumens. Es wird die primäre (essentielle) Hypertonie von der sekundären Hypertonie unterschieden.

Der **primären Hypertonie** (≥ 90 % der Fälle) liegt keine andere bekannte Erkrankung zugrunde. Sie ist häufig genetisch bedingt und wird durch Übergewicht und salzreiche Ernährung begünstigt.

Sekundäre Hypertonien sind Folge einer anderweitigen bekannten Grunderkrankung. Man unterscheidet dabei v. a.:

- renale Hypertonieformen (etwa 8 %) aufgrund einer Nierenerkrankung wie Nierenarterienstenose, Nierentumor, Parenchymerkrankung der Niere
- endokrine Hypertonieformen (≤ 1 %) bei CUSHING-Syndrom, CONN-Syndrom, Akromegalie, Phäochromozytom (Tumor des Nebennierenmarks), Hyperthyreose
- Hypertonie der oberen Körperhälfte durch Aortenisthmusstenose (≤ 1 %)
- medikamentös bedingte Blutdrucksteigerungen, z.B. durch Einnahme von Ovulationshemmern oder Kortikosteroiden.

! Merke

Die Hypertonie gehört zusammen mit anderen »Wohlstandserkrankungen« zum **metabolischen Syndrom** (☞ 9.1).

Symptome

Patienten mit einer Hypertonie haben häufig über lange Zeit keine Beschwerden. Symptome können sein:

- Kopfschmerzen, besonders am Hinterkopf
- Schwindel
- Ohrensausen
- Druckgefühl über dem Herzen
- Nasenbluten.

- Blutdruckmessung an beiden Armen
- Blutdrucktagesprofil
- EKG, Rö-Thorax
- Augenhintergrundspiegelung
- spezielle Untersuchungen bei Verdacht auf sekundäre Hypertonie.

Diagnostik

Ziel der Diagnostik ist es, Schweregrad, Ursachen und Folgeschäden der Hypertonie zu erfassen.

- Blutdruckmessung
  - Gebräuchlich ist die indirekte Blutdruckmessung nach RIVA-ROCCI. Dafür wird die luftleere Blutdruckmanschette straff um den Oberarm gelegt und soweit aufgepumpt, daß am Handgelenk kein Puls mehr zu tasten ist. Dann wird der Manschettendruck um etwa 20 mmHg weiter erhöht. Anschließend läßt man den Manschettendruck langsam wieder ab. Dabei sind mit dem Stethoskop nach kurzer Zeit pulssynchrone Strömungsgeräusche am Oberarm zu hören, die sogenannten KOROTKOW-Töne. Der erste dieser Töne gibt den systolischen Blutdruckwert an, der letzte den diastolischen
  - Es wird ein Blutdrucktagesprofil mit mindestens vier Blutdruckmessungen täglich erstellt, um den Schweregrad der Hypertonie einschätzen zu können. Besser ist eine 24 Std.-Blutdruck-Messung mit einem tragbaren Aufzeichnungsgerät
  - Der Blutdruck ist bei der ersten Bestimmung an beiden Armen zu messen. Bei stark unterschiedlichen Werten muß nach Anomalien der großen Arterien gesucht werden. Der Arm mit dem höheren Blutdruckwert wird für die weiteren Messungen verwendet
- EKG, Echokardiogramm und Röntgen-Thorax helfen bei der Suche nach hochdruckbedingten Herzschäden
- Spiegelung des Augenhintergrundes: Der Zustand der Blutgefäße in der Retina (Netzhaut) gibt Auskunft darüber, wie weit eine Gefäßschädigung bereits fortgeschritten ist. Außerdem zeigen sich ggf. Netzhautschäden infolge des Bluthochdrucks
- Bei Verdacht auf eine sekundäre Hypertonie, sind folgende Untersuchungen notwendig:
  - Urinuntersuchung: Eiweiß im Urin *(Proteinurie)* weist auf einen Nierenschaden hin
  - Sonographie der Nieren und Nebennieren → Tumor?
  - Doppleruntersuchung oder Arteriographie → Nierenarterienstenose?
  - Hormonuntersuchungen → Ausschluß bzw. Nachweis einer endokrinen Hypertonie.

- Therapie der auslösenden Erkrankung
- Gewichtsreduktion, salzarme Diät, Sport
- Streßabbau
- kein Nikotin, wenig Alkohol
- medikamentöse Therapie.

❶ Therapie

Nach Möglichkeit muß die verursachende Erkrankung behoben werden, z.B. durch Aufweitung einer stenosierten Nierenarterie, Entfernung eines hormonproduzierenden Tumors oder Behandlung einer Hyperthyreose. Das Körpergewicht sollte normalisiert und eine salzarme Diät eingehalten werden, Verzicht auf Rauchen und auf Alkoholkonsum in größeren Mengen. Günstig wirken sich außerdem Streßabbau und sportliche Betätigung in Ausdauersportarten wie Radfahren, Schwimmen oder Wandern aus.

Bei leichtem Hochdruck können diese Maßnahmen den Blutdruck bereits ausreichend senken.

Medikamentöse Therapie

Die Hypertonie erfordert meist eine Langzeittherapie über Jahre. Es gibt verschiedene Medikamentengruppen, die einzeln oder in Kombination zur Therapie eingesetzt werden. Ziel ist die Blutdrucknormalisierung mit möglichst geringen Nebenwirkungen. Begleiterkrankungen, insbesondere des Herzens, müssen dabei berücksichtigt werden.

- **Diuretika** (z.B. Dytide H®, Lasix®) erhöhen die Flüssigkeitsausscheidung über die Nieren, senken dadurch das Blutvolumen und entlasten auf diese Weise das Herz
- **β-Blocker** (z.B. Tenormin®) reduzieren den O_2-Bedarf des Herzens, insbesondere durch Senken von Herzfrequenz und Blutdruck bei Belastung
- **Kalziumantagonisten** (z.B. Dilzem®) senken den Blutdruck vor allem durch Gefäßerweiterung
- **ACE-Hemmer** (z.B. Lopirin®, Xanef®) blockieren den Renin-Angiotensin-Aldosteron-Mechanismus (☞ 1.4). Sie stellen die Medikamente mit der stärksten blutdrucksenkenden Wirkung dar.

Physiotherapie

Patienten mit Hypertonie viel Entspannungs- und Atemübungen zeigen, sowie ein ökonomisches Bewegungsverhalten erarbeiten.

Komplikationen

Schädigung von
- Gefäßen
- Herz
- Niere
- Gehirn.

❷ Viele Organe werden durch den Bluthochdruck geschädigt:
Gefäße: Die hochdruckbedingte Arteriosklerose betrifft alle Gefäße des Körpers. Ihr Ausmaß läßt sich über die Gefäßveränderungen am Augenhintergrund beurteilen.
Herz: Das Herz muß gegen einen erhöhten Druck in den Gefäßen anarbeiten. Daraufhin nimmt erst die Muskelmasse des Herzens zu, dann sein Volumen *(Herzhypertrophie)*. Wenn die Pumpleistung des Herzens sinkt, entwickelt sich eine Linksherzinsuffizienz; oft treten Herzrhythmusstörungen auf. Die Kombination von Herzhypertrophie und Arteriosklerose der Koronarien führt zur Koronarinsuffizienz mit Angina-pectoris-Anfällen.

Nieren: Stenosen der Nierenarterien können zum einen aufgrund der Arteriosklerose bei Bluthochdruck bedingt sein, zum anderen aber auch Auslöser des Blutdruckes selbst sein (»Teufelskreis«). Eine Verengung einer oder beider Nierenarterien löst über die Freisetzung des Hormons Renin die verstärkte Produktion der blutdrucksteigernden Substanzen Angiotensin und Aldosteron aus (☞ 1.4.1). Es kommt zur Vasokonstriktion und damit zur Mangeldurchblutung der Niere(n); das Organ schrumpft. Auch die Ausscheidungsfunktion der Niere verschlechtert sich (Niereninsuffizienz ☞ 7.2.3).
Gehirn: Arteriosklerose und erhöhter Blutdruck in den Hirnarterien vergrößern das Risiko eines Apoplexes (»Schlaganfall«).

Lebensbedrohliche Komplikation: hypertensive Krise.

Hypertensive Krise

Die hypertensive Krise als Komplikation der Hypertonie ist lebensbedrohlich und muß umgehend therapiert werden. Sie ist gekennzeichnet durch schnellen Blutdruckanstieg auf Werte über 230/120 mmHg. Der Patient klagt über Kopfschmerzen, Sehstörungen, Schwindel, Übelkeit und hat aufgrund der starken Belastung des Herzens evtl. einen Angina-pectoris-Anfall. Es besteht die Gefahr einer akuten Linksherzinsuffizienz mit Lungenödem, einer Hirnblutung oder eines zerebralen Krampfanfalls. Folgende **Sofortmaßnahmen** sind erforderlich:

- Arzt benachrichtigen
- Patienten beruhigen, ins Bett bringen
- Blutdruck, Puls, Bewußtseinszustand kontrollieren
- Glyceroltrinitrat oder Kalziumantagonisten (Nifedipin als Adalat 10®).

Spezielle Therapie:

- In Abhängigkeit von der Herzfrequenz werden Medikamente gegeben, die den Sympathikus hemmen, z.B. Urapidil (Ebrantil®), Clonidin (Catapresan®) oder Dihydralazin (Nepresol®)
- bei drohendem Lungenödem Gabe von Diuretika (z.B. Lasix® i.v.)
- Hält die hypertensive Krise an, muß der Patient auf die Intensivstation verlegt werden.

2.5.2 Hypotonie

- systolischer Blutdruck ≤ 105 mmHg
- krankhaft erst bei unzureichender Organdurchblutung.

Eine Hypotonie liegt vor, wenn der systolische Blutdruck ≤ 100–105 mmHg ist. Gut trainierte Menschen haben häufig einen niedrigen Blutdruck. Von der Hypotonie als Krankheit wird erst gesprochen, wenn der Blutdruck nicht mehr ausreicht, um die Durchblutung von Gehirn, Nieren u.a. Organen aufrecht zu erhalten und Symptome verursacht.

Ursachen und Einteilung

Unterscheidung zwischen primärer und sekundärer Hypotonie. Orthostatische Hypotonie: Blut versackt beim Aufstehen in den Beinen, ohne daß eine Gegenregulation stattfindet.

Es wird unterschieden:

- **Primäre** (essentielle) **Hypotonie:** Die Ursache ist unbekannt, oft sind schlanke, junge Frauen betroffen
- **Sekundäre Hypotonie:** Sie wird durch andere Grundkrankheiten hervorgerufen, z.B. durch
  - kardiovaskuläre Erkrankungen, z.B. Herzinsuffizienz, Aortenstenose
  - endokrine Störungen, z.B. Nebenniereninsuffizienz
  - Hypovolämie (Verringerungen des Blutvolumens), z.B. infolge von Blutungen oder Flüssigkeitsverlusten
  - Medikamentenwirkung, z.B. Psychopharmaka, Antiarrhythmika
  - psychische Verfassung, wie Niedergeschlagenheit, Depression.

Von der *chronischen Hypotonie* werden *anfallsartige hypotone Kreislaufregulationsstörungen* unterschieden. Ein Sonderfall ist die **orthostatische Hypotonie**: Beim Aufstehen versackt ein Teil des Blutvolumens in den Beinen. Normalerweise reagiert der Körper darauf mit einer Gefäßverengung (Vasokonstriktion), die zu leichtem diastolischen Blutdruckanstieg führt, und einer Erhöhung der Herzfrequenz. Diese Gegenregulation des Kreislaufs ist bei der orthostatischen Hypotonie ungenügend.

Symptome

- Schwindel
- Kopfschmerzen
- Sehstörungen
- evtl. Synkope.

Durch den niedrigen Blutdruck werden alle Organe schlechter durchblutet. Am empfindlichsten reagiert das Gehirn: Der Patient ist unruhig und klagt über Schwindel, Kopfschmerzen, Sehstörungen, Schwarzwerden vor den Augen. Möglicherweise ist er verwirrt oder wird sogar kurzfristig bewußtlos. Man spricht dann von einer **Synkope.**

Diagnostik

- RR-Messung
- SCHELLONG-Test
- ggf. weitere Diagnostik.

- Blutdruckmessung an Armen und Beinen: Der systolische Blutdruck liegt bei mehrmaliger Messung unter 105 mmHg
- **SCHELLONG-Test** zum Nachweis einer hypotonen Kreislaufstörung: Während der Patient 10 Min. liegt, werden sein Puls und Blutdruck gemessen. Dann werden im Stehen alle 2 Min. Blutdruck und Puls über 10 Min. bestimmt. Der Test überprüft so die Reaktion von Gefäßen und Kreislauf auf eine veränderte Drucksituation (Gegenregulation, s.o.)
- bei Verdacht auf eine Herzerkrankung als Ursache (sekundäre Hypotonie): EKG, Echokardiographie, Röntgen-Thorax
- bei Verdacht auf andere, z.B. endokrine Ursachen, entsprechende Blutuntersuchung.

Therapie

- nur bei Beschwerden
- Allgemeinmaß-nahmen
- Dihydroergotamin, Sympathomimetika.

❸ Die primäre Hypotonie wird nur behandelt, wenn der Patient Beschwerden angibt. Sind Allgemeinmaßnahmen wie vermehrte Kochsalz- und Flüssigkeitzufuhr, Sport, Wechselduschen, Bürstenmassagen und langsames Aufstehen am Morgen erfolglos, können Dihydroergotamin (z.B. Dihydergot®) oder Sympathomimetika (z.B. Effortil®) gegeben werden.

Bei der sekundären Hypotonie muß die Grunderkrankung behandelt werden.

❹ Verhalten bei einer Synkope

- Beine des Patienten hochlagern, um die Durchblutung des Gehirns zu verbessern
- Blutdruck und Puls messen
- kreislaufstabilisierende Medikamente, z.B. Effortil®
- bei anhaltender Bewußtlosigkeit den Patienten in stabile Seitenlage bringen.

2.5.3 Schock

Lebensbedrohliches Kreislaufversagen.

Der Schock ist ein lebensbedrohliches Kreislaufversagen, bei dem Gewebe und innere Organe nur noch vermindert durchblutet werden. Aufgrund des O_2-Mangels kommt es zur Anhäufung toxischer Stoffwechselprodukte und letztendlich zu schweren Zellschädigungen.

❺ Ursachen und Einteilung

- hypovolämischer Schock
- kardiogener Schock
- anaphylaktischer Schock
- septischer Schock.

Hypovolämischer Schock: Der Körper verliert größere Blutmengen oder andere Körperflüssigkeiten, z.B. durch starke Blutungen, Verbrennungen, Erbrechen oder Durchfall.
Kardiogener Schock: Die Pumpleistung des Herzens sinkt stark ab, z.B. durch einen Herzinfarkt, Herzrhythmusstörungen, eine schwere Herzinsuffizienz, entzündliche Herzerkrankungen oder eine Lungenembolie.
Anaphylaktischer Schock: Er stellt die schwerste Form einer allergischen Reaktion dar. Dabei wird soviel Histamin freigesetzt, daß es u.a. zur massiven Vasodilatation (Gefäßerweiterung) der Venen mit Blutdruckabfall und Abnahme des Herzzeitvolumens kommt. Auslöser können z.B. bestimmte Medikamente, Röntgenkontrastmittel und Insektenstiche sein.
Septischer Schock: Er tritt bei einer Sepsis (☞ 11.7) auf, wenn Bakterien oder deren Toxine in die Blutbahn gelangen und dort eine ausgeprägte Vasodilatation mit Blutdruckabfall hervorrufen.

Symptome

Gemeinsame Symptome:
- niedriger Blutdruck
- Unruhe
- Desorientiertheit bis hin zur Bewußtlosigkeit
- Kreislaufzentralisation.

Den verschiedenen Schockformen ist gemeinsam:
- Der Blutdruck ist niedrig, systolisch meist ≤ 90 mmHg. Daraufhin werden vermehrt Katecholamine ausgeschüttet, die Herzfrequenz steigt an (Tachykardie ≥ 100/Min), und die Gefäße werden enggestellt. Damit kommt es zur sog. **Zentralisation** des Kreislaufs, mit der der Körper versucht, die Durchblutung der unmittelbar lebenswichtigen Organe Herz und Gehirn zu sichern; dies geht zu Lasten von Haut, Niere, Muskulatur und Darm
- Der Patient ist unruhig, im weiteren Verlauf nur noch schwer ansprechbar und wird schließlich bewußtlos
- Hände und Füße des Patienten sind aufgrund der Zentralisation meist kaltschweißig und zyanotisch (Ausnahme: septischer Schock).

Besonderheiten

- hypovolämischer Schock: typisch sind kollabierte Halsvenen, Durst, Oligurie (Ausscheidung ≤ 500 ml/Tag)
- kardiogener Schock: Dyspnoe, Orthopnoe, Zyanose; bei der Lungenauskultation fallen Rasselgeräusche auf durch das bei Linksherzinsuffizienz entstehende Lungenödem; als Zeichen der Rechtsherzinsuffizienz finden sich gestaute Halsvenen
- anaphylaktischer Schock: Zu Beginn treten Veränderungen an der Haut wie Quaddeln und Juckreiz auf, im späteren Stadium kann es zu Asthmaanfällen (☞ 4.3.2) kommen
- septischer Schock: Schüttelfrost und/oder Hyperthermie (≥ 38 °C), aber auch Hypothermie (≤ 35,5 °C), Tachypnoe, die Haut ist oft warm und rosig, der Patient oft verwirrt.

Diagnostik

- Anamnese
- Suche nach der Ursache.

❻ Mit Hilfe des **Schockindexes** kann grob abgeschätzt werden, wie schwer ein Schock ist. Er berechnet sich als Quotient aus Herzfrequenz und systolischem Blutdruck:

$$\text{Schockindex} = \frac{\text{Puls}}{\text{Blutdruck}_{\text{systolisch}}}$$

Beim Gesunden beträgt er etwa 0,5. Ist er ≥ 1, besteht akute Schockgefahr.

Meistens reicht die Anamnese des Patienten (z.B. Unfall, Herzinfarkt, Operationen) zusammen mit dem klinischen Bild und den Puls- und Blutdruckwerten aus, um einen Schock zu diagnostizieren. Da es sich oft um ein dramatisches Geschehen handelt, ist schnelles Handeln angesagt.

Damit eine gezielte Therapie eingeleitet werden kann, sind je nach Verdacht bestimmte diagnostische Maßnahmen notwendig:

- Bestimmung der Blutparameter: Blutbild, Gerinnung, Elektrolyte, BGA
- bei Verdacht auf kardiogenen Schock → EKG, Röntgen-Thorax
- bei V.a. septischen Schock → Blutkulturen, Urinstatus und -kultur, diverse Wund- und/oder Drainageabstriche
- bei Verdacht auf hypovolämischen Schock → Sonographie und Röntgenaufnahme des Abdomens zur Suche nach Blutungen, Darmverschluß, Entzündungen oder anderen Veränderungen der Bauchorgane
- Messung des zentralvenösen Drucks.

Zentralvenöser Druck

ZVD = Aussage über Funktion des rechten Herzens. Messung über ZVK vor dem rechten Vorhof.

Der zentralvenöse Druck (ZVD) ist der Blutdruck der thorakalen Venen. Dieser gibt Auskunft über die Funktion des rechten Herzens, das Blutvolumen sowie den Venentonus. Gemessen wird er in der V. cava superior vor dem rechten Vorhof. Bei der Messung ist darauf zu achten, daß der Patient flach liegt, und der Nullpunkt immer gleich ist (Höhe des rechten Vorhofes = unteres Drittel der Thoraxwand). Sonst kommt es zu nicht zu vergleichbaren Ergebnissen. Das Schlauchsystem muß luftleer sein. Beim Gesunden beträgt der ZVD 4–10 cm H_2O. Werte darunter deuten auf eine Hypovolämie hin, Werte darüber auf eine Hypervolämie oder Rechtsherzinsuffizienz (☞ 1.4.1).

Therapie

Allgemeine Therapie

Hypovolämischer Schock: Beine anheben
Kardiogener Schock: Oberkörper hoch, Beine tief.

Der Patient im Schock wird intensivmedizinisch betreut, einleitende Therapiemaßnahmen müssen aber sofort beginnen:

- Lagerung
  - Patienten flach lagern
  - beim hypovolämischen Schock: Beine anheben zur Autotransfusion
  - beim kardiogenen Schock Herzbettlagerung (Oberkörper hoch, Beine tief)
- O_2-Gabe per Nasensonde, ggf. Intubation mit künstlicher Beatmung
- Volumensubstitution **außer beim kardiogenen Schock:** zu Beginn mit Plasmaexpandern (z.B. Dextran, Hydroxyäthylstärke = HAES), die aufgrund ihres hohen kolloidosmotischen Druckes Flüssigkeit aus dem Extravasalraum in die Gefäße einströmen lassen, anschließend mit isotonen Elektrolytlösungen; bei starkem Blutverlust Erythrozytenkonzentrate
- Ausgleich einer evtl. bestehenden metabolischen Azidose (☞ 7.4.2)

- prophylaktische Gabe von Heparin, um einer disseminierten intravasalen Gerinnung (☞ 3.4.2) entgegenzuwirken; Kontrolle der Blutgerinnung und des Antithrombin III
- Blutdruck, Puls, Atmung, Bewußtseinszustand, Diurese, Blutwerte (incl. Blutgasen), Körpertemperatur regelmäßig kontrollieren, um die Wirkung von Infusionstherapie und Medikamente zu überprüfen.

Spezielle Therapie

Kardiogener Schock: Zur Stabilisierung des Kreislaufs und zur Stärkung der Herzkraft werden Katecholamine wie Dopamin und Dobutamin (Dobutrex®) gegeben. Die Volumengabe muß zurückhaltend erfolgen, um das geschwächte Herz nicht noch weiter zu belasten.
Septischer Schock: Entscheidend ist die rasche Antibiotikatherapie und die Herdsanierung; vorher müssen Blutkulturen abgenommen werden, um die Empfindlichkeit der Erreger zu bestimmen und dann die Antibiotikabehandlung ggf. dementsprechend umzustellen.
Anaphylaktischer Schock: Die weitere Antigenzufuhr muß sofort gestoppt werden, z.B. laufende Transfusion oder Antibiotikalösung abstellen. Zur Kreislaufstabilisierung wird Adrenalin (Suprarenin®) verabreicht, gegen die allergische Reaktion Kortikosteroide (Prednisolon) und Histaminantagonisten (z.B. Clemastin als Tavegil®).

Komplikationen

Die Komplikationen des Schocks erklären sich aus der unzureichenden Durchblutung innnerer Organe, die dadurch geschädigt werden:

- Lunge → akutes Lungenversagen (☞ 4.6)
- Niere → akutes Nierenversagen (☞ 7.2.2)
- Gerinnungssystem → disseminierte intravasale Gerinnung (☞ 3.4.2)
- Herz → Herzinsuffizienz (☞ 1.4).

? Übungsfragen

1. Wie wird eine Hypertonie therapiert?
2. Welche Organe werden in erster Linie durch eine Hypertonie geschädigt?
3. Wann wird eine Hypotonie behandelt?
4. Was tun Sie, wenn ein Patient ohnmächtig wird?
5. Welche Schockformen werden unterschieden?
6. Was versteht man unter Schockindex?

3 Blut und lymphatisches Gewebe

3.1 Leitsymptome

Zu den Leitsymptomen von Erkrankungen des Blutes und des lymphatischen Gewebes zählen: Lymphknotenvergrößerungen (☞ 11.1.2), Abgeschlagenheit sowie Infektions- und Blutungsneigung.

3.1.1 Abgeschlagenheit

Das Gefühl der Abgeschlagenheit und der abnormen Müdigkeit sind unspezifische Symptome, da sich Patienten bei den meisten Erkrankungen so fühlen. Allerdings sind sie als typische Symptome bei Erkrankungen des Blutes, des Knochenmarks oder der Lymphknoten in Kombination mit anderen Symptomen zu nennen. Sie treten z.B auf bei Anämie (☞ 3.2.1), malignen Erkrankungen von Knochenmark oder Lymphknoten, Herzinsuffizienz (☞ 1.4), malignen Tumoren, Schilddrüsenfunktionsstörungen (☞ 8.2) und psychischen Erkrankungen wie Depression.

3.1.2 Infektionsneigung

Funktionstüchtige Abwehrzellen ↓ → häufigere, schwerere Infektionen auch durch sonst harmlose Erreger.

Eine Infektionsneigung entwickelt sich, wenn Patienten zu wenige funktionstüchtige Leukozyten besitzen. Fallen die Granulozyten auf Werte unter 1000/µl, liegt eine ernsthafte Infektionsgefahr vor (☞ 3.3.1). Infektionen treten dann nicht nur häufiger auf, sondern verlaufen auch schwerer. Hierbei können ansonsten *apathogene* (nicht krankheitsauslösende) Erreger wie Candida albicans schwere Infektionen mit Sepsis (☞ 11.7) oder ZNS-Beteiligung verursachen. Solche Erreger werden *opportunistisch* genannt, da sie unter bestimmten Bedingungen Krankheitswert besitzen. Dies kann z.B. bei Leukämien und anderen malignen Erkrankungen, unter Zytostatikatherapie und besonders infolge einer HIV-Infektion (☞ 11.2.9) der Fall sein.

3.1.3 Blutungsneigung

Häufig Nasenbluten und blaue Flecken.

Viele hämatologische und onkologische Erkrankungen gehen mit einer erhöhten Blutungsneigung einher. In leichten Fällen treten vermehrt Nasenbluten oder »blaue Flecken« auf, in schweren Fällen kann es auch ohne sichtbare äußere Verletzung zu ausgedehnteren Blutungen, z.B. Gehirnblutungen, kommen.

Ursachen

Es wird unterschieden zwischen:
Koagulopathie: Die Gerinnungsfaktoren sind verringert oder verändert, z.B. bei Hämophilie (☞ 3.4.1), Vitamin-K-Mangel, schweren Leberschäden, disseminierter intravasaler Gerinnung (☞ 3.4.2).
Thrombopenie: Die Thrombozyten sind vermindert oder in ihrer Funktion gestört, z.B. bei Leukämien, idiopathisch thrombozytopenischer Purpura (☞ 3.4.3).
Vasopathie: Die Gefäße sind erkrankt, z.B. bei Purpura SCHOENLEIN-HENOCH, M. OSLER (☞ 3.4.4).

Physiotherapie

Bei erhöhter Blutungsneigung keine starken taktilen Reize setzen.

3.2 Erkrankungen der Erythrozyten

3.2.1 Anämie

Hb ↓, Erythrozyten ↓, Hämatokrit ↓.

Bei einer Anämie sind die Hämoglobinkonzentration, die Erythrozytenzahl und der Hämatokrit (Anteil der Blutzellen am Blutvolumen) erniedrigt.

Ursachen und Einteilung

Verschiedene Formen der Anämie:
- Eisenmangelanämie
- megaloblastäre Anämie
- renale Anämie
- Tumoranämie
- hämolytische Anämie
- Blutungsanämie.

❶ Die verschiedenen Formen der Anämie sind entweder durch eine Bildungsstörung, durch einen gesteigerten Abbau *(hämolytische Anämie)* oder durch einen Verlust von Erythrozyten bei Blutungen verursacht.

Bildungsstörung der Erythrozyten

❷ **Eisenmangelanämie:** Mit 80 % der Fälle ist sie die häufigste aller Anämien. Eisenmangel tritt bei chronischen bzw. wiederholten Blutungen mit Verlust von Eisen auf, z.B. bei Blutungen im Verdauungstrakt oder bei verstärkter Menstruation. Bei Schwangeren und Kindern kann es durch den erhöhten Eisenbedarf zur Eisenmangelanämie kommen. Insgesamt sind Frauen von einer Eisenmangelanämie häufiger betroffen als Männer. Aufgrund des Eisenmangels produziert der Organismus weniger

Hämoglobin. Es kommt zur sog. *mikrozytären Anämie*, da durch den geringeren Hämoglobingehalt kleinere Erythrozyten gebildet werden.

Megaloblastäre Anämie durch Mangel an Vit. B_{12} oder Folsäure.

Megaloblastäre Anämie (Riesenzellanämie, *makrozytäre Anämie*): Vitamin B_{12} und Folsäure sind für die Ausreifung der Erythrozyten im Knochenmark erforderlich. Wenn sie nicht in ausreichender Menge vorhanden sind, können sich die Vorläuferzellen der Erythrozyten im Knochenmark nur unzureichend teilen, so daß zu wenige, aber vergrößerte Erythrozyten gebildet werden, die vermehrt Hämoglobin enthalten. Ursache ist meist eine Fehlernährung, z.B. bei Alkoholkranken, oder ein Mangel an intrinsic factor, der für die Resorption von Vitamin B_{12} im Dünndarm notwendig ist. Der intrinsic factor wird in der Magenschleimhaut gebildet. Nach einer Magenresektion oder bei chronischer Gastritis (☞ 5.3.1) mit Antikörperbildung gegen den intrinsic factor kann es zu einer Sonderform der megaloblastären Anämie kommen, der sog. **perniziösen Anämie.**

Renale Anämie durch Erythropoetin-Mangel.

Renale Anämie: Bei chronischer Niereninsuffizienz (☞ 7.2.3) wird das für die Bildung der Erythrozyten benötigte *Erythropoetin* in den Nieren vermindert produziert. Folge ist eine Anämie mit normal großen Erythrozyten: *normozytäre Anämie.*

Tumoranämie durch gestörte Eisen-verwertung.

Tumoranämie: Bösartige Tumoren verursachen häufig eine Störung der Eisenverwertung. Dem Organismus steht zwar genügend Eisen zu Verfügung, der Einbau in das Hämoglobin der Erythrozyten ist jedoch beeinträchtigt. Die Folge ist eine *mikrozytäre* oder *normozytäre Anämie.*

Hämolytische Anämie

Hämolytische Anämie durch frühzeitigen Abbau oder Zerstörung von Erythrozyten.

Unter einer Hämolyse versteht man den frühzeitigen Abbau oder die Zerstörung zahlreicher Erythrozyten vor Erreichen ihres normalen Lebensalters von etwa 100 Tagen. Dies führt in der Regel zu einer *normozytären Anämie.* Mögliche Ursachen sind:

- Immunreaktionen gegen körpereigene Erythrozyten (z.B. durch Wärme- oder Kälte-Autoantikörper) bzw. gegen transfundierte Erythrozyten → Transfusionszwischenfall!
- mechanische Zerstörung von Erythrozyten, z.B. durch künstliche Herzklappen
- angeborene Defekte der Erythrozyten, z.B. bei Sichelzell- oder Kugelzellanämie
- toxische Schädigung von Erythrozyten, z.B. durch Insekten-, Schlangen- bzw. Pilzgifte oder infolge einer Urämie
- infektiöse Schädigung von Erythrozyten, z.B. bei Malaria (☞ 11.6.2).

Blutungsanämie

Starke Blutungen führen zu einem Erythrozytenverlust, den der Organismus nicht schnell genug kompensieren (ausgleichen) kann. Diese Anämie ist zunächst *normozytär*, später aufgrund des Eisenmangels *mikrozytär.*

- Schwäche
- Belastungsdyspnoe
- blasse Haut und Schleimhäute.

Symptome

Aufgrund des erniedrigten Hämoglobingehalts und damit reduzierten O_2-Transportes fühlt sich der Patient schwach, ist wenig leistungsfähig und leidet unter Belastungsdyspnoe. Haut und Schleimhäute sind blaß. Abhängig von der Anämieform treten auf:

- Eisenmangelanämie → trockene Haut, Einrisse an den Mundwinkeln *(Rhagaden)*, brüchige Haare und Nägel, manchmal Zungenbrennen und Schmerzen beim Schlucken
- perniziöse Anämie → glatte rote Zunge (»Lackzunge«), Zungenbrennen, neurologische Störungen wie Kribbeln oder Mißempfindungen an Händen und Füßen, Gangunsicherheit
- hämolytische Anämie → Splenomegalie durch den vermehrten Erythrozytenabbau. Ikterus tritt auf, wenn die Leber das aus dem Abbau von Hämoglobin vermehrt anfallende Bilirubin nicht mehr ausscheiden kann.

- Blutbild
- Blutausstrich
- SCHILLING-Test
- verschiene Blutwerte.

Diagnostik

❸ Ziel der Diagnostik ist es, die Ursache der Anämie zu finden. Maßgebend dafür sind folgende Blutwerte, die Normwerte sind Tab. 3.1 zu entnehmen.

Laborwerte

- **Hämoglobingehalt** (Hb), **Erythrozytenzahl** (Erys) und **Hämatokrit** (Hkt): bei mikrozytärer Anämie sind Hb und Hkt stärker erniedrigt als die Erythrozytenzahl; bei makrozytärer Anämie ist umgekehrt die Erythrozytenzahl stärker erniedrigt als Hb und Hkt
- **Retikulozyten** (junge Erythrozyten, die gerade erst aus dem Knochenmark freigesetzt worden sind)
  - ↑ bei einer hämolytischen Anämie und bei vermehrter Blutbildung aufgrund einer erfolgreichen Anämiebehandlung
  - ↓ bei Erythrozytenbildungsstörungen
- **MCV** (mittleres Zellvolumen eines einzelnen Erythrozyten)
  - ↑ bei megaloblastärer Anämie, z.B. perniziöser Anämie
  - ↓ bei mikrozytärer Anämie, z.B. Eisenmangelanämie
- ❹ MCH = HbE (mittlerer Hämoglobingehalt eines einzelnen Erythrozyten): in der Regel gleichsinnig verändert wie das MCV. Bei Erhöhung liegt eine *hyperchrome* Anämie vor, z.B. bei der perniziösen Anämie; bei Erniedrigung eine *hypochrome* Anämie, wie bei der Eisenmangelanämie
- **Ferritin** (Eiweiß, das Eisen im Körper speichert)
  - ↑ z.B. bei Tumoranämie
  - ↓ bei Eisenmangel

- **Transferrin** (Eiweiß, das Eisen ins Knochenmark transportiert, wo es in Hämoglobin eingebaut wird)
  - kompensatorisch erhöht bei Eisenmangelanämie
  - ↓ bei Tumoranämie
- Serumeisen
  - ↓ bei Eisenmangel und meist auch bei Tumoranämie
  - ↑ z.B. bei hämolytischer und perniziöser Anämie
- **LDH** und **indirektes Bilirubin:** ↑ bei hämolytischer Anämie.

Blutausstrich und SCHILLING-Test

Im Blutausstrich zeigen sich u.U. Formveränderungen der Erythrozyten, z.B. Sichelform der Erythrozyten bei der Sichelzellanämie, fragmentierte Erythrozyten bei Herzklappenersatz. Eine Resorptionsstörung für Vitamin B_{12} und damit eine perniziöse Anämie wird über den **SCHILLING-Test** nachgewiesen. Bei diesem Test wird mit Hilfe von radioaktiv markiertem Vitamin B_{12} dessen Ausscheidung im Sammelurin und damit auch die Resorptionsrate überprüft.

Tab. 3.1 Überblick über die wichtigsten Parameter des roten Blutbildes und ihre Normwerte

Parameter	Normwerte
Hämoglobin (Hb)	♂: 140–180 g/l ♀: 120–160 g/l
Erythrozyten (Erys)	♂: 4,5–6,0/pl ♀: 4,2–5,5/pl
Hämatokrit (Hkt)	♂: 42–52 % ♀: 36–46 %
Mittleres korpuskuläres Volumen (MCV)	80–96 fl
Mittleres korpuskuläres Hämoglobin (MCH)	27–33 pg
Retikulozyten	0,8–2,5 % der Erys
Ferritin	♂: 15–400 ng/ml ♀: 10–200 ng/ml
Transferrin	♂: 210–340 mg/dl ♀: 200–310 mg/dl

Therapie

- Eisenmangelanämie: Blutungsquelle muß gesucht und ggf. beseitigt werden. Bei Bedarf Gabe von Eisenpräparaten oral (ferro sanol®, Eryfer®). Nebenwirkungen: Magen-Darm-Beschwerden

- megaloblastäre Anämie: je nach Ursache entweder Folsäuretabletten (Folsan®) oder Vitamin B_{12} i.m.
- renale Anämie: Substitution von Erythropoetin (z.B. Erypo®)
- Tumoranämie: ggf. Gabe von Erythrozytenkonzentraten
- hämolytische Anämie: Bei einigen erblichen Formveränderungen der Erythrozyten, wie z.B. der Sichelzellanämie, sollte die Milz entfernt werden, weil sie die veränderten Erythrozyten zu schnell abbaut. Sind Autoantikörper die Ursache der Hämolyse, können Kortikosteroide oder Immunsuppressiva gegeben werden.

Komplikationen

- Angina-pectoris-Anfälle
- Verwirrtheit.

Der O_2-Transport ist in manchen Fällen so stark eingeschränkt, daß aufgrund des O_2-Mangels des Herzens Angina-pectoris-Anfälle (☞ 1.2) oder aufgrund des O_2-Mangels des Gehirns Verwirrtheit auftreten können.

3.2.2 Polyglobulie

Erythrozyten $\uparrow$, Hb $\uparrow$, Hämatokrit $\uparrow$.
Ursachen:

- O_2-Mangel $\rightarrow$ Erytropoetin $\uparrow$ $\rightarrow$ Bildung von Erythrozyten $\uparrow$
- Polycythaemia vera
- paraneoplastisches Syndrom.

Ist die Erythrozytenzahl mit entsprechendem Anstieg von Hämoglobin und Hämatokrit bei normalem Plasmavolumen erhöht, liegt eine Polyglobulie vor.

❺ Mögliche Ursachen sind:

- O_2-Mangel mit kompensatorisch gesteigerter Erythropoetinproduktion in den Nieren und nachfolgendem Anstieg der Erythrozytenzahl, z.B. bei Aufenthalt in großer Höhe, Lungenerkrankungen mit niedrigem arteriellen Sauerstoffpartialdruck (pO_2) und Herzerkrankungen mit Rechts-Links-Shunt (☞ 1.10)
- Polycythaemia vera: maligne Erkrankung, bei der die Blutbildung, vor allem die Erythropoese, exzessiv gesteigert ist
- paraneoplastisches Syndrom (☞ 4.5): unphysiologische Bildung von Erythropoetin oder ähnlichen Substanzen, die die Blutzellbildung im Knochenmark steigern.

Symptome

- gerötetes Gesicht und Extremitäten
- Kreislaufbeschwerden wie Schwindel, Kopfschmerzen, Ohrensausen, Sehstörungen
- Hypertonie
- Blutungsneigung
- Thromboseneigung (durch die erhöhte Viskosität des Blutes).

Therapie

Die Grunderkrankung muß behandelt werden. Aderlässe von ca. 500 ml senken den Hämatokritwert auf unter 45 %.

Übungsfragen

❶ Welche Anämieformen unterscheidet man?

❷ Welches sind die Ursachen einer Eisenmangelanämie?

❸ Welche Blutparameter werden für die Diagnose einer Anämie bestimmt?

❹ Wodurch ist eine hypochrome Anämie gekennzeichnet?

❺ Welche Ursachen für eine Polyglobulie kennen Sie?

3.3 Erkrankungen der Leukozyten

3.3.1 Leukozytose und Leukopenie

Leukozytose

Leukozytose: Leukozyten ≥ 10000/µl.

Ist die Gesamtleukozytenzahl im Blut auf Werte über 10000/µl bzw. 10/nl erhöht, spricht man von einer Leukozytose. Sie gilt als unspezifisches Symptom bei vielen verschiedenen Erkrankungen bzw. Belastungen des Organismus:

- Infektionen, vor allem durch Bakterien und Pilze, mit Vermehrung der Granulozyten. Virusinfekte hingegen verursachen oft eine relative Vermehrung der Lymphozyten bei normaler oder sogar erniedrigter Gesamtleukozytenzahl
- chronische nicht-infektiöse Entzündungen
- bösartige Erkrankungen des blutbildenden Systems, z.B. chronische Leukämien (☞ 3.3.2)
- Streßsituationen (z.B. durch Verletzung, Verbrennung, Infarkt, Schock), Schwangerschaft.

Leukopenie

Leukopenie: Leukozyten ≤ 4000/µl.

Eine Leukopenie besteht bei einer Gesamtleukozytenzahl im Blut von unter 4000/µl bzw. 4/nl. Auch diesem Befund können zahlreiche verschiedene Ursachen zugrunde liegen:

- Knochenmarkschädigung durch Medikamente, z.B. Zytostatika (☞ 12.2.3) oder ionisierende Strahlen (☞ 12.2.4)
- bestimmte Blutkrankheiten, z.B. perniziöse Anämie (☞ 3.2.1)
- viele Virusinfektionen und einzelne bakterielle Infekte, wie Typhus und Brucellose

- gesteigerter Abbau von Blutzellen häufig mit Milzvergrößerung *(Hypersplenismus)*.

Behandelt werden muß bei Leukozytosen und Leukopenien in jedem Fall die Grunderkrankung.

Agranulozytose:
- Leukozyten ≤ 1000/µl
- Granulozyten ≤ 500/µl
- ausgelöst durch Medikamente.

Von der Leukopenie abzugrenzen ist die lebensbedrohliche **Agranulozytose** mit Absinken der Leukozytenzahl im Blut unter 1000/µl und der Granulozytenzahl unter 500/µl. Sie wird in aller Regel durch eine medikamentöse Knochenmarksschädigung verursacht, die entweder toxisch (z.B. durch Zytostatika) oder allergisch bedingt ist (z.B. Novalgin®). Frühzeichen sind Fieber und häufig eine geschwürige Mandelentzündung. Das auslösende Medikament muß sofort abgesetzt werden. Wenn der Patient die akute Phase überlebt, erholt sich die Granulozytenbildung meist innerhalb von einer Woche.

3.3.2 Leukämien

Bösartige Erkrankung der Leukozyten.

❶ Leukämien sind bösartige Erkrankungen der Leukozyten, bei denen sich diese Zellen im Knochenmark oder auch im lymphatischen Gewebe unkontrolliert vermehren.

Ursachen und Einteilung

❷ Abhängig von ihrem *Krankheitsverlauf* ohne Therapie werden die Leukämien in akute und chronische Formen eingeteilt:

Akute Leukämie: ohne Therapie innerhalb von Wochen tödlich, Heilung möglich.
Chronische Leukämie: chronischer Verlauf, Heilung sehr selten.

Akute Leukämien verlaufen unbehandelt innerhalb von einigen Wochen tödlich. Durch eine effektive Therapie können aber in einem Teil der Fälle Heilungen erzielt werden. Histologisch sind sie durch sehr unreife Tumorzellen gekennzeichnet.

Chronische Leukämien führen erst nach mehreren Jahren zum Tode, lassen sich jedoch nur selten vollständig heilen. Histologisch sind sie durch reifere Zellen gekennzeichnet.

Abhängig vom *Zelltyp* unterscheidet man *lymphatische Leukämien* (Entartung von Vorstufen der Lymphozyten) und *myeloische Leukämien* (Entartung von Vorstufen anderer Blutzellen im Knochenmark).

Lymphatische Leukämie: Vorstufen der Lymphozyten sind entartet.

Akute lymphatische Leukämie (ALL) und **akute myeloische Leukämie** (AML): Eine einzelne Zelle im Knochenmark entartet bösartig und vermehrt sich sehr schnell. Ihre Abkömmlinge verdrängen die gesunden Zellen der Blutbildung und gelangen als funktionsuntüchtige Zellen ins Blut. Die ALL betrifft häufig Kinder, während die AML meist bei Erwachsenen auftritt. Risikofaktoren für die Entstehung sind radioaktive Strahlen, Zytostatika (vor allem für AML), Benzol und einige Erbkrankheiten, z.B. das DOWN-Syndrom.

Myeloische Leukämien: Vorstufen anderer Blutzellen sind entartet.

Chronisch myeloische Leukämie (CML): Eine einzelne Stammzelle entartet maligne, woraufhin Granulozyten und ihre Vorstufen exzessiv produziert werden. Risikofaktoren sind radioaktive

Strahlung und Benzol. Bei fast allen Patienten findet sich eine erworbene Veränderung des Chromosoms 22, das sog. Philadelphia-Chromosom.

Chronisch lymphatische Leukämie (CLL): Massenhaft funktionsuntüchtige B-Lymphozyten werden im Knochenmark gebildet (in seltenen Fällen auch T-Lymphozyten) und dann ins Blut ausgeschwemmt. Die CLL ist die häufigste Leukämieform.

Symptome

Akute Leukämien

- plötzlicher Beginn
- Infektionen, Blässe, Müdigkeit, Blutungen
- ggf. vergrößerte Lymphknoten.

- Frühsymptome: Abgeschlagenheit, Fieber, Nachtschweiß (treten meist plötzlich auf)
- Symptome aufgrund der Verdrängung der gesunden Zellen durch die malignen Zellen im Knochenmark:
  - Granulozytopenie → häufige Infekte, insbesondere Soor (☞ 11.4.1)
  - Anämie → Blässe, Dyspnoe, Müdigkeit
  - Thrombozytopenie → Blutungen
- bei 30 % der Betroffenen Lymphknotenschwellung, manchmal Milzvergrößerung *(Splenomegalie)* und Lebervergrößerung *(Hepatomegalie)*.

Chronisch myeloische Leukämie

3 Krankheitsphasen.

Die CML verläuft in drei Krankheitsphasen:

1. Chronisch stabile Phase: schleichender Beginn mit Allgemeinsymptomen, Leukozytose und Splenomegalie.
2. Akzelationsphase: Übergangsphase, in der zusätzlich Fieber, eine Anämie und meist eine Thrombozytose auftreten.
3. Blastenschub: Die bösartig veränderten Granulozytenvorstufen (Vorstufen = Blasten) werden massiv ins Blut ausgeschwemmt. Meist versterben die Patienten innerhalb kurzer Zeit.

Chronisch lymphatische Leukämie

Häufig Zufallbefund, da lange symptomlos.

Bei 70 % der Patienten wird eine CLL zufällig diagnostiziert. Es bestehen meist über lange Zeit keine Beschwerden. Im Verlauf der Erkrankung treten dann folgende Symptome auf:

- Lymphknotenschwellung, manchmal Splenomegalie und/oder Hepatomegalie
- Hauterscheinungen wie Juckreiz *(Pruritus)*, Ekzeme, Herpes zoster (☞ 11.2.2), Mykosen, Hautblutungen.

Diagnostik

- Labor: Leukozytenvorstufen, Leuko- und Thrombozyten ↑/ ↓, Erythrozyten meist ↓

Im Blut können – mit Ausnahme der CLL – Vorstufen der Leukozyten nachgewiesen werden. Die Gesamtleukozytenzahl ist bei den chronischen Leukämien erhöht. Bei den akuten Leukämien ist sie unterschiedlich und deshalb diagnostisch ohne Bedeutung. In der Regel sind die Erythrozyten vermindert. Die Thrombo-

- Knochenmark-punktion.

zytenzahl kann erniedrigt oder erhöht sein; im letzteren Fall sind die Thrombozyten meist funktionsuntüchtig.

Unter dem Mikroskop kann die Verteilung der Leukozyten im Blut ausgezählt werden. Dieses sog. **Differentialblutbild** setzt sich beim Gesunden wie folgt zusammen:

Tab. 3.2 Überblick über das Differentialblutbild.

	Normbereich
Leukozyten gesamt	4–10/µl (= 4000–10000/µl)
Lymphozyten	1–4,8/µl (20–50 % der Leukos)
stabkernige neutrophile Granulozyten	0,1–0,5/µl (3–5 % der Leukos)
segmentkernige neutrophile Granulozyten	2–6,5/µl (50–70 % der Leukos)
eosinophile Granulozyten	< 0,45/µl (2–4 % der Leukos)
basophile Granulozyten	< 0,2/µl (< 0,5 % der Leukos)
Monozyten	0,8/µl (ca. 4 % der Leukos)

Die weitere Diagnose einer Leukämie wird anhand einer **Knochenmarkpunktion** gesichert: In örtlicher Betäubung wird mit einer Stahlnadel (YAMSHIDI-Stanznadel oder Knochenmarkspunktionsnadel nach WESTERMANN-JENSEN) das Brustbein *(Sternalpunktion)* oder der Beckenkamm *(Beckenkammpunktion)* punktiert, und Knochenmark durch Ansaugen entnommen. Die so gewonnenen Zellen werden unter dem Mikroskop untersucht, um bösartig veränderte Zellformen nachzuweisen.

Therapie

- Zytostatika
- Immuntertherapie bei CML.

- Die akuten Leukämien und die CLL werden chemotherapeutisch mit verschiedenen Zytostatika behandelt (☞ 12.2.3). Bei den akuten Leukämien erfolgt die Chemotherapie möglichst frühzeitig und hochdosiert mit dem Ziel einer Heilung; bei der CLL hingegen wird sie spät und schonend zur Bekämpfung der Krankheitsprogression eingesetzt.
- Bei der CML wird zunächst eine Immuntherapie (☞ 12.2.5) mit α-Interferon angewandt.

Knochenmarktransplantation → evtl. Heilung von chronischen Formen.

Knochenmarktransplantation

Bei Patienten ≤ 50 Jahre mit passendem Spender kommt eine Knochenmarktransplantation (KMT) in Betracht. Nur dadurch läßt sich eine Heilung der chronischen Leukämien erreichen. Der Patient erhält eine aggressive Chemotherapie und wird anschließend am ganzen Körper bestrahlt, um sämtliche maligne entarteten Knochenmarkzellen zu zerstören und gleichzeitig eine Immunsuppression zu erreichen. Anschließend wird dem Patienten Knochenmark von einem entsprechenden Spender übertragen. Diese Knochenmarkzellen sollen dann die Blutbildung übernehmen.

Komplikationen der KMT

- toxische Nebenwirkungen der aggressiven Chemotherapie (☞ 12.2.3)
- Abstoßungsreaktionen, die tödlich enden können
- Infektionen, vor allem in der drei Wochen nach Transplantation andauernden zellfreien/-armen Phase: In der Zeit, bis das gespendete Knochenmark Leukozyten zur Infektabwehr in ausreichender Menge produziert, ist der Patient sämtlichen Krankheitserregern schutzlos ausgeliefert. Er muß daher in einer Sterilbetteinheit behandelt werden. Dafür wird er in einen sterilen Raum eingeschleust. In diesem Raum herrscht ein höherer Druck als außen, so daß beim Öffnen der Tür keine Keime eindringen können. Die Atemluft, die Nahrung und alle Gegenstände, die mit dem Patienten in Berührung kommen (selbst die Briefe von Angehörigen), werden sterilisiert. Wenn trotz aller Vorsichtsmaßnahmen Infektionen auftreten, überlebt der Patient sie oftmals nicht.

Komplikationen

- Infektionen: Die Infektabwehr des Patienten ist herabgesetzt, weil die maligne entarteten Leukozyten in der Regel nicht funktionstüchtig sind
- Blutungen treten auf, wenn die Zahl der Thrombozyten stark erniedrigt ist
- Durchblutungsstörungen: Bei massiver Leukozytose, insbesondere bei der CML, können leukämische Thromben auftreten, die z.B. Infarkte in der Milz oder Retina verursachen.

Prognose

Unter den akuten Leukämien hat die ALL des Kindesalters die beste Prognose; eine Heilung läßt sich hierbei in ca. 70 % der Fälle erreichen. Einen recht günstigen Verlauf nimmt meist auch die CLL, wobei die Überlebenszeit jedoch stark variabel ist und vom jeweiligen Stadium der Erkrankung abhängt. Bei der CML leben unter Therapie mit α-Interferon nach 5 Jahren noch etwa 60 % der Patienten.

3.3.3 Maligne Lymphome

Bösartige Erkrankungen des lymphatischen Systems.

Maligne Lymphome sind bösartige Erkrankungen des lymphatischen Systems. Dazu gehören Lymphbahnen, Lymphknoten, Milz, Thymus, lymphatische Gewebe des Darmes sowie der lymphatische Rachenring.

Ursachen und Einteilung

Unterscheidung: HODGKIN-Lymphome ↔ Non-HODGKIN-Lymphome

Niedrigmaligne Lymphome ↔ hochmaligne Lymphome.

❸ Es werden unterschieden:

M. HODGKIN *(Lymphogranulomatose):* Anfangs ist eine Lymphknotenregion bösartig verändert, im fortgeschrittenen Stadium breitet sich die Erkrankung auf weitere Lymphknoten aus und befällt schießlich auch andere Organe. Die Ursache ist unbekannt, möglicherweise sind Viren an der Entstehung beteiligt.

Non-HODGKIN-Lymphome (NHL) sind maligne Lymphome, die von den T- oder B-Lymphozyten ausgehen und sich histologisch vom M. HODGKIN unterscheiden. Es werden *niedrigmaligne* (wenig bösartige) von *hochmalignen* (sehr bösartigen) NHL unterschieden. Als ursächliche Faktoren kommt neben einer genetischen Veranlagung auch eine Immunsuppression in Frage. Zu den niedrigmalignen NHL zählen u.a.:

- **Plasmozytom** *(Multiples Myelom):* Eine Plasmazelle (B-Zelle) entartet maligne. Ihre Abkömmlinge produzieren Antikörper eines einzigen Typs (*monoklonale Antikörper,* IgG, IgA oder IgD), zerstören Knochengewebe und verdrängen die normale Blutbildung im Knochenmark. Es treten Osteolysen (Knochendefekte) in Schädelknochen (sog. Schrotschuß- oder Lochschädel), Rippen, Becken u.a. Knochen auf. Die Patienten haben Knochenschmerzen und neigen zu Spontanfrakturen
- Auch die CLL zählt zu den niedrig-malignen Lymphomen. Insgesamt treten 30 % der NHL leukämisch auf
- Es gibt eine Vielzahl weiterer seltener NHL; vor allem bei AIDS-Patienten treten NHL erheblich häufiger auf.

❹ Symptome

M. HODGKIN

- Allgemeinsymptome wie Schwäche, Fieber, Nachtschweiß, Gewichtsverlust, sog. **B-Symptomatik**
- Lymphknotenschwellung: meistens die stammnahen Lymphknoten am Hals, in den Achseln oder Leisten, ferner Lymphknoten des Mediastinums oder des Abdomens
- evtl. Splenomegalie, evtl. Hepatomegalie
- Im fortgeschrittenen Stadium können Haut, Leber, Lunge, Knochenmark, Knochen, Pleura oder Milz befallen sein.

Non-HODGKIN-Lymphome

- Allgemeinsymptome (B-Symptomatik)
- primäre Lymphknotenschwellung *(primär nodaler Befall)*
- Statt der Lymphknoten können auch andere Organe – meist der Magen-Darm-Trakt – zuerst betroffen sein *(primär extranodaler Befall)*. Wesentlich häufiger als beim M. HODGKIN sind Hautmanifestationen, die bei bestimmten Lymphomformen (z.B. der Mycosis fungoides) das klinische Bild beherrschen können
- Im Verlauf werden weitere Lymphknotenstationen befallen
- Bei 50 % der Patienten ist das Knochenmark betroffen mit nachfolgender Anämie, Leuko- und Thrombopenie.

Diagnostik

- Differentialblutbild
- Rö und CT, Skelettszintigraphie
- Beckenkammpunktion
- Lymphknotenbiopsien.

Durch histologische Untersuchung vergrößerter Lymphknoten wird die Art des Lymphoms bestimmt. Damit lassen sich Therapie und Prognose des Patienten einschätzen.

Der Ausbreitungsgrad des Lymphoms und damit das Stadium der Erkrankung müssen ermittelt werden, da das therapeutische Vorgehen entscheidend davon abhängt. Dazu werden folgende Untersuchungen durchgeführt:

- Differentialblutbild: zeigt eine veränderte Zusammensetzung der Leukozyten und ihrer Vorstufen
- Röntgen und Computertomographie (CT) des Thorax, um Raumforderungen, Tumoren oder Metastasen erkennen zu können
- Sonographie und CT des Bauches: Es zeigen sich evtl. vergrößerte Lymphknoten, Spleno- und Hepatomegalie
- Skelettszintigrafie: Dem Patienten wird intravenös ein radioaktives Medikament gespritzt, das sich besonders an Stellen mit erhöhter Stoffwechselaktivität, z.B. in Metastasen, anreichert. Mit einer speziellen Kamera kann die von dem Medikament ausgehende Strahlung registriert werden
- Beckenkammpunktion (☞ 3.3.2)
- Leberbiopsie oder Probelaparotomie (Bauchschnitt) zur Lymphknotenentnahme.

Therapie

- Strahlentherapie
- Chemotherapie.

❺ Ist das Lymphom bei Diagnosestellung noch lokalisiert, so wird eine alleinige Strahlentherapie (☞ 12.2.4) der befallenen Regionen durchgeführt. Dies ist beim M. HODGKIN wesentlich häufiger möglich als bei NHL. In späteren Stadien wird die Strahlentherapie mit einer Chemotherapie kombiniert. Ist die Erkrankung schon sehr weit fortgeschritten, wird mit mehreren verschiedenen Zytostatika therapiert, eine sog. Polychemotherapie; evtl. verbunden mit einer Strahlenbehandlung.

Kann das Lymphom nach dieser Therapie nicht mehr nachgewiesen werden, liegt eine **Remission** vor (☞ 12.2.1). Das bedeutet jedoch nicht, daß der Patient geheilt ist. Der Tumor kann jederzeit erneut aufflackern. Deshalb sind regelmäßige Verlaufskontrollen wichtig. Tritt eine **Rezidiv** (☞ 12.2.1) auf, muß mit Chemotherapeutika aggressiv behandelt werden. Bei Patienten ≤ 50 Jahre kommt eine Knochenmarktransplantation in Betracht.

Physiotherapie

Bei Osteolyse die erhöhte Frakturgefahr beachten und die Behandlung entsprechend modifizieren, z.B. Hilfsmittel verwenden. Scherkräfte und Hebelwirkungen vermeiden.

Übungsfragen

1. Was ist eine Leukämie?
2. Wie werden Leukämien eingeteilt?
3. Wie wird ein M. HODGKIN von Non-HODGKIN-Lymphomen unterschieden?
4. Was sind Symptome maligner Lymphome?
5. Wie werden maligne Lymphome therapiert?

3.4 Hämorrhagische Diathesen

Erhöhte Blutungsneigung:
- Thrombozytopathie = Thrombozyten sind geschädigt
- Vasopathie = Gefäße sind geschädigt
- Koagulopathie = Gerinnungsfaktoren sind erniedrigt oder geschädigt.

❶ Bei einer hämorrhagischen Diathese liegt eine krankhaft erhöhte Blutungsneigung vor. Die Blutungen sind dabei entweder zu lang, zu stark oder treten bereits bei kleinsten Verletzungen auf. Abhängig von der Ursache werden die verschiedenen Formen bezeichnet:

- Liegt eine Thrombozytenschädigung zugrunde wird von **Thrombozytopathie** gesprochen; ein Thrombozytenmangel (≤ 150 000/µl) wird als **Thrombozytopenie** bezeichnet (☞ 3.4.3)
- Liegt die Ursache in krankhaften Gefäßen, wird von **Vasopathien** *(Vaskulopathien)* gesprochen (☞ 3.4.4)
- Sind Gerinnungsfaktoren die Ursache, liegt eine **Koagulopathie** vor.

2/3 aller hämorrhagischen Diathesen liegt eine Thrombozytopathie zugrunde.

Gerinnungssystem

Das Gerinnungssystem umfaßt drei Stufen:
1. Gefäßreaktion im Sinne einer Vasokonstriktion
2. Blutstillung, durch Anlagerung von Thrombozyten und Bildung eines weißen Thrombozytenpfropfes
3. Gerinnung durch Aktivierung der Gerinnungskaskade (☞ Abb. 3.1) mit dem Endprodukt eines organisierten Thrombus.

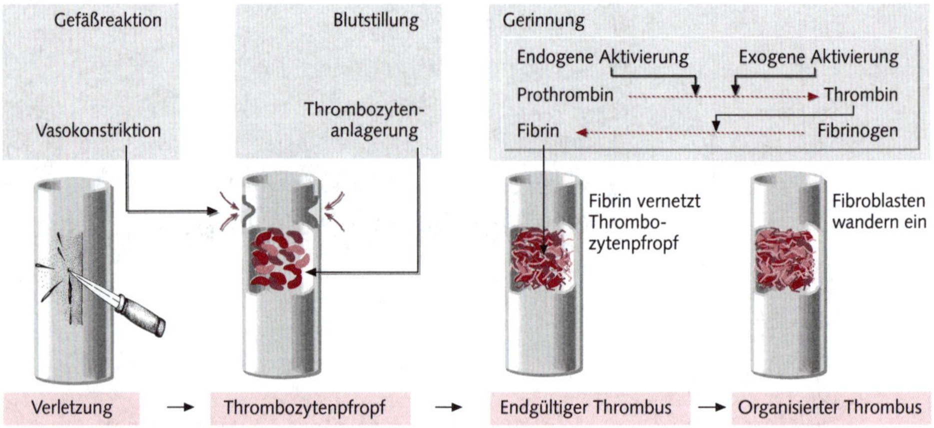

Abb. 3.1 Übersicht über das Gerinnungssystem [A400]

Diagnostik

Einzelne Schritte der Gerinnung werden überprüft.

Die jeweiligen Schritte der Blutgerinnung werden über folgende Gerinnungsparameter überprüft:

Thrombozytenzählung: normal 150000–450000/µl Blut.

Blutungszeit: Die Zeit bis der Thrombozytenthrombus gebildet ist; Dauer ca. 2–4 Minuten.

Quick-Test *(Thromboplastinzeit, Prothrombinzeit):* Überprüft das exogene System, demnach die Funktionstüchtigkeit der Faktoren I, II, V, VII und X. Normalwert: 70–100 %.

Partielle Thromboplastinzeit (PTT), mit der das endogene (intrinsic) System der Blutgerinnung getestet wird und damit die Faktoren I, II, V, VIII, IX, X, XI und XII. Normalwert: 30–40 Sekunden.

Thrombinzeit *(Plasmathrombinzeit, PTZ):* Dauer der Gerinnungszeit wird gemessen, vor allem zur Kontrolle einer Heparintherapie. Normalwert: 17–24 Sekunden.

3.4.1 Hämophilie

Vererbte Koagulopathie.

Die Hämophilie (Bluterkrankheit) ist eine vererbte Koagulopathie, bei der der Gerinnungsfaktor VIII oder IX fehlt bzw. vermindert ist.

Ursachen und Einteilung

X-chromosomal rezessiv.

Die Hämophilie wird X-chromosomal rezessiv vererbt. Dies bedeutet, daß Frauen, da sie *zwei* X-Chromosomen besitzen, klinisch in der Regel nicht betroffen sind, die Erkrankung jedoch übertragen können. Da Männer nur über *ein* X-Chromosom verfügen, erkranken sie immer, wenn ein defektes X-Chromosom vorliegt. Bei 30 % der Erkrankten liegt eine sporadische Mutation des X-Chromosoms vor. Zwei Formen der Hämophilie werden unterschieden:

- Hämophilie A: Gerinnungsfaktor VIII ↓
- Hämophilie B: Gerinnungsfaktor IX ↓.

- **Hämophilie A** (85 %): Mangel an Gerinnungsfaktor VIII
- **Hämophilie B** (15 %): Mangel an Gerinnungsfaktor IX.

Die Ausprägung der Hämophilie ist unterschiedlich schwer, da sie davon abhängt, wie hoch die Konzentration der vorhandenen Gerinnnungsfaktoren ist.

Symptome

Blutungen, insbesondere Muskel- und Gelenkblutungen.

❷ Schwere Hämophilieformen machen sich hauptsächlich – auch ohne vorherige Verletzung – durch Blutungen in Gelenken oder Muskeln bemerkbar. Leichtere Hämophilieformen werden meist erst anläßlich einer Operation oder Zahnentfernung erkannt, wenn es zu starken Nachblutungen kommt.

Der Patient muß sich vor Verletzungen schützen, z.B. auch beim Zähneputzen.

Diagnostik

- partielle Thromboplastinzeit ≥ 40 Sek
- Aktivität des Faktor VIII bzw. IX ↓.

Häufig sind mehrere männliche Familienangehörige erkrankt. Die **partielle Thromboplastinzeit** (PTT) ist auf ≥ 40 Sek. verlängert. Um die Hämophilie A von der Hämophilie B zu unterscheiden, wird in Speziallabors die Aktivität von Faktor VIII und IX bestimmt.

Therapie

Substitution von Gerinnungsfaktor VIII bzw. IX.

Die fehlenden Gerinnungsfaktoren VIII oder IX werden bei einer schweren Hämophilie permanent substituiert, d.h. regelmäßig i.v. gespritzt. Bei leichteren Formen werden sie lediglich im Bedarfsfall, z.B. bei spontanen Blutungen oder vor Operationen, verabreicht.

! Merke

Medikamente, die die Blutungsneigung erhöhen (z.B. Heparin, Acetylsalicylsäure als Aspirin®), dürfen nicht gegeben werden. Auch i.m.-Injektionen sind kontraindiziert!

Komplikationen

- schwere Arthrosen durch wiederholte Blutungen in die Gelenke *(Hämarthros)*
- Da die Faktorenkonzentrate früher ausschließlich aus Blutplasma hergestellt wurden, haben sich viele Patienten mit Hepatitis-Viren oder mit HIV infiziert. Solche Infektionen sind heute nahezu ausgeschlossen, da die Präparate gereinigt und virusinaktiviert sind.

3.4.2 Disseminierte intravasale Gerinnung

Aktivierung des Gerinnungssystems mit Bildung von Mikrothromben, später massive Blutungen durch Verbrauch von Gerinnungsfaktoren.

Eine disseminierte intravasale Gerinnung (DIC) bzw. **Verbrauchskoagulopathie** kommt zustande durch eine überschießende Aktivierung des Gerinnungssystems innerhalb der Blutgefäße mit Ausbildung zahlreicher kleiner Blutgerinnsel *(Mikrothromben)* im Gefäßsystem. Dadurch werden Gerinnungsfaktoren und Thrombozyten verbraucht, und im weiteren Verlauf tritt eine hämorrhagische Diathese mit der Gefahr von massiven Blutungen auf. Sekundär entwickelt sich meist auch eine Hyperfibrinolyse (gesteigerte Auflösung von Fibrin).

Ursachen

- Schock
- Sepsis
- geburtshilfliche Komplikationen
- OPs an Lunge, Pankreas, Prostata.

❸ Die übermäßige Aktivierung der Blutgerinnung kann hervorgerufen werden durch einen schweren Schock, eine Sepsis, geburtshilfliche Komplikationen sowie durch Operationen an Organen mit hoher Gerinnungsaktivität im Gewebe, wie Lunge, Pankreas oder Prostata.

Symptome

- verschiedene Blutungen
- Mikrothromben
- Organversagen.

Im Frühstadium ist eine DIC sehr schwer zu diagnostizieren. Im weiteren Verlauf treten dann die typischen Zeichen einer hämorrhagischen Diathese auf: punktförmige und flächenhafte Hautblutungen, Magen-Darm-Blutungen, Nieren- oder Gehirnblutungen. Gleichzeitig kann es durch Mikrothromben und der damit verbundenen schlechten Organdurchblutung zum Organversagen kommen.

Diagnostik

Häufige Kontrolle des Gerinnungsstatus.

Die Patienten müssen auf der Intensivstation überwacht werden. Da die Blutgerinnung erst zu stark und dann zu schwach ist, verändern sich die Ergebnisse der Blutgerinnungstests innerhalb kurzer Zeit und können zeitweise sogar normal ausfallen.

Therapie

Am wichtigsten ist die Therapie der auslösenden Grunderkrankung. Um eine DIC bei gefährdeten Patienten zu verhindern, wird prophylaktisch Heparin gespritzt (verhindert die Bildung von Mikrothromben im frühen Stadium). Bei einer manifesten DIC erhält der Patient Antithrombin III und ggf. FFP (fresh frozen plasma = Frischplasma). Heparin muß abgesetzt werden. Normalisieren sich die Gerinnungswerte, wird wieder Heparin gespritzt. Dies wirkt einer überschießenden Blutgerinnung entgegen, die durch die beim Heilungsprozeß gesteigerte Nachbildung von Gerinnungsfaktoren auftreten könnte.

3.4.3 Thrombozytär bedingte hämorrhagische Diathesen

Thrombozytenstörungen sind für 2/3 aller krankhaften Blutungsneigungen verantwortlich.

Thrombozyten werden im Knochenmark gebildet und bereits nach etwa 10 Tagen in der Milz abgebaut. Veränderungen der Thrombozyten sind für 2/3 aller hämorrhagischen Diathesen verantwortlich.

Ursachen und Einteilung

Thrombopenie: Thrombozyten ≤ 150000/µl.

❹ Eine **Thrombopenie** liegt vor, wenn die Thrombozytenzahl auf ≤ 150000/µl vermindert ist. Mögliche Ursachen sind:

- verringerte Produktion von Thrombozyten im Knochenmark, z.B. infolge von Bestrahlung, Zytostatikagabe oder Knochenmarkerkrankungen wie Leukämie
- beschleunigter Abbau von Thrombozyten in der Milz, z.B. bei einem Hypersplenismus
- vermehrter Verbrauch von Thrombozyten im peripheren Blut, z.B. bei DIC oder durch Autoantikörper, z.B. bei idiopathischer thrombozytopenischer Purpura (M. WERLHOF) und bei Lupus erythematodes (☞ 10.3.1)
- Medikamentennebenwirkungen in Form einer toxischen Knochenmarkschädigung bzw. einer allergischen Thrombozytenzerstörung, verursacht z.B. durch Heparin (selten), Cotrimoxazol u.a.

Thrombozytopathie: Funktionsstörung der Thrombozyten.
Thrombozytose: Thrombozyten im Blut ↑.

Bei einer **Thrombozytopathie** liegt eine Funktionsstörung der Thrombozyten vor, die entweder selten vererbt oder häufiger erworben ist, z.B. durch Medikamente wie Acetylsalicylsäure oder Dextran, Nierenversagen mit Urämie oder bestimmten Knochenmarkerkrankungen, z.B. Plasmozytom.

! Merke

Davon zu unterscheiden ist eine **Thrombozytose,** bei der zu viele Thrombozyten im peripheren Blut zirkulieren. Dadurch besteht die Gefahr von Thrombosebildung mit nachfolgender Lungenembolie.

Symptome

Spontane Blutungen, wennThrombozyten ≤ 30000/µl.

Zu spontanen Blutungen kommt es meist erst, wenn die Zahl der funktionstüchtigen Thrombozyten auf ≤ 30000/µl Blut erniedrigt ist. Dann zeigen sich petechiale (punktförmige) Hautblutungen sowie Nasenbluten oder eine verstärkte Menstruation.

Diagnostik

- Thrombozytenzählung
- Blutungszeit
- Ursache klären.

- Thrombozytenzählung: Die Anzahl der Thrombozyten sagt allerdings nichts über ihre Funktionstüchtigkeit aus.
- Blutungszeit: Bei einer Thrombozytenstörung oder einer gefäßbedingten Blutungsneigung ist sie verlängert, nicht jedoch bei einer Koagulopathie
- Weiterhin muß die Ursache der Thrombozytenveränderung ermittelt werden.

Therapie

- Therapie der Grunderkrankung
- Thrombozytensubstitution.

Die Behandlung besteht in der Therapie der Grunderkrankung und dem Meiden aller verdächtigen Medikamente. Wenn dies nicht möglich ist, müssen Thrombozyten in Form von Thrombozytenkonzentraten substituiert werden.

Bei der idiopathischen thrombozytopenischen Purpura werden Kortikosteroide oder Immunglobuline gegeben. Ist diese Therapie erfolglos, wird die Milz operativ entfernt *(Splenektomie)*. Letzte Möglichkeit ist die Verordnung von Immunsuppressiva.

3.4.4 Vaskulär verursachte hämorrhagische Diathesen

Schädigung der Blutgefäße.

Zu vaskulär bedingten hämorrhagischen Diathesen kommt es durch Schädigung der Blutgefäße, den sog. Vaskulopathien oder Vasopathien, die entweder vererbt oder erworben sind.

M. Osler

Teleangiektasien an Lippen, Mund-, Nasenschleimhaut, im Magen-Darm-Trakt, in den Atemwegen → Blutungen.

Es handelt sich um eine autosomal-dominante Erbkrankheit. Typisch sind punktförmige Gefäßerweiterungen *(Teleangiektasien)* an Lippen, Mund- und Nasenschleimhaut, im Magen-Darm-Trakt und in den Atemwegen; es kommt gehäuft zu Nasenbluten, gastrointestinalen Blutungen und Hämoptoe.

Purpura Schoenlein-Henoch

Vaskulitis nach einem Infekt, bes. bei Kindern.

- Fieber, Gelenk- und Bauchschmerzen
- Petechien
- Magen-Darm-Blutungen
- Glomerulonephritis.

Diese erworbene Vaskulitis (☞ 2.3) kommt insbesondere bei Kindern vor. Sie tritt oft nach einem Infekt auf und äußert sich mit Fieber, Gelenk- und Bauchschmerzen. Typisch ist ein Hautausschlag mit kleinsten Einblutungen, sog. **Petechien,** besonders an den Streckseiten der Beine. Häufig treten gastrointestinale Blutungen und eine Glomerulonephritis mit Makrohämaturie (☞ 7.1.2) auf. Die Therapie ist symptomatisch. Meist heilt die Erkrankung von selbst aus.

Vitamin-C-Mangel

Skorbut mit Kapillarbrüchigkeit → Blutungs- und Infektneigung.

Ein extremer Mangel an Vitamin C ruft bei Erwachsenen **Skorbut** hervor, der zu einer erhöhten Kapillarbrüchigkeit führt. Folge sind Blutungs- und Infektneigung sowie Zahnausfall. Skorbut trat früher häufig bei Seefahrern auf, die auf langen Fahrten unzureichend mit Vitamin-C-haltigen Nahrungsmitteln versorgt waren.

3.5 Amyloidose

Ablagerung von Amyloid im Interstitium von Organen.

Bei der Amyloidose lagert sich ein von Plasmazellen (B-Zellen) gebildetes Protein, das Amyloid, im Interstitium verschiedener Organe ab. Die betroffenen Organe sind vergrößert und verhärtet.

Ursachen und Einteilung

Verschiedene Formen.

❺ Häufig liegt der Amyloidose eine andere Erkrankung zugrunde. Je nach Ursache und Struktur des Amyloids werden verschiedene Formen unterschieden:

- immunglobulin-assoziierte Amyloidose, z.B. bei einem Plasmozytom
- reaktive Amyloidose, z.B. bei chronisch entzündlichen Erkrankungen wie Tuberkulose, rheumatoider Arthritis, M. CROHN, Colitis ulcerosa
- familiäre Amyloidose, autosomal dominant vererbt.

Häufig betroffen sind Magen-Darm-Trakt, Niere, Herz und peripheres Nervensystem. Seltener betroffen sind Leber, Milz oder Nebennieren.

Symptome

Abhängig von befallenen Organen.

Falls die Amyloidose durch eine andere Grunderkrankung ausgelöst wurde, liegen Symptome dieser Erkrankung vor. Im übrigen sind die Beschwerden abhängig von den befallenen Organen:

- Niere → nephrotisches Syndrom (☞ 7.2.1), Niereninsuffizienz
- Herz → Herzinsuffizienz
- Magen-Darm-Trakt → Malabsorption
- Nervensystem → Polyneuropathie
- Leber und Milz → Hepatosplenomegalie.

Diagnostik

Gewebebiopsie mit Nachweis von Amyloid.

Aus einem betroffenen Organ wird Gewebe entnommen. Das Amyloid kann darin mit verschiedenen Techniken nachgewiesen werden, z.B durch eine spezielle Färbung mit Kongorot.

Therapie

Therapie der Grunderkrankungen sowie spezifischer Symptome.

Die vorliegende Grunderkrankung muß behandelt werden. Die weitere Therapie richtet sich nach den jeweiligen Organmanifestationen.

3.6 Erkrankungen des lymphatischen Systems

3.6.1 Lymphangitis und Lymphadenitis

Lymphangitis: Entzündung der Lymphgefäße

Lymphadenitis: Entzündung der Lymphknoten

Bei einer *Lymphangitis* sind die Lymphgefäße, bei einer *Lymphadenitis* die Lymphknoten entzündet.

Entzündete Lymphgefäße breiten sich, sichtbar als rote Streifen, zum Körperstamm hin aus, sie fühlen sich warm an und sind druckschmerzhaft. Wiederholte Lymphgefäßentzündungen können zu einem Lymphödem führen.

Entzündete Lymphknoten sind vergrößert und druckschmerzhaft. Die über dem betroffenen Knoten liegende Haut kann gerötet und überwärmt sein. Oft treten zusätzlich Fieber und körperliche Abgeschlagenheit auf.

Meist kann die Entzündung medikamentös mit Antibiotika behandelt werden. Nur in schlimmeren Fällen, wenn sich ein Lymphknotenabszeß bildet, muß operativ eingegriffen werden.

3.6.2 Lymphödem

Lymphödem durch Beeinträchtigung des Lymphabflusses

Ein Lymphödem ist ein chronisches Ödem infolge Beeinträchtigung des Lymphabflusses.

Ursachen und Einteilung

Das **primäre Lymphödem** ist angeboren und durch eine Minderentwicklung der Lymphgefäße bedingt.

Die Ursachen des **sekundären Lymphödems** können Entzündungen (z.B. Erysipel), infektöse Allgemeinerkrankungen (z.B. Tbc), Traumen, Operationen, Tumoren, Bestrahlungen und Lymphknotenerkrankungen (z.B. M. HODGKIN, Metastasen) sein. Dadurch werden die Lymphgefäße und Lymphknoten und damit der Lymphabfluß unterbrochen.

Symptome

Der Patient klagt häufig über Spannungs- und Schweregefühl der betroffenen Körperregion.

Außerdem treten folgende Symptome auf:

- Teigige, derb gehärtete, meist einseitige Schwellung, nicht oder nur gering eindrückbar
- in der Regel nicht schmerzhaft
- Hand- und/oder Fußrücken sind häufig mitbetroffen.

Diagnose und Therapie

Die Diagnose ist meist klinisch möglich. Eventuell sind Spezialuntersuchungen wie z.B. eine Lymphszintigraphie nötig.

Die **manuelle Lymphdrainage** ist für die Therapie unverzichtbar. Bei malignen Lymphödemen ist sie jedoch kontraindiziert, da die Metastasenausbreitung begünstigt wird. Außerdem ist eine **Dauerkompression**, z.B. durch maßangefertigte Kompressionsstrümpfe, notwendig. Ebenfalls wichtig ist die Hochlagerung der betroffenen Körperabschnitte und spezielle Bewegungsübungen, um den Lymphabfluß zu unterstützen.

Die Patienten sollten einengende und abschnürende Kleidungsstücke, sowie Kälte und Hitze vermeiden, da thermische Reize über eine Durchblutungssteigerung zu einer Ödemverstärkung führen.

! Merke

Keine Blutdruckmessungen und Injektionen an der betroffenen Extremität.

? Übungsfragen

1. Was ist eine hämorrhagische Diathese?
2. Was sind Symptome eines Hämophiliekranken?
3. Wie entsteht eine disseminierte intravasale Gerinnung?
4. Welche Ursachen gibt es für eine thrombozytär bedingte hämorrhagische Diathese?
5. Wodurch wird eine Amyloidose verursacht?

4 Bronchien und Lunge

4.1 Leitsymptome

4.1.1 Dyspnoe

Unterscheidung von Dyspnoe, Orthopnoe, Tachypnoe und Bradypnoe.

Dyspnoe (Atemnot) ist das Gefühl, nicht genug Luft zu bekommen. Patienten mit schwerer Dyspnoe leiden oft unter Todesangst. Als **Orthopnoe** hingegen wird eine schwere Atemnot bezeichnet, die der Patient nur in aufrechter Haltung und mit Einsatz der Atemhilfsmuskulatur kompensieren kann.

Von der Dyspnoe zu unterscheiden sind verschiedene Atmungstypen, wie z.B. die **Tachypnoe,** eine beschleunigte Atmung, sowie die **Bradypnoe,** eine verlangsamte Atmung, z.B. bei Hirndruck.

Einteilung

Die Dyspnoe wird in vier Schweregrade eingeteilt

Grad I	Atemnot bei größerer körperlicher Anstrengung (Treppensteigen)
Grad II	Atemnot bei langsamen Gehen in der Ebene
Grad III	Atemnot bei leichten Tätigkeiten (An- und Auskleiden)
Grad IV	Atemnot in Ruhe (Ruhedyspnoe)

Ursachen

❶ Eine Dyspnoe kann sehr verschiedene Ursachen haben:

- Lungenerkrankung, z.B. Asthma bronchiale, Pleuraerguß, Pneumothorax
- Herzerkrankung, z.B. Linksherzinsuffizienz, Lungenödem
- Einengung der Trachea, z.B. durch einen Tumor
- Rippenfraktur, Thoraxdeformität, z.B. Skoliose
- Anämie (☞ 3.2.1)
- Enzephalitis (Hirnentzündung)
- psychische Ursache: Hyperventilationstetanie (☞ 7.4.1) bei Angst, Aufregung.

Blutgasanalyse

BGA: Bestimmung von O_2, CO_2, pH-Wert und Puffersubstanzen im arteriellen Blut.

In der Blutgasanalyse (BGA) wird der Sauerstoff (O_2)- und Kohlendioxid (CO_2)-Gehalt sowie der pH-Wert (☞ 7.5) und die Zusammensetzung der Puffersubstanzen im arteriellen Blut des Patienten bestimmt. So kann das Ausmaß der Dyspnoe festgestellt, die Ursache eingegrenzt und über weitere Therapiemaßnahmen, z.B. die O_2-Gabe entschieden werden.

Unterscheidung von respiratorischer Partial- und Globalinsuffizienz.

Über die BGA werden zwei Stadien der Ateminsuffizienz unterschieden:

- respiratorische **Partialinsuffizienz:** O_2-Partialdruck (pO_2) im Blut ist vermindert und der Patient zyanotisch
- respiratorische **Globalinsuffizienz:** O_2-Partialdruck im Blut ist vermindert, Kohlendioxid-Partialdruck (pCO_2) erhöht, es liegt eine respiratorische Azidose (☞ 7.4.2) vor.

Sauerstoff-Gabe

❷ Bevor Sauerstoff verabreicht wird, müssen immer erst die Blutgase analysiert werden. Liegt eine respiratorische Partialinsuffizienz vor, ist die O_2-Gabe komplikationslos. Bei der respiratorischen Globalinsuffizienz wie sie z.B. bei einer chronischen Bronchitis (☞ 4.3.1) vorliegen kann, ist dagegen die Steuerung des Atemantriebes verändert: Die Atmung wird einzig durch den O_2-Mangel geregelt, da der Organismus an die ständige Kohlendioxid-Erhöhung gewöhnt ist. Wird diesen Patienten unkontrolliert Sauerstoff verabreicht, fällt der letzte Atemantrieb aus und die Patienten geraten in Lebensgefahr. Hier darf die O_2-Zufuhr daher nur unter BGA-Kontrolle erfolgen.

4.1.2 Zyanose

O_2-Defizit im Blut.

❸ Die Zyanose (Blausucht) ist die bläuliche Verfärbung von Haut und Schleimhäuten – zuerst an Lippen und an den Nägeln erkennbar – aufgrund eines O_2-Defizits im Blut.

Ursachen und Einteilung

Das Hämoglobin in den Erythrozyten transportiert Sauerstoff von der Lunge in die Peripherie des Organismus und von dort Kohlendioxid zurück zur Lunge. Eine zu geringe Beladung des Hämoglobins mit Sauerstoff ruft eine Zyanose hervor. Zu unterschieden sind dabei:

Zentral: ↓ O_2-Beladung des arteriellen Blutes.

Zentrale Zyanose: Das *arterielle Blut* ist mit zu wenig Sauerstoff beladen. Am häufigsten bei Lungenerkrankungen, bei denen der Gasaustausch in der Lunge (Sauerstoff gegen Kohlendioxid) behindert ist. Eine weitere Ursache sind Kurzschlußverbindungen (Shunts) zwischen venösem und arteriellem Blut, z.B. bei bestimmten Herzfehlern (☞ 1.9). Im Laufe einer chronisch zentralen Zyanose kommt es bei den Patienten zu Verdickung der Finger- und Zehenendglieder, sog. Trommelschlegelfinger und -zehen.

Peripher: ↓ O_2-Beladung des venösen Blutes.

Periphere Zyanose: Das *venöse* Blut ist mit zu wenig Sauerstoff beladen aufgrund eines verlangsamten Blutflusses, z.B. bei Schock, Herzinsuffizienz oder Kälte (»blaugefrorene Finger«). Da das Blut länger in der Körperperipherie verweilt, wird entsprechend von den Zellen mehr Sauerstoff entzogen.

4.1.3 Husten und Sputum

Ausgelöst durch Reizung der Atemwegsschleimhäute.

Husten wird durch Reizung der Schleimhäute von Trachea oder Bronchien ausgelöst. Dabei wird u.U. Sputum aus den unteren Atemwegen, also aus Lunge, Bronchien, Trachea und Kehlkopf, in den Rachen oder Mund befördert.

Ursachen und Einteilung

Unterscheidung produktiver und unproduktiver Husten.

❹ Der Reiz kann von außen auf die Schleimhaut einwirken, z.B. Fremdkörper, Zigarettenrauch, Bronchialsekret, oder durch eine veränderte Schleimhaut hervorgerufen werden, z.B. bei Asthma bronchiale oder einem Tumor. Husten kann entweder produktiv oder unproduktiv sein:

Produktiver Husten: mit einem Hustenstoß wird Sputum in die oberen Luftwege befördert. Bei größerer Sekretmenge kommt es zu Auswurf.

Unproduktiver Husten: ist meist ein trockener Reizhusten. Er wird von den Patienten als besonders belastend empfunden, da er häufig von Brustschmerzen begleitet ist und den Schlaf stört.

Sputum weist auf die mögliche Ursache hin.

Das Aussehen des **Sputums** kann auf seine Ursache hinweisen:

- glasig und zäh → Asthma bronchiale
- größere Mengen weißlichen Sputums (vor allem morgens als »Raucherhusten«) → chronische Bronchitis
- gelb-grün → bakterielle Infektion, z.B. Pneumonie
- schaumig und hellrot → akutes Lungenödem
- blutig *(Hämoptyse)* oder als größere Blutmenge (*Hämoptoe*, Bluthusten) → Lungentuberkulose oder Bronchialkarzinom.

? Übungsfragen

❶ Welche Erkrankungen können zu Dyspnoe führen?

❷ Was muß vor der Sauerstoffgabe beachtet werden?

❸ Wie wird ein Sauerstoffdefizit am Patienten erkannt?

❹ Wie unterscheiden sich produktiver und unproduktiver Husten?

4.2 Infektiöse Erkrankungen der Atmungsorgane

4.2.1 Influenza

- Infektion mit Myxoviren
- Erkrankungsgipfel im Winter.

Die Influenza (Grippe) wird durch Infektion mit **Myxoviren** (Influenzavirus Typ A, B oder C) hervorgerufen und ist gekennzeichnet durch vorübergehende Schädigung der Atemwegsschleimhaut. Der Erkrankungsgipfel liegt im Winter; periodisch treten größere Epidemien auf. Todesfälle sind meldepflichtig!

Ursachen

- Tröpfcheninfektion
- mehrmaliges Erkranken möglich durch ständige Veränderungen des Virusgenoms.

Influenzaviren werden meistens durch Tröpfchen beim Husten und Niesen übertragen. Die Influenzaviren sind genetisch variabel, d.h. sie verändern sich ständig. Daher kann ein Patient, der aufgrund einer Infektion oder einer Schutzimpfung bereits Antikörper gebildet hat, trotzdem mehrmals – sogar in kurzen Zeitabständen – an einer Influenza erkranken.

Symptome

- Fieber, Hals-, Kopf-, Gliederschmerzen, Husten, Schnupfen
- Bei 80 % symptomlos.

Typischerweise tritt nach einer Inkubationszeit von 1–3 Tagen plötzlich Fieber mit starkem Krankheitsgefühl auf. Es kommen Husten, Halsschmerzen, Schnupfen, Kopf- und Gliederschmerzen hinzu. Bei 80 % der Patienten verläuft eine Influenza allerdings ohne bzw. mit nur leichten Symptomen.

Erkältung

Unterscheidung von Influenza und Erkältung.

Von einer Influenza zu unterscheiden ist die Erkältung *(Rhinitis)*, die durch viele verschiedene Viren wie Rhino-, Echo- oder Adenoviren verursacht wird. Eine Erkältung verläuft meist leichter (nur Schnupfen, Niesen, Halsbrennen) als eine Grippe und erfordert beim ansonsten Gesunden keine spezielle ärztliche Therapie.

Diagnostik

Meist besteht eine Rötung der Rachenschleimhaut, und die BSG ist erhöht, ggf. liegt eine Leukopenie vor. Das Virus oder Virusantigene sind evtl. im Rachenspülwasser nachweisbar.

Therapie

- symptomatische Therapie
- Flüssigkeitszufuhr.

Die Behandlung erfolgt symptomatisch:

- bei Fieber reichliche Flüssigkeitszufuhr
- evtl. Nasentropfen zum Abschwellen der Nasenschleimhaut
- Fiebersenkung und Schmerzmittelgabe, z.B. mit Paracetamol-ratiopharm®
- bei verschleimten Atemwegen Inhalationen mit 0,9 %iger Kochsalzlösung, evtl. zusätzlich schleimlösende Mittel wie Mucosolvan®
- bei quälendem Reizhusten hustendämpfende Medikamente.

Komplikationen

- Pneumonie
- Mittelohrentzündung
- Nasennebenhöhlen-entzündung
- Myokarditis
- Meningitis, Enzephalitis.

Besonders bei abwehrgeschwächten Patienten, älteren Menschen und Patienten mit chronischen Atemwegserkrankungen können sich Pneumonien (☞ 4.2.3) entwickeln. Sie entstehen meist durch Superinfektion mit Bakterien, z.B. Staphylokokken. Bei Ausbreitung der Bakterien kann es zu Mittelohrentzündungen *(Otitis media)* oder die Nasenebenhöhlen-Entzündungen *(Sinusitis)* kommen. Gefürchtet sind eine Myokarditis (☞ 1.7.2) und der Befall des Nervensystems mit Meningitis (Hirnhautentzündung) bzw. Enzephalitis (Gehirnentzündung).

Prophylaxe

Relativer Schutz durch jährliche Schutzimpfung im Herbst.

❶ Da die Viren durch Tröpfcheninfektionen übertragen werden, sollte man von Grippekranken Abstand halten und Menschenansammlungen besonders im Winter meiden. Bei älteren und chronisch lungenkranken Patienten empfiehlt sich eine Impfung gegen Influenza. Um einen Schutz gegen die jeweils »aktuellen« Influenzaviren zu erreichen, muß die Impfung jedes Jahr im Herbst erneuert werden.

4.2.2 Akute Bronchitis

Entzündung der Bronchialschleimhaut.

Bei der akuten Bronchitis ist die Bronchialschleimhaut entzündet. Ist zusätzlich die Trachea betroffen, liegt eine sog. *Tracheobronchitis* vor.

Ursachen

- Viren
- selten Bakterien und Pilze
- andere Grunderkrankungen: z.B. Masern, Keuchhusten.

Eine akute Bronchitis wird meistens durch Viren wie Myxoviren, RS-Viren oder Adenoviren hervorgerufen, weniger häufig durch Bakterien wie Pneumokokken oder Hämophilus influenzae. Weiterhin tritt sie im Rahmen anderer Erkrankungen wie Keuchhusten oder Masern auf. Seltene Ursachen sind Pilze und Reizstoffe (Stäube, Gase).

Symptome

Erkältungssymptome mit Kopf-, Glieder- und Muskelschmerzen.

❷ Kennzeichnend sind Erkältungssymptome mit Reizhusten und Brustschmerzen. Der Auswurf ist gering und zäh. Das Fieber steigt selten über 39 °C. Es treten Kopf-, Glieder- und Muskelschmerzen auf.

Diagnostik

- Lungenauskultation
- BSG ↑, Leukozyten ↓/ ↑.

Die Diagnose wird anhand der klinischen Symptome gestellt. Bei der Lungenauskultation fallen brummende und giemende Rasselgeräusche auf. Die BSG ist gering erhöht, es kann eine leichte Leukopenie oder auch eine Leukozytose bestehen. Grünlich-gelbes Sputum weist auf eine bakterielle Infektion hin.

Symptomatische Therapie.

Therapie

❸ Die Therapie der akuten Bronchitis erfolgt symptomatisch: Mukolytika verflüssigen das Bronchialsekret. Hustenstillende Medikamente dürfen nur bei quälendem Reizhusten eingesetzt werden, da sie das Abhusten des infektiösen Sekretes behindern. Antibiotika sind nur bei Zeichen einer bakteriellen Infektion, bei sehr hartnäckiger Bronchitis oder bei Verdacht auf eine Pneumonie indiziert.

- Pneumonie
- selten Bronchiolitis.

Komplikationen

Hauptkomplikation einer akuten Bronchitis ist eine Pneumonie. Auf eine viral bedingte Bronchitis kann sich eine bakterielle Infektion als sog. Sekundärinfektion aufpfropfen. Selten, aber gefährlich ist eine *Bronchiolitis* (Entzündung der kleinsten Bronchialverzweigungen) mit Verschluß von Bronchiolen. Vor allem kleine Kinder sind gefährdet.

4.2.3 Pneumonie

Lungenentzündung.

Die Pneumonie ist eine Entzündung des Lungengewebes. In den Industrieländern stellt sie die häufigste Todesursache unter den Infektionskrankheiten dar.

Ursachen und Einteilung

Pneumonien werden nach ihrer Ursache oder nach der Art des Lungenbefalls eingeteilt. Aus voller Gesundheit heraus entsteht selten eine Pneumonie. Pneumoniegefährdet sind vor allem Patienten, deren Immunabwehr durch eine andere Erkrankung oder hohes Alter geschwächt ist.

Unterschiedliche Einteilungen möglich:
- nach der Ursache: infektiöse und nicht-infektiöse Pneumonie

Einteilung nach der Ursache

❹ Hierbei werden infektiöse von nicht-infektiösen Pneumonien unterschieden.

- Krankheitserreger:
  - Bakterien, z.B. Pneumokokken (Streptococcus pneumoniae), Hämophilus influenzae, Klebsiellen, Enterobacter, Legionellen u.a.
  - Viren, z.B. RS-Viren, Adenoviren, Parainfluenzaviren, Influenzaviren Typ A und B u.a.
  - Pilze
  - Parasiten wie Protozoen (☞ 11.6) und Würmer
- chemische Schädigung, z.B. durch Aspiration von Mageninhalt *(Aspirationspneumonie)*, verschiedene Reizgase
- physikalische Schädigung, z.B. durch Strahlen oder Fremdkörper in den Bronchien
- Kreislaufstörungen, z.B. Lungeninfarkt mit nachfolgender Infarktpneumonie.

- nach dem anatomischen Abschnitt

Einteilung nach der Anatomie

Die Bezeichnung richtet sich jeweils nach der betroffenen Struktur:

- **Lobärpneumonie:** ein Lungenlappen ist betroffen, meist durch bakterielle Infektion
- **Bronchopneumonie:** Betroffen sind die kleinen Bronchien und die umgebenden Alveolen. Anfangs bestehen einzelne kleine Herde, die später zusammenfließen können
- **interstitielle Pneumonie:** Betroffen ist das Lungengerüst und weniger der Alveolarraum. Sie tritt häufig bei immungeschwächten Patienten auf und wird meist durch Viren verursacht
- **Pleuropneumonie:** Zusätzlich zur Lunge ist auch die Pleura entzündet.

- nach dem Vorliegen von Vorerkrankungen: primäre und sekundäre Pneumonie

Je nachdem, ob die Pneumonie ohne oder mit Vorerkrankungen des Patienten (Asthma, Immunschwäche) auftritt, werden **primäre** von **sekundären Pneumonien** unterschieden. Eine weitere Einteilung erfolgt nach dem Auftreten der Symptome in **typische** und **atypische Pneumonie.**

Symptome

- nach den Symptomen: typische und atypische Pneumonie.

Typische Pneumonie

❺ Sie wird meist durch Pneumokokken verursacht und ist gekennzeichnet durch:

- schnellen Krankheitsbeginn mit Schüttelfrost und hohem Fieber
- Husten mit grünlich-gelbem Auswurf, der durch Blutbeimengungen auch rot-braun gefärbt sein kann
- Atemnot und Tachypnoe
- atemabhängige Schmerzen bei begleitender Pleuritis.

Atypische Pneumonien

❺ Hierunter versteht man Pneumonien, deren Krankheitsbild von dem einer typischen Pneumonie abweicht. Sie werden v.a. durch Viren, Legionellen, Mykoplasmen oder Chlamydien hervorgerufen. Kennzeichnend sind:

- langsamer Beginn
- Kopf- und Muskelschmerzen, meist nur leichtes Fieber
- trockener Reizhusten mit wenig Auswurf.

Diagnostik

- Lungenauskultation
- Rö-Thorax
- Laborbefund.

- Lungenauskultation: Rasselgeräusche, Bronchialatmen (verstärktes, hauchendes Atemgeräusch, klingt wie »ch«); bei einer atypischen Pneumonie oft nur geringer Auskultationsbefund
- Röntgen-Thorax: Verschattung des betroffenen Lungenbezirks

- Laborbefund: CRP ↑, BSG ↑; bei typischer Pneumonie Leukozytose mit Verringerung der eosinophilen Granulozyten und der Lymphozyten, ansonsten normale oder erniedrigte Leukozytenzahl
- ❻ Erregernachweis im Sputum durch Bronchoskopie (evtl. durch Bronchiallavage) und in Blutkulturen
- bei Tuberkuloseverdacht Tuberkulintest und weitere spezielle Diagnostik.

Therapie

Symptomatisch und abhängig vom Erreger medikamentös.

Allgemeinmaßnahmen

- körperliche Schonung; wichtig u.a., um den Sauerstoff-Bedarf zu begrenzen
- schleimlösende Medikamente und reichliche Flüssigkeitszufuhr
- hustendämpfende Medikamente nur bei quälendem Reizhusten
- Atemgymnastik, Inhalationstherapie (s.u.).

Medikamentöse Therapie

Zu Hause erworbene Pneumonien sprechen meist gut auf Antibiotika an. Eine stationäre Behandlung ist in der Regel nicht erforderlich. Im Gegensatz dazu ist eine im Krankenhaus erworbene Pneumonie *(nosokomiale Pneumonie)* häufig unempfindlich gegen viele Antibiotika.

- zu Hause erworbene bakterielle Pneumonie: Penicillin oder Erythromycin(abkömmling)
- atypische Pneumonie: Erythromycin oder Tetrazyklin
- nosokomiale Pneumonie: je nach Erreger Cephalosporine, Aminoglykoside und penicillinasefeste Penicilline, häufig in Kombination
- Pilzpneumonie: Antimykotika
- virale Pneumonie: Eine spezifische Therapie mit Virostatika ist nur in einem ganz frühen Stadium erfolgversprechend. Antibiotika sind wirkungslos.

Komplikationen

- Ateminsuffizienz
- Lungenabszesse
- Pleurabeteiligung
- Streuung der Erreger.

- Bei schwerem Verlauf kann die Pneumonie zu einer Ateminsuffizienz führen mit zunehmender Dyspnoe. In der Blutgasanalyse zeigt sich ein niedriger pO_2 und evtl. ein Anstieg des pCO_2. Die Patienten benötigen dann Sauerstoff, ggf. müssen sie intubiert und beatmet werden
- Die eitrige Einschmelzung von Lungengewebe führt zu Lungenabszessen
- Eine Begleitpleuritis kann mit einem Pleuraerguß oder einem Pleuraempyem (Eiteransammlung im Pleuraspalt) einhergehen

- Weitere Komplikationen entstehen bei Streuung der Erreger: Otitis media, Meningitis, Hirnabszeß, Endokarditis.

Physiotherapie

Entscheidend für die Prognose des Patienten ist eine gewissenhaft durchgeführte **Atemtherapie,** um das Sekret zu mobilisieren und zu transportieren und um damit letzendlich die Ventilation (Belüftung) und Perfusion (Durchblutung) zu verbessern. Wichtig ist, daß der Patient mindestens 2 x täglich behandelt wird und die Übungen (Atemübungen, atemerleichternde ASTE, Dehnlagerungen etc.) nach Möglichkeit auch selbstständig durchführt, z.B. mit verschiedenen Hilfsmitteln (z.B. Triflow®, Mediflow®).

4.2.4 Tuberkulose

Infektion durch Mycobacterium tuberculosis.

Die Tuberkulose (Tbc, Schwindsucht) ist eine Infektionskrankheit, die durch das **Mycobacterium tuberculosis** hervorgerufen wird. Häufig ist die Lunge betroffen, aber auch andere Organe können befallen werden.

Ursachen und Einteilung

- Tröpfcheninfektion
- besondere Gefährdung bei Immunschwäche.

Mykobakterien werden durch Tröpfcheninfektion von Mensch zu Mensch übertragen. In den Industrieländern hat die Tbc stark abgenommen, in den Entwicklungsländern gehört sie jedoch zu den häufigsten Infektionskrankheiten. Besonders gefährdet sind AIDS-Kranke, Drogenabhängige, Alkoholiker, Obdachlose, Immigranten und ältere Menschen. Begünstigend wirken auch Medikamente, die die Immunabwehr schwächen wie Kortikosteroide in höherer Dosierung und Zytostatika. Die Inkubationszeit beträgt 4–12 Wochen. Eine aktive Tuberkulose und Todesfälle durch Tbc sind meldepflichtig!

2 Formen.

❼ Zwei Formen der Tbc werden unterscheiden:
Primärtuberkulose: Der erste Kontakt mit dem Mykobakterium verläuft für den Patienten häufig unbemerkt. Die Bakterien kapseln sich jedoch – meist in der Lunge – ab und können so zum Ausgangspunkt einer erneuten Infektion werden.
Postprimäre Tuberkulose: Bakterien, die sich während der Primärtuberkulose im Organismus abgekapselt haben, werden reaktiviert und lassen die Erkrankung erneut aufflackern. Sie tritt meist auf, wenn der Patient abwehrgeschwächt ist.

Symptome

Primärtuberkulose

Primärtuberkulose verläuft meist unbemerkt.

Meist verläuft die Primärtuberkulose für den Patienten unbemerkt oder mit unspezifischen Symptomen wie Husten, leichtem Fieber und Schwäche.

Typisch sind aber auch:
- Pleuritis exsudativa (☞ 4.7.2)
- starke Anschwellung der Lymphknoten des Lungenhilus bei Hiluslymphknoten-Tbc
- minimal lesions *(engl.: kleinste Läsionen):* Vom Primärkomplex ausgehend können Tuberkelbakterien in andere Organe streuen und sich dort abkapseln. Das ist vorerst harmlos; die Erreger können jedoch von hier Ausgangspunkt einer postprimären Tuberkulose werden
- Miliartuberkulose: Wenn die Tuberkelbakterien über den Organismus streuen und der Patient abwehrgeschächt ist, kann es zu schweren tuberkulösen Entzündungen der Lunge und anderer Organe mit dicht gesäten kleinen Entzündungsherden (*milium* = Hirsekorn) kommen.

Postprimäre Tuberkulose

- Reaktivierung abgekapselter Tuberkelbakterien
- 85 % Lunge, 15 % andere Organe betroffen
- schleichender Beginn.

In 85 % der Fälle betrifft eine Reaktivierung der Tuberkelbakterien die Lunge, in 15 % werden durch Aktivierung alter minimal lesions auch andere Organe befallen, vor allem Urogenitaltrakt, Knochen, Gelenke und Lymphknoten.

Auch die postprimäre Lungen-Tbc verläuft für den Patienten anfangs häufig unbemerkt. Mögliche Zeichen sind Leistungsabfall, Müdigkeit, Gewichtsverlust, subfebrile Temperaturen, Nachtschweiß und chronischer Husten mit zunehmendem Auswurf.

Offene Tbc: Tuberkelbakterien haben Anschluß nach außen → Tbc ist infektiös.

Offene und geschlossene Tuberkulose

Bei einer offenen Tuberkulose sind in Sputum, Urin oder Magensaft Tuberkelbakterien nachweisbar. Dies bedeutet, daß der Patient ansteckend ist. Bei der geschlossenen Tbc ist das nicht der Fall.

Diagnostik

- Röntgen-Thorax → Suche nach Primärkomplex bzw. älteren Kavernen
- Tuberkulintest
- mehrmalige bakteriologische Untersuchung.

- Röntgen-Thorax mit Durchleuchtung: Ein typischer tuberkulöser **Primärkomplex** besteht aus einem umschriebenen Lungeninfiltrat und vergrößerten Lymphknoten am Hilus. In späteren Stadien einer Lungentuberkulose entwickeln sich oft **Kavernen** (umschriebene Hohlräume durch Gewebseinschmelzung)
- Tuberkulintest: Tuberkuloprotein wird an der Ellenbeuge intrakutan gespritzt oder mit einem Stempel (Tine-Test®) eingebracht. So wird die immunologische Spätreaktion des Organismus auf das Tuberkuloprotein getestet. Der Test wird nach 72 Stunden abgelesen. Ein positives Ergebnis kann frühestens 5–6 Wochen nach erfolgter Primärinfektion erwartet werden. Bei positiver Reaktion tritt eine Schwellung von mindestens 6 mm Durchmesser auf. Dies beweist

lediglich einen stattgefundenen Kontakt des Immunsystems mit Tuberkelbakterien (durch Infektion oder Impfung), nicht aber eine aktive Tbc-Erkrankung. Bei negativem Test ist das Vorliegen einer Tbc unwahrscheinlich
- mehrmalige bakteriologische Untersuchung von Sputum, Bronchialsekret (→ bronchoalveoläre Lavage), Magennüchternsaft, Urin (bei Verdacht auf Tbc des Urogenitaltraktes).

Therapie

- Gabe von Tuberkolostatika
- Gefahr der Resistenzentwicklung bei unregelmäßiger Medikamenteneinnahme
- Kontrolle bzgl. Medikamentennebenwirkungen.

Jede aktive Tbc muß behandelt werden, zu Anfang meist stationär. Die Patienten sollen auf Alkohol und Nikotin verzichten. Die medikamentöse Behandlung erfolgt mit einer Viererkombination von **Tuberkulostatika** (= gegen Tuberkulosebakterien wirksame Chemotherapeutika) über zwei Monate und anschließend mit einer Zweierkombination über weitere vier Monate. Die Einnahme der Medikamente muß gut überwacht werden, da sich bei unregelmäßiger Einnahme schnell Resistenzen entwikkeln. Aufgrund der Nebenwirkungen, müssen Leber- und Nierenwerte engmaschig überwacht werden. Wichtig sind zudem augenärztliche und HNO-ärztliche Kontrolluntersuchungen.

Komplikationen

- Lungenblutung
- Pneumothorax
- Sepsis.

Bei der Lungen-Tbc kann es zur Lungenblutung kommen. Diese wird nach Möglichkeit bronchoskopisch gestillt. Weiterhin kann ein Pneumothorax (Luftansammlung im Pleuraraum mit Kollaps der Lunge) auftreten. Für den Patienten besteht insbesondere bei einer geschwächten Abwehrlage die Gefahr der Erregerstreuung mit nachfolgender Sepsis.

Prophylaxe

Impfung.

Personen, die in Länder mit erhöhter Infektionsgefahr reisen, sollten sich gegen Tbc impfen lassen. Dies trifft ebenso für medizinisches Personal mit Kontakt zu Tbc-Kranken oder ansteckungsgefährdete Neugeborene zu. Der Impfschutz besteht für 5–10 Jahre. Bei besonders gefährdeten Patienten (mit Abwehrschwäche, unter Immunsuppression oder AIDS-Erkrankte) kann eine Chemoprophylaxe mit Isoniazid erwogen werden.

4.2.5 Lungenabszeß

Eiteransammlung im Lungengewebe.

Ein Lungenabszeß ist eine durch Einschmelzung von Gewebe in der Lunge entstandene Höhle, in der sich Eiter ansammelt.

Direkt durch:
- Pneumonie
- Infektionen im Mund-, Nasen-, Rachenraum.

Indirekt durch:
- hämatogene Streuung
- lymphogene Streuung.

❽ Ursachen

Lungenabszesse können direkt in der Lunge entstehen, z.B. bei einer Pneumonie, bei Lungenkontusionen oder durch verschleppte Keime aus dem Mund und Nasen- Rachenraum (Infektionen der Zähne, Tonsillen oder der Nasennebenhöhlen). Indirekt kommt es zu Lungenabszessen durch hämatogene Streuung, z.B. beim Zahnabszeß, Gelenkentzündungen und Osteomyelitis oder lymphogen, z.B. beim Oberlippenfurunkel.

Symptome

Die Syptome können denen einer akuten Pneumonie entsprechen (Fieber, Schmerzen im Brustkorb, Husten). Der Abszeß kann aber auch klinisch stumm bleiben. Nach Einbruch des Abszesses in das Bronchialsystem kommt es zu übelriechendem Auswurf.

Diagnostik

- Röntgen-Thorax: Der Abszeß stellt sich als unscharfe Verschattung der Lunge dar, evtl. mit Flüssigkeitsspiegel (Eiter)
- Bronchoskopie: Bei Spiegelung der Bronchien kann der Entzündungsherd lokalisiert und Sekret zur Keimanalyse entnommen werden
- Labor: BSG ↑, Leukozytose.

Therapie

Der Abszeß wird mit Ultraschall dargestellt und punktiert. Die Höhle kann über einen dünnen Schlauch gespült und drainiert werden. Antibiotika werden nach einer Keimbestimmung intravenös gegeben. Daneben ist zur Drainage eine entsprechende Lagerung und Thoraxklopfmassage durchzuführen. Bei ausgedehnten Befunden muß evtl. der Thorax eröffnet und der Abszeß ausgeräumt werden.

? Übungsfragen

❶ Wie können Influenzaviren übertragen werden, und wie kann man sich vor einer Ansteckung schützen?

❷ Was sind die Krankheitssymptome einer akuten Bronchitis?

❸ Wie wird die akute Bronchitis behandelt?

❹ Nennen Sie Ursachen einer Pneumonie!

❺ Wie unterscheidet sich eine typische Pneumonie von einer atypischen Pneumonie?

❻ Mit welchen Untersuchungen kann man versuchen, den Erreger einer Pneumonie zu identifizieren?

❼ Was ist der Unterschied zwischen einer primären und einer postprimären Tuberkulose?

❽ Wodurch kann ein Lungenabszeß entstehen?

4.3 Obstruktive Lungenerkrankungen

Obstruktion

Einengung der Atemwege durch:
- Verlegung
- Bronchospasmus
- Schwellungen und Tumoren.

➊ Bei einer Obstruktion sind die Atemwege eingeengt. Dies führt zu einem erhöhtem Atemwegswiderstand und somit zu einer erschwerten Atmung. Die sog. *Einsekundenausatmungskapazität* (maximales Luftvolumen, das nach tiefer Einatmung innerhalb einer Sekunde ausgeatmet werden kann) ist erniedrigt. Ursachen sind z.B.:

- Verlegung der Atemwege durch Sekret, Ödemflüssigkeit oder, selten, durch einen Fremdkörper
- Bronchospasmus, z.B. bei Asthma bronchiale
- Schleimhautschwellung, Tumoren, stark vergrößerte Schilddrüse.

Bei einer Stenose der oberen Atemwege (Trachea, größere Bronchien) kommt es v.a. bei der Inspiration zu einer Atembehinderung und es kann ein pfeifendes Geräusch (Stridor) gehört werden.

Eine Stenose der unteren Atemwege behindert v.a. die Exspiration: sie ist erschwert, verlängert und muß aktiv unterstützt werden. Die eingeatmetet Luft kann nicht mehr vollständig entweichen und es sammelt sich immer mehr Luft distal der Stenose an. Durch die so »gefesselte Luft« *(trapped air)* kommt es zu einer Überblähung der Lunge. Bei einer irreversiblen Obstruktionsstörung kommt es mit der Zeit zu einem Lungenemphysem (☞ 4.3.3).

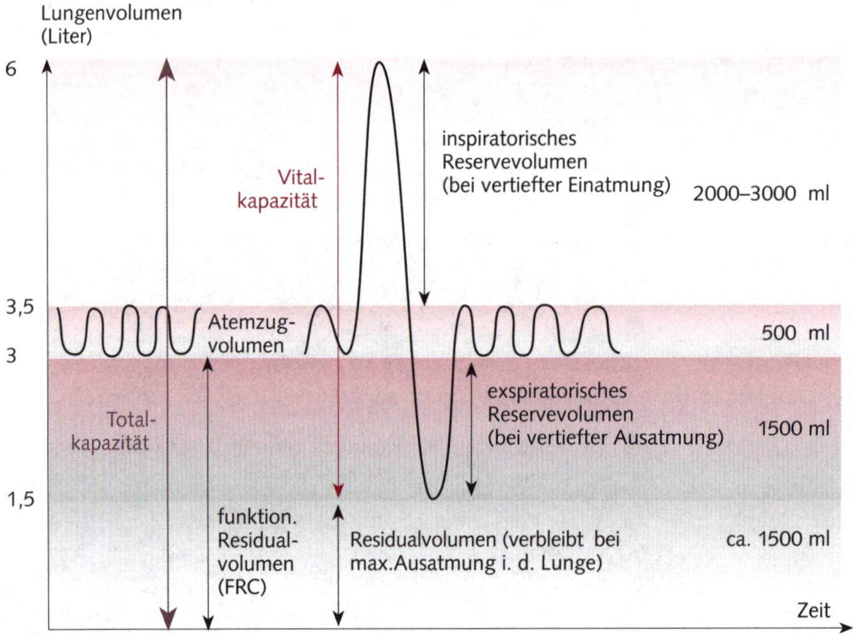

Abb. 4.1 Lungen- und Atemvolumina eines Erwachsenen [A400]

Atem- und Lungenvolumina

Ein gesunder, erwachsener Mann atmet pro Atemzug etwa 500 ml Luft ein und wieder aus (= **Atemzugvolumen**). Bei 14–16 Atemzügen/Minute ergibt das ein **Atemminutenvolumen** von ca. 7,5 l.

Durch verstärkte Inspiration kann man zusätzlich noch weitere **2 bis maximal 3 l** Luft einatmen. Man nennt dieses Volumen, das *nach* normaler Inspiration zusätzlich eingeatmet werden kann, **inspiratorisches Reservevolumen**.

Durch verstärkte Ausatmung (*nach* der normalen Ausatmung) kann eine weitere Luftmenge von ca. **1,5 l** ausgeatmet werden. Sie wird **exspiratorisches Reservevolumen** genannt. Addiert man zu ihr das Atemzugvolumen und das inspiratorische Reservevolumen, so erhält man die **Vitalkapazität (ca. 4,5 l)**. Dieser Wert gibt damit das maximal ein- und ausatembare Luftvolumen wieder.

Aber auch nach der stärksten Ausatmung bleibt noch Luft in den Lungen zurück. Diese Restluft wird **Residualvolumen** genannt **(ca. 1,5 l)**.

Die Summe aus Vitalkapazität und Residualvolumen ergibt die **Totalkapazität (ca. 6 l)**. Sie ist das maximal mögliche Luftvolumen, das die Lunge aufnehmen kann. Bei einer Restriktion sind Total-und die Vitalkapazität vermindert.

Die **funktionelle Residualkapazität** setzt sich aus exspiratorischem Reservevolumen und Residualvolumen zusammen und ist das Volumen, das nach normaler Ausatmung in der Lunge verbleibt **(ca. 2,5 l)**.

4.3.1 Chronische Bronchitis

In 2 aufeinanderfolgenden Jahren Auswurf für mindestens 3 Monate pro Jahr.

Laut Definition der Weltgesundheitsorganisation (WHO) besteht eine chronische Bronchitis, wenn in zwei aufeinander folgenden Jahren Husten und Auswurf während mindestens drei Monaten pro Jahr vorliegen.

Ursachen

- Tabakrauch
- Allergien
- bronchiopulmonale Infekte
- Luftverschmutzung, feucht-kalte Witterung
- individuelle Empfindlichkeit.

❷ Eine chronische Bronchitis entsteht durch Schädigung der Bronchialschleimhaut über einen längeren Zeitraum. Wichtigster Risikofaktor ist das Inhalieren von Tabakrauch (auch Passivrauchen). 90 % aller Bronchitiker sind Raucher! Eine geringere Rolle spielen Allergien, häufige bronchopulmonale Infekte, Schadstoffe in der Luft (Ozon, Schwefeldioxid, Stickoxide), eine feuchtkalte Witterung und eine individuelle Empfindlichkeit des Bronchialsystems.

Unterscheidung zwischen chronisch nicht-obstruktiver und chronisch obstruktiver Bronchitis.

Symptome

Die Symptome sind vom Schweregrad der chronischen Bronchitis abhängig:

Chronische nicht-obstruktive Bronchitis: »Raucherhusten« mit schleimig-weißem Auswurf, der von den Patienten häufig nicht sehr ernst genommen wird. Dieses Stadium ist noch reversibel.

Chronisch obstruktive Bronchitis: Husten mit zähem Auswurf, der sich nur schwer abhusten läßt. Dieser bildet den Nährboden für wiederkehrende bronchopulmonale Infekte, die die Bronchitis weiter verschlechtern. Die Bronchien verengen sich, es kommt zur Obstruktion. Dadurch kann der Patient die eingeatmete Luft nur erschwert ausatmen. Bei Anstrengung tritt anfallsweise Atemnot auf.

- Auskultation
- Rö-Thorax
- BGA
- Lungenfunktionsprüfung.

Diagnostik

- Lungenauskultation: Oft schon ohne Stethoskop sind aufgrund der Bronchialverengung pfeifende und brummende Rasselgeräusche zu hören. Bei stark ausgeprägtem Lungenemphysem werden die Atemgeräusche sehr leise
- Faßthorax: Aufgrund der großen Restluftmenge in der Lunge verändert sich mit der Zeit die Form des Brustkorbes, der dann wie ein Faß aussieht
- Röntgen-Thorax: Wichtig zum Ausschluß anderer Lungenerkrankungen, insbesondere eines Bronchialkarzinoms. Ein Lungenemphysem ist auf dem Röntgenbild erkennbar
- BGA: Je nach Schweregrad der Erkrankung zeigt sich eine respiratorische Partial- oder Globalinsuffizienz (☞ 4.1.1).
- Lungenfunktionsdiagnostik: Sie umfaßt mehrere Untersuchungen, deren Ergebnisse eine Aussage über die Leistungsfähigkeit der Lunge (u.a. Ventilation und Compliance) erlauben. Um die Lungenvolumina und deren Veränderungen zu beurteilen, setzt man die *Spirometrie* ein. Der Patient atmet durch einen Schlauch aus einem geschlossenen System Luft ein und aus. Dabei werden die Volumenveränderungen innerhalb der Lunge aufgezeichnet.

! Merke

Die chronische Bronchitis ist eine Ausschlußdiagnose. Es muß immer sichergestellt sein, daß die einförmige Symptomatik von Husten und Auswurf nicht durch eine andere Erkrankung, insbesondere ein Bronchialkarzinom hervorgerufen wird.

Therapie

Allgemeinmaßnahmen

- Rauchverzicht
- O_2-Dauertherapie.

Die Patienten müssen auf das Rauchen verzichten. Eine nicht-obstruktive Bronchitis kann sich dann noch zurückbilden.

Bei schwerer Ateminsuffizienz erhalten die Patienten eine O_2-Dauertherapie, bei der sie nachts und bei Bedarf auch tagsüber vermehrt Sauerstoff einatmen können. So können leichtere körperliche Anstrengungen, z.B. Umhergehen in der Wohnung, ohne schwere Atemnot bewältigt werden. Die nächtliche Sauerstoff-Therapie entlastet das rechte Herz, eine Rechtsherzinsuffizienz (*Cor pulmonale,* ☞ *1.5*) kann so hinausgezögert werden.

Medikamentöse Therapie

- Atemwegsinfekte therapieren
- schleimlösende Medikamente
- 3-Stufentherapie.

Atemwegsinfekte müssen je nach Erreger konsequent behandelt werden. Zusätzlich werden schleimlösende Medikamente gegeben. Die eigentliche Obstruktion der Atemwege wird in drei Stufen therapiert:

Stufe 1: β_2-Sympathomimetika als Dosieraerosol (Salbutamol als Sultanol®, Terbutalin als Bricanyl®) bei Bedarf. Sie führen zu einer Erschlaffung der Bronchialmuskulatur und erweitern so die Bronchien. Nebenwirkungen sind Tachykardie, Herzrhythmusstörungen, Angina pectoris.

Stufe 2: zusätzlich Theophyllinpräparate (Euphyllin®, Bronchoretard®). Sie erweitern die Bronchien durch Erschlaffung der glatten Muskulatur und steigern den Atemantrieb. Nebenwirkungen sind Tachykardie, Herzrhythmusstörungen, Magen-Darm-Beschwerden, Kopfschmerzen.

Stufe 3: zusätzlich Kortikosteroide, anfangs in Tablettenform, bei Besserung Dosieraerosol.

Komplikationen

- eitrige Bronchitiden, Pneumonien
- Lungenabszesse
- Ateminsuffizienz: Werden die Patienten ateminsuffizient, müssen sie im Extremfall beatmet werden. Die Problematik besteht aber in der Entwöhung vom Beatmungsgerät. Oft treten während einer langen Beatmungszeit zusätzliche Komplikationen auf, an denen der Patient verstirbt

Bronchiektasen → Bronchien weiten sich irreversibel.

- **Bronchiektasen:** Durch die chronische Entzündung weiten sich die Bronchien irreversibel. In diesen sammelt sich Sekret, welches schwer abgehustet werden kann und zu wiederkehrenden Infekten führt. Bei lange bestehenden Bronchiektasen bilden sich Verbindungen zwischen pulmonalen und bronchialen Blutgefäßen, es kommt zu Links-Rechts-Shunts mit der Folge einer Rechtsherzinsuffizienz, eines chronischen *Cor pulmonale*. Therapie bei Bronchieektasen: Sekretdrainage und Physiotherapie, Inhalation von Sekretolytika, frühzeitige Antibiotikatherapie bei Infekten. Bei lokal begrenzten Bronchiektasen besteht die Möglichkeit der Resektion des betroffenen Lungengewebes. In schweren Fällen kann eine Lungentransplantation erwogen werden.

Physiotherapie

Um die Ausatmung zu erleichtern, den Patienten v.a. die Lippenbremse vermittlen.

Die Patienten müssen sorgfältig zum richtigen Gebrauch eines vom Arzt verordneten Dosieraerosols angeleitet werden, da so der Verbrauch des Medikamentes erheblich reduziert werden kann:

- Dosieraerosol schütteln
- Schutzkappe vom Mundstück abnehmen
- ausatmen
- Mundstück mit den Lippen fest umschließen (Medikamentenpatrone zeigt nach oben), Kopf nach hinten neigen
- zu Beginn eines langsamen langen Atemzuges auf die Patrone drücken (Medikament wird freigesetzt)
- Luft anhalten und bis 5 zählen
- langsam durch die Nase ausatmen.

4.3.2 Asthma bronchiale

Anfallsweise Atemwegsobstruktion mit Dyspnoe und verlängerter Exspiration.

Das Asthma bronchiale (kurz: Asthma) ist eine Atemwegsobstruktion, die anfallsweise zu Dyspnoe mit erschwerter und verlängerter Exspiration (Ausatemphase) führt. Sie ist oft von Hustenattacken begleitet. 4–5 % der Bevölkerung sind betroffen.

Ursachen und Einteilung

❸ Eine erblich bedingte Veranlagung mit einer Überempfindlichkeit der Bronchien spielt beim Auftreten des Asthma eine Rolle. Die bronchiale Obstruktion beim Asthma wird hervorgerufen durch Verkrampfung der Bronchialmuskulatur *(Bronchospasmus)*, Schleimhautschwellung und Sekretion eines zähen Schleimes. Es werden drei Formen unterschieden:

3 Formen.

Allergisches Asthma (extrinsic Asthma, 10 %) wird durch Umweltallergene wie Blütenpollen, Tierhaare, Hausstaubmilben oder Mehl ausgelöst. Asthma bei einer Pollenallergie kann auf bestimmte Jahreszeiten beschränkt sein.

Nicht-allergisches Asthma (intrinsic Asthma, 10 %) wird hervorgerufen:

- am häufigsten durch Infektionen
- Angst und Anstrengung, besonders bei Kindern
- chemische oder physikalische Irritationen, z.B. Staub, kalte Luft.

Mischformen aus allergischem und nicht-allergischem Asthma (80 %).

- exspiratorischer Stridor
- glasiges Sputum.

Symptome

- Leitsymptom ist die anfallsweise auftretende Dyspnoe mit einem *Stridor* (pfeifendes Atemgeräusch) während der verlängerten Ausatemphase sowie Erstickungsangst. Der Patient sitzt aufrecht und stützt seine Arme auf, um die Atemhilfsmuskulatur einzusetzen. Damit können der M. sternocleidomastoideus und die Schultergürtelmuskeln beim Einatmen sowie die Bauchmuskulatur beim Ausatmen besser genutzt werden
- quälender Hustenreiz, durch den sich der Patient in einen Anfall hinein hustet
- zähes, glasiges Sputum, das am Ende des Anfalles abgehustet wird.

- Lungenauskulatation
- Rö-Thorax
- Lungenfunktion
- Sputum
- BGA
- Allergietest.

Diagnostik

Bei bestehendem Asthma werden folgende Untersuchungen durchgeführt:

- Lungenauskultation: giemende und brummende Atemgeräusche; ist die Lunge aufgrund der erschwerten Ausatmung überbläht, kann unter Umständen kaum etwas gehört werden (»silent chest«)
- Röntgen-Thorax: überblähte Lunge, das Zwerchfells ist nach unten verlagert
- Lungenfunktion
  - Einsekundenkapazität ist verringert. Nach Anwendung eines bronchialerweiternden Dosieraerosols wird die Einsekundenkapazität erneut bestimmt, um die Wirksamkeit des Dosieraerosols zu überprüfen
  - Die Vitalkapazität (☞ Abb. 4.1) ist bei verlegten Bronchien erniedrigt
  - Das Residualvolumen (☞ Abb. 4.1) ist erhöht, wenn nicht genügend Luft ausgeatmet werden kann.
- Blut: bei allergischem Asthma IgE ↑; bei Infekten Leukozyten ↑, BSG ↑
- Sputum: wenig, zäh, glasig, bei Infekten grünlich-gelb
- BGA: Während eines Asthmaanfalles werden je nach Schweregrad der Ateminsuffizienz drei Stadien unterschieden: Hyperventilation, respiratorische Partialinsuffizienz, respiratorische Globalinsuffizienz.

Allergisches Asthma

Bei Verdacht auf allergisches Asthma, muß der Patient sorgfältig nach auslösenden Faktoren befragt und folgende Tests durchgeführt werden:

- **Hauttests** (Pricktest, ☞ Dermatologie, Kapitel 3.2.2), bei denen intrakutan die verdächtigen Allergene, Wasser als Negativkontrolle und Histamin als Positivkontrolle gespritzt werden. Nach 15–20 Minuten wird der Durchmesser der entstandenen Quaddeln gemessen und mit den

Kontrollen verglichen. Entsteht eine Quaddel in vergleichbarer Größe wie die Histaminquaddel, ist dieses Allergen vermutlich Asthmaauslöser

- **Inhalativer Allergenprovokationstest:** Das Allergen wird an den Schleimhäuten der Bronchien getestet und geprüft, ob es einen schwachen Asthmaanfall bzw. eine Atemwegsobstruktion auslöst.

! Merke

Hauttest und inhalativer Allergenprovokationstest können im Extremfall einen anaphylaktischen Schock (☞ 2.5.3) auslösen.

Therapie

Medikamentöse Therapie

- β_2-Sympathomimetikum
- Dauertherapie in 3 Stufen.

Bei seltenen Anfällen ist keine Dauertherapie erforderlich. Der Patient kann bei Bedarf ein β_2-Sympathomimetikum inhalieren. Eine Dauertherapie als antiobstruktive Therapie erfolgt je nach Schweregrad der Erkrankung in drei Stufen:

Stufe 1: inhalative Kortikosteroide (z.B. Budenosid als Pulmicort®), bei Bedarf in Kombination mit kurzwirkenden β_2-Sympathomimetika (z.B. Fenoterol als Berotec®).

Stufe 2: zusätzlich Theopyhllin und langwirkende β_2-Sympathomimetika (z.B. Formoterol als Foradil®).

Stufe 3: zusätzlich orale Kortikosteroide.

Parasympatholytika sind bei Asthma weniger wirksam als bei chronischer Bronchitis. Auf jeder Stufe der Therapie können zusätzlich schleimlösende Medikamente verordnet werden.

Prophylaktische Maßnahmen

- auslösendes Allergen meiden
- Infektbehandlung.

Beim allergischen Asthma sollte versucht werden, das auslösende Allergen zu meiden, z.B. durch Berufswechsel, Verzicht auf Haustiere, Wohnungssanierung bei Milben, tägliches Staubsaugen und häufigen Wechsel der Bettwäsche. Bronchopulmonale Infekte müssen konsequent behandelt werden. Medikamente, die einen Asthmaanfall auslösen können, z.B. Acetylsalicylsäure und β-Blocker, sind zu vermeiden.

Therapie eines akuten Asthmaanfalls und Status asthmaticus

- ❹ Patienten aufsetzen mit nach vorn abgestützten Armen (Kutschersitz) für den optimalen Einsatz der Atemhilfsmuskulatur, Pat. sollen Lippenbremse einsetzen
- Patienten beruhigen
- β_2-Sympathomimetika als Dosieraerosol und Theophyllin i.v., um die Bronchien zu erweitern
- Kortikosteroide i.v. (Decortin®), um der entzündlichen Schwellung der Bronchien entgegenzuwirken
- Bronchialsekret absaugen

- O_2-Gabe per Nasensonde (je nach Schweregrad 2–4 l/Min.); bei zunehmender Ateminsuffizienz und drohender Erschöpfung des Patienten Intubation und Beatmung auf der Intensivstation
- **Status asthmaticus:** schwerer Asthma-Anfall, der trotz Behandlung länger als 6–12 Stunden anhält. Lebensbedrohliches Geschehen.

Komplikationen

- obstruktives Lungenemphysem (☞ 4.3.3)
- pulmonale Hypertonie mit Cor pulmonale (☞ 1.5).

Prophylaxe

Hyposensibilisierung bei allergischem Asthma.

Bei Patienten mit allergischem Asthma, die ≤ 50 Jahre alt sind und nicht länger als 5 Jahre Beschwerden haben, kann eine Hyposensibilisierung im asthmafreien Intervall versucht werden. Dafür wird das Allergen subkutan in kleinsten Dosen gespritzt, die im Verlauf der Therapie langsam gesteigert werden. So läßt sich evtl. eine Toleranz gegenüber dem entsprechenden Allergen erzeugen. Diese Therapie dauert mindestens drei Jahre und zeigt bei einer Pollen- oder Insektengiftallergie gute Erfolge.

Physiotherapie

Im akuten Asthma-Anfall sollte der Patient zum ruhigen Ausatmen über die Lippenbremse angeleitet werden, um der Bronchokonstriktion entgegenzuwirken.

4.3.3 Lungenemphysem

Irreversible Erweiterung der Alveolen.

Bei einem Lungenemphysem sind die Alveolen und peripheren Lungengefäße irreversibel erweitert.

❺ Ursache und Formen

Ursache ist eine Zerstörung von Alveolarwänden und -septen, v.a. bei chronisch obstruktiver Bronchitis oder Asthma. Dadurch bilden sich Emphysemblasen, die Gasaustauschfläche der Lunge ist reduziert und das Totraumvolumen vergrößert sich (Abb. 4.1). Das bedeutet, daß die O_2-Aufnahme und die Kohlendioxidabgabe in der Lunge verringert ist. Durch den Umbau der Lunge und der damit verbundenen Reduzierung der kleinen Lungengefäße nimmt der Strömungswiderstand im Lungenkreislauf zu. Das rechte Herz muß gegen einen erhöhten Druck anpumpen, was langfristig durch die Hypertrophie und Dilatation zu einem Cor pulmonale und einer Rechtsherzinsuffizienz führt.

Häufigste Formen:
- zentrilobuläres Emphysem
- panlobuläres Emphysem.

Die häufigsten Formen des Lungenemphysem sind:
- **zentrilobuläres Emphysem** mit Zerstörung oder Erweiterung der Alveolen im Bereich der Bronchioli respiratorii meist infolge chronisch obstruktiver Lungenerkrankungen
- **panlobuläres** (panazinäres) **Emphysem** mit Destruktion sämtlicher Strukturen distal der Bronchioli terminales.

Ferner kann es nach operativer Entfernung eines Lungenanteils durch die Ausdehnung des noch verbliebenen Lungengewebes zum **Überdehnungsemphysem** kommen. Ein Lungenemphysem kann jedoch auch als Alterserscheinung (**Altersemphysem**) auftreten, da das Lungengewebe im Laufe der Zeit an Elastizität verliert. Bei jungen Patienten ohne Risikofaktoren kann ein **erblicher Enzymmangel** (α_1-Proteaseninhibitor-Mangel) vorliegen, der ebenfalls zu einem Abbau des Lungengewebes führt.

Symptome

Einteilung in:
- blue bloater
- pink puffer.

Die Patienten leiden bei leichter Belastung und oft sogar in Ruhe unter Atemnot. Sie sind zyanotisch, im Blut reichert sich Kohlendioxid an. Aufgrund des erhöhten Widerstandes in den Lungengefäßen tritt eine Rechtsherzinsuffizienz mit Cor pulmonale (☞ 1.5) auf. Oft fällt bei der Inspektion ein Faßthorax mit geringer Atemexkursion auf. Man kann zwei Gruppen von Emphysematikern unterscheiden: den **blue bloater** (»blauer Bläser«) und den **pink puffer** (»rosa Schnaufer«). Der pink puffer ist im Vergleich zum blue bloater ein asthenischer Typ, er leidet unter einer schweren Dyspnoe und unter der daraus resultierenden erschwerten Atemarbeit; er ist eher ein Asthmatiker im Gegensatz zum blue bloater, der zu bronchitischen Infekten neigt und oft übergewichtig ist. Der blue bloater ist außerdem zyanotisch, er hypoventiliert und leidet an einer respiratorischen Globalinsuffizienz.

Diagnostik

Die Diagnose ist anhand des klinischen Bildes möglich. Außerdem sind Röntgen-Thorax, Lungenfunktionsprüfung und Blutuntersuchungen nötig. Im EKG kann eine bestehende Rechtsherzinsuffizienz diagnostiziert werden.

Therapie

Da die zerstörten Strukturen nicht wiederhergestellt werden können, ist es wichtig die Progredienz aufzuhalten. Dazu gehört ein absolutes Rauchverbot.

Außerdem werden Medikamente zur Bronchospasmolyse verschrieben. Infekte müssen konsequent therapiert werden.

Wichtig ist, daß die Patienten regelmäßig atemtherapeutische Übungen zur Ventilationsverbesserung durchführen. Zusätzlich können Inhalationstherapie, Balneotherapie und Klimatherapie verordnet werden.

4.3.4 Mukoviszidose

Häufigste autosomal rezessiv vererbte Stoffwechselerkrankung.

Die Mukoviszidose ist die häufigste erbliche Stoffwechselerkrankung in Mitteleuropa. Sie wird autosomal rezessiv vererbt und betrifft etwa jedes 2000ste Neugeborene. Sind beide Elternteile Träger des defekten Gens, so hat ihr Kind ein statistisches Erkrankungsrisiko von 1 : 4. Die mittlere Lebenserwartung der Erkrankten liegt für Frauen bei 25 Jahren, für Männer bei 30 Jahren.

Ursachen

Exokrine Drüsen produzieren extrem zähes Sekret.

Aufgrund eines Gendefektes enthalten die Epithelzellmembranen funktionsgestörte Chloridkanäle. Folge ist, daß alle exokrinen Drüsen (Pankreas, Dünndarmdrüsen, Bronchialdrüsen, Gallenwege, Gonaden, Schweißdrüsen) große Mengen eines abnorm zähen Sekretes produzieren.

❻ Symptome

- häufige Infektionen
- exokrine Pankreasinsuffizienz
- Mekoniumileus
- biläre Zirrhose.

- Bronchien und Lunge: häufige Infektionen, da der Schleim einen idealen Nährboden für Krankheitserreger bildet; chronischer Husten, obstruktives Lungenemphysem, pulmonale Hypertonie, Ateminsuffizienz. Bei 10 % der Patienten tritt ein Pneumothorax (☞ 4.7.4) auf
- Pankreas: exokrine Pankreasinsuffizienz, d.h. mangelnde Sekretion von Verdauungsenzymen mit Durchfällen und Fettstühlen *(Steatorrhoe)*
- Darm: bei 10 % der Betroffenen Mekoniumileus nach der Geburt (Darmverschluß durch den ersten zähen Stuhlgang des Kindes); Rektumprolaps (Vorfall des Mastdarmes)
- Leber und Gallenwege: biliäre Zirrhose (☞ 6.2.3) bei 10 % der erwachsenen Patienten
- Gedeihstörungen bei Kindern.

Diagnostik

- Chloridgehalt im Schweiß ↑
- Albumingehalt im Mekonium ↑
- Trypsin im Serum ↓
- Gennachweis.

Bei den Erkrankten ist der Chloridgehalt des Körperschweißes erhöht, der daraufhin untersucht wird. Als *Screeningtest* wird bei allen Neugeborenen das Mekonium auf seinen Albumingehalt untersucht. Der Trypsinspiegel im Serum ist erniedrigt. Weiterhin kann das defekte Gen nachgewiesen werden.

Therapie

- Therapie von Atemwegsinfekten, Pankreatitis, biliärer Zirrhose
- spezielle Atem- und Inhalationstechniken
- Lungentransplantation.

Die Therapie richtet sich nach den bestehenden Symptomen und sollte in spezialisierten Zentren erfolgen: Infekte des Bronchialsystems müssen dem Erreger entsprechend behandelt werden. Bei Pankreasinsuffizienz werden Verdauungsenzyme und fettlösliche Vitamine substituiert, bei biliärer Zirrhose wird Ursodeoxycholsäure gegeben.

Neben der medikamentösen Therapie ist es wichtig, daß die Patienten schon früh spezielle Atem- und Inhalationstechniken lernen, damit sie möglichst viel infektiöses Bronchialsekret abhusten können. Im Säuglingsalter werden bestimmte Lagerungsdrainagen und Klopfmassagen angewandt. So kann die Entwicklung schwerer Lungenschäden hinausgezögert werden.

Im Endstadium der Erkrankung ist eine Lungentransplantation in Erwägung zu ziehen.

Physiotherapie

Das oberste Ziel ist Sekretverflüssigung, -mobilisierung und -abtransport. Verschiedene Drainagelagerungen und Massagetechniken, Hustentechniken und die PEEP-Atemmaske verbessern den Sekrettransport. Außerdem sind gute Brustkorbbeweglichkeit, Haltungsschulung und Ausdauertraining als Unterstützung der Atembewegung wichtig.

? Übungsfragen

❶ Was versteht man unter einer Obstruktion?

❷ Was kann eine chronische Bronchitis verursachen?

❸ Welche Formen des Asthma gibt es?

❹ Wie wird ein Asthmaanfall therapiert?

❺ Was kann zu einem Lungenemphysem führen?

❻ Welche Organe sind bei Mukoviszidosekranken fast immer betroffen, und zu welchen Störungen kommt es?

4.4 Restriktive Lungenerkrankungen

Restriktion

Einschränkung der Compliance.

❶ Eine Restriktion ist eine temporäre oder irreversible Einschränkung des Lungenvolumens. Die Dehnbarkeit *(Compliance)* der Lunge und somit auch die Blähungsfähigkeit und Diffusionsoberfläche ist verringert. Ursachen können u.a. sein:

- Thoraxdeformitäten wie z.B. Skoliosen, M. Bechterew
- Lungenfibrose
- Pleuraerguß, Pleuraschwarte
- operative Entfernung einzelner Lungenteile
- Atelektasen.

Atelektasen

Atelektasen sind nicht belüftete, kollabierte (zusammengefallene) Lungenabschnitte. Die Alveolarwände reiben aneinander und verkleben, der Gasaustausch ist in diesen Bereichen nicht mehr möglich.

Es gibt angeborene, z.B. bei Schädigung des Atemzentrums, oder erworbene Atelektasen, z.B. durch Druck von Tumoren oder Ergüssen oder infolge Verlegung der Bronchien mit Schleim.

4.4.1 Lungenfibrose

Bindegewebiger Umbau des Lungengerüstes.

Eine Lungenfibrose entsteht durch bindegewebigen Umbau des Lungengerüsts. Dadurch verringert sich sowohl die Compliance der Lunge während der Atmung als auch die Durchlässigkeit der Alveolarwände für Sauerstoff und Kohlendioxid.

Ursachen

- verschiedene Ursachen
- bei 50 % idiopathisch.

Die möglichen Ursachen der Lungenfibrose sind vielfältig:

- Infektionen, z.B. mit Pneumocystis carinii, Viren
- ❷ Einatmung verschiedener Schadstoffe:
  - anorganische Stäube, die eine **Pneumonkoniose** (Staublungenerkrankung) hervorrufen: u.a. Quarzstaub → Silikose, Asbeststaub → Asbestose, Berylliumstaub → Berylliose
  - organische Stäube, die eine **exogen-allergische Alveolitis** hervorrufen: u.a. schimmeliges Heu → Farmerlunge, Klimaanlagen → »Befeuchterlunge«, Vogelexkremente, Federnstaub → Vogelhalterlunge
- Medikamente, z.B. Bleomycin, Busulfan
- ionisierende Strahlen
- kreislaufbedingte Lungenschäden bei chronische Stauungslunge bei Linksherzinsuffizienz, akutes Lungenversagen (☞ 4.6)
- Systemerkrankungen wie z.B. Kollagenosen (☞ 10.3), Vaskulitiden (☞ 2.3), rheumatoide Arthritis (☞ 10.2.1), Sarkoidose (☞ 4.4.2).

Bei 50 % aller Lungenfibrosen bleibt die Ursache unbekannt; man spricht von **idiopathischer Lungenfibrose.**

Symptome

- trockener Reizhusten
- zunehmende Dyspnoe.

Die Patienten haben ein allgemeines Krankheitsgefühl und trokkenen Reizhusten. Anfangs tritt Atemnot nur bei Belastung auf, später auch in Ruhe, da zu wenig Sauerstoff aus den Alveolen ins Blut gelangt. Die Patienten atmen rasch und oberflächlich.

Diagnostik

- Auskultation: Knistergeräusche während der Einatmung
- Lungenfunktion: Vitalkapazität und totale Lungenkapazität werden kleiner, da die Lunge sich nur noch vermindert ausdehnen kann. Die Diffusionskapazität ist erniedrigt.
- Röntgen-Thorax: Je nach Ursache der Lungenfibrose zeigen sich im Röntgenbild verschiedene Veränderungen: kleine runde oder lineare Fleckschatten, wabige Lungenveränderungen, Lungenschrumpfung, hochstehendes Zwerchfell.

Therapie

- Therapie der Grunderkrankung
- Kortikosteroide, evtl. Immunsuppressiva
- O_2-Dauertherapie.

Wichtig ist die Behandlung der Grundkrankheit, z.B. durch antiinfektiöse Therapie, Absetzen auslösender Medikamente, Meiden von Gefahrenstoffe (am Arbeitsplatz, z.B. durch Atemschutzmaßnahmen, zu denen der Arbeitgeber gesetzlich verpflichtet ist), aber auch durch Berufswechsel bzw. Umschulung. Schwere Formen oder idiopathische Lungenfibrosen werden mit Kortikosteroiden und evtl. Immunsuppressiva behandelt, bei schwerer Atemnot wird Sauerstoff verabreicht (Sauerstoff-Dauertherapie).

! Merke

Pneumokoniosen und die exogen-allergische Alveolitis sind meldepflichtige Berufskrankheiten, die häufig zur Invalidität des Patienten führen.

Komplikationen

- Cor pulmonale
- Silikose: Silikotuberkulose
- Asbestose: Bronchialkarzinom, Mesotheliom.

❸ Im fortgeschrittenen Stadium tritt eine respiratorische Insuffizienz mit Zyanose auf; die chronische Hypoxie führt zur Entwicklung von Trommelschlegelfingern (kolbig verdickte Fingerendgliedern) mit stärker gekrümmten sogenannten Uhrglasnägeln. Die Einengung der Lungenstrombahn bedeutet eine Belastung des rechten Herzens, die zum Cor pulmonale (☞ 1.5) führen kann.

Bei der Silikose kommt es vermehrt zu bronchopulmonalen Infekten und in 10 % der Fälle zu einer Lungentuberkulose, der sogenannten Silikotuberkulose.

Bei der Asbestose treten gehäuft Bronchialkarzinome, Mesotheliome (bösartige Tumoren der serösen Häute, d.h. von Pleura, Peritoneum oder selten Perikard) und Karzinome des Kehlkopfes auf.

Physiotherapie

Anzustreben sind eine große Vitalkapazität und eine möglichst geringe Atemfrequenz mit gleichmäßiger Ein- und Ausatmung, z.B. über Dehnlagen, Wahrnehmung der Atembewegungen.

4.4.2 Sarkoidose

Systemerkrankung mit Ausbildung von Granulomen, bevorzugt in Lunge und Lymphknoten.

❹ Die Sarkoidose (M. Boeck, sprich: buhk) ist eine Systemerkrankung mit Ausbildung entzündlicher Knötchen, sog. **Granulome,** die im gesamten Körper auftreten können. Am häufigsten sind Lunge und Lymphknoten betroffen.

Ursachen und Einteilung

Röntgenologisch 4 Stadien.

Die Ursachen der Sarkoidose sind unbekannt. Nach dem Röntgenbefund der Lunge wird die pulmonale Sarkoidose in vier Schweregrade eingeteilt:

I. Lymphknotenvergrößerung an beiden Lungenhili, reversibles Stadium
II. zusätzlicher Lungenbefall
III. Lungenbefall ohne Beteiligung der Lymphknoten
IV. Lungenfibrose mit irreversibler Lungenfunktionsstörung.

Symptome und Komplikationen

Akute Sarkoidose:
- Arthritis
- Erythema nodosum
- Lymphknotenvergrößerung am Lungenhilus.

Chronische Sarkoidose:
- anfangs häufig keine Beschwerden
- Entwicklung bis zur Lungenfibrose möglich.

Zu unterscheiden ist die akute von der chronischen Sarkoidose. Die **akute Sarkoidose,** das sog. LÖFGREN-Syndrom, ist gekennzeichnet durch eine Arthritis (☞ 10.2.1) meist des Sprunggelenkes, ein Erythema nodosum (rotblaue, schmerzhafte Knoten meist an der Streckseite der Unterschenkel) und vergrößerte Lymphknoten am Lungenhilus.

Eine **chronische Sarkoidose** ist weitaus häufiger als die akute Sarkoidose und zeigt im Frühstadium oft keine Beschwerden. Die Diagnose wird meist zufällig bei einer Röntgenkontrolle der Lunge gestellt. Bei stärkerem Lungenbefall setzen Reizhusten und Atemnot ein bis hin zu Symptomen und Komplikationen einer Lungenfibrose (☞ 4.4.1).

Je nach befallenem Organ treten unterschiedliche Symptome auf:
- Haut (25 %) → Erythema nodosum, bläulich-rote Papeln und Flecken
- Augen (25 %) → Iridozyklitis (Entzündung der Regenbogenhaut), Tränendrüsenbefall
- zentrales Nervensystem → Lähmung von Hirnnerven, z.B. des N. facialis (VII. Hirnnerv)
- andere Organe wie Lymphknoten, Leber, Milz, Myokard und Skelettmuskulatur können betroffen sein.

- Röntgen-Thorax
- Lungenfunktions-prüfung
- Brochoskopie.

Diagnostik

- Röntgen-Thorax: Lymphknotenvergrößerung bzw. fleckige oder streifige Lungeninfiltrate
- Lungenfunktion: evtl. Zeichen einer restriktiven Lungenfunktionsstörung (☞ 4.4). Diese führt zu einer Verringerung der Lungenvolumina, da die Dehnungsfähigkeit der Lunge vermindert und der Gasaustausch behindert ist (Diffusionskapazität ↓)
- **Bronchoskopie**
  - Die Luftwege werden meist in Lokalanästhesie mit einem flexiblen Endoskop *(Bronchoskop)* betrachtet; dabei werden Gewebebiopsien entnommen. Bei der Sarkoidose lassen sich meist die typischen Granulome in der Biopsie nachweisen
  - bronchoalveoläre Lavage während einer Bronchoskopie: Die Bronchien werden dabei mit physiologischer Kochsalzlösung gespült. In dem so gewonnenen Material können z.B. Erreger bei einer Infektion nachgewiesen werden oder maligne Zellen bei einem Tumor. Bei der Sarkoidose zeigen sich typische Entzündungszellen in der Spülflüssigkeit.

- oft nicht behandlungs-, aber kontrollbedürftig
- ab Stadium II: Kortikosteroide.

Therapie und Verlauf

❺ Eine Sarkoidose ist oft nicht behandlungs-, aber immer kontrollbedürftig. Die Sarkoidose vom Schweregrad I und das LÖFGREN-Syndrom bessern sich in 70–90 % der Fälle auch ohne spezielle Therapie. Ab Stadium II bzw. bei Befall extrapulmonaler Organe werden Kortikosteroide eingesetzt.

? Übungsfragen

❶ Was versteht man unter einer Restriktion?

❷ Was ist eine Silikose, eine Asbestose, eine exogen-allergische Alveolitis?

❸ Worin bestehen die Komplikationen der Lungenfibrose?

❹ Welche Organe sind bei der Sarkoidose häufig befallen?

❺ Wie verläuft die Sarkoidose bei den meisten Patienten?

4.5 Bronchialkarzinom

Ausgehend vom Epithel der Bronchialschleimhaut.

Das Bronchialkarzinom ist ein bösartiger Tumor der Bronchien, der vom Epithel der Bronchialschleimhaut ausgeht. In Deutschland ist es die häufigste zum Tode führende Krebserkrankung bei Männern, bei Frauen nimmt die Häufigkeit zu.

Ursachen und Einteilung

- Zigarettenrauch, auch passiv
- Arbeitsstoffe wie Asbest, Chrom
- genetische Veranlagung.

❶ 85 % aller Bronchialkarzinome sind auf das Inhalieren von Zigarettenrauch (auch passiv) zurückzuführen. Eine zahlenmäßig untergeordnete Rolle spielt die Inhalation bestimmter Arbeitsstoffe wie Asbest oder Chrom oder von Luftschadstoffen (Ruß, Stäube). Personen, bei denen ein Elternteil an einem Bronchialkarzinom erkrankt ist, haben ein 2–3fach höheres Risiko, selbst zu erkranken.

Unterscheidung verschiedener Karzinomarten.

Je nach Zellart des Karzinoms werden unterschieden: kleinzelliges Bronchialkarzinom (25 %), Plattenepithelkarzinom (40 %), Adenokarzinom (25 %), großzelliges Bronchialkarzinom (10 %).

Symptome

Symptome zeigen sich oft erst spät:

- Husten, Atemnot
- Thoraxschmerzen
- Hämoptysen
- Gewicht ↓, Fieber, Nachtschweiß
- Heiserkeit, Zwerchfellähmung
- paraneoplastisches Syndrom.

❷ Ein Bronchialkarzinom macht sich meist erst spät bemerkbar. Anfangs kommt es zu Husten, Atemnot und Thoraxschmerzen, später auch zu Hämoptysen (Aushusten von Blut, bzw. blutigem Sputum). Wie bei jeder bösartigen Tumorerkrankung treten im fortgeschrittenen Stadium Leistungsabfall, Gewichtsabnahme, Fieber und Nachtschweiß auf. Der Tumor kann den N. recurrens und den N. phrenicus (Zwerchfellnerv) infiltrieren und so zu Heiserkeit bzw. Zwerchfellähmung mit -hochstand führen.

Paraneoplastisches Syndrom: Wie andere Tumoren auch können Bronchialkarzinome hormonähnliche Stoffe mit entsprechenden Wirkungen produzieren: eine ACTH-Produktion z.B. führt zum CUSHING-Syndrom (☞ 8.4.1).

! Merke

Bei Rauchern ≥ 40 Jahre sollte man bei unspezifischen Lungensymptomen immer auch an ein Bronchialkarzinom denken. Jeder Husten, der trotz Therapie länger als 4 Wochen andauert, wiederholte Pneumonien, Asthma und Bronchitis mit kurzer Krankheitsdauer müssen definitiv abgeklärt werden.

- Rö-Thorax, CT
- Bronchoskopie mit Biopsie, Sputum
- Tumormarker
- Lungenfunktion
- Suche nach Metastasen.

Diagnostik

- Röntgen-Thorax in zwei Ebenen: Hinter jeder Lungenverschattung kann sich ein Bronchialkarzinom verstecken (☞ Abb. 4.2)
- CT, um die genaue Lage und Ausbreitung des Tumors zu bestimmen und vergrößerte mediastinale Lymphknoten zu entdecken
- Sputumuntersuchung auf Tumorzellen
- Bronchoskopie mit Biopsie des verdächtigen Gewebes und bronchoalveolärer Lavage. Kann die Tumorart so nicht bestimmt werden, muß eine Biopsie von außen durch die Brustwand *(Thorakotomie)* vorgenommen werden
- Suche nach Fernmetastasen, z.B. durch Sonographie des Abdomens, Schädel-CT, Skelettszintigraphie
- Präoperative Lungenfunktionsprüfung, um abschätzen zu können, ob bei dem Patienten eine Lungenteilresektion möglich ist. Bei einer schlechten Lungenfunktion kann nicht operiert werden
- Bestimmung folgender Tumormarker zur Verlaufskontrolle: NSE (Neuronspezifische Enolase), SCC (squamous cell carcinoma antigen), CEA (Carcinoembryonales Antigen), CYFRA 21–1.

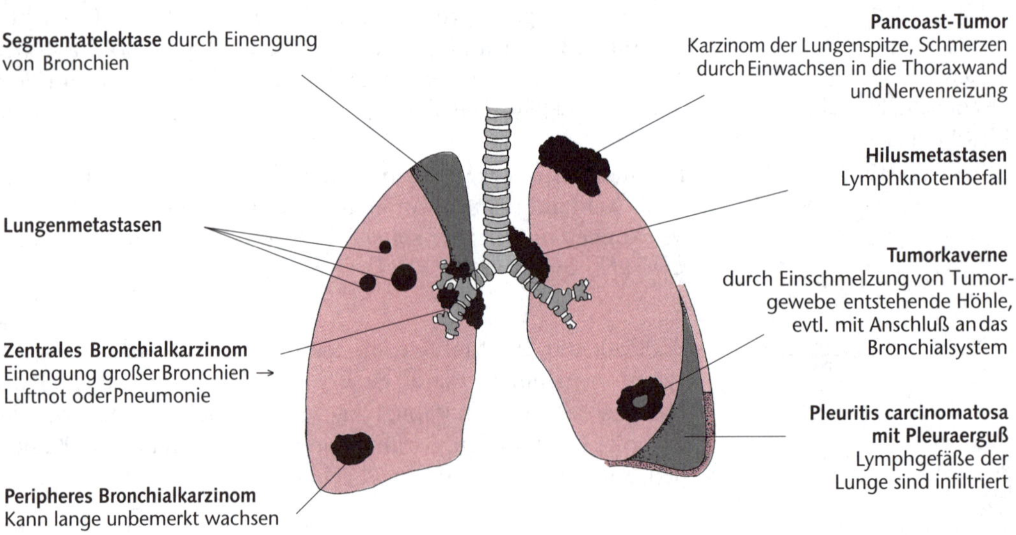

Abb. 4.2 Mögliche Befunde im Röntgen-Thorax bei einem Bronchialkarzinom [A400–215]

Therapie und Prognose

Abhängig von Karzinomtyp und Erkrankungsstadium:
- Operation
- Strahlen-, Laser-, Chemotherapie
- Analgetika, hustendämpfende Medikamente.

Wenn der Tumor noch nicht zu weit fortgeschritten ist und keine Metastasen vorliegen, ist eine Operation angezeigt: Dabei wird meistens entweder ein Lungenlappen *(Lobektomie)* oder eine Lungenhälfte *(Pneumektomie)* entfernt. Allerdings sind 2/3 der Patienten bei Diagnosestellung bereits inoperabel. Dann erfolgt eine Strahlen-, Laser- und/oder Chemotherapie, um den Tumor zu verkleinern bzw. in seinem Wachstum zu stoppen und so die Lebenserwartung und -qualität der Patienten zu verbessern. Bei einem kleinzelligen Bronchialkarzinom stellt die Chemotherapie (☞ 12.2.3) das zentrale Behandlungsverfahren dar; oft wird sie mit einer Strahlentherapie kombiniert.

Im fortgeschrittenen Stadium werden außerdem Analgetika bei Tumorschmerzen, hustendämpfende Medikamente u.a. unterstützende Medikamente eingesetzt.

Die Prognose der Patienten hängt von Diagnosezeitpunkt und Tumortyp ab. Insgesamt ist sie schlecht: Die 5-Jahresüberlebensrate aller Patienten zusammen beträgt nur 5 %.

Komplikationen

- Atelektasen (☞ 4.4)
- Pleuritis carcinomatosa: Ein Tumorbefall der Pleura geht oft von Lymphgefäßen der Lunge aus. Er führt zu einer chronischen Entzündung, häufig mit Pleuraerguß.

4.6 Akutes Lungenversagen

Das akute Lungenversagen (ARDS, adult respiratory distress syndrome, Schocklunge) tritt bei vorher lungengesunden Personen durch unterschiedliche Schädigungen der Lunge auf.

Ursachen und Entstehung

- Einatmung toxischer Gase
- Sepsis
- Polytrauma
- Verbrennung
- Schock
- DIC, Massentransfusion.

❸ Das Lungengewebe kann direkt geschädigt werden, z.B. durch Aspiration von Mageninhalt oder Inhalation von toxischen Gasen wie Stickstoffdioxid (NO_2) oder Rauchgasen. Weitere Ursachen sind Sepsis, Polytrauma (lebensbedrohliche Verletzung mehrerer Organe, z.B. durch Verkehrsunfall), Verbrennung, Schock, disseminierte intravasale Gerinnung (☞ 3.4.2) sowie Massentransfusion.

Alle Ursachen bewirken, daß die Kapillarwände des Lungengewebes durchlässiger werden und so Flüssigkeit ins Lungengewebe und die Alveolen übertritt. Damit liegt ein Lungenödem vor. Wenig später bildet sich eine Lungenfibrose, wodurch der Gasaustausch schwer behindert wird.

Symptome

- anfangs: $pO_2 \downarrow$, Hyperventilation, respiratorische Alkalose
- später: $pO_2 \downarrow$, $CO_2 \uparrow$, respiratorische Azidose.

Anfangs fällt eine Hypoxie ($pO_2 \downarrow$) mit Hyperventilation und respiratorischer Alkalose (☞ 7.4.1) auf. Bei Fortschreiten der Erkrankung entwickelt sich eine zunehmende Dyspnoe mit Globalinsuffizienz ($pO_2 \downarrow$, $pCO_2 \uparrow$) und respiratorischer Azidose (☞ 7.4.2). Die Symptome können sich innerhalb weniger Stunden bis mehrerer Tage ausbilden.

Diagnostik

- BGA
- Rö-Thorax
- Lungenfunktionsprüfung.

- BGA: Je nach Schwere des Krankheitsbildes zeigt sich anfangs eine Hypoxämie ($pO_2 \downarrow$) und später eine zusätzliche Hyperkapnie ($pCO_2 \uparrow$)
- Röntgen-Thorax: zu Beginn der Erkrankung normal, dann typisches Bild eines Lungenödems mit beidseitig diffuser Verschattung (»weiße Lunge«)
- Lungenfunktion: verminderte Diffusionskapazität und Vitalkapazität.

Therapie

Intensivmedizinisches Krankheitsbild:
- Schockbekämpfung
- Therapie der Grunderkrankung
- Beatmung
- Antibiotika.

Die Patienten müssen so schnell wie möglich auf der Intensivstation behandelt werden, um ihre Überlebenschancen zu verbessern. Schock und auslösende Erkrankung müssen therapiert werden. Problematisch ist die ausreichende Versorgung mit Sauerstoff: Dafür wird der Patient mit einer besonderen Technik beatmet, bei der durch erhöhten Beatmungsdruck der Gasaustausch verbessert wird. Weitere künstliche Beatmungsverfahren, z.B. extrakorporale Verfahren des Gasaustausches, befinden sich in der klinischen Erprobung. Antibiotika werden hochdosiert verabreicht, da eine zusätzliche Pneumonie meist nicht überlebt wird.

? Übungsfragen

1. Was ist der Hauptrisikofaktor für ein Bronchialkarzinom?
2. Wie macht sich ein Bronchialkarzinom bemerkbar?
3. Wodurch kann ein akutes Lungenversagen verursacht werden?

4.7 Erkrankungen der Pleura

4.7.1 Pleuraerguß

Flüssigkeitsansammlung im Pleuraspalt.

Ein Pleuraerguß (Pleura = Brustfell) ist eine Flüssigkeitsansammlung im Pleuraspalt (Brustfellhöhle).

Ursachen und Einteilung

Unterscheidung zwischen Transsudat und Exsudat.

❶ Je nach Zusammensetzung der Flüssigkeit im Pleuraspalt wird zwischen Transudat und Exsudat unterscheiden:
Transsudat: Die Ergußflüssigkeit tritt aus den Kapillaren aus, z.B. aufgrund einer Lungenstauung bei Linksherzinsuffizienz. Sie ist serös, enthält kaum Eiweiß, wenig Zellen und Bakterien.
Exsudat: Die Ergußflüssigkeit wird von dem umliegenden Gewebe produziert. Sie ist serös, eitrig, fibrinös oder blutig und enthält größere Mengen Eiweiß. Je nach Ursache des Ergusses können auch Bakterien, Blutbestandteile, Cholesterin oder Tumorzellen in der Flüssigkeit nachgeweisen werden.

❷ Ursachen eines Pleuraergusses können sein:
- bösartige Tumoren (60 %), z.B. metastasierendes Mammakarzinom, Bronchialkarzinom
- Infektionen (30 %), z.B. Tuberkulose, Pneumonie
- Pleuritis
- dekompensierte Herzinsuffizienz
- Pankreatitis
- Kollagenosen.

Symptome

- Atemnot
- Druckgefühl in der Brust.

Die Flüssigkeit in der Pleurahöhle kann das Lungengewebe verdrängen. Je nach Flüssigkeitsmenge (wenige Milliliter bis mehrere Liter) treten in unterschiedlicher Stärke Atemnot und Druckgefühl in der Brust auf.

Diagnostik

- Auskultation
- Rö-Thorax
- Sonographie
- Pleurapunktion.

- Lungenauskultation: abgeschwächtes Atemgeräusch über dem Pleuraerguß
- Röntgen-Thorax: ab etwa 300 ml ist der Erguß zu erkennen; durch die Flüssigkeitsansammlung erscheinen die Zwerchfellkuppeln abgeflacht
- Ultraschall: ab ca. 50 ml ist der Erguß nachweisbar
- Pleurapunktion: Unter örtlicher Betäubung wird unter sterilen Bedingungen der Pleuraerguß punktiert und Flüssigkeit entnommen *(Probepunktion)*. Diese wird chemisch, bakteriologisch und zytologisch untersucht, um die Ursache zu klären. Behindert der Erguß die Atmung, werden größere Mengen Flüssigkeit abgelassen.

! Merke

Ein Pleuraerguß wird aus diagnostischen Gründen punktiert. Ein blutiger Pleuraerguß gilt solange als tumorverdächtig, bis das Gegenteil bewiesen ist.

Therapie

- Therapie der Grunderkrankung
- Pleurodese.

Im Vordergrund steht die Therapie der auslösenden Grunderkrankung. Bei ständig wiederkehrenden Pleuraergüssen wird mit einer speziellen Technik, der sog. **Pleurodese,** das Rippenfell mit dem Lungenfell verklebt, um die Ergußbildung zu verhindern.

Physiotherapie

Dehnungen erst anwenden, wenn die Schmerzen es zulassen und wenn auf dem Röntgenbild nur noch ein Resterguß zu sehen ist.

4.7.2 Pleuritis

Entzündung der Pleura.

Die Pleuritis ist eine Entzündung der Pleura.

Ursachen und Einteilung

Meist sekundär als Folge anderer Erkrankungen.

Eine Pleuritis entsteht meist sekundär im Gefolge einer anderen Erkrankung, z.B. einer Tuberkulose, einer Pneumonie oder eines Tumors von Lunge oder Pleura. Aber auch eine Urämie (☞ 7.2.3), ein Lungeninfarkt (☞ 4.6), ein Herzinfarkt (☞ 1.3), eine Pankreatitis (☞ 6.4.1) oder Kollagenosen (☞ 10.3) können eine Pleuritis hervorrufen.

Pleuritis sicca → ohne Pleuraerguß. Pleuritis exsudativa → Pleuraerguß.

Man unterscheidet die trockene **Pleuritis sicca** von der feuchten **Pleuritis exsudativa;** bei letzterer gibt die entzündete Pleura Flüssigkeit in die Pleurahöhle ab, so daß ein Pleuraerguß entsteht. Die trockene Form geht meist in die feuchte über.

Symptome

- Schmerzen beim Atmen
- Atemnot.

❸ Die Pleuritis sicca verursacht stechende Schmerzen beim Atmen, weshalb der Patient versucht, möglichst flach zu atmen (Schonatmung mit eingeschränkter Atembewegung). Die Schmerzen lassen häufig nach, wenn ein Pleuraerguß auftritt. Verdrängt der Pleuraerguß das Lungengewebe, hat der Patient Atemnot.

Diagnostik

- Lungenauskulation
- BSG ↑, CRP ↑, Leukozytose
- Rö-Thorax
- Ggf. Pleurapunktion.

- Lungenauskultation: Reibegeräusche beim Atmen, die wie Lederknarren klingen. Bei einem Pleuraerguß sind die Atemgeräusche abgeschwächt oder aufgehoben.
- Blut: BSG ↑, CRP ↑, Leukozytose
- Röntgen-Thorax: Zwerchfellhochstand, Verschattung bei Pleuraerguß

- Punktion eines Pleuraergusses und Untersuchung der Ergußflüssigkeit (☞ 4.11.1).

Therapie

- Therapie der Grunderkrankung
- Analgetika.

Die auslösende Grundkrankheit muß behandelt werden. Wenn der Patient aufgrund der Schmerzen flach atmet, müssen Schmerzmittel (Paracetamol mit Codein) gegeben werden, um dem Patienten das tiefere Durchatmen zu erleichtern.

Physiotherapie

Wichtig ist die Pneumonie- und Pleuraschwartenprophylaxe. Der Patient sollte möglichst auf der gesunden Lungenseite liegen, um die Ausdehnung und Belüftung der erkrankten Seite zu fördern.

4.7.3 Pleuraempyem

Eiteransammlung in der Pleurahöhle.

Ein Pleuraempyem ist eine Eiteransammlung, die sich an verschiedenen Stellen der Pleurahöhle durch Bakterieneinwanderung bilden kann. Ursachen sind z.B. eine Pneumonie, ein Bauchhöhlen- oder Lungenabzeß, oder eine Thoraxoperation. Durch Verklebung der beiden Pleurablätter können aus einer ursprünglichen Eiterhöhle mehrere Kammern entstehen.

Symptome

Hauptsymptome sind hohes Fieber und der schlechte Allgemeinzustand, außerdem kommt es zu Atemnot.

Therapie

Beim gekammerten Empyem werden die Kammern einzeln punktiert. Ansonsten wird über einen großlumigen Schlauch durch die Thoraxwand der Pleuraraum gespült und drainiert. Nach Keimbestimmung werden gezielt Antibiotika intravenös gegeben.

4.7.4 Pneumothorax

Luft strömt zwischen Pleurablätter → Kollaps des betroffenen Lungenflügels.

❹ Bei einem Pneumothorax strömt Luft durch die verletzte Pleura in den Pleuraspalt. Dadurch erweitert er sich, der interpleurale Unterdruck entweicht, und es kommt zu einem teilweisen oder kompletten Kollaps des betroffenen Lungenflügels, der dann nur noch vermindert oder gar nicht mehr am Gasaustausch teilnimmt.

Einteilung

- Spontanpneumothorax

Spontanpneumothorax kommt am häufigsten vor, v.a. bei Männern zwischen 20 und 40 Jahren. Er entsteht oft ohne äußere Gewaltanwendung durch die Ruptur einer Emphysemblase.

- traumatischer Pneumothorax
- Spannungs-pneumothorax.

Bei traumatischer Einwirkung kommt es zum

- äußeren, offenen Pneumothorax: Luft strömt von außen durch die verletzte Brustwand ein
- inneren, geschlossenen Pneumothorax: Luft aus verletzten Atemwegen oder Lungengewebe dringt durch die verletzte Pleura.

Ein lebensbedrohlicher Notfall tritt ein, wenn aus dem Pneumothorax ein **Spannungspneumothorax** wird. Die Luft dringt durch die verletzte Pleura beim Einatmen in den Thorax ein, entweicht aber beim Ausatmen nicht. Die »Spannung«, d.h. der starke Überdruck auf der verletzten Seite, drückt das Mediastinum zur gesunden Seite. Die Herzfunktion und die Funktion der gesunden Lunge werden mit jedem Atemzug mehr beeinträchtigt.

Symptome

Akut einsetzende Dyspnoe, einseitige stechende Schmerzen im Brustkorb, asymmetrische Atembewegungen, einseitig hypersonorer Klopfschall, fehlende Atemgeräusche, Husten, evtl. Zyanose, Tachykardie.

Therapie

Beim kleinen Spontanpneumothorax wird die Luft innerhalb von 3–4 Tagen von selbst absorbiert. Ist der Pneumothorax größer, muß die Luft durch eine Thoraxsaugdrainage entfernt werden.

Übungsfragen

❶ Was ist der Unterschied zwischen einem Transsudat und einem Exsudat?

❷ Wodurch kann ein Pleuraerguß verursacht werden?

❸ Welche Krankheitssymptome hat ein Patient mit einer Pleuritis?

❹ Was passiert bei einem Pneumothorax?

5 Magen-Darm-Trakt

5.1 Leitsymptome

5.1.1 Dysphagie

Schluckbeschwerden.

Bei der Dysphagie (Schluckstörung) hat der Patient das Gefühl, beim Schlucken ein Hindernis überwinden zu müssen. Häufig klagt er über ein Druckgefühl hinter dem Sternum, erbricht oder verschluckt sich.

Ursachen

- Einengung des Ösophagus, z.B. durch Ösophaguskarzinom, verschluckte Fremdkörper, Ösophagusdivertikel, vergrößerte Nachbarorgane, z.B. Schilddrüse
- Achalasie (☞ 5.2.4), Sklerodemie (☞ 10.3.2)
- Refluxösophagitis
- Lähmung von Schlundmuskeln, z.B. nach ischämischem Insult (Schlaganfall).

! Merke

Schluckstörungen sind immer ein Alarmsymptom, das abgeklärt werden muß. Bei Patienten über 45 Jahre sind sie zu 40 % durch ein Ösophaguskarzinom bedingt.

Komplikationen

Aspirationspneumonie.

Die Gefahr einer Dysphagie besteht in der **Aspiration** (Einatmen von Fremdkörpern oder Flüssigkeit) von Nahrung. Damit gelangt Speise in Trachea und Lunge. Können die Speisen durch Husten nicht wieder nach oben befördert werden – insbesondere bei Patienten mit gestörtem Schluckreflex –, rufen sie eine sog. Aspirationspneumonie (☞ 4.2.3) hervor.

5.1.2 Übelkeit und Erbrechen

- Nahrungsbrei wird retrograd durch den Mund entleert
- evtl. Dehydratation und Elektrolytverschiebungen → Gefahr v.a. für Kinder und alte Menschen.

Übelkeit und Erbrechen (Emesis) gehören zu den typischen Symptomen gastroenterologischer Erkrankungen. Beim Erbrechen ziehen sich Magen-, Bauchmuskulatur und Zwerchfell unwillkürlich zusammen, und der Nahrungsbrei wird retrograd (rückläufig) durch den Mund entleert. Durch starkes Erbrechen verliert der Körper Flüssigkeit und Elektrolyte. Die Folge sind Dehydratation (☞ 7.5.1) und Elektrolytverschiebungen. Besonders gefährdet sind Kinder und alte Menschen, da sie über geringere Flüssigkeitsreserven verfügen.

Blutiges Erbrechen wird als *Hämatemesis* bezeichnet und kommt u.a. bei oberen gastrointestinalen Blutungen (☞ 5.3.2) und Blutungen aus dem Nasen-Rachen- Raum vor.

Ursachen

Die Ursachen sind sehr vielfältig. Neben einer Reizung der Magenschleimhaut kann auch die Reizung des zentralen Brechzentrums im Gehirn Erbrechen auslösen.

- Erkrankungen des Magen-Darm-Trakts
- Infektionen durch Bakterien oder Viren
- Medikamente, z.B. Eisentabletten, Zytostatika, Antibiotika
- Vergiftungen, z.B. mit Alkohol
- neurologische Erkrankungen, z.B. Hirnhautentzündung, Hirndruck
- Stoffwechselentgleisungen, z.B. bei Diabetes mellitus
- Frühschwangerschaft
- psychisch bei Angst oder Aufregung.

Physiotherapie

Erbricht ein Patient, muß er vor Aspiration geschützt werden. Deshalb sollte der Patient sofort aufgesetzt werden und den Kopf nach vorne beugen; bettlägerige Patienten müssen auf die Seite gedreht werden. Zahnprothesen sollten ebenso entfernt werden.

5.1.3 Abdominalschmerzen

Abdominalschmerzen werden durch verschiedene Erkrankungen von Bauchorganen, seltener durch Krankheiten anderer Organsysteme hervorgerufen.

Ursachen

Art des Schmerzes gibt Hinweis auf die Ursache.

Die Schmerzbeschreibung des Patienten bei Abdominalbeschwerden gibt wichtige Hinweise auf die Grunderkrankung:

- zunehmende Schmerzen: Appendizitis, Cholangitis, Cholezystitis, Pankreatitis
- kolikartig (an- und abschwellende Schmerzen durch abwechselnde Kontraktion und Erschlaffung der glatten Mus-

kulatur von Hohlorganen), z.B. bei Gallen- oder Nierensteinen, aber auch bei entzündlichen Darmerkrankungen mit Durchfall
- ausstrahlende Schmerzen, z.B. in die rechte Schulter bei Cholezystitis, in den Rücken bei Pankreatitis, in die Schamlippen/Hoden bei Nierensteinen.

5.1.4 Obstipation

≤ 3 Stuhlgänge/Woche.

Obstipation (Verstopfung) ist eine verzögerte Darmentleerung, die durch eine geringe Stuhlfrequenz (alle 3–4 Tage), mit hartem Stuhl und mangelndem Defäkationsreiz gekennzeichnet ist.

Ursachen

- bei etwa 10 % der Bevölkerung: faserarme Kost, geringe Flüssigkeitsaufnahme, mangelnde Bewegung und ein unterdrückter Defäkationsreiz
- Medikamente, z.B. Antidepressiva, Opiate, aluminiumhaltige Antazida, Laxantienabusus (Mißbrauch von Abführmitteln, s.u.)
- Elektrolytstörungen, z.B. Hypokaliämie (☞ 7.5.3, oft Folge eines Laxantienabusus)
- schmerzhafte Hämorrhoiden, Analfissur, die zu einer unwillkürlichen Unterdrückung des Defäkationsreizes führen
- Einengung des Darmlumens, z.B. durch ein Kolonkarzinom oder -adenom, Verwachsungen (Briden), Fremdkörper
- neurologische Erkrankungen, z.B. PARKINSON-Syndrom, Multiple Sklerose
- Hypothyreose (☞ 8.2.3).

Obstipationsprophylaxe

- ausreichende Trinkmenge 1,5–2 l
- ballaststoffreiche Ernährung
- Bewegung.

- Mindestens 1,5–2 l Mineralwasser oder Tee (kein Kaffee oder schwarzen Tee) täglich trinken. Ältere Menschen müssen meist zum Trinken angehalten werden, da ihr Durstgefühl vermindert ist
- ballaststoffreiche Ernährung in Form von Früchten, Gemüse, Vollkornbrot, Salat
- Meiden von obstipierenden Nahrungsmitteln wie Schokolade, Weißbrot, schwarzer Tee, Rotwein
- körperliche Betätigung
- bei Stuhldrang sofort eine Toilette aufsuchen, Stuhldrang nicht unterdrücken
- Die Einnahme von Laxantien sollte auf wenige Ausnahmen beschränkt sein, z.B: wenn der Patient nicht pressen darf (z.B. nach Herzinfarkt, nach bestimmten Operationen) oder zur Darmreinigung vor Darmspiegelungen oder anderen Eingriffen.

5.1.5 Diarrhoe

≥ 3 Stuhlgänge/Tag. Stuhl flüssig, Stuhlmenge ↑.

Bei der Diarrhoe (Durchfall) kommt es zu mehr als drei Stuhlentleerungen pro Tag, der Stuhlgang ist flüssig und die Stuhlmenge vermehrt (≥ 250 g/Tag). Eine starke Diarrhoe führt zu einem Flüssigkeits- und Elektrolytverlust, der besonders für Kinder und ältere Menschen bedrohlich werden kann.

Ursachen

Akute Durchfälle: meist infektiös. Chronische Durchfälle: meist nichtinfektiös.

- Infektionen des Magen-Darm-Traktes durch Viren, Bakterien, seltener durch Würmer oder Protozoen (z.B. Amöben) sowie Lebensmittelvergiftungen
- Nebenwirkung von Medikamenten, wie Antibiotika, Zytostatika, Laxantien
- Nahrungsmittelallergie (häufig in Kombination mit Hauterscheinungen wie Urtikaria)
- entzündliche Darmerkrankungen: Morbus CROHN, Colitis ulcerosa, Divertikulitis
- Kolonkarzinom, -adenom (Alarmzeichen: Durchfall im Wechsel mit Obstipation)
- Pankreasinsuffizienz mit ungenügender Sekretion von Verdauungsenzymen
- hormonelle Störungen: Hyperthyreose, Gastrinom (☞ 6.4.3)
- autonome Neuropathie (Schädigung des vegetativen Nervensystems), z.B. bei Diabetes mellitus
- Reizdarm-Syndrom bei psychischen Einflüssen, z.B. Angst, Nervosität (häufig, aber nur als Ausschlußdiagnose akzeptabel).

! Merke

Während akute Durchfälle meist infektiös bzw. durch ein Lebensmittelvergiftung bedingt sind, haben chronische Durchfälle (Dauer länger als ein Monat) oft nichtinfektiöse Ursachen.

5.1.6 Blut im Stuhl

Die Ursachen von Blut im Stuhl decken sich mit denen von Blutungen im Gastrointestinaltrakt. Im Vordergrund stehen: Magen- und Duodenalulzera, Karzinome des Gastrointestinaltraktes, entzündliche Darmerkrankungen, Divertikel, Hämorrhoiden.

Einteilung

Je nach Ort der Blutung unterschiedliches Aussehen.

- Bei Blutungen im oberen Gastrointestinaltrakt treten sog. **Teerstühle** auf: Dieser schwarze, glänzend und klebrige Stuhl entsteht durch Abbau von Hämoglobin im Darm. Bei träger Darmpassage können auch Blutungen aus dem unteren Dünndarm oder oberen Dickdarm Teerstuhl verursachen

- Rote **Blutauflagerungen** auf dem Stuhl stammen in der Regel aus dem Rektum oder dem Analkanal, kommen aber auch bei massiven Blutungen im oberen Gastrointestinaltrakt mit schneller Darmpassage vor. Hellrote spritzende Blutungen haben ihren Ursprung meist in Hämorrhoiden
- **Blutiger Durchfall** wird häufig bei entzündlichen Darmerkrankungen beobachtet
- Bei leichten Blutungen ist das Blut nicht im Stuhlgang sichtbar. Dieses sog. **okkulte Blut** kann mit Hilfe eines Testbriefes (z.B. Hämoccult ®) nachgewiesen werden.

! Merke

Bei einem positiven Testergebnis – »Blut im Stuhl« – muß die Ursache der Blutung festgestellt werden. Deshalb muß meistens eine Koloskopie, ggf. ein Gastroskopie durchgeführt werden, um ein Karzinom sicher auszuschließen.

5.2 Erkrankungen des Ösophagus

5.2.1 Refluxösophagitis

Entzündung der Ösophagusschleimhaut durch Reflux von Mageninhalt.

Die Refluxösophagitis ist eine Entzündung der Schleimhaut des Ösophagus (Speiseröhre), die durch das Zurückfließen (Reflux) von Mageninhalt in den Ösophagus hervorgerufen wird.

Eine Ösophagitis wird anhand des endoskopischen Befundes in vier Stadien eingeteilt:

I einzelne Erosionen in geröteter Schleimhaut
II zusammenfließende Läsionen, die jedoch nicht den gesamten Umfang einnehmen
III zirkuläre, d.h. über den gesamten Umfang ausgedehnte, Läsionen
IV Komplikationen wie Ulkus oder Striktur (Verengung).

Ursachen und Entstehung

Unterer Ösophagussphinkter gestört.

❶ Die Kardia wird vom unteren Ösophagussphinkter (Speiseröhrenschließmuskel) verschlossen. Er öffnet sich beim Gesunden nur während des Schluckens, um Speisebrei vom Ösophagus in den Magen zu transportieren. Bei der Refluxösophagitis öffnet sich der untere Ösophagussphinkter auch, wenn nicht geschluckt wird. Der saure Mageninhalt gelangt in den Ösophagus und greift dort die Schleimhaut an, die darauf mit Entzündungszeichen reagiert.

- Sodbrennen
- Regurgitationen
- Dysphagie
- Magenschmerzen.

Symptome

Hauptsymptom der Refluxösophagitis sind brennende Schmerzen hinter dem Sternum, sog. Sodbrennen, die besonders nach dem Essen und im Liegen auftreten. Häufig geben die Patienten (saures) Aufstoßen an. Insbesondere wenn, wie z.B. beim Bücken, Druck auf den Magen ausgeübt wird, können Nahrungsreste aus dem Magen zurück in den Mund fließen (Regurgitation). Weiterhin treten Schluckbeschwerden und Magenschmerzen auf.

Ösophagokospie mit Biopsien.

Diagnostik

Die Ösophagusschleimhaut wird über eine *Ösophagoskopie* beurteilt. Meistens werden dabei Biopsien entnommen, um die Diagnose zu sichern.

Endoskopien des Magen-Darm-Trakts

Endoskopien sind »Spiegelungen« innerer Hohlorgane und Hohlräumen, um u.a. deren Schleimhaut betrachten und beurteilen zu können. Vor allem bei Karzinomverdacht werden auch Gewebeproben (Biopsien) entnommen. Weiterhin können endoskopisch Polypen abgetragen oder Blutungen gestillt werden. Endoskopien des Magen-Darm-Traktes werden nach dem jeweiligen anatomischen Abschnitt bezeichnet:

- Ösophagoskopie: Spiegelung der Speiseröhre
- Gastroskopie: Spiegelung des Magens
- Duodenoskopie: Spiegelung des Duodenums (Zwölffingerdarm)
- Koloskopie: Spiegelung des Kolons (Dickdarm). Hierbei werden entweder nur Rektum und Sigma eingesehen (Rektosigmoidoskopie) oder aber das gesamte Kolon (hohe Koloskopie)
- Rektoskopie: Spiegelung des Rektums (Enddarm). Die Rektoskopie wird im Gegensatz zu den anderen Endoskopien mit einem starren statt einem flexiblen Endoskop durchgeführt.

! Merke

Ösophagoskopie, Gastroskopie und Duodenoskopie werden auch gemeinsam als Ösophago-Gastro-Duodenoskopie durchgeführt.

Therapie

- Änderung der Eß- und Schlafgewohnheiten
- Medikamente: H_2-Blocker, Protonenpumpenblocker
- Fundoplication.

❷ Treten lediglich geringe Symptome einer Refluxerkrankung auf, so sind häufig gezielte Verhaltensänderungen des Patienten ausreichend, um die Beschwerden zu lindern:

- regelmäßig vier bis fünf kleine, fettarme Mahlzeiten pro Tag einnehmen
- drei Stunden vor dem Schlafen nichts mehr essen
- mit erhöhtem Oberkörper schlafen
- Gewicht reduzieren
- keine einengenden Kleidungsstücke (z.B. Gürtel, Korsett) tragen
- auf Speisen und Getränke wie Alkohol, Süßspeisen und Kaffee verzichten, da sie die Säureproduktion im Magen anregen
- Medikamente meiden, die als Nebenwirkung den Druck des unteren Ösophagus senken (z.B. Nitrate).

Medikamentöse Therapie

Bei stärkeren Beschwerden werden H_2-Blocker (Zantic®, Tagamet®) oder Protonenpumpenblocker (Antra®) eingesetzt, die die Säureproduktion im Magen hemmen. Weiterhin werden Medikamente verordnet, die die Spannung des unteren Ösophagussphinkters steigern und die Entleerung des Magens fördern, z.B. Cisaprid (Propulsin®).

Operative Therapie

Bessern sich nach 3–6 Monaten unter der medikamentösen Therapie die Beschwerden nicht wesentlich, so ist die operative Verengung des Mageneingangs (Fundoplicatio nach NISSEN) in Erwägung zu ziehen.

Komplikationen

- Ulzera
- karzinomatöse Entartung
- Stenosen mit Dysphagie.

- Aus den Schleimhauterosionen einer chronischen Refluxösophagitis können Ulzera entstehen, die u.U. bluten
- Im fortgeschrittenen Stadium besteht die Gefahr, daß die Schleimhautveränderungen entarten
- Narbige Veränderungen der Ösophaguswand führen zu Stenosen des Ösophagus mit Schluckbeschwerden.

5.2.2 Hiatushernie

Zwerchfellbruch → Organe des Abdomens verlagern sich in den Thorax.
2 Formen.

❸ Die Hiatushernie ist ein Zwerchfellbruch: Der Ösophagus zieht aus dem Brustraum durch eine Öffnung (lat.: Hiatus) im Zwerchfell in den Bauchraum. Werden durch diese Öffnung Organe – meistens Magenanteile – aus dem Bauchraum in den Brustraum gedrängt, liegt eine sog. Hiatushernie vor. Es werden unterschieden:

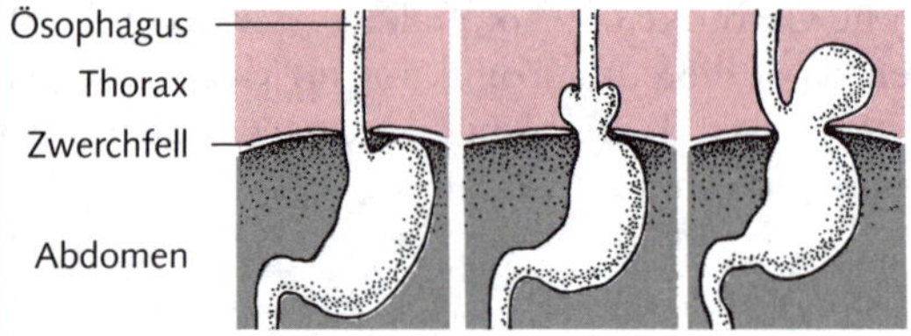

Abb. 5.1 Formen der Hiatushernie. [A400–190]

Gleithernie (axiale Hernie): Häufigste Form (90 %), bei der der obere Teil des Magens, die Kardia, in den Brustraum verlagert ist.
Paraösophageale Hernie: Die Kardia liegt in regelrechter Position; Teile des Magens oder tiefer gelegener Bauchorgane sind *neben* den Ösophagus in den Brustraum verschoben.

Ursachen

- Lockerung des Bandapparates
- Druck im Abdomen ↑, z.B. bei Schwangerschaft.

Ursache einer Hiatushernie ist oft der gelockerte Bandapparat am Mageneingang. Gleithernien treten mit zunehmendem Alter häufiger auf. Daneben kann auch ein erhöhter Druck im Bauchraum, z.B. bei Schwangerschaft oder ausgeprägter Obstipation, für eine Hiatushernie verantwortlich sein.

Symptome

Häufig asymptomatisch.

90 % aller Patienten mit einer Gleithernie haben keinerlei Beschwerden. Selten tritt ein Reflux von Mageninhalt in den Ösophagus mit nachfolgender Refluxösophagitis auf.
Auch die paraösophageale Hernie kann asymptomatisch verlaufen. Die Patienten klagen jedoch häufiger über ein Völlegefühl und Aufstoßen, ein Druckgefühl in der Herzgegend sowie über Atemnot.

Diagnostik

- Ösophagusbreischluck
- Ösophagoskopie.

Über den sog. **Ösophagusbreischluck** – möglichst in Kopftieflage des Patienten bei gleichzeitiger Bauchpresse – wird eine Hiatushernie dargestellt: Während der Patient Kontrastmittel trinkt, wird der Ösophagus geröntgt. Zur weiteren Diagnostik wird die **Ösophagoskopie** hinzugezogen.

- Operation bei paraösophagealer Hernie
- bei Gleithernie Therapie nur bei Beschwerden.

Therapie

Eine Gleithernie wird lediglich therapiert, wenn Beschwerden aufgrund einer Refluxösophagitis vorliegen.

Eine paraösophageale Hernie hingegen ist eine komplikationsträchtige Erkrankung (s.u.). Deshalb bedarf sie auch als Zufallsbefund bei beschwerdefreien Personen der operativen Behandlung. Bei der Operation werden der Magen und andere Bauchorgane ins Abdomen zurückverlagert und der Magen an der vorderen Bauchwand fixiert.

- Organeinklemmungen mit Inkarzeration
- Ulzera.

Komplikationen

❹ Komplikationen treten insbesondere bei der paraösophagealen Hiatushernie auf: An der Durchtrittsstelle der Bauchorgane in den Brustraum kann es zu Einklemmungen dieser Organe und damit zur Unterbrechung ihrer Blutzufuhr kommen (Inkarzeration). Weiterhin können Schleimhauterosionen und -ulzera mit Blutungen auftreten.

Echtes Divertikel: Aussackung der gesamten Ösophaguswand.
Pseudodivertikel: Ausstülpung von Schleimhaut durch eine Muskellücke.

5.2.3 Ösophagusdivertikel

Das Ösophagusdivertikel ist entweder eine Aussackung der gesamten Ösophaguswand, ein sog. **echtes Divertikel,** oder eine Ausstülpung von Schleimhaut durch eine bestehende Muskelloge der Ösophaguswand, ein sog. **Pseudodivertikel.**

Pulsionsdivertikel: erhöhter Druck im Ösophagus.
Traktionsdivertikel: Zug von außen.

Ursachen

❺ Ösophagusdivertikel entstehen entweder durch erhöhten Druck im Ösophagusinneren bei gestörtem Muskelzusammenspiel, sog. **Pulsionsdivertikel,** oder durch Zug von außen, sog. **Traktionsdivertikel.**

- Schluckbeschwerden
- Regurgitationen.

Symptome und Diagnostik

Die Patienten klagen über Schluckbeschwerden. Oft fällt Mundgeruch auf, der durch Regurgitation verursacht wird: Speisereste sammeln sich im Divertikel und fließen vor allem beim Liegen in den Mund zurück. Es kann auch zu Druckbeschwerden im Halsbereich und zunehmender Schluckbehinderung kommen.
Die Diagnose wird über den Ösophagusbreischluck gestellt.

Therapie

Wegen der geringen Beschwerden oder Komplikationen ist eine Resektion nur selten erforderlich. Nur wenn die Beschwerden zunehmen, werden die Divertikel operativ entfernt.

- Aspirationspneumonie
- Ulzera → Blutung, Perforation.

Komplikationen

Nachts besteht die Gefahr, daß bei Regurgitation Speisereste unbemerkt aspiriert werden und so eine Aspirationspneumonie verursachen. Ulzerationen im Divertikelsack können zu Blutungen oder Perforation des Ösophagus führen.

5.2.4 Achalasie

Erweiterung des Ösophagus aufgrund unzureichender Öffnung des unteren Ösophagussphinkters.

❻ Die Achalasie ist gekennzeichnet durch einen erhöhten Druck im unteren Ösophagussphinkter, der durch Degeneration des Nervenplexus innerhalb der Sphinktermuskulatur (Plexus myentericus) verursacht ist. Die Folge ist eine gestörte Peristaltik beim Schluckakt: Während des Schluckens erschlafft der Sphinkter nicht ausreichend, die Nahrung sammelt sich im Ösophagus an und wird nur verzögert in den Magen transportiert. Dadurch weitet sich der Ösophagus.

Symptome

- Schluckbeschwerden
- Regurgitationen
- Gewichtsverlust.

Die Patienten klagen über Schluckbeschwerden und Regurgitation von Speisebrei aus dem erweiterten Ösophagus. Meistens bevorzugen die Patienten flüssige Kost. Aufgrund der gestörten Nahrungsaufnahme kann es zu massivem Gewichtsverlust kommen.

! Merke

Die Symptome einer Achalasie können auch durch ein Karzinom der Kardia oder des Ösophagus hervorgerufen werden.

Diagnostik

- Ösophagusbreischluck
- Manometrie
- Ösophago-Gastroskopie.

Im Ösophagusbreischluck zeigt sich ein typischer Befund: die sog. Sektglasform des stark erweiterten Ösophagus oberhalb des Zwerchfells. Das Kontrastmittel wandert nur langsam in den Magen.

Mit Hilfe der Manometrie wird der Ruhedruck des unteren Ösophagussphinkters gemessen, der bei Achalasie regelmäßig erhöht ist. Ebenso läßt sich die fehlende Erschlaffung des Sphinkters während des Schluckens feststellen.

Um einen Tumor des Ösophagus oder der Kardia auszuschließen, wird eine Ösophago-Gastroskopie mit Biopsie durchgeführt.

- Kalziumantagonisten
- Ballondilatation
- Myotomie
- endoskopische Langzeitkontrolle.

Therapie

❻ Ziel der Therapie ist es, den Druck des unteren Ösophagussphinkters zu senken, so daß die Nahrung wieder ungehindert in den Magen gelangen kann. Bei sehr leichten Achalasieformen wird versucht, den Druck des unteren Ösophagussphinkters medikamentös zu senken (z.B. durch Kalziumantagonisten wie Nifedipin). Langzeitresultate sind jedoch enttäuschend, so daß meist eine **Ballondilatation** angezeigt ist: Hierzu wird ein Katheter in den Magen vorgeschoben und in Höhe des unteren Ösophagussphinkters ein Ballon aufgeblasen, der den Ösophagus aufdehnt. Diese Therapie muß aufgrund von Rezidiven häufig wiederholt werden. Bei anhaltender Erfolglosigkeit dieses Verfahrens wird operativ vorgegangen, indem die Muskulatur des unteren Ösophagussphinkters geschlitzt wird (Myotomie). Sowohl bei der Ballondilatation als auch bei der Myotomie kann es nachfolgend zu einer Refluxösophagitis kommen.

Langfristig sollte eine Achalasie endoskopisch kontrolliert werden, da in ihrer Folge auch Ösophaguskarzinome beschrieben worden sind.

- Aspirationspneumonie
- karzinomatöse Entartung.

Komplikationen

Insbesondere bei nächtlichen Regurgitationen von Speiseresten aus dem erweiterten Ösophagus besteht die Gefahr einer Aspirationspneumonie. Langfristig kann sich im erweiterten Ösophagusabschnitt ein Karzinom entwickeln.

5.2.5 Ösophaguskarzinom

Meist Plattenepithelkarzinom, bevorzugt an den drei physiologischen Engen des Ösophagus.

Das Ösophaguskarzinom ist ein bösartiger Tumor, der vorzugsweise an einer der drei physiologischen Engen des Ösophagus lokalisiert ist. In der Mehrzahl der Fälle handelt es sich um ein Plattenepithelkarzinom. Männer sind häufiger betroffen als Frauen mit einem Altersgipfel um 60 Jahre.

- Rauchen, Alkohol
- heiße Getränke
- Achalasie
- Refluxösophagitis.

Ursachen

Rauchen, Alkoholkonsum und heiße Getränke begünstigen ein Ösophaguskarzinom. Auch Vorschädigungen des Ösophagus z.B. durch eine Achalasie oder Refluxösophagitis gelten als Risikofaktoren.

Symptome

- Symptome oft erst spät
- Leitsymptom ist die Dysphagie.

Die Symptome eines Ösophaguskarzinoms treten spät auf und sind oft wenig spezifisch:

- ❼ Leitsymptom ist die Dysphagie (☞ 5.1.1), die allerdings erst auftritt, wenn bereits 2/3 des Ösophaguslumens verlegt sind
- Gewichtsabnahme wegen der eingschränkten Nahrungsaufnahme sowie der Tumorerkrankung
- Schmerzen hinter dem Sternum.

Diagnostik

- Ösophagusbreischluck
- Endoskopie
- Metastasensuche.

- Ösophagusbreischluck; zeigt eine Raumforderung
- Ösophagoskopie mit Biopsie, um den Tumor histologisch einordnen zu können
- Röntgen und CT-Thorax, um Metastasen im Brustraum (Lunge, Lymphknoten), Ultraschall und CT-Abdomen, um Metastasen im Bauchraum (Leber, Lymphknoten) zu erfassen.

Therapie

- wenn möglich radikale Operation
- Strahlen-/Chemotherapie
- im fortgeschrittenen Stadium: palliativ z.B. PEG.

Einzig die radikale operative Entfernung des Tumors bietet dem Patienten Heilungschancen. Da das Ösophaguskarzinom jedoch erst spät Symptome zeigt, können nur noch 1/3 der Patienten mit dieser Zielsetzung operiert werden. Alternativ werden Strahlen- und ggf. Chemotherapie angewandt.

❽ Im fortgeschrittenen Stadium ist Ziel der Therapie, die Nahrungsaufnahme zu sichern und so die Lebensqualität des Patienten zu verbessern. Es wird versucht, den Tumor mittels Lasertherapie zu verkleinern und so das Lumen des Ösophagus zu vergrößern. Endoskopisch kann ein Kunststofftubus eingelegt werden, um so das Lumen des Ösophagus offen zu halten. Ist dies nicht mehr möglich, wird eine perkutane endoskopische Gastrostomie (PEG), angelegt.

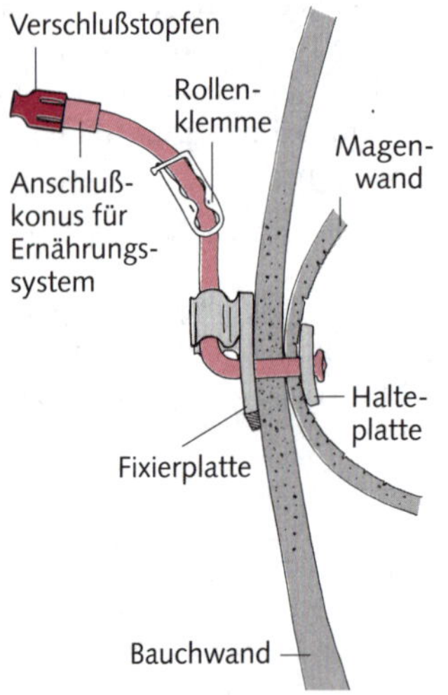

Abb. 5.2 Perkutane endoskopische Gastrostomie [A300–157]

Komplikationen

- Rekurrensparese: Wenn der Tumor den N. recurrens (innerviert die Stimmbandmuskulatur) infiltriert, wird der Patient heiser
- Ösophago-bronchiale Fistel, wenn der Tumor ins Bronchialsystem einwächst. Nahrung gelangt in die Lunge, und es kommt zur Aspirationspneumonie
- Metastasen in Leber, Lunge und Lymphknoten.

? Übungsfragen

- ❶ Wie entsteht eine Refluxösophagitis?
- ❷ Wie sieht die Therapie einer Refluxösophagitis mit leichten Beschwerden aus?
- ❸ Was ist eine Hiatushernie?
- ❹ Warum sollte eine paraösophageale Hiatushernie auch operiert werden, wenn sie keine Beschwerden verursacht?
- ❺ Wodurch werden Ösophagusdivertikel verursacht?
- ❻ Wodurch ist eine Achalasie gekennzeichnet, und wie wird sie behandelt?
- ❼ Welches Leitsymptom weist auf ein Ösophaguskarzinom hin?
- ❽ Wie kann beim inoperablen Ösophaguskarzinom die Nahrungsaufnahme gesichert werden?

5.3 Erkrankungen von Magen und Duodenum

5.3.1 Gastritis

Magenschleimhautentzündung.

Die Gastritis ist eine Entzündung der Magenschleimhaut, die akut oder chronisch verlaufen kann.

Ursachen und Einteilung

Akute Gastritis

- Medikamentennebenwirkung
- Streß.

❶ Eine akute Gastritis entwickelt sich schnell. Sie kann als Nebenwirkung bestimmter Medikamente wie nichtsteroidaler Antirheumatika (NSAR), Glukokortikoide und Zytostatika auftreten, wenn diese Medikamente in höherer Dosierung oder über einen längeren Zeitraum eingenommen werden. Auch Streßsituation, wie schwere Traumen, Schock oder Operationen können eine Gastritis auslösen.

3 Typen der chronischen Gastritis abhängig von ihrer Ursache:
Typ A = Autoimmungastritis.
Typ B = Besiedelung mit Helicobacter pylori.
Typ C= chemische Reizung.

Chronische Gastritis

❷ Die chronische Gastritis entwickelt sich hingegen über einen längeren Zeitraum. 50 % der 50jährigen haben eine chronische Gastritis. Sie wird in drei verschiedene Typen eingeteilt:

Tab. 5.1 Klassifikation der chronischen Gastritis

Typ A (ca. 5 %)	Autoimmungastritis: Es finden sich Autoantikörper gegen die Belegzellen der Magenschleimhaut. Da Belegzellen die Magensäure (HCl) produzieren, kommt es zur Anazidität (fehlende Magensäure). Liegen weiterhin Autoantikörper gegen den intrinsic factor vor, kann der Körper kein Vitamin B_{12} mehr aufnehmen, und es kommt zu einer perniziösen Anämie (☞ 3.2.1).
Typ B (ca. 85 %)	Bakterielle Besiedlung: Infektion der Magenschleimhaut mit dem Bakterium Helicobacter pylori. Je dichter die Magenschleimhaut besiedelt ist, desto ausgeprägter sind die Symptome.
Typ C (5–10 %)	Chemische Reizung der Magenschleimhaut durch zurückfließenden Gallensaft oder Medikamente.

Gastroskopie mit Biopsie.

Symptome und Diagnostik

Die meisten Patienten haben nur geringe oder gar keine Beschwerden. Manche klagen über ein Druckgefühl im Oberbauch, Appetitlosigkeit und gelegentliche Übelkeit.

Über die Gastroskopie verbunden mit Biopsien der Magenschleimhaut wird die Diagnose gesichert. Die Biopsie wird gezielt auf Helicobacter pylori untersucht.

Je nach Typ verschieden.

Therapie

Akute Gastritis

❶ Die Ursache muß beseitigt werden, z.B. durch Absetzen entbehrlicher Medikamente. Es erfolgt ein stufenweiser Kostaufbau unter Verzicht auf Kaffee, Alkohol und Nikotin. Medikamente sind meist nicht erforderlich, evtl. können Antazida verordnet werden (☞ 5.3.2). Bei Risikopatienten, z.B. Intensivpatienten, müssen prophylaktisch Medikamente zum Schutz der Magenschleimhaut gegeben werden (☞ 5.3.2).

Chronische Gastritis

Typ A: Bei perniziöser Anämie wird Vitamin B_{12} i.m. gespritzt. Regelmäßige Gastroskopien sind angezeigt, da ein erhöhtes Magenkarzinom-Risiko besteht.

Typ B: Ziel ist die Beseitigung von Helicobacter pylori in der sog. Eradikationstherapie. Dazu werden Protonenpumpenblocker (Omeprazol, z.B. Antra®) und zwei verschiedene Antibiotika (Clarithromycin, z.B. Klacid® und Metronidazol, z.B. Clont®) über sieben Tage gegeben (sog. Tripel-Therapie). Omeprazol wird vor dem Essen, Antibiotika nach dem Essen eingenommen.

Komplikationen

- Blutungen
- Ulzera
- Magenkarzinom.

❸ Die Gefahr einer akuten Gastritis besteht in einer gastrointestinalen Blutung, wenn durch Schleimhautdefekte Blutgefäße geschädigt werden. Bei chronischen Gastritiden werden vermehrt Magenkarzinome beobachtet. Bei einer Typ B-Gastritis entwikkeln sich häufiger gastroduodenale Ulzera.

5.3.2 Ulcus ventriculi und Ulcus duodeni

- Erosion: Muscularis mucosae intakt.
- Ulkus: Muscularis mucosae durchbrochen.

Schädigungen der Magenschleimhaut, die die Muscularis mucosae nicht durchdringen, heißen **Erosionen**. Ein **Ulkus** (Geschwür) ist ein Schleimhautdefekt, der die Muscularis mucosae durchbricht und so tiefere Wandschichten des Magens- bzw. Duodenums geschädigt werden. Das **Ulcus duodeni** (Zwölffingerdarmgeschwür) tritt etwa dreimal so häufig auf wie das **Ulcus ventriculi** (Magengeschwür).

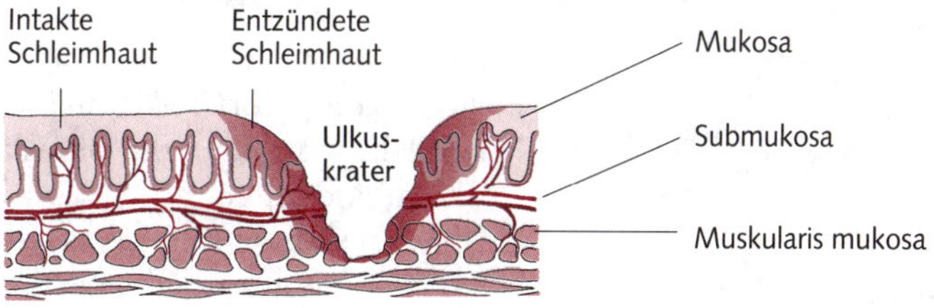

Abb. 5.3 Schematische Darstellung eines Ulkus. [A400–190]

Ursachen

Ungleichgewicht schleimhautschädigender und -schützender Faktoren.

❹ Ein Ulkus entwickelt sich, wenn das Gleichgewicht zwischen Faktoren, die die Schleimhaut schädigen, und solchen, die die Schleimhaut schützen, gestört ist. Schädigende Faktoren sind u.a. Salzsäure des Magensaftes, Helicobacter pylori, Streß, Rauchen, nichtsteroidale Antirheumatika. Zu den schützenden Faktoren zählen Schleim, Bikarbonat, Epithelerneuerung und eine gute Durchblutung der Magenschleimhaut. Seltene Ursachen eines Ulkus sind das ZOLLINGER-ELLISON-Syndrom (☞ 6.4.3) oder ein Hyperparathyreoidismus (☞ 8.3.1).

! Merke

Ohne Säure und Helicobacter pylori kein Ulkus.

Symptome

Die Symptome weisen auf die Lokalisation des Ulkus hin:

- Schmerzen nach dem Essen oder unabhängig davon → Ulcus ventriculi
- Nacht- und Nüchternschmerz, der sich meist nach dem Essen bessert → Ulcus duodeni
- Blutiges oder kaffeesatzartiges Erbrechen und Teerstühle sind Anzeichen für eine Ulkusblutung.

Diagnostik

Endoskopie mit Biopsie.

Endoskopisch werden mehrere Biopsien entnommen. Das Gewebe wird histologisch und mikrobiologisch auf Helicobacter pylori untersucht. Gleichzeitig muß ein Magenkarzinom sicher ausgeschlossen werden: 5–10 % aller Ulzera sind exulzerierte (geschwürig aufgebrochene) Karzinome!

Therapie

- kein Alkohol, Nikotin
- Streßreduktion
- keine Ulkus-begünstigenden Medikamente.

❹ Häufige, kleine Mahlzeiten sind sinnvoll, hochprozentiger Alkohol und Nikotin müssen vermieden werden. Ulkus-begünstigende Medikamente sind nach Möglichkeit abzusetzen. Die Patienten sollten versuchen, ihren Tagesablauf streßfrei zu gestalten.

Medikamentöse Therapie

Helicobacter pylori wird anhand der Tripel-Therapie (☞ 5.3.1) behandelt, woraufhin die Ulkuskrankheit in der Regel ausheilt. Rezidive sind selten.

Ansonsten werden folgende Medikamente eingesetzt:

- Protonenpumpenblocker (Omeprazol, z.B. Antra®) vermindern die Magensäureproduktion um nahezu 100 %. Nebenwirkungen sind: Diarrhoe, Schwindel, Kopfschmerzen
- H_2-Blocker (Ranitidin, z.B. Sostril®, Famotidin, z.B. Ganor®) vermindern die Magensäureproduktion. Nebenwirkungen sind: Kopfschmerzen, allergische Reaktionen, Diarrhoe, Blutbildveränderungen
- Anticholinergika (Pirenzepin, z.B. Gastrozepin®) hemmen die Aktivität des N. vagus, der die Salzsäureproduktion im Magen anregt. (Streß führt zu einer gesteigerten N. vagus Aktivität.) Die Säurebildung wird so gedrosselt. Da jedoch gleichzeitig andere parasympathische Funktionen gehemmt werden, treten als Nebenwirkungen u.a. Mundtrockenheit, Sehstörungen und Tachykardie auf

- Antazida (Magnesiumhydroxid, Aluminiumhydroxid als Maaloxan®) neutralisieren die Magensäure. Nebenwirkungen sind je nach Antazida Obstipation oder Diarrhoe
- Schutzfilmbildner (Sucralfat, z.B. Ulcogant®) bilden einen Schutzfilm auf der Magenschleimhaut. Als Nebenwirkung tritt Obstipation auf.

Operative Therapie

Wenn medikamentöse Therapie versagt:
- Ulcus ventriculi → Magenteilresektion
- Ulcus duodeni → Selektive proximale Vagotomie.

Operiert wird, wenn Komplikationen auftreten oder ein Magenkarzinom nicht sicher ausgeschlossen werden kann. Beim Ulcus ventriculi wird eine 2/3 Magenteilresektion nach BILLROTH oder nach ROUX durchgeführt. Beim Ulcus duodeni wird der N. vagus am Magenfundus und -korpus durchtrennt, sog. selektive proximale Vagotomie (SPV).

Komplikationen

- Perforation → Lebensgefahr
- Penetration
- Blutung.

❺ Komplikationen treten oft aus heiterem Himmel auf, ohne daß der Patient bis dahin von seiner Ulkuserkrankung wußte:

Perforation: bei etwa 5 % aller Ulzera. Das Ulkus durchbricht die Wand des Magens oder Duodenums. Der Patient verspürt einen plötzlichen starken Schmerz, der in den Rücken oder die Schulter ausstrahlt. Es besteht eine Verbindung zur freien Bauchhöhle und Magensaft, Luft und Bakterien können in diese austreten. Folge kann eine lebensbedrohliche Peritonitis sein. Eine Perforation muß so schnell wie möglich operativ verschlossen werden. Für den Patienten besteht Lebensgefahr.

Penetration: Das Ulkus bricht in ein Nachbarorgan ein, am häufigsten in Pankreas oder Kolon. Auch hier ist eine Operation notwendig, um die pathologische Verbindung zwischen den Organen wieder zu verschließen. Der Krankheitsverlauf ist meist nicht so dramatisch wie bei der Perforation.

Blutung: bei 20 % aller Ulkuspatienten. Ist die Blutung massiv, kommt es zum Bluterbrechen (Hämatemesis) und Volumenmangel mit Schockzeichen. Ist die Blutung schwach, kann Blut nur im Stuhl nachgewiesen werden bzw. die Patienten setzen Teerstuhl ab. Aufgrund der – meist unbemerkten – Sickerblutung entwikkelt sich eine Anämie.

Obere gastrointestinale Blutung: Eine gefürchtete Komplikation eines Ulkus ist die obere gastrointestinale Blutung. In 50 % der Fälle sind Ulzera Ursache einer gastrointestinalen Blutung. Weitere Ursachen sind: Erosionen (35 %), Ösophagusvarizen (10 %), MALLORY-WEIS-Syndrom (5 %), Magenkarzinom (3 %) u.a. Es ist ein lebensbedrohlicher Notfall: Der Patient erbricht rotes oder kaffeesatzfarbenes Blut und setzt Teerstuhl, bei sehr starken Blutungen sogar rotes Blut, ab. Es kommt zum Volumenmangelschock.

Physiotherapie

Bei Patienten mit Ulkuskrankheit ist es wichtig, deren Körperempfinden und Entspannungsfähigkeit zu schulen.

5.3.3 Magentumoren

Magenkarzinom

Meist Adenokarzinom.

Das Magenkarzinom geht von den Drüsen- oder Epithelzellen des Magens aus (meist Adenokarzinom). Es tritt vorwiegend zwischen dem 50. und 70. Lebensjahr auf. In Westeuropa ist seine Häufigkeit rückläufig.

Abhängig vom Stadium werden zwei Formen unterschieden: Beim **Frühkarzinom** infiltriert der Tumor nur Mukosa und Submukosa und zeigt eine gute Prognose. Das **fortgeschrittene Karzinom** überschreitet die Submukosa und hat eine schlechte Prognose.

Ursachen

Verschiedene Risikofaktoren.

❻ Risikofaktoren für ein Magenkarzinom sind:

- chronische Gastritis Typ A (Autoimmungastritis) und chronische Gastritis Typ B (Besiedelung mit Heliobacter pylori)
- gutartige adenomatöse Magenpolypen und M. MÉNÉTRIER (Riesenfaltenmagen)
- hoher Nitratgehalt der Nahrung, z.B. in geräucherten und gesalzenen Speisen: Nitrate werden im Magen durch Bakterien in Nitrite umgewandelt, aus denen karzinogenen Nitrosamine entstehen
- Nikotin- und Alkoholabusus
- Blutgruppe A.

Symptome

Symptome meist unspezifisch.

Die Patienten haben meist nur geringe, unspezifische Magenbeschwerden, zu denen jedoch folgende Symptome hinzutreten:

- Gewichtsabnahme, Leistungsknick
- Abneigung gegen Fleisch
- Brechreiz
- Druckgefühl im Oberbauch.

Diagnostik

- Gastroskopie mit Biopsien aller verdächtigen Veränderungen und histologische Untersuchung
- Endosonographie: um das Ausmaß der Infiltration des Karzinoms in die Magenwand zu erkennen, wird endoskopisch ein Ultraschallkopf in den Magen eingeführt
- Sonographie der Leber und des Abdomens, CT-Abdomen, Rö-Thorax, Skelettszintigraphie, Schädel-CT, um vorhandene Metastasen zu erkennen.

Entscheidend ist die Frühdiagnose. Wenn möglich Operation, ansonsten palliative Maßnahmen.

Therapie

Entscheidend für die Therapie ist eine frühzeitige Diagnose des Magenkarzinoms. Daher muß bei anhaltenden Magenbeschwerden trotz dreiwöchiger Therapie eine Gastroskopie zum Ausschluß eines Karzinoms erfolgen. Patienten mit bekannten Risikofaktoren sollte regelmäßig gastroskopisch untersucht werden.

Operation

Heilungschancen bestehen nur, wenn der Tumor noch klein ist und keine Metastasen gesetzt hat. In diesen Fällen wird je nach Lokalisation des Tumors eine Gastrektomie (Entfernung des gesamten Magens) oder eine Magenteilresektion durchgeführt.

Palliative Therapie

Ist die Erkrankung bereits zu weit fortgeschritten, wird nur noch palliativ (die Beschwerden lindernd) behandelt: Die Nahrungspassage wird mittels Lasertherapie oder durch endoskopisches Einsetzen eines Kunststofftubus gesichert, ggf. auch über eine perkutane endoskopisch kontrollierte Jejunostomie (Ernährungsfistel). Hinzu kommt eine gezielte Schmerztherapie.

Komplikationen

- Metastasierung des Tumors
  - *per continuitatem,* d.h. durch direktes Einwachsen in Nachbarorgane wie Ösophagus, Duodenum, Pankreas, Kolon
  - *lymphogen* in regionale Lymphknoten oder über den Ductus thoracicus in die Lymphknoten oberhalb des linken Schlüsselbeins, die sog. VIRCHOW-Drüse
  - *hämotogen* vor allem in Leber, Lunge, Skelett und Gehirn
- Bauchfellkarzinose mit Aszites
- akute Magenblutung
- Tumorkachexie (Auszehrung).

Gutartige Magentumoren

Gutartige Magentumoren werden meist zufällig bei einer Gastroskopie entdeckt. Zu ihnen zählen Polypen und Adenome, Leiomyome (Muskeltumoren), Lipome (Fettgewebstumoren, selten) sowie Neurofibrome (Tumoren der Nervenscheiden). Wenn möglich werden sie endoskopisch entfernt und histologisch untersucht.

? Übungsfragen

- ❶ Was sind Ursachen einer akuten Gastritis, und wie kann sie behandelt werden?
- ❷ Wie wird die chronische Gastritis eingeteilt?
- ❸ Welche Komplikation können Gastritiden nach sich ziehen?
- ❹ Wie entsteht ein Ulkus, und wie wird es behandelt?
- ❺ Nennen Sie Komplikationen eines Ulkus!
- ❻ Was sind Risikofaktoren eines Magenkarzinoms?

5.4 Erkrankungen von Dünndarm, Dickdarm und Mastdarm

5.4.1 Malassimilationssyndrom

Mit der Nahrung aufgenommene Nährstoffe gehen über den Darm verloren.

Das Malassimilationssyndrom ist ein Symptomenkomplex, der bei verschiedenen Erkrankungen des Verdauungssystems auftreten kann. Hierbei verliert der Körper aufgenommene Nährstoffe über den Darm mit der Folge von Mangelerscheinungen.

Ursachen

Das Malassimilationssyndrom kann durch eine Maldigestion oder eine Malabsorption hervorgerufen werden.

Maldigestion

Mangelhafte Verdauung.

❶ Die Nahrung wird nur mangelhaft verdaut. Dabei ist die Vorverdauung der Nahrung im Magen oder die Aufspaltung der Nahrungsbestandteile durch Pankreassaft und Galle aufgrund fehlender Enzyme gestört, z.B. nach Magenresektion, chronischer Pankreatitis oder Cholestase (Gallestau z.B. durch Tumor).

Malabsorption

Störung der Resorption oder des Abtransportes von Nährstoffen.

❶ Die Spaltung von Nahrungsbestandteilen in der Dünndarmschleimhaut, die Resorption der bereits gespaltenen Nahrungsbestandteile oder deren Abtransport ist gestört. Dies tritt z.B. auf bei:

- **Laktasemangel** (häufig): Eine verminderte Aktivität des Milchzucker-spaltenden Enzyms Laktase führt zu Beschwerden nach Milchgenuß, sog. *Laktoseintoleranz*
- nach Dünndarmresektion
- M. CROHN (☞ 5.4.5)
- **Zöliakie:** Sie beruht auf einer Überempfindlichkeit gegen das Protein Gluten im Klebereiweiß vieler Getreide mit reaktiver Zottenatrophie der Dünndarmschleimhaut. Durch eine glutenfreien Diät (Verzicht auf Produkte aus Weizen, Roggen, Hafer, Gerste) normalisiert sich die Schleimhaut wieder
- Störungen der enteralen Durchblutung oder Lymphdrainage, z.B. M. WHIPPLE
- hormonal aktive Tumoren, z.B. ZOLLINGER-ELISON-Syndrom (☞ 6.4.3).

Symptome

- Diarrhoe, Steatorrhoe
- Gewichtsverlust
- Vitaminmangelerscheinungen
- Anämie
- hypoproteinämische Ödeme.

Leitsymptome sind chronische Diarrhoen mit Fettstühlen (Steatorrhoe) und Gewichtsverlust. Der Mangel an den fettlöslichen Vitaminen A, D, E und K ruft entsprechende Mangelerscheinungen hervor. Werden zu wenig Vitamin B_{12}, Folsäure oder Eisen resorbiert, tritt eine Anämie auf. Eiweißmangel führt zu hypoproteinämischen Ödemen. Erniedrigte K^+- sowie Ca^{2+}-Spiegel im Blut rufen entsprechende Symptome hervor (☞ 7.5).

Diagnostik

- Xylose-Toleranztest
- Biopsien zur Differentialdiagnose bei Malassimilationssyndrom.

Ein Malassimilationssyndrom wird anhand der klinischen Symptomatik diagnostiziert. Ein Fettstuhl besteht, wenn mehr als 7 g Fett am Tag ausgeschieden wird. Eine Malabsorption läßt sich von einer Maldigestion durch den **Xylose-Toleranztest** unterscheiden: Dafür nimmt der nüchterne Patient 25 g D-Xylose ein. Bei einer Malabsorption werden im Urin verminderte Xylosewerte nachgewiesen.

Um die Ursache eines Malassimilationssyndroms festzustellen, erfolgen je nach Symptomatik verschiedene weitere Untersuchungen. Bei Verdacht auf M. CROHN, Sprue oder M. WHIPPLE sind Magen-Darm-Spiegelungen mit Entnahme von Biopsien zur histologischen Untersuchung angezeigt.

- Therapie der Grunderkrankung
- Substitution fehlender Nährstoffe.

Therapie

An erster Stelle steht die Behandlung der Grunderkrankung. Fehlende Verdauungsenzyme bzw. mangelhaft resorbierte Substanzen, u.a. fettlösliche Vitamine, Vitamin B_{12} und Eisen, müssen ersetzt werden. Der Wasser- und Elektrolythaushalt muß überwacht und ausgeglichen werden. Unter Umständen ist eine vorübergehende parenterale Ernährung nötig.

5.4.2 Kolonpolypen

- meistens Adenome
- v.a. im Rektum lokalisiert.

Als Polypen bezeichnet man alle umschriebenen Vorwölbungen der Schleimhaut ohne Rücksicht auf ihre gewebliche Abstammung, Größe oder Dignität (Gut- bzw. Bösartigkeit). Bei den meisten Kolonpolypen handelt es sich um **Adenome,** also gutartige Tumoren, die vom Epithel der Schleimhaut ausgehen. Sie zeigen unterschiedliche Wachstumsformen. Aus breitbasigen villösen (= zottigen) Polypen entwickelt sich häufig, aus anderen Polypen seltener ein Dickdarmkarzinom (Adenom-Karzinom-Sequenz). Polypen nehmen mit dem Alter zu. Bei über 60jährigen finden sich in ca. 20 % der Fälle Polypen. Über die Hälfte der Kolonpolypen ist im Rektum lokalisiert. Ein sehr hohes 100 % Entartungsrisiko birgt die autosomal-dominant vererbte **familiäre adenomatöse Polyposis,** bei der mehr als 100 Polypen auftreten.

Ursachen

Wahrscheinlich spielen Ernährungsfaktoren eine Rolle: Wenig Ballaststoffe und viel Fleisch wirken begünstigend.

Symptome und Diagnostik

- in der Regel symptomlos
- meist Zufallsbefund.

Die meisten Patienten haben keinerlei Beschwerden. Polypen können bluten oder Schleim absondern, was dann als Stuhlbeimengung zu sehen ist.

Meistens sind Polypen eine Zufallsbefund während einer Koloskopie. Tiefgelegene Polypen können auch rektal getastet werden.

Therapie

Endoskopische oder operative Entfernung, da Gefahr der Entartung.

❷ Polypen können maligne entarten und sollten daher immer vollständig reseziert werden. Dies ist bei den meisten gestielten Polypen schon während der Endoskopie möglich; sie werden mit einer Diathermieschlinge entfernt. Größere Polypen werden operativ über eine Kolonteilresektion entfernt. In jedem Fall schließt sich eine histologische Untersuchung an.

Bei der familiären adenomatösen Polyposis wird aufgrund des hohen Entartungsrisikos nach der Pubertät eine prophylaktische Kolektomie (Entfernung des gesamten Dickdarms) durchgeführt.

Komplikationen

- Blutungen
- Ileus
- maligne Entartung.

5.4.3 Kolorektales Karzinom

Bösartiger Tumor des Kolons oder Rektums, meist von Drüsenzellen ausgehend.

Das kolorektale Karzinom ist sowohl bei Männern als auch bei Frauen das zweithäufigste Karzinom. Es geht meist von den Drüsenzellen aus (Adenokarzinom). In 90 % der Fälle tritt es nach dem 50. Lebensjahr auf. Die Prognose ist bei frühzeitigem Erkennen relativ günstig.

Ursachen

Verschiedene Risikofaktoren.

Risikofaktoren für ein kolorektales Karzinom sind:

- familiäre adenomatöse Polyposis, Kolonpolypen
- Colitis ulcerosa (☞ 5.4.6)
- fettreiche, ballaststoffarme Ernährung; Übergewicht
- familiäre Belastung.

Symptome

Symptome oft erst im fortgeschrittenen Stadium.

Die Symptome sind uncharakteristisch und treten meist erst auf, wenn die Erkrankung schon weiter fortgeschritten ist:

- Blut im Stuhl
- plötzliche Änderung der Stuhlgewohnheiten, z.B. Wechsel zwischen Obstipation und Diarrhoe
- Leistungsminderung, Müdigkeit.

❸ Diagnostik

- rektale Austastung
- Untersuchung auf Blut im Stuhl
- Koloskopie, evtl. Doppelkontrast-Röntgenuntersuchung
- Metastasensuche
- CEA zur Verlaufskontrolle.

- **Tastbefund:** 1/3 aller kolorektalen Karzinome kann rektal getastet werden
- **Stuhluntersuchung:** Der Stuhl wird auf okkultes Blut hin untersucht (☞ 5.1.6). Ist kein Blut im Stuhl nachzuweisen, ist ein Karzinom jedoch nicht ausgeschlossen
- Die **hohe Koloskopie** (☞ 5.2.1) stellt die diagnostische Methode der Wahl dar. Ist diese nicht möglich, ist ein **Kolonkontrasteinlauf** indiziert: Über einen Einlauf wird das Kolon mit Röntgenkontrastmittel gefüllt und nach Ablassen des Kontrastmittels Luft eingebracht. Der so gedehnte Darm wird geröntgt. Diese Untersuchung ermöglicht eine bessere Beurteilung der Kolonschleimhaut als die ausschließliche Prallfüllung des Kolons mit Kontrastmittel
- Blutuntersuchungen
  - Aufgrund wiederholter Blutungen aus dem Tumor liegt eine Anämie vor
  - Ggf. ist die BSG und der Tumormarker CEA (carcino-embryonales Antigen) erhöht. CEA dient auch der Verlaufskontrolle

- Sonographie, CT-Abdomen sowie Röntgen-Thorax, um Metastasen zu erkennen.

- Operation, evtl. mit Strahlen- und Chemotherapie kombiniert
- Laser-, Radio- und Chemotherapie als palliative Maßnahmen.

Therapie

Operative Therapie

Heilungsaussichten bestehen nur, wenn der betroffene Kolonabschnitt zusammen mit den regionären Lymphknoten entfernt werden kann (in ca. 70 % der Fälle). Hierbei ist häufig die vorübergehende oder dauerhafte Anlage eines Anus praeternaturalis (künstlicher Darmausgang) notwendig.

---

❹ Anus praeternaturalis, Stoma

Stoma (»Mund«) ist eine operativ angelegte Öffnung eines Hohlorganes nach außen, um Urin oder Magen- oder Darminhalt abzuleiten. Je nachdem, welcher Darmabschnitt nach außen abgeleitet wird, wird das Stoma benannt. Ebenso ist davon die Beschaffenheit des Stuhles abhängig:

- Ileostoma (Stomaanlage im Dünndarm): Im rechten oder linken Mittelbauch gelegen. Der Stuhl ist dünnflüssig, aufgrund der Verdauungsenzyme und Gallensäuren aggressiv. Er reizt deshalb die Bauchhaut, wenn der Stomabeutel die umgebende Haut nicht ausreichend schützt
- Kolostoma (Stomaanlage im Dickdarm): Lokalisation unterschiedlich, abhängig vom entfernten Darmanteil, z.B. Transversostoma, Sigmoidostoma. Der Stuhl ist fester und nicht so aggressiv wie beim Ileostoma.

An die Operation wird oftmals eine Chemotherapie mit 5-Fluouracil angeschlossen; beim Rektumkarzinom auch eine Strahlentherapie. Einzelne Metastasen in Lunge oder Leber können operativ entfernt werden.

Nicht-operable Tumoren können durch Laser-, Radio- und Chemotherapie verkleinert werden, um so einem Ileus vorzubeugen. Wie bei allen Tumorpatienten ist der Erhalt der Lebensqualität, z.B. durch eine ausreichende Schmerztherapie, vorrangig.

Nachsorge

Tumorrezidive treten häufig in den ersten beiden Jahren nach der Operation auf. Daher muß der Patient regelmäßig zur Nachsorgeuntersuchungen gehen. Röntgen-Thorax, Endoskopie, Sonographie, evtl. ein CT des Abdomens sowie Blutuntersuchungen gehören dazu. Bei einem Rezidiv steigen die CEA-Werte im Blut wieder an.

Komplikationen

- Metastasen: lymphogen; hämatogen in Leber und Lunge
- Ileus
- Einbrechen des Tumors in Nachbarorgane wie z.B. die Harnblase.

Prophylaxe

Krebsvorsorgeuntersuchung.

Ab dem 45. Lebensjahr besteht für jeden die Möglichkeit einer kostenlosen Krebsvorsorgeuntersuchung, bei der nach okkultem Blut im Stuhl gesucht und der Patient rektal untersucht wird. Personen mit Risikofaktoren wird regelmäßig eine Koloskopie empfohlen.

5.4.4 Divertikulose und Divertikulitis

Pseudodivertikel: Ausstülpung der Darmschleimhaut durch Muskellücken.
Echtes Divertikel: Ausstülpung der gesamten Darmwand.
Divertikulitis: Entzündung der Divertikel.

❺ Bei den meisten Divertikeln des Dünn- und Dickdarms handelt es sich um Ausstülpungen der Darmschleimhaut durch Gefäßmuskellücken, sog. **Pseudodivertikel;** sie treten am häufigsten im Colon sigmoideum auf. Seltener sind Ausstülpungen der gesamten Darmwand, sog. **echte Divertikel,** die z.B. im Zoekum lokalisiert sind. Liegen mehrere Divertikel vor, handelt es sich um eine **Divertikulose;** entzünden sich die Divertikel, so besteht eine **Divertikulitis.**

Ursachen

- Darmwandschwäche
- Darminnendruck ↑, z.B. bei Obstipation.

Divertikel entstehen aufgrund einer Darmwandschwäche bei gleichzeitig erhöhtem Innendruck im Darmlumen. Ballaststoffarme Ernährung und Obstipation begünstigen die Entstehung. Divertikel nehmen mit dem Alter zu. Bei 20 % der Patienten mit Divertikeln kommt es durch Stuhlstau (Obstipation) und Entzündung der Divertikelwand zu einer Divertikulitis.

Symptome

Erst Divertikulitis zeigt Symptome.

Eine Divertikulose verursacht meist keine Beschwerden. Erst die Divertikulitis bereitet Schmerzen, Stuhlunregelmäßigkeiten und evtl. Temperaturerhöhung.

Diagnostik

Der Nachweis erfolgt endoskopisch oder über einen Kolonkontrasteinlauf. Für den Fall einer Divertikelperforation muß dabei wasserlösliches Kontrastmittel (z.B. Gastrografin®) verwendet werden. Bei der Divertikulitis ist der entzündete Darmabschnitt manchmal als druckschmerzhafte Walze zu tasten, da die Stuhlpassage behindert ist. Im Blut findet sich eine Leukozytose, die BSG ist erhöht. Eine Endoskopie sollte aufgrund des Perforationsrisikos nur nach strenger Indikationsstellung durchgeführt werden. Das CT trägt zur Therapieentscheidung bei, z.B. durch Darstellung eines Abszesses.

Therapie je nach Beschwerden und Entzündungsgrad.

Therapie

Die Therapie richtet sich nach den Beschwerden und dem Grad der Entzündung:

- Divertikulose → Stuhlregulierung, ballaststoffreiche Ernährung
- leichte Divertikulitis → Breitbandantibiotikum, schlackenarme Kost. Sind die Symptome abgeklungen, wird wieder auf ballaststoffreiche Ernährung übergegangen
- schwere Divertikulitis → Nahrungskarenz, parenterale Ernährung, Breitbandantibiotikum, Eisblase
- Komplikationen oder Therapieresistenz → operative Entfernung des divertikeltragenden Darmabschnitts.

Komplikationen

- Perforation mit Abszeßbildung oder Peritonitis
- Blutung
- Stenose
- Fisteln in angrenzende Organe.

5.4.5 Morbus CROHN

- schubweise auftretende Entzündung des Magen-Darm-Traktes
- betrifft alle Wandschichten
- häufig im terminalen Ileum und proximalen Kolon lokalisiert
- diskontinuierliche Ausbreitung.

❼ Der M. CROHN *(Enterocolitis regionalis)* ist eine schubweise auftretende Entzündung, die die gesamte Darmwand durchdringt. Sie kann alle Teile des Magen-Darm-Traktes befallen; meist sind einzelne Abschnitte entzündet, zwischen denen gesundes Gewebe liegt. Häufig betroffen sind das terminale Ileum (letzter Dünndarmabschnitt) und das angrenzende proximale Kolon. Der Krankheitsbeginn liegt meist zwischen dem 20. und 30. Lebensjahr. Die Erkrankung verläuft in Schüben. Bei den meisten Patienten nehmen die Beschwerden mit zunehmendem Alter ab.

Ursachen

Die Ursachen sind unbekannt. Genetische und immunologische Faktoren (gesteigerte Abwehrreaktion der T-Lymphozyten, Zunahme der Entzündungsmediatoren) spielen wahrscheinlich eine Rolle.

Auch Symptome außerhalb des Magen-Darm-Traktes möglich.

Symptome

- kolikartige Schmerzen, deren Lokalisation abhängig vom betroffenen Darmabschnitt ist, häufig im rechten Unterbauch
- Durchfälle, meist ohne Blutbeimengungen
- subfebrile Temperaturen
- bei 30 % der Patienten liegt gleichzeitig eine **Laktoseintoleranz** (☞ 5.4.1) vor
- typisch sind Symptome, die nicht den Magen-Darm-Trakt betreffen:

- Haut: Erythema nodosum (rotblaue, druckschmerzhafte Flecken, meist an den Schienbeinen)
- Augen: Uveitis (Entzündung von Aderhaut bzw. Iris), Episkleritis (Entzündung des lockeren Gewebes zwischen Lederhaut und Bindehaut)
- Gelenke: Arthritis (☞ 10.2.1), ankylosierende Spondylitis (☞ 10.2.2)
- Leber: primär sklerosierende Cholangitis (☞ 6.3.2).

Diagnostik

- Kolo-Ileoskopie mit Entnahme von Biopsien. Ist die Diagnose gestellt, muß der gesamte Verdauungstrakt vom Ösophagus bis zum Anus auf weitere Manifestationen untersucht werden
- Röntgen-Kontrastmitteluntersuchung des Dünndarmes, da dieser endoskopisch kaum beurteilt werden kann
- Bakteriologische Stuhluntersuchung, um eine infektiöse Darmerkrankung auszuschließen
- Blut: BSG ↑, Leukozytose, evtl. Anämie durch den Blutverlust bei blutigen Durchfällen.

Therapie

- diätetische und medikamentöse Therapie
- operativ nur bei Komplikationen.

Diätetische Therapie

Die Patienten sollen die Speisen meiden, die sie nicht vertragen (z.B. Milchprodukte). In einem schweren Krankheitsschub erhalten die Patienten ballaststofffreie Flüssignahrung, die bereits im Dünndarm resorbiert wird, oder sie werden parenteral ernährt. Dies entlastet die entzündeten Darmabschnitte.

Medikamentöse Therapie

- Kortikosteroide sind beim akuten M. CROHN unabhängig von der Lokalisation der Entzündung die wirksamsten Medikamente
- 5-Aminosalizylsäure (Mesalazin, z.B. Salofalk®) oder Sulfasalazin (z.B. Azulfidine®) hemmen die Entzündung im Darm, vor allem bei Befall des Kolons. Im schweren Schub und bei Befall des Dünndarms werden zusätzlich Kortikosteroide verabreicht
- Medikamente der 2. Wahl sind: Metronidazol (z.B. Clont®) und Immunsuppressiva wie Azathioprin oder Methotrexat
- Ist der Schub abgeklungen, wird 5-Aminosalizylsäure prophylaktisch über ein Jahr gegeben.

Operative Therapie

Operiert wird nur bei Komplikationen, z.B. Fistelbildung. Dabei wird so wenig Darm wie nötig reseziert, da die Operation die Erkrankung an sich nicht heilt.

- Fisteln
- Abszesse
- Ileus
- Malabsorption
- kolorektales Karzinom
- Amyloidose.

❻ Komplikationen

- Fisteln (40–50 %), z.B. zwischen verschiedenen Darmschlingen. Bei Fisteln zwischen Darm und Harnblase bemerken die Betroffenen Luftblasen (Darmgase) beim Wasserlassen; es treten vermehrt Harnwegsinfekte auf, da Darmbakterien in die Harnwege gelangen. Fisteln zwischen Anus und Haut sind häufig das erste Symptom eines M. CROHN; sie führen zu unkontrolliertem Austritt von Darminhalt (Wäscheverschmutzung) und sind dadurch für die Patienten äußerst unangenehm
- anorektale Abszesse (25 %)
- Darmstenosen (Ileus): Einengungen des Darms durch narbige Veränderungen oder durch entzündliches Anschwellen der Darmschleimhaut
- Malabsorptionssyndrom mit Gewichtsverlust, Vitamin B_{12}-Mangel mit megaloblastärer Anämie (☞ 3.2.1).

Als Spätkomplikationen können ein kolorektales Karzinom oder eine Amyloidose (☞ 3.5) auftreten.

Physiotherapie

Bei Patienten mit M. CROHN ist es wichtig, die Leistungsfähigkeit zu stärken und sie zu motivieren. Außerdem sollte versucht werden, die Körperwahrnehmung zu schulen und die Entspannungsfähigkeit zu verbessern.

Der Umgang mit den Patienten kann schwierig sein. Sie sind häufig sehr empfindlich und verschlossen, weshalb die Physiotherapie besonders einfühlsam erfolgen sollte. Die Patienten profitieren evtl. von einer Psychotherapie und einer Selbsthilfegruppe.

5.4.6 Colitis ulcerosa

- chronisch-entzündliche Darmerkrankung
- betrifft nur die Kolonschleimhaut
- kontinuierliche Ausbreitung vom Rektum nach proximal.

❼ Die Colitis ulcerosa ist wie der M. CROHN eine chronisch-entzündliche Darmerkrankung, die jedoch nur die Schleimhaut des Dickdarms betrifft. Sie breitet sich kontinuierlich vom Rektum nach proximal aus.

Ursachen

Die Ursachen sind wie beim M. CROHN unbekannt. Genetische, immunologische und psychosomatische Faktoren werden auch hier diskutiert.

Symptome

Leitsymptom sind blutig-schleimige Durchfälle; hinzu kommen Abdominalschmerzen und subfebrile Temperaturen. Symptome außerhalb des Magen-Darm-Trakts entsprechen denen beim M. CROHN, sind aber seltener.

- Koloskopie mit Biopsien
- evtl. Kolonkontrasteinlauf.

Diagnostik

- Koloskopie mit Entnahme von Biopsien, die histologisch beurteilt werden
- bei Verwachsungen ggf. Kolonkontrasteinlauf
- Sonographie, um Wandverdickungen des Kolons zu erkennen.

Diätetische und medikamentöse Therapie wie M. CROHN.

Therapie

Die diätetische und medikamentöse Therapie entsprechen der des M. CROHN. Beschränkt sich der Befall auf das Rektum und Colon sigmoideum, werden die Medikamente auch rektal als Klysma oder Schaumpräparat angewandt. Nach einem Schub wird die Therapie mit 5-Aminosalizylsäure über mehrere Jahre fortgesetzt.

Proktokolektomie.

Operative Therapie

Bei Komplikationen oder erfolgloser medikamentöser Therapie ist eine **Proktokolektomie** angezeigt: Dabei wird das gesamte Kolon incl. Rektum entfernt und der Dünndarm mit dem Anus verbunden, so daß der Patient keinen Anus praeternaturalis benötigt. Mit dieser Operation sind die Betroffenen im Gegensatz zu Patienten mit M. CROHN geheilt.

Erhöhtes Risiko für kolorektales Karzinom.

Komplikationen

- **Toxisches Megakolon:** Bei massiver Entzündung kann es zu hochgradiger Erweiterung des Dickdarms kommen. Die Patienten sind schwerkrank, haben hohes Fieber, einen aufgetriebenen Leib und zeigen evtl. Schockzeichen. Wegen der Gefahr einer Perforation müssen sie operiert werden
- ❽ Kolorektales Karzinom: Je länger die Krankheit besteht und je mehr Kolonabschnitte befallen sind, desto höher ist das Risiko einer malignen Entartung
- massive Blutung
- seltene Spätkomplikation: Amyloidose.

5.4.7 Appendizitis

Entzündung des Wurmfortsatzes des Blinddarms.

Bei der Appendizitis, der häufigsten Entzündung des Bauchraumes, ist der Wurmfortsatz des Blinddarms (Zäkum) entzündet.

Ursachen

Sie entsteht z.B. durch Stenosen oder Kotsteine, die das Lumen der Appendix verschließen, so daß sich der Darminhalt aufstaut und durch Bakterienbesiedlung entzündet.

Symptome

- Schmerzen, im Oberbauch, die innerhalb von Stunden in den rechten Unterbauch wandern
- Übelkeit, evtl. mit Erbrechen und Fieber.
- **Loslaßschmerz**: plötzliche Druckentlastung nach Druck auf den linken Unterbauch verursacht im rechten Unterbauch starke Schmerzen (durch die Entzündung des Peritoneums)
- **Abwehrspannung** : Bei Entzündung des Peritoneums im Bereich der Appendix spannen sich die Bauchdecken schon bei leichter Berührung an, der Bauch wird » bretthart«
- **Temperaturunterschied** zwischen rektaler und axillärer Messung beträgt mehr als 0,6 °C
- DOUGLAS-Schmerz, rechtsseitiger rektaler Druckschmerz, bei Flüssigkeitsansammlung im kleinen Becken
- Psoas- Zeichen: bei Streckung des rechten Hüftgelenkes spannt sich die Faszie des M. Psoas und es kommt zu Dehnungsschmerzen im rechten Unterbauch, bei Hüftbeugung verschwindet der Schmerz
- anfänglich starke Darmgeräusche, die im Verlauf immer schwächer werden.

Diagnostik

- Labor: evtl. eine Leukozytose
- Röntgen: bei der Abdomen Übersichtsaufnahme können sich im rechten Unterbauch (am Zäkum) Flüssigkeitsspiegel zeigen
- Sonographie: im Ultraschall des Abdomens ist evtl. freie Flüssigkeit am Zäkum zu sehen.

Therapie

Bei akuter Appendizitis wird die Appendix möglichst schnell operativ entfernt, bei unklarem Befund kann der Patient stationär beobachtet werden.

Komplikationen

Postoperative Komplikationen sind:

- **Peritonitis** entsteht nach perforierter Appendizitis oder durch intraoperative Keimverschleppung
- **Abszeß** durch abgekapselte Keime im Bereich der Bauchdekke
- **Nahtinsuffizienz,** so daß Darminhalt austreten kann
- **Verwachsungen** durch die Entzündung und das Operationstrauma können zu Passagebehinderungen und evtl. Darmverschluß führen.

5.4.8 Ileus

Darmverschluß.

Der Ileus (Darmverschluß) ist ein lebensbedrohlicher Zustand mit Unterbrechung der Dünn- oder Dickdarmpassage durch ein mechanisches Hindernis (mechanischer Ileus) oder eine Darmlähmung (paralytischer Ileus).

Ursachen

Formen:
- mechanischer Ileus
- Strangulationsileus
- paralytischer Ileus.

Der **mechanische Ileus** entsteht durch die Verengung des Darmlumens durch Tumoren, Polypen, Fremdkörper, Kompression (z.B. Verwachsungen) oder eine unbehandelte Invagination (v.a. bei Säuglingen und Kleinkindern auftretende Einstülpung eines Darmabschnittes in einen anderen, meist am Übergang von Ileum zu Kolon). Wenn zusätzlich die Blutversorgung des Darmabschnittes durch eine Verdrehung der Mesenterialgefäße unterbrochen ist, entsteht ein **Strangulationsileus.**

Zum **paralytischen Ileus** kommt es vor allem bei Entzündungen (z.B. Pankretitis oder Peritonitis), reflektorisch nach Verletzungen oder Bauchoperationen (Darmatomie). Er kann auch durch Gallen- oder Nierenkoliken, Stoffwechselentgleisungen, vaskulär (bei Darmarterienverschluß) oder durch Psychopharmakaüberdosierung bedingt sein.

Symptome

- Leitsymptom: Stuhl- und Windverhalt
- Übelkeit und Erbrechen, bei einem fortgeschrittenen, unbehandelten Ileus kommt es auch zum Koterbrechen (Miserere) durch die Stauung des Dünndarminhaltes in den Magen
- Meteorismus, Volumenmangel (evtl. bis zum Schock): Durch die fehlende Wasserrückresorption aus dem Darm verbleiben dort mehrere Liter, Erbrechen verursacht weitere Flüssigkeitsverluste
- evtl. treten Fieber, Tachykardie und Leukozytose auf
- Nur beim mechanischen Ileus entstehen krampfartige Schmerzen durch die vermehrte Darmperistaltik, bei der Auskultation hört man klingende Darmgeräusche. Nach Stunden bis Tagen fehlen die Darmgeräusche
- Beim paralytischen Ileus verspürt der Betroffene meist nur ein Druckgefühl, und bei der Auskultation fehlen die Darmgeräusche völlig (»Totenstille«).

Diagnostik

Röntgenaufnahmen des Abdomens zeigen typisch geblähte Darmschlingen mit Flüssigkeitsspiegeln.
Sonographie, Kontrastmittelröntgen, sowie eine Angiographie der Bauchgefäße können evtl. die Ursache zeigen.

Therapie

Ein mechanischer Ileus muß sofort operiert werden.
Der paralytische Ileus wird nur bei Darmarterienverschluß oder zusäzlicher Peritonitis operiert. Er wird entsprechend der Grunderkrankung konservativ behandelt mit Nahrungskarenz und Sekretabsaugen (durch Magen- oder Duodenalsonde), medikamentöse Anregung der Darmperistaltik (evtl. abführende Maßnahmen), sowie Flüssigkeits- und Elekrolytsubstitution. Wenn nötig, werden auch Antibiotika gegeben.

Die Letalität beträgt 10–25 %, sie ist abhängig von der Ursache des Ileus und dem Zeitpunkt der Diagnosestellung.

5.4.9 Hämorrhoiden

Erweiterung der Blutgefäße am Übergang von Darmschleimhaut zur Außenhaut.

Der After (Anus) wird von zwei Schließmuskeln und einem Venengeflecht verschlossen, die einen Schwellkörper bilden. Dieser Schwellkörper befindet sich am Übergang der Darmschleimhaut zur Außenhaut. Erweiterungen der Blutgefäße des Schwellkörpers werden als Hämorrhoiden bezeichnet.

Ursachen

Es gibt eine erbliche Neigung zur Hämorrhoidenbildung. Daneben begünstigt eine Erhöhung des Drucks im Bauchraum die Entwicklung von Hämorrhoiden, z.B. bei: Übergewicht, Schwangerschaft, häufigem Sitzen oder starkem Pressen aufgrund von Obstipation.

Einteilung

Etwas außerhalb der eigentlichen Hämorrhoidalregion befinden sich kleine Venen, die sich ebenfalls knötchenförmig erweitern können. Sie werden manchmal als *äußere Hämorrhoiden* bezeichnet. Die eigentlichen Hämorrhoiden heißen dann *innere Hämorrhoiden*.

Symptome

4 Schweregrade:

- I hellrote Blutauflagerungen auf dem Stuhl, evtl. Juckreiz
- II Schmerzen bei der Stuhlentleerung, Hämorrhoidalknoten fallen beim Presssen vor, schieben sich aber spontan zurück
- III starke Schmerzen, quälender Juckreiz, Entzündung, Hämorrhoidalknoten müssen manuell zurückgeschoben werden
- IV heftigste Schmerzen, ständig vorgefallene Hämorrhoidalknoten.

Diagnostik

- klinischer Befund: Man kann größere Hämorrhoiden sehen, wenn der Patient auf dem Rücken liegt, die Beine anzieht und evtl. zusätzlich wie zum Stuhlgang preßt. Bei einer rektalen Untersuchung muß immer nach tastbaren Tumoren im Rektum gesucht werden, weil bösartige Tumoren ähnliche Beschwerden verursachen können wie Hämorrhoiden.
- Bei einer Proktoskopie (endoskopische Untersuchung des Afterbereichs) sind auch kleine Hämorrhoiden erkennbar.

! Merke

Blut im Stuhl kann auch das Symptom eines bösartigen Kolonkarzinoms sein. Bei Darmblutungen muß daher in der Regel eine Rektosigmoidoskopie (☞ 5.2.1) an die Proktoskopie angeschlossen werden.

Therapie und Prophylaxe

Zu den allgemeinen Therapiemaßnahmen gehört der Abbau von Übergewicht, weil dadurch der Druck auf die Hämorrhoidalgefäße abnimmt. Auf regelmäßigen weichen Stuhlgang sollte geachtet werden. Die Analregion sollte nach jedem Stuhlgang gewaschen werden.

Kleinere Hämorrhoiden können wie Krampfadern (☞ 2.1.1) verödet werden. Große Hämorrhoiden sollten operativ entfernt werden.

Medikamentöse Behandlung

Hierzu eignen sich im Bedarfsfall schmerzlindernde (analgetische) und entzündungshemmende (antiphlogistische) Salben oder Zäpfchen, z.B. Anästhesin® Salbe.

Physiotherapie

Patienten, die unter Hämorrhoiden leiden, sollten Pressen möglichst vermeiden oder beim Pressen ausatmen. Wichtig ist auch, den Patienten die Bauchatmung zu vermitteln.

5.5 Peritonitis

Entzündung des Bauchfells.
Einteilung in:
- primäre Peritonitis
- sekundäre Peritonitis.

Die Peritonitis ist die Entzündung des Bauchfells, eine lebensbedrohliche Erkrankung mit einer Letalität von bis zu 50 %. Sie läßt sich einteilen in primäre und sekundäre Peritonitis.

Ursache

Eine **primäre Peritonitis** ist sehr selten, sie kann entweder durch die hämatogene Streuung von Erregern (z.B. bei Tuberkulose) oder durch aszendierende Infektionen durch die Tuben (z.B. Gonokokken) entstehen.
Zur **sekundären Peritonitis** kommt es nach Verletzungen oder Erkrankungen der inneren Organe. Man unterscheidet:

- Perforationsperitonitis, bakteriell/abakteriell
- Durchwanderungsperitonitis
- postoperative Peritonitis, bakeriell/abakteriell.

Die **Perforationsperitonitis** entsteht, wenn ein Hohlorgan in der Bauchhöhle perforiert, entweder ein entzündetes (z.B. Appendix), so daß die Bakterien streuen, oder z.B. die Gallenblase, deren Sekret eine abakterielle Entzündung auslöst.

Bei einer **Durchwanderungsperitonitis** ist die Darmwand durch z.B. Entzündung oder Ischämie so stark geschädigt, daß die Erreger ohne Perforation »hindurchwandern« können (z.B. Ileus, Mesenterialinfarkt).

Eine **postoperative Peritonitis** tritt nach einer Operation neu auf, sie kann entweder durch eine Nahtinsuffizienz (z.B. am Darm) bakteriell, oder bei Gallensekretaustritt abakteriell verursacht werden.

Symptome

Eine örtlich begrenzte Peritonitis nennt man **lokale Peritonitis** im Gegensatz zur **diffusen**, generalisierten.

Das typische Symptom einer Peritonitis ist ein starker Bauchschmerz, örtlich begrenzt bei der lokalen, weniger eingegrenzt und kombiniert mit einer zunehmenden Abwehrspannung (bis zum »bretthartem« Bauch) bei der diffusen Peritonitis. Hinzu kommen Fieber, Volumenmangel evtl. mit Schocksymptomatik.

Therapie

In der Regel wird operiert mit zusätzlicher Spülung, Drainage und evtl. Lavage. Bei schwerer Peritonitis ist eine Intensivbehandlung angezeigt. Bei leichteren Fällen reicht u.U. eine konservative Therapie mit z.B. Antibiotikagabe.

Komplikationen

Bei einer Peritonitis können sich innerhalb der Bauchhöhle Abszesse bilden und Darmschlingen verkleben. Es können ein paralytischer Ileus, akutes Nierenversagen, septischer Schock auftreten.

? Übungsfragen

1. Was ist der Unterschied zwischen einer Maldigestion und einer Malassimilation?
2. Wie werden Polypen im Kolon therapiert?
3. Welche Früherkennungsuntersuchungen für ein kolorektales Karzinom gibt es?
4. Was ist ein Anus praeternaturalis?
5. Was ist der Unterschied zwischen einem echten Divertikel und einem Pseudodivertikel?
6. Welche Komplikationen können bei einem Patienten mit M. CROHN auftreten?
7. Welche Abschnitte des Verdauungstraktes sind beim M. CROHN, welche bei der Colitis ulcerosa befallen?
8. Welche Gefahr besteht bei langjähriger Erkrankung an Colitis ulcerosa?
9. Welche Formen der Peritonitis gibt es, und welche Ursachen haben sie?

6 Leber, Gallenwege und Bauchspeicheldrüse

6.1 Leitsymptome

Typische Leitsymptome für Erkrankungen der Leber, der Gallenwege und der Bauchschpeicheldrüse (Pankreas) sind Abdominalbeschwerden, Ikterus und Aszites.

6.1.1 Ikterus

Gelbfärbung von Skleren und Haut, wenn Bilirubin ≥ 2 mg/dl.

❶ Ikterus (Gelbsucht) ist eine Gelbfärbung der Skleren und der Haut, die durch eine erhöhte Bilirubinkonzentration im Blut und Gewebe (Gesamt-Bilirubinkonzentration im Serum ≥ 2 mg/dl bzw. 34 μmol/l) hervorgerufen wird. Bilirubin ist ein Abbauprodukt des Hämoglobins, das im Blut an Albumin gebunden wird, sog. *indirektes Bilirubin.* In der Leber wird es durch Konjugation (Bindung) an Glukuronsäure wasserlöslich, sog. *direktes Bilirubin,* und mit der Galle über die Gallenwege in den Darm ausgeschieden.

Ursachen und Einteilung

Unterscheidung nach dem Ort der Störung:
- prähepatischer Ikterus
- intrahepatischer Ikterus
- posthepatischer Ikterus.

❷ Unterschiedliche Störungen in der Bilirubinproduktion und Bilirubinausscheidung in den Darm können zu einem Anstieg des Bilirubinspiegels führen. Je nachdem, an welcher Stelle die Störung auftritt, wird unterschieden:

Prähepatischer Ikterus: Erythrozyten und damit auch Hämoglobin werden vermehrt abgebaut. Ursache ist z.B. eine Hämolyse bei Transfusionszwischenfällen. Das anfallende Bilirubin kann von der Leber nicht mehr bewältigt werden und sammelt sich im Blut an → indirektes Bilirubin im Serum ↑.

Intrahepatischer Ikterus: Das Lebergewebe *(Parenchym)* ist geschädigt, so daß die Aufnahme des Bilirubins in die Leberzellen, die Konjugation oder – am häufigsten – seine Abgabe in die Gallenwege gestört sind, z.B. bei Leberzirrhose, Hepatitis, als Medikamentennebenwirkung → direktes und evtl. indirektes Bilirubin im Serum ↑.

Posthepatischer Ikterus (Verschlußikterus): Die Galle kann nicht mehr ungehindert über die Gallenwege ins Duodenum abfließen, z.B. aufgrund von Gallensteinen, Tumoren der Gallenwege oder des Pankreas → direktes Bilirubin im Serum ↑.

Bei Störungen der Bilirubinausscheidung färbt sich der Stuhl heller *(acholischer Stuhl)*, der Urin aufgrund der ersatzweisen Ausscheidung von direktem Bilirubin dagegen dunkler.

6.1.2 Aszites

Flüssigkeit in der freien Bauchhöhle.

Aszites (Bauchwassersucht) ist die Ansammlung von Flüssigkeit in der freien Bauchhöhle und ist in der Regel Zeichen einer ernsten Erkrankung. Klinisch ist Aszites erst ab einer Flüssigkeitsmenge von etwa 1 l nachweisbar, sonographisch ab etwa 30 ml. Der Bauchumfang des Patienten kann im Verlauf der Aszitesentwicklung dramatisch zunehmen.

Ursachen und Einteilung

Folge verschiedener Faktoren.

❸ Aszites kann durch den Einfluß verschiedener Faktoren entstehen:

- Pfortaderhochdruck, z.B. bei Leberzirrhose (80 %), Lebervenenverschluß (BUDD-CHIARI-Syndrom) oder Rechtsherzinsuffizienz (☞ 1.4) mit Abpressen von Flüssigkeit aus den Leberkapillaren
- gestörter Lymphabfluß, z.B. durch Tumoren oder Fibrosen
- Tumoren der Eierstöcke oder des Bauchfells (Peritonealkarzinose)
- Entzündungen, z.B. von Peritoneum oder Pankreas
- verminderter Proteingehalt des Blutes *(Hypoproteinämie)*, z.B. beim nephrotischen Syndrom (☞ 7.2.1) oder bei fortgeschrittener Lebererkrankung
- Unterstützt wird die Aszitesentstehung durch einen sekundären Hyperaldosteronismus, der sich zur Aufrechterhaltung des arteriellen Blutdrucks ausbildet.

Nicht selten treffen mehrere Faktoren aufeinander: Eine Leberzirrhose verursacht z.B. einen Pfortaderhochdruck und führt gleichzeitig durch Störung der Albuminsynthese in der Leber zu einer Hypoproteinämie.

Therapie

- Behandlung der Grunderkrankung
- Flüssigkeits- und Kochsalzeinschränkung
- Diuretikagabe
- Punktion und Ablassen von Aszitesflüssigkeit.

Neben der Behandlung der Grunderkrankung, müssen Flüssigkeits- und Kochsalzaufnahme beschränkt werden. Mit Diuretika wird versucht, den Aszites auszuschwemmen. Versagt diese Therapie, wird der Aszites im linken Unterbauch des Patienten auf einer gedachten Linie zwischen Spina iliaca anterior superior und Bauchnabel punktiert. Dabei sollte nicht mehr als 1 l Aszitesflüssigkeit abgelassen werden. Um so entstandenen Proteinverlust auszugleichen, wird anschließend Albuminlösung intravenös infundiert.

? **Übungsfragen**

❶ Wie entsteht ein Ikterus?
❷ Welche Erkrankungen können einen Ikterus verursachen?
❸ Welche Ursachen führen zu einem Aszites?

6.2 Erkrankungen der Leber

6.2.1 Hepatitis

Leberentzündung durch Viren, als Begleiterscheinung bei Infektionserkrankungen, aber auch nicht-infektiöse Ursachen.

Die Hepatitis ist eine Leberentzündung. Häufigste Ursache einer infektiösen Hepatitis sind spezifische Viren, die mit den Großbuchstaben A bis E gekennzeichnet werden. Weiterhin kann eine Hepatitis als Begleiterscheinung bei verschiedenen anderen Infektionserkrankungen auftreten. Davon abgegrenzt werden nicht-infektiöse Hepatitiden.

Ursachen

Chron. Hepatitiden: Erkrankungsdauer ≥ 6 Monate.

Hepatiden werden nach ihrer Verlaufsform in akute und chronische Hepatiden unterteilt. Eine akute Hepatitis liegt vor, wenn die Erkrankung innerhalb von sechs Monaten ausgeheilt ist, ansonsten wird sie als chronisch bezeichnet.

Infektiöse Hepatitiden

Infektiöse Hepatitiden:
- Hepatitis A, B, C, D, E
- Begleithepatitiden.

❶ Die unterschiedlichen Hepatitis-Viren unterscheiden sich u.a. in ihrer Übertragung:
- Hepatitis A: Das Hepatitis-A-Virus wird fäkal-oral durch verunreinigtes Wasser oder Nahrungsmittel übertragen
- Hepatitis B: Das Hepatitis-B-Virus wird parenteral durch Blut und kontaminierte Instrumente z.B. bei Bluttransfusionen oder Verletzungen mit einer Kanüle, sexuell und während der Geburt von der Mutter auf das Kind übertragen *(perinatal)*
- Hepatitis C: Das Hepatitis-C-Virus wird parenteral, perinatal, seltener auch sexuell übertragen
- Hepatitis D: Das Hepatitis-D-Virus ist an das Vorhandensein des Hepatitis-B-Virus gebunden und wird wie dieses parenteral, sexuell oder während der Geburt übertragen
- Hepatitis E: Das Hepatitis-E-Virus wird fäkal-oral übertragen
- Eine Begleithepatitis kann im Rahmen verschiedener Infektionskrankheiten (☞ 11) auftreten, wie einer Infektion mit

Herpes-Viren, Coxsackieviren, Leptospiren, Brucellen oder Salmonella typhi.

Nicht-infektiöse Hepatitiden:
- Alkoholhepatitis
- medikamentös-toxische Hepatitis
- Hepatitiden bei Stoffwechselerkrankungen.

Nicht-infektiöse Hepatitiden

- Alkoholhepatitis
- medikamentös-toxische Hepatitis z.B. durch Tetrazykline, Thyreostatika, Sulfonylharnstoffe
- im Rahmen bestimmter Stoffwechselerkrankungen, z.B. Sarkoidose (☞ 4.4.2).

Oft symptomlos.
- Allgemeinbeschwerden
- Ikterus mit dunklem Urin und hellem Stuhlgang
- Juckreiz
- Hepatosplenomegalie.

Symptome

Etwa 2/3 aller Patienten mit einer Hepatitisinfektion sind symptomfrei.

❷ Nach unterschiedlich langen Inkubationszeiten (2–12 Wochen) verläuft das akute Stadium der Virushepatitiden weitgehend gleich: Zu Beginn treten Allgemeinsymptome wie Müdigkeit, Appetitlosigkeit, Gelenkbeschwerden und Druckgefühl im rechten Oberbauch auf. Bei einem Teil der Patienten kommt es zum Ikterus, verbunden mit dunklem Urin, hellem Stuhl und – durch den Anstieg der Gallensäuren – Juckreiz. Leber und Milz können vergrößert sein (Hepatosplenomegalie).

Diagnostik

Entscheidend für die Diagnose einer Hepatitis ist die Bestimmung der viralen Antigene und Antikörper. So beweisen IgM-Antikörper gegen die einzelnen Viren eine frische Infektion; alleiniger Nachweis von IgG-Antikörpern zeigt eine bereits durchgemachte Infektion an. Weiterhin sind die Leberwerte im Serum erhöht.

- Verzicht auf Alkohol und Medikamente
- Bettruhe
- Hepatitis B und C: Interferon.

Therapie

Eine kausale Therapie der akuten viralen Hepatitis existiert nicht. Es muß auf Alkohol und alle nicht unbedingt erforderlichen Medikamente verzichtet werden, um das entzündete Organ zu entlasten. Im akuten Stadium erweist sich Bettruhe als günstig. Bei einer chronischen Hepatitis B und C ist eine Behandlung mit Interferonen, die eine antivirale Wirkung haben, möglich.

Infektiosität

Die Hepatits A ist etwa zwei Wochen vor und zwei Wochen nach Krankheitsbeginn infektiös. Die Hepatitis B ist infektiös, solange das sog. Surface-Antigen (HBS-Ag) nachweisbar ist.

Hepatitis A und E:
- Nahrungsmittelhygiene
- passive Impfung.

Hepatitis B, C und D:
- sorgfältiger Umgang mit Blutprodukten
- Benutzung von Kondomen
- aktive oder passive Impfung.

Prophylaxe der Virushepatitiden

Hepatitis A und E: In Endemiegebieten kann einer Infektion durch konsequente Nahrungsmittelhygiene vorgebeugt werden: Wasser sollte abgekocht und auf Rohkostsalat und ungekochte Muscheltiere verzichtet werden. Bei der Hepatitis A ist sowohl eine aktive als auch eine passive Impfung mit Hyperimmunglobulinen möglich.

Hepatitis B, C und D: Mit Blut(produkten) sollte - im klinischen Bereich generell- sorgfältig umgegangen werden: Einmalhandschuhe tragen und die benutzten Kanülen und Instrumente nach Gebrauch sofort sicher entsorgen! Im Krankenhaus und im Rettungsdienst Tätigen sind eine aktive Impfung gegen Hepatitis B mit gentechnisch hergestellten Antigenen (HB Vax®) und eine passive Impfung zu empfehlen.

- Übergang von akuter in chronische Form
- Leberzellkarzinom
- Leberversagen.

Komplikationen

- Übergang in eine chronische Hepatitis bei Infektion mit Hepatitis B-, D- oder E-Virus, wenn das Virus durch das Immunsystem nicht bekämpft werden kann *(Viruspersistenz):*
  - Die chronisch persistierende Hepatitis hat eine relativ günstige Prognose
  - Die chronisch aktive Hepatitis geht je nach Typ mit unterschiedlicher Wahrscheinlichkeit in eine Leberzirrhose über
- Bei Viruspersistenz besteht ein erhöhtes Risiko für das Auftreten eines Leberzellkarzinoms
- akutes Leberversagen mit sehr schlechter Prognose.

6.2.2 Fettleber

Eine Fettleber liegt vor, wenn in mehr als 50 % aller Leberzellen Fetttropfen aus Triglyzeriden abgelagert sind oder mindestens 5 % des Lebergewichtes auf Fett entfällt.

- Fettzufuhr höher als Fettabbau
- häufigste Ursachen: ↑ Alkoholkonsum, Diabetes mellitus, Überernährung.

Ursachen

Ist die Fettzufuhr bzw. -synthese in der Leber größer als der Fettabbau bzw. -abtransport, verfetten Leberzellen, z.B. durch:

- toxische Einwirkungen wie Alkohol, Medikamente (z.B. Kortikosteroide, Tetrazykline), bestimmte Arbeitsstoffe (z.B. chlorierte Kohlenwasserstoffe, Phosphor)
- ernährungsbedingte Ursachen: Übergewicht, Eiweißmangelernährung, künstliche Ernährung
- endokrine Ursachen: Diabetes mellitus (☞ 9.1), Fettstoffwechselstörungen (☞ 9.3), Schwangerschaft.

❸ In Deutschland sind die häufigsten Ursachen einer Fettleber erhöhter Alkoholkonsum, Diabetes mellitus und Überernährung.

Meist Zufallsbefund bei Sonographie.

Symptome und Diagnostik

Die Fettleber verursacht meist keinerlei Beschwerden. Sie wird häufig zufällig bei einer Sonographie des Abdomens diagnostiziert: Die Leber ist vergrößert und unterhalb des Rippenbogens zu tasten. Sie weist ein typisches Echomuster auf.

- Alkoholverzicht
- Gewichtsreduktion.

Therapie

❹ Eine medikamentöse Therapie der Fettleber gibt es nicht. Entscheidend ist, auf Alkohol zu verzichten und Gewicht zu reduzieren.

6.2.3 Leberzirrhose

Absterben von funktionstüchtigem Lebergewebe. Ersatz durch Bindegewebe.

Gehen funktionstüchtige Leberzellen zugrunde, wird das abgestorbene Gewebe durch Bindegewebe knotig regeneriert und ersetzt. Folge ist die Leberzirrhose, bei der die typische Läppchenarchitektur der Leber zerstört ist, und damit die Mikrozirkulation der Leber behindert ist.

- 50 %: Alkoholkonsum
- 30 %: Hepatitis B, C, D.

Ursachen

❺ Ursache einer Leberzirrhose ist zu 50 % auf regelmäßigen, erhöhten Alkoholkonsum zurückzuführen, zu 30 % Folge einer Virushepatitis B, C oder D. Hinzu kommen seltenere Erkrankungen bzw. Schädigungen durch

- autoimmune chronische Hepatitis
- primär biliäre (von den kleinen Gallengängen ausgehende) Zirrhose, primär sklerosierende Cholangitis (vernarbende Gallenwegsentzündung, z.B. bei Colitis ulcerosa) oder chronische Gallenwegserkrankungen mit Gallestau
- Stoffwechselerkr., z.B. M. WILSON (Kupferspeicherkrankheit), Hämochromatose (Eisenspeicherkrankheit), Mangel an α_1-Proteasen-Inhibitor
- kardiovaskuläre Ursachen, z.B. chronische Rechtsherzinsuffizienz, Verschluß der Lebervenen (BUDD-CHIARI-Syndrom)
- Medikamente, z.B. Methotrexat, α-Methyldopa oder Arbeitsstoffe, z.B. chlorierte Kohlenwasserstoffe.

- Leistungsminderung, Müdigkeit
- Ikterus, Leberhautzeichen
- hormonell bedingte Symptome.

Symptome und Komplikationen

❻ Die Symptome einer Leberzirrhose können sehr unterschiedlich sein. Nicht selten macht sie sich erstmals durch ihre Komplikationen bemerkbar.

- Allgemeinsymptome wie körperliche und geistige Leistungsminderung, Müdigkeit
- Ikterus und sog. **Leberhautzeichen:** Gefäßspinnen (Spider naevi), Palmarerythem (Rötung der Handflächen), Lacklippen, DUPUYTREN-Kontraktur (Kontrakturentwicklung der Palmaraponeurose der Hand, meist an der Kleinfingerseite beginnend)

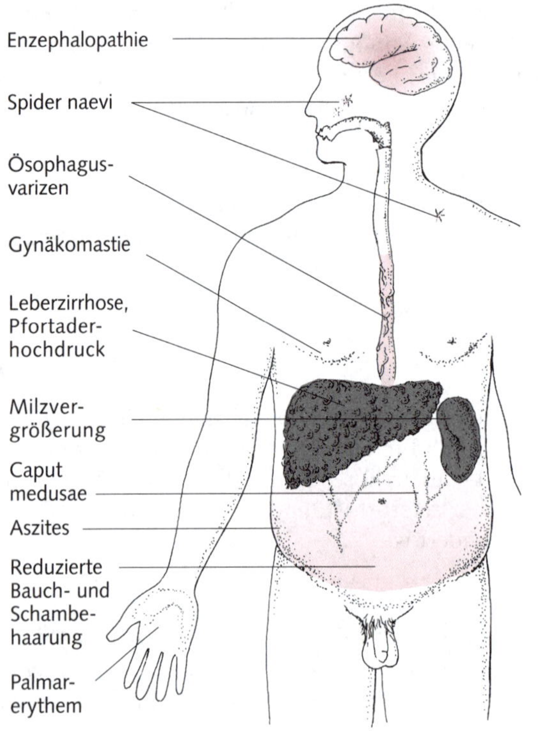

Abb. 6.1 Symptome und Komplikationen eines Patienten mit Leberzirrhose. [A400–190]

- Symptome aufgrund hormoneller Störungen, da z.B. Östrogene bei geschädigter Leber verzögert abgebaut werden und dadurch der Östrogenspiegel erhöht ist: Ausfall von Achsel- und Schambehaarung, Gynäkomastie (Größenzunahme der Brust beim Mann), Verkleinerung der Hoden, irreguläre Menstruationsblutungen bei der Frau
- **Pfortaderhochdruck,** weil durch den bindegewebigen Umbau der Leber die Leberstrombahn eingeengt ist. Das Blut staut sich vor der Leber und sucht sich Umgehungskreisläufe über Venen des Magen-Darm-Traktes. Diese Venen erweitern sich aufgrund des hohen Blutdurchflusses. Es bilden sich
  - Ösophagusvarizen, die zu einer lebensgefährlichen Blutung führen können
  - Caput medusae durch erweiterte Venen der Bauchwand
  - Hämorrhoiden durch erweiterte Venen des Mastdarmes
- Splenomegalie mit übermäßigem Abbau von Blutzellen in der Milz
- Aszites durch die verminderte Eiweißsynthese in der Leber
- erhöhte Blutungsneigung
- **Hepatische Enzephalopathie** (Hirnschädigung) aufgrund der mangelnden Entgiftung ZNS-toxischer Substanzen wie Ammoniak. Sie wird in vier Stadien eingeteilt:
  - Stadium I: Konzentrationsschwäche, Verwirrung, Tremor
  - Stadium II: starke Schläfrigkeit
  - Stadium III: Patient schläft, ist jedoch erweckbar, Foetor hepaticus (typischer »Lebergeruch«)
  - Stadium IV *(Coma hepaticum)*: Patient ist komatös, keine Reaktion auf Schmerzreize, Reflexe erloschen.
- hepatorenales Syndrom mit sekundärer zunehmender Niereninsuffizienz (ohne eigenständige Nierenerkrankung)
- Als Spätfolge kann ein Leberzellkarzinom auftreten.

Diagnostik

Neben den o.g. Symptomen kann die Leber vergrößert, normal groß oder verkleinert sein. In der Sonographie zeigen sich die zirrhotischen Veränderungen der Leber sowie eine Splenomegalie. Ist die Zirrhose fortgeschritten, sind die Lebersyntheseparameter im Serum als Zeichen der eingeschränkten Organfunktion erniedrigt. Erhöht sind Bilirubin und alkalische Phosphatase. Im Blutbild sind Hb, Leukozyten und Thrombozyten erniedrigt.

Die endgültige Diagnose wird meist histologisch durch eine Leberpunktion gesichert.

Therapie

Grundsätzlich: Verzicht auf Alkohol und leberschädigende Medikamente.

Die Therapie der Leberzirrhose richtet sich nach der Ursache. Oberstes Gebot ist, auf jeglichen Alkohol und soweit wie möglich auf hepatotoxische (leberschädigende) Medikamente zu verzichten.

- Zur Behandlung einer hepatischen Enzephalopathie muß die Eiweißzufuhr vermindert werden, da Eiweiß u.a. zu Ammoniak umgebaut wird. Deshalb muß auch die Zahl ammoniakproduzierender Bakterien im Darm durch Antibiotika reduziert werden. Die Gabe von Laktulose kann hilfreich sein
- Bei Aszites werden Flüssigkeits- und Na^+-Zufuhr reduziert, Bettruhe und evtl. Diuretika verordnet
- Blutende Ösophagusvarizen erforden die bei jeder oberen gastrointestinalen Blutung angezeigten Sofortmaßnahmen (☞ 5.3.2); sie werden endoskopisch sklerosiert und später ligiert. Kann die Blutung so nicht gestillt werden, erfolgt eine Ballontamponade, bei der die blutenden Varizen durch eine SENGSTAKEN-BLAKEMORE-Sonde oder LINTON-NACHLAS-Sonde komprimiert werden. Medikamentös kann mit Vasopressin eine Vasokonstriktion hervorgerufen werden
- In geeigneten Fällen (Alkoholabstinenz) erfolgt eine Lebertransplantation.

6.2.4 Tumoren der Leber

Es werden gutartige von bösartigen Lebertumoren und Lebermetastasen unterschieden.

Gutartige Lebertumoren

Selten, meist symptomlos.

Gutartige Lebertumoren sind insgesamt selten. Sie sind meist symptomlos und stellen häufig einen Zufallsbefund im Ultraschall dar. Zu den häufigeren zählt das Leberzelladenom; seltener kommen die fokale noduläre Hyperplasie (lokal begrenzte, knotenförmige Leberzellhyperplasie), das Leberhämangiom (Blutgefäßtumor) und das Gallengangsadenom vor.

Leberzelladenom

Risikofaktor: Antibabypille.
Symptome:
- Druckgefühl im Oberbauch
- Blutungen.

Das Leberzelladenom wird häufig bei Frauen beobachtet, die orale Kontrazeptiva (Antibabypille) einnehmen. Aufgrund seines Wachstums kann das Leberzelladenom durch Druckgefühl im Oberbauch auffallen. Nach Absetzen der Antibabypille bildet sich der Tumor meist zurück. Bei starker Größenzunahme oder ausgeprägten Beschwerden ist jedoch eine Resektion erforderlich. Blutungen in den Tumor oder in die freie Bauchhöhle mit Blutungsschock bilden die wichtigste Komplikation.

Bösartige Lebertumoren

Das primäre Leberzellkarzinom hat die größte Bedeutung unter den bösartigen Lebertumoren. Bei Erwachsenen können auch ein Cholangiokarzinom (Gallengangskarzinom) und bei Kindern ein Hepatoblastom auftreten.

Primäres Leberzellkarzinom

Risikofaktoren:
- Leberzirrhose
- Hepatits B-, C-Infektion
- Aflatoxin.

❼ Das primäre Leberzellkarzinom *(hepatozelluläres Karzinom)* geht von den Leberzellen aus und tritt häufig bei einer bereits bestehenden Leberzirrhose oder einer chronischen Hepatitis B- oder C-Infektion auf. In Asien und Afrika ist ein bekannter Risikofaktor das Aflatoxin des Pilzes Aspergillus flavus, das hauptsächlich in verdorbener Nahrung vorkommt. In Deutschland gehört das primäre Leberzellkarzinom zu den seltenen Malignomen, in Teilen Afrikas und Asiens zu den häufigsten malignen Tumoren. Seine Prognose ist schlecht.

- Oberbauchschmerzen
- Appetitlosigkeit, Gewicht ↓
- Müdigkeit, Fieber.
- Tumormaker AFP.

Häufige **Symptome** sind Gewichtsverlust, Druckgefühl bzw. Schmerzen im rechten Oberbauch, Appetitlosigkeit, Müdigkeit und gelegentlich Fieber. Bei bestehender Leberzirrhose prägt diese das Beschwerdebild. Als Tumormarker im Serum dient das α-Fetoprotein (AFP).
Therapie der Wahl ist die operative Entfernung des Tumors, die jedoch nur in wenigen Fällen möglich ist.

Lebermetastasen

Viel häufiger als primäre Lebertumoren treten Lebermetastasen auf. Sie gehen meist von gastrointestinalen Tumoren, Bronchialkarzinomen, Tumoren des weiblichen Genitales, Nieren- oder Prostatakarzinomen aus. Einzelne Lebermetastasen werden nach Möglichkeit operativ entfernt oder mit einer regionalen Chemotherapie behandelt.

? Übungsfragen

❶ Wie werden die einzelnen Hepatitiden übertragen?
❷ Welche Beschwerden treten bei einer Hepatitis auf?
❸ Was sind die häufigsten Ursachen einer Fettleber?
❹ Wie wird eine Fettleber therapiert?
❺ Was sind die häufigsten Ursachen der Leberzirrhose?
❻ Nennen Sie Komplikationen der Leberzirrhose!
❼ Was sind Risikofaktoren des primären Leberzellkarzinoms?

6.3 Erkrankungen von Gallenblase und Gallenwegen

6.3.1 Cholelithiasis

Gallensteine in Gallenblase oder Gallenwegen.

Bei der Cholelithiasis (Gallensteinerkrankung) bilden sich solide Konkremente in Gallenblase und Gallenwegen. Am häufigsten kommen Cholesterinsteine (etwa 80 %) vor.

Ursachen

- längeres Verweilen der Galle in der Gallenblase
- 5F-Regel.

Cholesterinsteine entstehen, wenn die Blasengalle mit Cholesterin übersättigt ist und dessen Auskristallisation begünstigt wird. Gefördert wird die Steinbildung auch durch längeres Verweilen der Galle in der Gallenblase (bei geringer Gallenblasenbeweglichkeit). Auffällig ist das häufige Auftreten beim weiblichen Geschlecht, bei Übergewicht, nach mehreren Schwangerschaften, Einnahme der Antibabypille, Diabetes mellitus und erhöhten Blutfettwerten. Daraus leitet sich auch dieser Merksatz ab:

! Merke

»5F-Regel«: female (weibliches Geschlecht), fair (hellhäutig), fat (übergewichtig), forty (vierzig), fertile (fruchtbar).

Symptome

- 70–80 % keine Beschwerden
- 20–30 % uncharakteristische Symptome
- Hauptsymptom: Gallenkolik mit heftigen Schmerzen, vegetative Symptome.

❶ 70–80 % aller Patienten mit Gallensteinen haben keinerlei Beschwerden, 20–30 % klagen über uncharakteristische Symptome wie Völlegefühl, Druckschmerz im rechten Oberbauch und Fettunverträglichkeit.

❷ Hauptsymptom ist die **Gallenkolik.** Sie tritt auf, wenn ein Stein aus der Gallenblase in die Gallenwege *(Ductus cysticus, Ductus choledochus)* gelangt und ausgetrieben wird. Die dabei auftretenden Kontraktionen der Gallengangswände sind äußerst schmerzhaft. Die Patienten klagen über heftige, krampfartig dumpfe Schmerzen im rechten Oberbauch, die evtl. in den Rücken und die rechte Schulter ausstrahlen. Häufig treten begleitend Schweißausbrüche, Übelkeit und andere vegetative Symptome auf. Bei Verschluß des D. choledochus wird nach 4–6 Stunden ein Ikterus sichtbar. Fieber über 38,5 °C gilt als Zeichen für eine Cholezystits oder Cholangitis (☞ 6.3.2).

Diagnostik

Sonographie.

Gallenblasensteine werden sonographisch nachgewiesen. Kalkhaltige Steine stellen sich auch im Röntgenbild dar.

Therapie

- bei Gallenkolik: Spasmolytika, Nahrungskarenz
- Cholezystektomie
- ERCP
- orale Litholyse oder Kontaktlitholyse
- ESWL.

Es werden nur Patienten behandelt, die Beschwerden haben.

Medikamentös

Eine **Gallenkolik** wird medikamentös mit Spasmolytika (z.B. Buscopan®), Schmerzmitteln sowie Nahrungskarenz und anschließend fettarmer Kost therapiert.

Operativ

Operative Therapie der Wahl ist die **Cholezystektomie** (operative Entfernung der Gallenblase), die in unkomplizierten Fällen im beschwerdefreien Intervall laparoskopisch, d.h. über eine Bauchspiegelung, durchgeführt wird. Sind Komplikationen zu erwarten, wird unter Antibiotikaschutz auch vor Erreichen des beschwerdefreien Intervalls operiert.

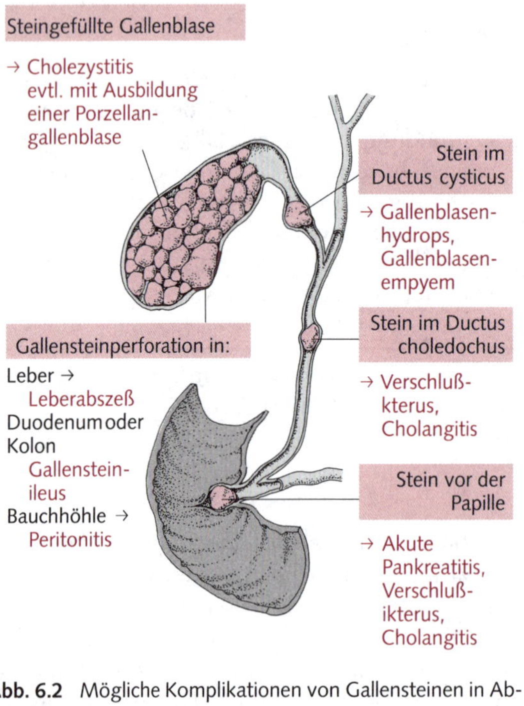

Abb. 6.2 Mögliche Komplikationen von Gallensteinen in Abhängigkeit ihrer Lokalisation. [A400–190]

Endoskopisch

Endoskopisch werden Steine in den Gallenwegen mit einer **ERCP** (endoskopisch retrograde Cholangiopankreatikographie) entfernt. Dafür wird die Papilla VATERI vom Duodenum aus angeschlitzt, und der Stein mit einem Körbchen oder einer Zange herausgezogen.

Litholyse

Kleine kalkfreie Cholesterinsteine lassen sich auch chemisch durch Einnahme von Urso- oder Chenodesoxycholsäure auflösen *(orale Litholyse)*. Endoskopisch kann eine Ätherverbindung zur Auflösung der Steine direkt in die Gallenblase eingebracht werden *(Kontaktlyse)*.

Stoßwellenlithotripsie

Mit der **extrakorporalen Stoßwellenlithotripsie** (ESWL), werden Steine durch zielgerichtete Ultraschallstoßwellen zertrümmert, damit sie ins Duodenum ausgeschieden werden. Da diese Behandlung jedoch an Voraussetzungen wie max. drei kalkfreie Steine von höchstens 3 cm Durchmesser, funktionsfähige Gallenblase und Gallenwege gebunden ist, kommt sie nur bei wenigen Patienten in Frage. Eine orale Litholyse schließt sich an.

Komplikationen

Die möglichen Komplikationen der Cholelithiasis zeigt Abbildung 6.2 auf.

6.3.2 Cholezystitis und Cholangitis

Gallenblasen- bzw. -wegsentzündung.

Die Cholezystitis und Cholangitis (Gallenblasen- und Gallenwegsentzündung) ist meist eine bakterielle Entzündung auf dem Boden einer Gallensteinerkrankung.

Ursachen

Bei bestehenden Gallensteinen, Entzündung durch aus dem Darm aufsteigende Erreger.

❸ Die Entzündung der Gallenblase tritt in 90 % der Fälle bei Patienten mit Gallensteinen auf. Häufige Erreger sind aus dem Darm aufsteigende E. coli und Streptococcus faecalis.

Symptome und Diagnostik

- Fieber, Übelkeit, Schmerzen
- evtl. Ikterus.

Die Patienten haben hohes Fieber, Übelkeit und Schmerzen im rechten Oberbauch. Bei der Cholangitis findet sich häufig zusätzlich ein Ikterus.

Die Diagnose kann meist schon aufgrund des typischen klinischen Bildes und der Anamnese gestellt werden. Im Blut sind Leukozyten, Bilirubin, alkalische Phosphatase und γGT erhöht. Im Ultraschall zeigt sich eine verdickte Gallenblasenwand.

Therapie

Die akute Cholezystitis wird mit Breitbandantibiotika, meist auch mit Analgetika und Spasmolytika behandelt. Sind die akuten Symptome abgeklungen, wird die Gallenblase operativ entfernt.

Komplikationen

- Gallenblasenempyem
- gallige Peritonitis, Sepsis.

Als Komplikation sind ein **Gallenblasenempyem** (Vereiterung der Gallenblase), eine Perforation mit nachfolgender galliger Peritonitis sowie eine Sepsis gefürchtet. In diesem Fall muß sofort operiert werden.

6.3.3 Gallenblasenkarzinom

Das Gallenblasenkarzinom ist relativ selten. Meist handelt es sich um ein Adenokarzinom.

Ursachen

Risikofaktoren:
- Gallensteine
- Cholezystitis.

Risikofaktoren sind Gallensteine und Gallenblasenentzündungen. Mehr als 80 % der Karzinompatienten haben Gallensteine (aber: weniger als 1 % der Patienten mit Gallensteinen entwickelt ein Karzinom).

Symptome und Diagnostik

Symptome sind Ikterus, Gewichtsabnahme, Schmerzen im rechten Oberbauch, evtl. ein durch die Bauchdecke tastbarer Tumor.

Ein Gallenblasenkarzinom läßt sich mittels Ultraschall, Computertomographie oder ERCP nachweisen. Um die Diagnose zu bestätigen, wird verdächtiges Gewebe mittels Feinnadelpunktion entnommen und histologisch untersucht.

Therapie

Zum Zeitpunkt der Diagnose ist das Karzinom meist soweit fortgeschritten, daß es nur noch bei weniger als 20 % der Patienten operativ entfernt werden kann. Bei Inoperabilität können sog. *Stents* in den Gallengang eingelegt werden, um den Galleabfluß zu sichern. Vorhandene Schmerzen müssen gezielt therapiert werden (☞ 12.2.6). Die Prognose ist in diesen Fällen sehr schlecht.

? Übungsfragen

1. Wie können sich Gallensteine bemerkbar machen?
2. Woran erkennen Sie einen Patienten mit Gallenkolik?
3. Wodurch wird eine Gallenblasenentzündung verursacht?

6.4 Erkrankungen der Bauchspeicheldrüse

6.4.1 Akute Pankreatitis

Entzündung der Bauchspeicheldrüse mit Selbstverdauung des Organs.

Die akute Pankreatitis ist eine plötzlich auftretende Entzündung der Bauchspeicheldrüse. Es handelt sich um ein lebensbedrohliches Krankheitsbild, da es zur Selbstverdauung des Pankreas kommen kann, wenn Enzymvorstufen des Pankreassekretes bereits innerhalb der Drüse und nicht erst im Dünndarm aktiviert werden. Im Gewebe bildet sich rasch ein interstitielles Ödem. Aus »angedauten« Gefäßen blutet es.

Im weiteren Verlauf können kleinere oder größere Nekrosen bis hin zur Totalnekrose des Organs entstehen, die mit hoher Letalität verbunden ist.

Ursachen und Formen

- abgehender Gallenstein
- Alkoholkonsum.

❶ Die akute Pankreatitis wird in über 50 % der Fälle durch einen abgehenden Gallenstein verursacht. Dieser blockiert an der Papilla VATERI den Pankreasgang, so daß sich das Pankreassekret staut. Eine weitere häufige Ursache ist übermäßiger Alkoholkonsum, der das Organ schädigen kann. Selten tritt eine Pankreatitis aufgrund einer Hyperkalzämie bei Hyperprarathyreoidismus (☞ 8.3.1), erhöhter Blutfettwerte (☞ 9.3), Einnahme bestimmter Medikamente (z.B. Kortikosteroide, Östrogene, Tetrazykline), einer Infektion (z.B. Mumps, Hepatitis) oder einer Verletzung des Organs auf.

Symptome

- heftigste Oberbauchschmerzen
- paralytischer Ileus
- evtl. Ikterus, Aszites, Blutzucker ↑.

Typisch sind plötzlich einsetzende heftige Oberbauchschmerzen, die gürtelförmig in den Rücken ausstrahlen. Hinzu kommen Übelkeit, Erbrechen, Blähungen und Lähmung des Darmes *(paralytischer Ileus)*. Aszites, Ikterus und Anstieg des Blutzuckers können auftreten. Blutdruckabfall und Tachykardie weisen auf einen beginnenden Schock hin.

Diagnostik

Die Pankreasenzyme Amylase und Lipase sowie die Entzündungsparameter (Leukozyten, BSG, C-reaktives Protein u.a.) sind im Blut erhöht. Im Ultraschall und CT zeigt sich ein ödematös geschwollenes Pankreas, manchmal mit Nekrosen. Häufig können Gallensteine nachgewiesen werden.

Therapie

Konservativ

- Absolute Nahrungs- und Flüssigkeitskarenz, um das Organ und damit die Enzymaktivität ruhigzustellen
- Magensonde legen, Mageninhalt absaugen
- großzügige parenterale Flüssigkeits- und Elektrolytsubstitution, da viel Flüssigkeit in den Darm und in den Retroperitonealraum verloren geht (bis zu 3 l)
- Schmerzmittelgabe, z.B. Dolantin®
- bei Verdacht auf Gallensteineinklemmung ERCP mit Papillenschlitzung und Steinentfernung.

Chirurgisch

Pankreasnekrosen werden operativ entfernt.

Hohe Komplikationsrate:
- Volumenmangelschock
- Abszeß
- Blutungen
- Pseudozysten
- chronische Form.

Komplikationen

❷ In etwa 60 % der Fälle verläuft eine akute Pankreatitis ödematös. Bei weiteren 30 % treten Teilnekrosen des Organs auf, bei 10 % kommt es zur Totalnekrose mit hoher Letalität. Bilden sich Nekrosen, treten meist auch die gefürchteten Komplikationen auf:

- Volumenmangelschock aufgrund des hohen Flüssigkeitsverlustes in den Retroperitonealraum und den Darm. Oft folgen ein akutes Nierenversagen (☞ 7.2.2) und Lungenversagen (☞ 4.6)
- Abszeßbildung und Sepsis, wenn sekundär Bakterien in das Pankreas einwandern und die Nekrosen besiedeln
- Blutungen aus dem hämorrhagischen Pankreas in den Darm, Streßblutungen des Magens
- Pankreaspseudozysten: Als Spätfolge von Nekrosen bilden sich Höhlen innerhalb des Organs, die nicht von Epithel ausgekleidet sind und platzen oder sich infizieren können
- Übergang in eine chronische Pankreatitis.

Physiotherapie

Vor und/oder nach einer Operation im Pankreasbereich sollte bei Patienten mit großem Bauchschnitt das Drehen »en bloc« geübt werden, damit beim Aufstehen keine Bewegungen im Narbengebiet stattfinden. Wichtig ist auch, daß die Patienten die Narben fixieren, v.a. beim Abhusten.

6.4.2 Chronische Pankreatitis

Chronische Entzündung der Bauchspeicheldrüse mit exokrinem und endokrinem Funktionsverlust.

Die chronische Pankreatitis ist eine fortschreitende Entzündung der Bauchspeicheldrüse. Dabei geht das Funktionsgewebe des Organs im Verlauf von Jahren unter. Infolgedessen werden Verdauungsenzyme und Bicarbonat vermindert in den Dünndarm ausgeschüttet *(exokriner Funktionsverlust)*; später sind auch die vom Pankreas produzierten Hormone, hauptsächlich Insulin, betroffen *(endokriner Funktionsverlust)*.

Ursachen

Alkoholabusus.

❸ Ursache der chronischen Pankreatitis ist in etwa 80 % der Fälle Alkoholabusus, während Gallensteinerkrankungen im Gegensatz zur akuten Pankreatitis keine Rolle spielen. Von geringer Bedeutung sind eine Hyperkalzämie (☞ 7.5.4) sowie erhöhte Blutfettwerte. Eine chronische Pankreatitis kann auch ohne erkennbare Ursachen *(idiopathisch)* auftreten.

Symptome

- Schmerzschübe im Oberbauch
- fettige Stuhlgänge
- diabetogene Stoffwechsellage.

Typisch sind wiederkehrende Schmerzschübe im Oberbauch, die auch in den Rücken ausstrahlen können, und Stunden und im fortgeschrittenen Stadium auch Tage anhalten. Meistens ist den Patienten übel, und sie erbrechen. Auslöser sind oft fettreiche Mahlzeiten oder Alkoholkonsum.

Bei massivem exokrinen und endokrinen Funktionsverlust des Organs sind fettige Stuhlgänge *(Steatorrhoe)* und eine diabetogene Stoffwechsellage (☞ 9.1) typisch. Die Patienten nehmen an Gewicht ab.

Diagnostik

Die Diagnose einer chronischen Pankreatitis kann anfangs schwierig sein. Im Verlauf der Erkrankung kann der zunehmende Funktionsverlust des Organes über Pankreasfunktionstests wie der Pankreolauryltest oder der Sekretin-Pankreozymin-Test nachgeweisen werden. Im Stuhl ist der Fettanteil erhöht, das Pankreasenzym Chymotrypsin vermindert.

Im Röntgenbild zeigen sich Pankreasverkalkungen. Weitere morphologische Veränderungen können durch Ultraschall, Computertomographie und ERCP nachgewiesen werden.

Therapie

❹ Entzündliche Schübe werden wie eine akute Pankreatitis (☞ 6.4.1) behandelt. Ansonsten steht an erster Stelle der Theapie der absolute Alkoholverzicht. Die Mahlzeiten sollten auf mehrere kleine, kohlenhydratreiche und fettarme verteilt werden. Tritt der exokrine Funktionsverlust ein, werden die fehlenden Enzyme oral ersetzt, z.B. Kreon®-Granulat. Der endokrine Funktionsverlust in Form eines Diabetes mellitus wird mit Insulin therapiert.

Komplikationen

- häufig Pseudozysten
- bei Komplikationen: Operation.

Eine häufige Komplikation ist die Ausbildung von Pseudozysten im Pankreas (☞ 6.4.1). Weiterhin kann es durch narbige Bindegewebsvermehrung zur Einengung des D. choledochus mit Verschlußikterus oder Einengung des Duodenum mit Erbrechen kommen; ebenso kann eine Milzvenenthrombose auftreten. Häufiger als im Durchschnitt tritt ein Pankreaskarzinom auf. Die genannten Komplikationen müssen meist operativ angegangen werden.

6.4.3 Tumoren des Pankreas

Vom exokrinen oder endokrinen Anteil ausgehend.

Tumoren des Pankreas können sowohl vom exokrinen als auch vom endokrinen Anteil des Organs ausgehen. Unter den Tumoren des exokrinen Gewebes spielt das Pankreaskarzinom die wichtigste Rolle. Die vom endokrinen Gewebe ausgehenden Tumoren sind meist gutartig. Sie rufen charakteristische Symptome hervor, die durch die vermehrte Sekretion der Hormone bedingt sind.

Pankreaskarzinom

Ausgehend vom Epithel der Pankreasgänge.

Das Pankreaskarzinom als ein Adenokarzinom geht in der Regel vom Epithel der Pankreasgänge aus und ist meist im Pankreaskopf lokalisiert.

Ursachen

Die Ursachen des Pankreaskarzinoms sind weitgehend unbekannt. Es lassen sich jedoch bestimmte Risikofaktoren angeben: So erhöhen eine chronische Pankreatitis sowie wahrscheinlich Rauchen und übermäßiger Koffeingenuß das Risiko.

Symptome

- Symptome erst im fortgeschrittenen Stadium
- Metastasen in Leber und angrenzenden Geweben.

Das Pankreaskarzinom zeigt meist erst im fortgeschrittenen Stadium Symptome:

- Gewichtsverlust, Appetitlosigkeit, Übelkeit
- Oberbauchschmerzen
- Ikterus durch die Einengung des D. choledochus
- seltener Thrombosen oder Diabetes mellitus.

Das Pankreaskarzinom metastasiert vor allem in die Leber und wächst in die umgebenden Strukturen wie Duodenum, Blutgefäße oder Gallengänge ein.

Diagnostik

- Sonographie, CT
- ERCP mit Biopsil
- Tumormarker CA 19–9.

❺ Anhand des Ultraschalls und CTs kann die Verdachtsdiagnose eines Pankreaskarzinoms gestellt werden. Mit der ERCP (☞ 6.3.1) als wichtigste Untersuchungstechnik wird das Gangsystem des Pankreas dargestellt; ein Abbruch im Gangsystem weist auf ein Karzinom hin. Gesichert wird die Diagnose über eine Biopsie mit histologischer Untersuchung. Zur Verlaufskontrolle dient der Tumormarker CA 19–9.

Therapie

Eine operative Entfernung des Tumors ist zum Zeitpunkt der Diagnose nur noch bei einem Viertel der Patienten möglich. Alternativ oder postoperativ kommen verschiedene Chemotherapien zur Anwendung, häufig in Kombination mit einer Bestrahlung *(Radio-Chemotherapie);* damit lassen sich zumindest die Schmerzen vermindern. Die Prognose des Pankreaskarzinoms ist schlecht. Sie läßt sich voraussichtlich nur durch eine verbesserte Frühdiagnose ändern.

Hormonbildende Pankreastumoren

Symptomatik je nach Hormonproduktion.

Hormonell aktive Pankreastumoren treten selten auf. Abhängig von der jeweiligen Hormonproduktion zeigen sie eine sehr unterschiedliche Symptomatik.

Insulinom

- ausgehend von B-Zellen der LANGERHANS-Inseln, meist Insulinproduktion
- Symptome durch Insulinüberschuß.

❻ Das Insulinom geht von den B-Zellen der LANGERHANS-Inseln des Pankreas aus. Es ist in der Regel gutartig und produziert in 50 % der Fälle ausschließlich Insulin, ansonsten auch andere gastrointestinale Hormone.

Die Symptome sind durch den Insulinüberschuß bestimmt: Hypoglykämie (Blutzuckerabfall, ☞ 9.1) mit Heißhunger, Schwitzen, Tachykardie, Tremor, Bewußtseinsstörungen.

Nachgewiesen wird das Insulinom im Hungerversuch. Dabei zeigt sich trotz abfallenden Glukosespiegels im Blut ein gleichbleibender oder steigender Insulinspiegel.

Ein Insulinom wird operativ entfernt. Falls dies nicht möglich ist, können die B-Zellen der LANGERHANS-Inseln medikamentös z.B. mit Streptozotocin und Fluorouracil zerstört werden.

Gastrinom, ZOLLINGER-ELLISON-Syndrom

- maligner Tumor meist mit Gastrinproduktion
- Symptome durch Überstimulation der Magensäureproduktion → Magen- und Duodenalulzera
- oft Begleitdiarrhoen.

❻ Das Gastrinom ist ein häufig maligner Tumor, der meist im Pankreas lokalisiert ist und im Überschuß Gastrin und z.T. auch andere gastrointestinale Hormone produziert. Bei über 50 % der Betroffenen bestehen mehrere Tumorherde, zum Teil auch außerhalb des Pankreas.

Gastrin stimuliert die Magensäureproduktion. Daher ist das ZOLLINGER-ELLISON-Syndrom gekennzeichnet durch wiederholte Magen- und Duodenalulzera mit entsprechenden Symptomen (☞ 5.3.2). Bei etwa der Hälfte der Patienten tritt eine Diarrhoe auf. Der Gastrinspiegel im Blut ist erhöht. Die Magensaftanalyse zeigt eine gesteigerte Magensäureproduktion. Diese wird sofort ab der Diagnosestellung medikamentös durch Protonenpumpenblocker gebremst, z.B. mit Omeprazol (Antra®).

Gastrinome sind aufgrund ihrer geringen Größe und ihres verstreuten Auftretens schwierig zu operieren. Bei inoperablen Befunden kommt eine Chemotherapie mit Streptozotocin und Fluorouracil in Frage.

? Übungsfragen

1. Wie kommt eine akute Pankreatitis zustande?
2. Nennen Sie Komplikationen einer akuten Pankreatitis!
3. Wodurch wird eine chronische Pankreatitis in Abgrenzung zur akuten Pankreatitis verursacht?
4. Wie wird eine chronische Pankreatitis therapiert?
5. Wie wird ein Pankreaskarzinom diagnostiziert?
6. Welche hormonbildenden Tumoren des Pankreas kennen Sie, und welche Hormone werden von ihnen produziert?

7 Niere und Harnwege

7.1 Leitsymptome

Zu den Leitsymptomen von Nieren- und Harnwegserkrankungen zählen Störungen von Diurese und Miktion, pathologische Urinbefunde, Schmerzen sowie Ödeme (☞ 1.1.2).

7.1.1 Störungen von Diurese und Miktion

❶ Viele Nierenerkrankungen, aber auch andere Krankheiten, äußern sich durch eine gestörte **Diurese** (Harnproduktion) oder **Miktion** (Harnausscheidung). Folgende Störungen können auftreten:

- **Polyurie:** Harnproduktion ≥ 2000 ml/Tag, z.B. bei Diabetes mellitus, chronischer Niereninsuffizienz, Diabetes insipidus (☞ 8.1.3)
- **Oligo-/Anurie:** Harnproduktion ≤ 500 bzw. ≤ 200 ml/Tag, z.B. bei Exsikkose, Volumenmangel, akutem Nierenversagen, Glomerulonephritis (☞ 7.2.1)
- **Harnverhalt:** fehlender Urinabgang trotz gefüllter Harnblase, z.B. bei Prostatavergrößerung
- **Harninkontinenz:** unwillkürlicher Abgang von Urin, z.B. bei Rückenmarkschädigungen, Beckenbodenschwäche
- **Pollakisurie:** häufiger Harndrang mit Entleerung kleiner Mengen, z.B. bei Harnwegsinfekt
- **Dysurie:** erschwerte Harnausscheidung, z.B. bei Prostatavergrößerung
- **Algurie:** schmerzhafte Harnausscheidung, z.B. bei Harnwegsinfekt, Tumor in Blase oder Harnröhre
- **Nykturie:** nächtliches Wasserlassen, z.B. bei Herzinsuffizienz (☞ 1.4).

7.1.2 Pathologische Urinbefunde

Urindiagnostik über:
- Urinschnelltest
- Urinsediment
- Urinkultur.

Der Urin läßt sich über einen Urinschnelltest (Teststreifen, der in den Urin getaucht wird), über das Urinsediment (Urin wird dazu zentrifugiert) oder über die Urinkultur (Nachweis von Bakterien) untersuchen. Ursache pathologischer Urinbefunde liegen häufig in einer Erkrankung des Urogenitalsystems, können aber auch Folge anderer Organ- oder Stoffwechselerkrankungen sein:

- **Hämaturie:** Ausscheidung von ≥ 4 Erythrozyten/ml Urin, z.B. bei Nierensteinen, Tumoren der Niere und der Harnwege.
- **Leukozyturie:** Ausscheidung von ≥ 5 Leukozyten/ml Urin, z.B. bei Harnwegsinfekt
- **Proteinurie:** Ausscheidung ≥ 150 mg Eiweiß/Tag, z.B. bei Glomerulonephritis, Diabetes mellitus (☞ 9.1)
- **Glukosurie:** Ausscheidung von Glukose. Dazu kommt es ab einer Glukosekonzentration von 160–180 mg/dl im Blut (Nierenschwelle), z.B. bei Diabetes mellitus
- **Bakteriurie:** Ausscheidung von ≥ 10^5 Keimen/ml Mittelstrahlurin, z.B. bei Harnwegsinfekt
- **Zylinder** entstehen stets in den Nierentubuli aus Proteinen, Erythrozyten, Leukozyten oder abgestoßenen Strukturelementen der Tubuluszellen.

7.1.3 Schmerzen im Nierenlager

Verschiedene Schmerzformen bei Nierenbeteiligung:

Verschiedene Schmerzformen lassen sich unterscheiden:

- ❷ **Klopfschmerz:** ein- oder beidseitig, oft bei Pyelonephritis
- **dumpfer Dauerschmerz:** am häufigsten bei akuter Glomerulonephritis und bei Harnstau, z.B. infolge einer Prostatavergrößerung
- **Nierenkolik:** heftige Schmerzattacke, oft mit Brechreiz, Ileus und Ausstrahlung in Rücken oder Hoden bzw. Schamlippen; tritt auf bei Verlegung der Harnwege, meist durch Nierensteine, seltener durch Blutkoagel oder Gewebe.

! Merke

Schmerzen im Nierenlager müssen differentialdiagnostisch von einer Lumbago (»Hexenschuß«) abgegrenzt werden!

? Übungsfragen

❶ Nennen Sie verschiedene Störungen der Harnproduktion und Harnausscheidung!

❷ Für welche Erkrankung spricht ein Klopfschmerz im Nierenlager?

7.2 Nierenerkrankungen

7.2.1 Glomerulonephritis

- Entzündung der Glomeruli mit Schädigung der Kapillarwände der Glomeruli
- nicht durch Bakterien verursacht.

❶ Die Glomerulonephritis ist eine Entzündung der Glomeruli (Nierenkörperchen), die nicht durch Bakterien hervorgerufen wird. Dadurch werden die Kapillarwände der Glomeruli geschädigt und die Filtration des Primärharns gestört. Es gibt verschiedene Formen der Glomerulonephritis. Im klinischen Alltag wird nach dem Verlauf unterschieden:

3 Verlaufsformen:
- akute postinfektiöse GN
- rapid-progressive GN
- chronische GN.

Die **akute postinfektiöse Glomerulonephritis** tritt ein bis zwei Wochen nach einem Streptokokkeninfekt (☞ 11.3.1), z.B. des Rachens, der Mandeln oder der Haut auf. Antigen-Antikörper-Komplexe, die sich während dieser Infektion gebildet haben, lagern sich an den glomerulären Kapillarwänden ab und verursachen hier eine akute Entzündung. Meist heilt sie nach einigen Wochen aus.

Die **rapid-progressive Glomerulonephritis** findet sich bei Systemerkrankungen wie z.B. dem Lupus erythematodes (☞ 10.3.1), tritt jedoch auch nach einer Infektion oder ohne erkennbare Ursache auf. Im Gegensatz zur akuten Glomerulonephritis verläuft sie rasch progredient und kann innerhalb von Wochen bis Monaten zum Nierenversagen führen.

Die **chronischen Glomerulonephritiden** verlaufen schleichend. Ihre Ursache ist meist nicht bekannt, in der Anamnese findet sich nur selten eine akute Glomerulonephritis. Die Prognose ist je nach der Entzündungsform sehr unterschiedlich.

Symptome

- Schmerzen
- Proteinurie, Hämaturie
- Hypertonie
- Ödem im Gesicht
- ggf. Symptome einer Niereninsuffizienz.

- bei der akuten Glomerulonephritis Krankheitsbeginn mit Kopfschmerzen, Fieber, Schmerzen in der Lendenregion
- Proteinurie, Hämaturie durch die erhöhte Durchlässigkeit der glomerulären Kapillarwände
- Hypertonie
- Ödeme, typischerweise im Gesicht, v.a. der Lider (aufgrund der Proteinverluste)
- bei der chronischen Glomerulonephritis oft Symptome einer fortschreitenden Niereninsuffizienz (☞ 7.2.3).

Nephrotisches Syndrom

Symptomenkomplex:
- Proteinurie
- Hypoproteinämie
- Ödeme
- Hyperlipoproteinämie.

❷ Das nephrotische Syndrom ist ein charakteristischer Symptomenkomplex aus starker Proteinurie, Hypoproteinämie, Ödemen und Hyperlipoproteinämie (Blutfettwerte ↑). Ursache können verschiedene Erkrankungen sein, bei denen jeweils die glomeruläre Kapillarwand geschädigt ist, z.B. eine Glomerulonephritis, Folgen eines Diabetes mellitus (☞ 9.1), Kollagenosen (☞ 10.3) oder andere Systemerkrankungen. Im Kindesalter

Ursachen:
- Glomerulonephritis
- Diabetes mellitus
- andere Systemerkrankungen.

führt die sog. **Minimal-change-Nephropathie** (Minimalläsion), deren Schädigungen der Kapillarwände nur elektronenmikroskopisch erkennbar sind, häufig zum nephrotischen Syndrom; sie hat eine recht gute Prognose.

Diagnostik

- Urin: Erythrozyten, Protein
- Blut: ASL ↑, Kreatinin ↑, Harnstoff ↑
- Nierenbiopsie
- Sonographie.

Im Urin finden sich vermehrt Erythrozyten und Proteine. Der Antistreptolysin-Titer (ASL) im Blut ist erhöht, wenn ein Streptokokkeninfekt Ursache ist. Steigen Kreatinin und Harnstoff im Blut rasch an, besteht Verdacht auf eine rapid-progressive Glomerulonephritis. In diesen Fällen muß eine Nierenbiopsie durchgeführt werden. Im Ultraschall sind die Nieren bei einer akuten Glomerulonephritis meist vergrößert, bei der chronischen Form dagegen verkleinert.

Therapie

Akute Glomerulonephritis

- Bettruhe
- salzarme, eiweißreiche Diät wegen des Eiweißverlustes über die geschädigten Kapillarwände
- Therapie eines Streptokokkeninfektes über sechs Monate mit Penicillin, anschließend evtl. Operation der Mandeln
- Kontrolle von Harnstoff und Kreatinin zweimal wöchentlich, um eine rapid-progressive Glomerulonephritis zu erkennen
- Ausschwemmung von Ödemen mit Schleifendiuretika (z.B. Lasix®), regelmäßige Gewichtskontrolle
- Nachuntersuchung der Patienten über mehrere Jahre, um eine chronische Form zu erkennen.

Die **rapid-progressive Glomerulonephritis** wird hochdosiert mit Kortikosteroiden und Immunsuppressiva wie Cyclophosphamid (z.B. Endoxan®) therapiert. Bei frühzeitiger Behandlung kommt es bei etwa 60 % der Patienten zur Besserung.

Die **chronischen Glomerulonephritiden** werden je nach Erkrankungsform unterschiedlich behandelt, oft nur symptomatisch mit Diuretika und Blutdruckeinstellung.

Beim **nephrotischen Syndrom** werden die Ödeme vorsichtig mit Diuretika ausgeschwemmt. Weiterhin ist eine eiweißarme Kost angezeigt. Hypertonie und Hyperlipidämie müssen entsprechend eingestellt werden. Immunsuppressiva werden nur gegeben, solange die Nierenfunktion noch weitgehend erhalten ist. Die Minimal-change-Nephropathie spricht gut auf Kortikosteroide an.

- Herzinsuffizienz
- Lungenödem
- Pleuraergüsse
- Niereninsuffizienz.

Komplikationen

Komplikationen einer Glomerulonephritis beruhen vor allem auf Flüssigkeitseinlagerungen, die zur akuten Herzinsuffizienz mit Lungenödem und Pleuraergüssen führen kann. Ebenso sind Hirnödem mit Kopfschmerzen und epileptischen Anfällen möglich.

Der Verlauf der Glomerulonephritiden ist sehr unterschiedlich. Im ungünstigsten Fall entwickelt sich eine Niereninsuffizienz mit Dialysepflicht (☞ 7.2.3).

7.2.2 Akutes Nierenversagen

- Abfall der GFR → Ausscheidungsfunktion ↓ → toxische Stoffwechselprodukte im Blut ↑
- rückbildungsfähig.

Beim akuten Nierenversagen fällt die glomeruläre Filtrationsrate (GFR) der Nieren plötzlich massiv ab. Dadurch bricht die Ausscheidungsfunktion zusammen, so daß sich toxische Stoffwechselprodukte sowie Elektrolyte und Wasser im Körper sammeln. In der Regel ist das akute Nierenversagen reversibel (rückbildungsfähig).

Ursachen

3 Formen, abhängig von Lokalisation der Schädigung:
- prärenal
- renal
- postrenal.

❸ Die Ursachen eines akuten Nierenversagens sind sehr unterschiedlich; nach ihrer Lokalisation in Bezug auf die Nierenfunktion werden sie folgendermaßen eingeteilt:

- **prärenales akutes Nierenversagen** (70–80 %): Die Ursache liegt *vor* der Niere, z.B.
  - bei Durchblutungsstörung der Niere, z.B. im Schock (☞ 2.5.3) oder bei Hypovolämie (z.B. durch Blutverlust bei Verletzung)
  - durch bestimmte Medikamente (ACE-Hemmer, nichtsteroidale Antirheumatika, Aminoglykosid-Antibiotika, Zytostatika) und Röngtenkontrastmittel
  - Hämolyse, Myolyse
- **renales akutes Nierenversagen:** Die Ursache liegt *in* der Niere, z.B.
  - entzündlich bedingt, z.B. progressive Glomerulonephritis
  - vaskulär bedingt, z.B. Verschluß einer Nierenarterie oder -vene
  - Verstopfung der Nierentubuli, z.B. beim Plasmozytom
- **postrenales akutes Nierenversagen:** Die Ursache liegt *hinter* der Niere und besteht in einer Abflußbehinderung innerhalb der ableitenden Harnwege durch Nierensteine, Tumoren oder Prostatavergrößerung.

4 Phasen des Krankheitsverlaufes:
- Schädigung
- Oligo-/Anurie
- Polyurie
- Regeneration.

Symptome, Einteilung und Komplikationen

❹ Leitsymptome des akuten Nierenversagens sind Oligo- oder Anurie sowie ein Anstieg von Kreatinin und Harnstoff im Blut. Das akute Nierenversagen verläuft in vier Phasen:

1. Phase der Schädigung: Die Niere wird geschädigt, z.B. durch einen Schock oder nierentoxische Medikamente

2. Phase der Oligo- und Anurie (fehlt bei etwa 15 % der Patienten)
- Patienten scheiden wenig bzw. keinen Harn mehr aus. Es besteht die Gefahr der Überwässerung mit Herzinsuffizienz (☞ 1.4), Lungenödem (»fluid lung«, ☞ 1.4.2), Hirnödem, peripheren Ödemen, Hypertonie
- Kalium-Ausscheidung ist eingeschränkt → Hyperkaliämie mit der Gefahr bedrohlicher Herzrhythmusstörungen
- metabolische Azidose (☞ 7.4.2), Anstieg von Kreatinin und Harnstoff im Blut
- Anämie, Thrombozytopenie, Abwehrschwäche mit Gefahr von Infektionen
- Gefahr eines Streßulkus bzw. einer urämischen Gastroenteritis mit nachfolgender Blutung

3. Phase der Polyurie, in der die Niere sich allmählich erholt
- Patienten scheiden täglich mehrere Liter Urin aus → Gefahr der Dehydratation, Hypokaliämie und Hyponatriämie (Abfall von K^+- bzw. Na^+-Spiegel im Blut)
- Kreatinin und Harnstoff im Blut fallen wieder ab

4. Phase der Regeneration: die Nierenfunktionen normalisieren sich.

- Blut: Kreatinin ↑, Harnstoff ↑, Elektrolyte ↑
- metabolische Azidose
- Sonographie
- Zusatzuntersuchungen zur Ursachenklärung.

Diagnostik

Die Diagnose eines akuten Nierenversagens wird anhand der klinischen Symptome gestellt. Im Blut sind Kreatinin, Harnstoff und Elektrolyte erhöht, in der Blutgasanalyse zeigt sich eine metabolische Azidose. Im Ultraschall sind die Nieren vergrößert. Entscheidend für die weitere Therapie ist, die Ursache des akuten Nierenversagens festzustellen. Daher werden bei entsprechendem Verdacht folgende Zusatzuntersuchungen durchgeführt:
- Angiographie (Nierenarterienverschluß?)
- Nierenbiopsie (rapid-progressive Glomerulonephritis?)
- Röntgenaufnahmen bzw. CT des Abdomens, eventuell i.v.-Urogramm (Hindernis in den ableitenden Harnwegen?)
- EKG, um Herzrhythmusstörungen, Röntgen-Thorax, um Lungenödem rechtzeitig zu erkennen.

- bei Oligo-/Anurie: hochdosiert Diuretika
- bei Hyperkaliämie, Azidose: K^+-Ionenaustauscher, Bicarbonat
- Dialyse.

Therapie

Das akute Nierenversagen ist ein intensivpflichtiges Krankheitsbild, dessen Ursache beseitigt werden muß. Im Stadium der Oligo- oder Anurie wird versucht, über die hochdosierte Gabe von Diuretika (z.B. Lasix®) die Flüssigkeitsausscheidung wieder in Gang zu bringen. Dies ist Vorraussetzung für die Gabe von Medikamenten und Kalorien. Flüssigkeitsbilanz, Elektrolyte und Blutdruck müssen dabei sorgfältig überwacht werden. Hyperkaliämie und Azidose werden durch K^+-Ionenaustauscher bzw. Bikarbonat therapiert. Die Dosierung von Medikamenten ist an die verringerte Ausscheidung anzupassen. Versagen diese Therapiemaßnahmen, ist eine Nierenersatztherapie (☞ 7.2.3) indiziert.

! Merke

Indikationen zur Dialysebehandlung sind massiver Harnstoff- bzw. Kreatininanstieg, gefährliche Hyperkaliämie (≥ 6 mmol/l), Lungenödem und Krämpfe oder Koma (als Zeichen eines Hirnödems) bedingt durch die Überwässerung des Körpers.

7.2.3 Chronische Niereninsuffizienz

- Nierengewebe geht langsam unter
- GFR ↓, Ausscheidungsfunktion gestört
- irreversibel.

Bei der chronischen Niereninsuffizienz geht das Nierengewebe, insbesondere die Nierenkörperchen, langsam fortschreitend unter. Die GFR und damit auch die Ausscheidungsfunktion der Niere verschlechtert sich zunehmend. Die chronische Niereninsuffizienz ist irreversibel (nicht rückbildungsfähig), sie kann lediglich in ihrem Verlauf gebremst werden.

Ursachen

❺ Eine chronische Niereninsuffizienz kann durch viele verschiedene Erkrankungen hervorgerufen werden:

- chronische Glomerulonephritis ≥ 20 %
- Diabetes mellitus ≥ 20 %
- chronische Pyelonephritis ca. 15 %
- zystische Nierenerkrankungen ≤ 10 %
- Hypertonie ≤ 10 %
- chronischer Schmerzmittelmißbrauch (z.B. Paracetamol, Phenazetin) ca. 5 %
- Systemerkrankungen wie Lupus erythematodes (☞ 10.3.1), Vaskulitiden (☞ 2.3) ca. 5 %.

4 Stadien abhängig von Laborparametern und Symptomen.

Einteilung

Abhängig von den Laborparametern und den klinischen Symptomen wird die chronische Niereninsuffizienz in vier Stadien eingeteilt:

1. **Kompensiertes Dauerstadium:** Kreatinin-Clearance (Plasmamenge, die in einer bestimmten Zeit von Kreatinin gereinigt wird) eingeschränkt; Kreatinin im Serum normal, keine klinischen Symptome, aber evtl. bereits renale Hypertonie
2. **Kompensierte Retention:** Kreatinin im Serum erhöht, keine klinischen Symptome
3. **Dekompensierte Retention:** klinische Symptome durch fortgeschrittenen Funktionsverlust der Nieren
4. **Terminale Niereninsuffizienz** *(Urämie):* Nierenversagen, Behandlung durch Dialyse oder Nierentransplantation erforderlich.

Wegen langsamer Progredienz häufig unauffällige Symptomatik.

Symptome

❻ Da der Funktionsverlust langsam fortschreitet, zeigen sich auch die Symptome der chronischen Niereninsuffizienz nur schleichend und anfangs häufig unbemerkt. Sie betreffen eine Vielzahl von Organen:

- Gastrointestinaltrakt: Mundgeruch, Appetitlosigkeit, Übelkeit, Erbrechen, urämische Gastroenteritis
- Blut: renale Anämie (☞ 3.2.1), erhöhte Blutungsneigung
- Herz/Kreislauf: Hypertonie (☞ 2.5.1), Perikarditis (☞ 1.7.3), Herzinsuffizienz (☞ 1.4)
- Skelett: Osteopathie mit diffusen Knochenschmerzen, Spontanfrakturen. Ursache ist die abnehmende Synthese von aktivem Vitamin D in den Nieren, dadurch sekundärer Hyperparathyreoidismus (☞ 8.3.1) mit Mobilisation von Kalzium aus den Knochen
- ZNS: Kopfschmerzen, Konzentrationsschwäche, Krampfneigung, Polyneuropathie
- Lunge: Lungenödem, Pleuritis
- Störungen des Wasser-, Elektrolyt- und Säure-Basen-Haushaltes: Hyperkaliämie, Hyponatriämie, metabolische Azidose
- Haut: Juckreiz, blaß-gelbliche Hautfarbe
- Infektanfälligkeit.

! Merke

Frühe Symptome einer chronischen Niereninsuffizienz sind Hypertonie und Anämie. Gefährdet sind die Patienten vor allem durch Hyperkaliämie, Azidose, Lungenödem, Perikarditis und Infektionen.

Diagnostik

- Blut: Kreatinin ↑, Harnstoff ↑
- Urin: Kreatinin-Clearance ↓
- Sonographie.

Die Diagnose wird anhand der klinischen Symptomatik, der Blutwerte (Kreatinin ↑, Harnstoff ↑, Elektrolytverschiebungen) und der Urinwerte (Kreatinin-Clearance ↓) gestellt. Im Ultraschall zeigen sich meist verkleinerte Nieren.

Therapie

- Therapie der Grunderkrankung
- proteinarme Diät
- Kontrolle von Wasser-, Elektrolyt- und Säure-Basen-Haushalt
- bei Hypertonie: ACE-Hemmer, Diuretika
- bei renaler Anämie: Erythropoetin
- Dialyse, Transplantation.

Wichtig ist die Therapie der Grunderkrankung, um das Fortschreiten der Niereninsuffizienz zu verlangsamen.

- Eiweißaufnahme beschränken durch proteinarme Diät
- Ausgleich des Wasser-, Elektrolyt- und Säure-Basen-Haushalt
- Kalzium und Phosphat im Blut müssen im Normbereich gehalten werden, um einen sekundären Hyperparathyreoidismus zu verhindern.
- Einstellung der Hypertonie, z.B. mit ACE-Hemmern oder Diuretika
- Gabe von Erythropoetin, um die renale Anämie zu verbessern.

Mit diesen Therapiemaßnahmen kann die Niere häufig über längere Zeit im Stadium der kompensierten Retention gehalten werden. Um die weitere Therapie (Dialyse, Transplantation) vorzubereiten, sollte frühzeitig Kontakt zu einem nephrologischen Zentrum aufgenommen werden.

Spezielle Therapieverfahren bei chronischer Niereninsuffizienz

Indikation der Nierenersatztherapie:
- terminales Stadium der Niereninsuffizienz
- Oligo-/Anurie bei akutem Nierenversagen
- Vergiftungen
- Hyperkaliämie
- Hyperhydratation.

Die Nierenersatztherapie wird angewandt, sobald die eingeschränkte oder ausgefallene Nierenfunktion trotz medikamentöser Therapie nicht mehr zu kompensieren ist. Eine Dialyse ist bei Patienten im terminalen Stadium der chronischen Niereninsuffizienz und im Stadium der Oligo- und Anurie eines akuten Nierenversagens notwendig. Weitere Indikationen sind Vergiftungen, Hyperkaliämie und Hyperhydratation.

Zu den Nierenersatzverfahren zählen die **Hämodialyse, Hämofiltration** und die **Peritonealdialyse.** Bei den ersten beiden Verfahren wird das Blut außerhalb des Körpers (extrakorporal) gereinigt, während bei der Peritonealdialyse intrakorporal das Bauchfell als semipermeable Membran genutzt wird.

Bei den Nierenersatzverfahren werden die nicht ausgeschiedenen harnpflichtigen Substanzen, z.B. Harnstoff, Kreatinin und überschüssige Flüssigkeit aus dem Blut entfernt.

Unter bestimmten Vorraussetzungen (AZ, Grunderkrankungen, Alter, immunologisch passende Spenderniere) ist eine **Nierentransplantation** möglich. Sie ist eine Alternative zur lebenslangen Dialysebehandlung und bietet dem Patienten eine bessere Lebensqualität. Die Patienten unterliegen aber einer langjährigen, engmaschigen ärztlichen Kontrolle. Ebenfalls muß die Immunabwehr prä- und postoperativ medikamentös mittels Immunsuppressiva wie Cyclosporin und Azathioprin sowie Glukokortikoide unterdrückt werden.

Hämodialyse

Prinzip

Prinzip der Diffusion. Probleme durch raschen Flüssigkeitsentzug.

❼ Das Prinzip der Hämodialyse beruht auf dem Prinzip der Diffusion: aufgrund eines Konzentrationsgefälles wandern gelöste Teilchen (hier Stoffwechselprodukte aus dem Blut) und Wasser über eine semipermeable (teildurchlässige) Membran im Dialysator zum Ort mit einer niedrigeren Konzentration (Dialysatflüssigkeit). Dazu wird das heparinisierte Blut (zum Schutz vor Gerinnselbildungen) des Patienten kontinuierlich über das Dialysegerät durch eine Kapillare mit der semipermeablen Membran geleitet. In umgekehrter Richtung (Gegenstromprinzip) strömt auf der anderen Seite der Membran das Dialysat, eine dem Patienten angepaßte Elektrolytlösung, vorbei und nimmt die diffundierten Stoffwechselprodukte auf. Diese »Blutentgiftung« wird als **Clearance** bezeichnet. Das so gereinigte Blut wird dem Körper anschließend wieder zugeführt. Für dieses Verfahren wird ein **Shunt** (Kurzschluß zwischen einer Arterie und einer Vene) benötigt. Häufig wird operativ ein subkutaner BRESCIA-CIMINO-Shunt zwischen der A. radialis und oberflächlichen Armvenen (z.B. der V. cephalica) angelegt.

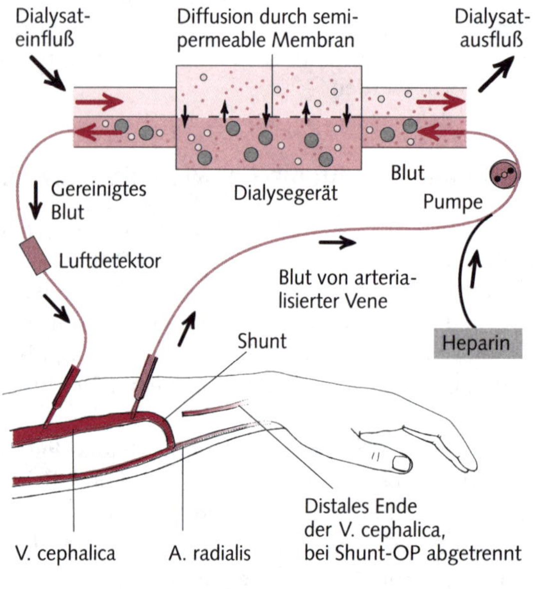

Abb. 7.1 Prinzip der Hämodialyse [A400]

Bei der **Ultrafiltration** (Wasserentzug) wird dem Kreislauf zusätzlich Flüssigkeit durch ein hydrostatisches Druckgefälle entzogen. Dabei wird beim Dialysieren im Dialysator mehr Dialysat abgezogen als zugeleitet. Dadurch wird die Clearance zusätzlich erhöht.

Abhängig von der noch verbliebenen Restfunktion der Nieren dauert eine Sitzung 4–8 Stunden. Die Dialyse muß dreimal wöchentlich durchgeführt werden.

Komplikationen

Die Dialyse bringt eine Reihe von Problemen mit sich: Durch den raschen Entzug von Flüssigkeitsvolumen und osmotisch wirksamen Substanzen während der Dialyse kann es zu Kreislaufproblemen und zu Flüssigkeitsverschiebungen innerhalb des Körpers kommen. Ebenfalls kann ein vorübergehendes Hirnödem auftreten, das sich durch Kopfschmerzen, Schwindel, Bewußtseinsstörungen und zerebrale Krampfanfälle bemerkbar macht (Dysäquilibrium-Syndrom). Nehmen die Patienten zwischen den einzelnen Sitzungen zuviel Wasser oder K^+ auf, entwickelt sich eine Überwässerung mit Hypertonie bzw. eine Hyperkaliämie mit Herzrhythmusstörungen. Den Shunt selbst betreffen Komplikationen wie Entzündungen, Verschluß durch Thrombose und Blutungen.

Physiotherapie

Bei Patienten mit einem Shunt darauf achten, daß der Arm nicht zu schnell und ruckartig bewegt wird.

Hämofiltration

Prinzip des hydrostatischen Drucks. Ultrafiltration der Glomeruli wird nachgeahmt. Das Ultrafiltrat wird verworfen und durch Elektrolytlösung ersetzt.

❼ Bei diesem einfacheren Verfahren wird mit Hilfe des hydrostatischen Drucks aus dem Blut ein Ultrafiltrat durch eine grobporige, druckstabile Membran abgepreßt (Druck- oder Ultrafiltrationsverfahren). Hierbei wird die Ultrafiltration in den Glomerula der Nieren nachgeahmt. Das Ultrafiltrat wird verworfen und die entzogene Flüssigkeit durch eine Elektrolytlösung ersetzt, während das gereinigte Blut dem Patienten wieder zugeführt wird. Die Komplikationen entsprechen denen der Hämodialyse.

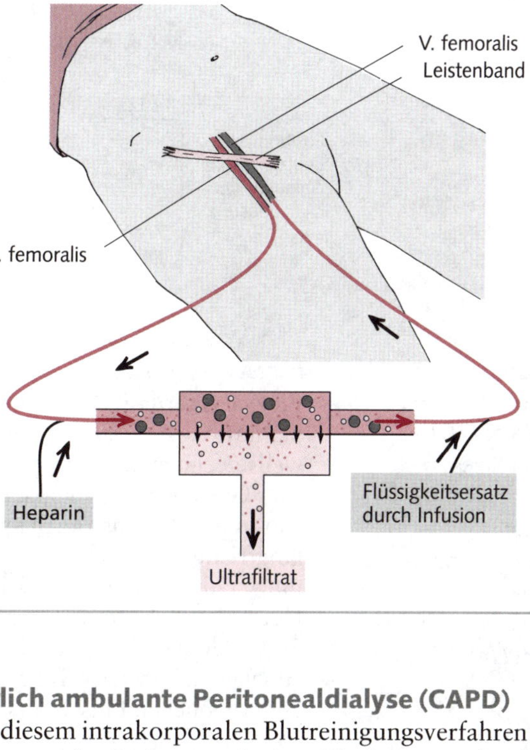

Abb. 7.2
Prinzip der Hämofiltration [A400]

Kontinuierlich ambulante Peritonealdialyse (CAPD)

Prinzip der Diffusion. Gefahr der Peritonitis wegen Dauerkatheter im Peritoneum.

❼ Bei diesem intrakorporalen Blutreinigungsverfahren dient das Peritoneum des Patienten mit einer Fläche von mehr als 1 m^2 als semipermeable Membran. Über einen Peritonealkatheter, z.B.

TENCKHOFF-Katheter, wird ca. 2 l Dialysatflüssigkeit in die Bauchhöhle eingebracht. Sie reichert sich mit den Stoffwechselprodukten des Organismus an und wird nach 5–8 Std. in einen Beutel abgelassen. Dieses Verfahren kann vom Patienten Zuhause durchgeführt werden; dabei verbleibt eine Dialysatflüssigkeit von jeweils 2 l den ganzen Tag über in der Bauchhöhle und wird 3–5 mal gewechselt.

Hauptkomplikation der Peritonealdialyse ist die Peritonitis, die durch den Dauerkatheter im Peritoneum entstehen kann.

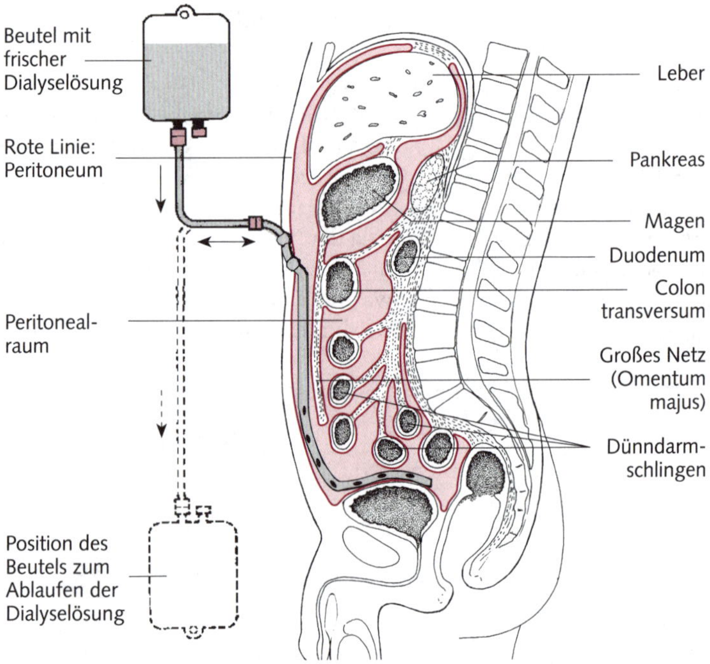

Abb. 7.3
Prinzip der kontinuierlich ambulanten Peritonealdialyse. [A400]

Nierentransplantation

- Voraussetzung: bestmögliche Gewebeverträglichkeit von Spender und Empfänger
- Therapie mit Immunsuppressiva, um Abstoßungsreaktion zu verhindern.

Einzige Alternative zur lebenslangen Dialyse ist eine Nierentransplantation. Zentral werden dabei die Spendernieren an einen jeweils geeigneten Empfänger unter Berücksichtigung bestmöglicher Gewebeverträglichkeit vermittelt. Aufgrund möglicher Abstoßungsreaktionen auch noch nach Jahren, werden die Patienten langfristig mit Immunsuppressiva wie Cyclosporin A (Sandimmun®) und anfangs zusätzlich mit Glukokortikoiden behandelt. Unter dieser Therapie funktionieren nach 10 Jahren noch etwa 50 % der Spendernieren. Die Transplantation entlastet den Patienten jedoch von der Abhängigkeit der regelmäßigen Dialyse und der erheblichen Einschränkung in der Nahrungsaufnahme.

7.2.4 Nierensteine

Konkremente im Hohlsystem der Niere oder in den ableitenden Harnwegen.

Nierensteine *(Nephrolithiasis)* sind Konkremente, die sich im Hohlsystem der Niere oder in den ableitenden Harnwegen bilden. Etwa 5 % der deutschen Bevölkerung sind davon betroffen.

Ursachen

- steinbildende Substanzen im Urin ↑
- Urin-pH ≤ 5,5 oder ≥ 7,0
- Harnwegsinfekte
- Harnstau
- Dursten.

❽ Nierensteine entstehen, wenn der Harn zu viele steinbildende Substanzen enthält. Zu diesen Substanzen gehören Kalzium, Oxalat, Phosphat, Harnsäure und Zystin. Es bilden sich kleine Kristalle im Hohlsystem der Niere oder in den ableitenden Harnwegen, die sich langsam vergrößern. Negativ wirken sich auch ein Urin-pH ≤ 5,5 oder ≥ 7,0, Harnwegsinfekte, Harnstau und verminderte Flüssigkeitszufuhr aus. Gehemmt wird die Steinbildung z.B. durch Zitrat. Nach der Zusammensetzung der Nierensteine unterscheidet man:

- Kalziumoxalat- bzw. Kalziumphosphatsteine: ca. 80 %
- Harnsäuresteine bei Hyperurikämie (☞ 9.4): ca. 5–15 %
- Struvitsteine (Magnesium-Ammonium-Phosphat): ca. 5–10 %
- Zystinsteine: 1–2 %.

Symptome

Harnleiterkolik mit massiven Schmerzen, Brechreiz, Stuhl- und Windverhalt, Hämaturie

Kleine Nierensteine sind häufig asymptomatisch und gehen unbemerkt mit dem Harn ab.

❾ Größere Nierensteine verursachen oft eine **Harnleiterkolik,** wenn sich ein Stein im Harnleiter einklemmt. Die Patienten haben massive Schmerzen, die je nach Lokalisation des Steines in den Rücken, Unterbauch oder bis in die Hoden bzw. Schamlippen ausstrahlen. Begleitend treten Brechreiz sowie Stuhl- und Windverhalt auf. Häufig findet sich eine Hämaturie.

Diagnostik

- Urindiagnostik
- Im Ultraschall sind Steine ab einem Durchmesser von etwa 0,5 cm als Schatten und evtl. ein Harnstau mit Erweiterung von Harnleiter und Nierenbecken sichtbar
- Kalziumhaltige Nierensteine sind im Röntgenbild nachweisbar
- Kalziumfreie Nierensteine stellen sich im **i.v.-Urogramm** als Kontrastmittelaussparungen dar: Dafür wird dem Patienten intravenös Kontrastmittel gespritzt, das über die Nieren ausgeschieden wird. In etwa fünfminütigen Zeitabständen werden Röntgenbilder von Nieren und ableitenden Harnwegen angefertigt und so Veränderungen dargestellt. Bei einer Kontrastmittelaussparung ist eine weitere Abklärung unbedingt notwendig, um einen Tumor sicher auszuschließen.

Therapie

Konservative Therapie

- Analgetika, Spasmolytika
- Steinabgang durch Trinken, Bewegung, Wärmeapplikation.

Eine Harnleiterkolik wird mit Analgetika (z.B. Aspisol®) und Spasmolytika (z.B. Buscopan®) behandelt. Bei 75 % aller Patienten geht der Stein ab, wenn sie reichlich trinken und sich viel bewegen (Treppen steigen). Günstig wirkt sich auch die Anwendung lokaler Wärme aus.

Harnsäuresteine können medikamentös durch Harnalkalisierung (z.B. mit Uralyt-U®) und Allopurinol gelöst werden.

Stoßwellenlithotripsie

Bei Versagen der konservativen Methoden:
- ESWL
- perkutane Nephrolithotomie
- Entfernung des Steins mit Schlinge.

Versagen die konservativen Methoden, liegen Harnwegsinfekte, Harnstau mit der Gefahr einer Nierenschädigung oder unbeherrschbare Schmerzen vor, können Steine über folgende Verfahren entfernt werden:

- **extrakorporale Stoßwellenlithotripsie** (ESWL): Nierenbeckensteine und hochgelegene Steine werden mittels Ultraschall genau lokalisiert, durch Stoßwellen zerstört und so ausgeschieden
- **perkutane Nephrolithotomie:** Das Nierenbecken wird durch die äußere Haut endoskopiert und ein Nierenbeckenstein mittels spezieller Instrumente entfernt
- **ZEISS-Schlinge, DORMIA-Körbchen:** Steine im unteren Teil des Ureters werden über ein Zystoskop mit speziellen Zangen oder Schlingen entfernt.

Sind diese Verfahren erfolglos, müssen die Steine operativ entfernt werden.

Komplikationen

Verlegung der Harnwege mit HWI und evtl. Urosepsis.

Die akute Komplikation eines Nierensteins besteht in der Verlegung der Harnwege mit Koliken und nachfolgendem Harnwegsinfekt, der im Extremfall zu einer Urosepsis führt. Die folgenschwerste Komplikation ist die Entwicklung einer chronischen Niereninsuffizienz bei andauernder Einengung bzw. schwelendem Harnwegsinfekt.

Steinprophylaxe

Ohne Prophylaxe hohe Gefahr erneuter Steinbildung.

❽ Werden Faktoren der Steinbildung nicht vermieden, treten bei etwa 60 % der Patienten erneut Nierensteine auf. Maßnahmen einer konsequenten Nierensteinprophylaxe sind:

- mindestens 2 l täglich trinken
- wenig Fleisch essen
- Harnwegsinfekte konsequent therapieren
- abhängig von der Zusammensetzung des Steines Diät einhalten:
  - Kalziumzufuhr reduzieren durch Verzicht auf kalziumreiches Mineralwasser sowie Einschränkung von Milch und Milchprodukten

– eine oxalatarme Kost bedeutet, weitgehend auf Nahrungsmittel wie Spinat, Rhabarber, Zitrusfrüchte, schwarzen Tee, Schokolade und Nüsse zu verzichten.

7.2.5 Nierenzellkarzinom

Insgesamt selten.

Der häufigste Nierentumor ist das Nierenzellkarzinom *(Hypernephrom)*, das sich vom Epithel aus entwickelt. Insgesamt kommt er jedoch selten vor.

Ursachen

Risikofaktoren:
- Nikotin
- Blei, Cadmium
- vernarbende Prozesse der Nieren.

Die Ursachen von Nierentumoren sind nicht bekannt. Als Risikofaktoren gelten Nikotinabusus und die Belastung durch andere krebserregende Substanzen wie Blei oder Cadmium sowie vernarbende Prozesse in der Niere.

Symptome

Symptome meist erst im fortgeschrittenen Stadium.

Mehr als 60 % aller Nierenzellkarzinome werden zufällig entdeckt, da der Tumor erst relativ spät Symptome verursacht:
- Hämaturie, meist schmerzlos
- Flankenschmerzen, Fieber
- relativ häufig paraneoplastische Symptome (☞ 4.7), wenn der Tumor Hormone produziert: Renin → Hypertonie, Erythropoetin → Polyglobulie (☞ 3.2.2).

Diagnostik

Die Ausbreitung des Tumors wird über Sonographie, CT und i.v.-Pyelogramm beurteilt. Da sich die Durchblutung eines Tumors von der des normalen Nierengewebes unterscheidet, hat auch die *Renovasographie* (Gefäßdarstellung) einen hohen Aussagewert. Die BSG ist erhöht, evtl. besteht eine Tumoranämie (☞ 3.2.1). Zur Metastasensuche werden Röntgenaufnahmen, Skelettszintigraphie sowie Sonographie und CT der Leber eingesetzt.

Therapie

Radikale Operation.

Tumor und Niere werden radikal entfernt; dabei werden auch der Harnleiter mit den umgebenden Blutgefäßen und die Lymphknoten um Aorta bzw. V. cava entfernt. Die Prognose ist abhängig von der Ausdehnung des Tumors: Ist er auf die Niere beschränkt, beträgt die 5-Jahres-Überlebensrate 70–80 %; bei Fernmetastasen sinkt sie auf unter 5 %.

Komplikationen

- Varikozele (krampfaderartige Venenerweiterung) im linken Hodensack; wenn der Tumor die linke Nierenvene, die das Blut aus den Hodenvenen aufnimmt, infiltriert und den Blutabfluß behindert
- frühzeitige hämatogene Metastasierung in Lunge, Knochen, Leber und Gehirn.

? Übungsfragen

❶ Welche Struktur der Niere ist bei einer Glomerulonephritis geschädigt?

❷ Was sind die Symptome eines nephrotischen Syndroms?

❸ Welche Ursachen kann ein akutes Nierenversagen haben?

❹ Beschreiben Sie den Verlauf eines akuten Nierenversagens!

❺ Nennen Sie die häufigsten Ursachen einer chronischen Niereninsuffizienz!

❻ Nennen Sie Symptome einer chronischen Niereninsuffizienz!

❼ Erläutern Sie kurz die Verfahren der Hämodialyse, Hämofiltration und der Peritonealdialyse!

❽ Wie bildet sich ein Nierenstein, und wie kann man dem vorbeugen?

❾ Wie macht sich ein Nierenstein bemerkbar?

7.3 Harnwegsinfektionen

Vermehrung von Krankheitserregern in den ableitenden Harnwegen.

Harnwegsinfektionen entstehen, wenn Krankheitserreger in die ableitenden Harnwege eindringen und sich dort vermehren. Abhängig von der Lokalisation und den Symptomen sind folgende Formen von Harnwegsinfekten zu unterscheiden:

- asymptomatische Bakteriurie
- Zystitis (Entzündung der Harnblase)
- akute Pyelonephritis (akute Nieren- und Nierenbeckenentzündung)
- chronische Pyelonephritis (chronische Nieren- und Nierenbeckenentzündung).

Harnwegsinfekte stellen nach den Atemwegsinfekten die zweithäufigste Infektionskrankheit des Menschen dar. Bei Männern treten sie meist erst im höheren Alter als Folge einer Prostatavergrößerung auf. Dann verlaufen sie im Durchschnitt jedoch komplizierter.

- aufsteigende Infektion durch Darmbakterien
- Frauen sind häufiger betroffen als Männer.

❶ Ursachen

Häufigste Erreger von Harnwegsinfekten sind Darmbakterien, die über die Harnröhre in die Harnblase aufsteigen; es liegt dann ein sog. **aszendierender** Harnwegsinfekt vor. Frauen sind aufgrund ihrer kurzen Harnröhre und der anatomischen Nähe von Harnröhre und Anus wesentlich häufiger davon betroffen als Männer. Selten kommt es auf dem Blutweg – dann meistens bei vorgeschädigten Nieren– zu einem Harnwegsinfekt. Begünstigende Faktoren für einen Harnwegsinfekt sind:

- gestörter Abfluß des Harns, z.B. bei Nierensteinen, Tumoren, Prostatavergrößerung, Querschnittslähmung
- Mißbrauch von nierenschädlichen Schmerzmitteln, z.B. Paracetamol, Phenazetin
- instrumenteller Eingriff an den Harnwegen, z.B. Blasenkatheter
- Schwangerschaft
- Abwehrschwäche, Diabetes mellitus
- Kälte, Nässe
- häufiger Geschlechtsverkehr (»Flitterwochen-Zystitis«).

Symptome

Keine Symptome. Behandlung nur bei Obstruktion der Harnwege oder während Schwangerschaft.

Asymptomatische Bakteriurie

Wie der Name schon sagt, hat der Patient keine Beschwerden. Die Bakterien werden zufällig im Urin nachgewiesen. Etwa 5 % aller Frauen haben eine asymptomatische Bakteriurie. Sie wird nur bei Einengung der Harnwege *(Obstruktion)* oder in der Schwangerschaft behandelt.

- Dysurie
- Pollakisurie
- Schmerzen über der Symphyse.

Zystitis

❷ Die Patienten klagen über erschwertes und schmerzhaftes Wasserlassen *(Dysurie)* bei häufigem Harndrang mit kleinen Urinmengen *(Pollakisurie)*. Es können Schmerzen über der Symphyse auftreten, nicht jedoch im Nierenlager. Meist besteht kein Fieber.

- Fieber
- schlechtes Allgemeinbefinden
- klopfschmerzhafte Nierenlager.

Akute Pyelonephritis

❷ Bei der akuten Pyelonephritis tritt Fieber über 38 °C auf, meist mit Schüttelfrost und stark beeinträchtigtem Allgemeinbefinden, verbunden mit Erbrechen, Bauch- und Kopfschmerzen. Die Nierenlager sind klopfschmerzhaft. Pollakisurie und Dysurie können fehlen.

- schlechtes Allgemeinbefinden
- Rücken- und Kopfschmerzen
- Brechreiz, Gewichtsverlust.

Chronische Pyelonephritis

Die Symptome einer chronischen Pyelonephritis sind nicht so ausgeprägt wie die einer akuten. Die Patienten fühlen sich meist abgeschlagen, klagen über dumpfe Rückenschmerzen, Kopfschmerzen, Brechreiz und verlieren an Gewicht.

Diagnostik

Urinbefund: Bei einer Harnwegsinfektion sind im Urin Bakterien (Urinkultur) und Leukozyten nachweisbar.
Blutuntersuchung: Im Blut ist die BSG erhöht. Erhöhungen von Kreatinin und Harnstoff zeigen eine eingeschränkte Nierenfunktion an. Bei einer chronischen Pyelonephritis findet sich evtl. eine Anämie (☞ 3.2.1), bei eitrigen Nierenkomplikationen eine Leukozytose.
Sonographie: Abflußstörungen und ggf. verkleinerte Nieren können erkannt werden.

Therapie

- Abflußhindernisse beseitigen
- viel trinken
- medikamentös je nach Form der Entzündung.

Alle begünstigenden Faktoren, vor allem Abflußhindernisse, müssen nach Möglichkeit beseitigt werden. Die Patienten sollen viel trinken, um die Harnwege zu »spülen«, und bei Harndrang sofort zur Toilette gehen.

Die **unkomplizierte Zystitis** wird nach Bestimmung des Erregers über 1–3 Tage gezielt mit einem Antibiotikum behandelt, z.B. mit Trimethoprim/Sulfamethoxazol (Bactrim forte®).
Die **akute Pyelonephritis** wird nach Abnahme einer Urinkultur und möglichst auch einer Blutkultur »blind« mit einem Breitbandantibiotikum anbehandelt, z.B. mit Trimethoprim/Sulfamethoxazol (Bactrim forte®), Amoxicillin (Clamoxyl®) bzw. einem Gyrasehemmer (Tarivid®). Sind die Erreger bekannt, wird die Therapie ggf. umgestellt. Die Patienten sollen Bettruhe einhalten und sich schonen.

Bei der **chronischen Pyelonephritis** wird die Urinkultur möglichst abgewartet und dann über eine Woche gezielt – evtl. stationär i.v. – mit einem Antibiotikum therapiert.

! Merke

Grundsätzlich sollte nach jedem Harnwegsinfekt der Urin fünf Tage nach Abschluß der Therapie bakteriologisch untersucht werden, um einem erneuten Harnwegsinfekt vorzubeugen.

Komplikationen

- Zystitis → Akute Pyelonephritis
- chronische Pyelonephritis → Niereninsuffizienz, Hypertonie, Abszesse
- akute und chronische Pyelonephritis → Urosepsis.

Eine Zystitis kann sich durch Aufsteigen der Keime von der Harnblase entlang der Harnleiter zu einer akuten Pyelonephritis entwickeln. Der weitere Übergang in eine chronische Pyelonephritis ist selten, insbesondere wenn keine weiteren begünstigenden Faktoren vorliegen.

Eine chronische Pyelonephritis heilt selten vollständig aus. Es besteht die Gefahr der chronischen Niereninsuffizienz. Bei 30–50 % der Patienten entwickelt sich eine renale Hypertonie (☞ 2.5.1). Es können sich Abszesse innerhalb und neben der Niere bilden.

Lebensbedrohliche Komplikation der akuten und der chronischen Pyelonephritis ist eine **Urosepsis** bei Eindringen von Erregern in die Blutbahn.

? **Übungsfragen**

1. Welches sind die Ursachen von Harnwegsinfekten?
2. Wie unterscheiden sich in der Regel die klinischen Symptome einer Zystitis von denen einer akuten Pyelonephritis?

7.4 Störungen des Säure-Basen-Haushalts

pH- Wert = Maß für die H^+-Konzentration. Physiologischer Wert: 7,36–7,44.

Störungen des Säure-Basen-Haushalts werden durch Bestimmung des **pH-Wertes** identifiziert. Der pH-Wert ist ein Maß für die H^+-Konzentration (Wasserstoffionenkonzentration) im Blut und liegt physiologisch zwischen 7,36 und 7,44. Mit folgenden Mechanismen sorgt der Organismus für diese Konstanz:

- CO_2-Ausscheidung über die Lunge
- H^+- bzw. HCO_3- (Bikarbonat) Ausscheidung über die Niere
- Puffer, die je nachdem H^+-Ionen aufnehmen oder abgeben, z.B. CO_2, HCO_3-, Phosphatpuffer sowie Hämoglobin.

! Merke

Zum Verständnis: Kohlendioxid (CO_2) entspricht einer leichten Säure, da es im Blut mit Wasser zu Kohlensäure (H_2CO_3) reagiert, die ihrerseits in HCO_3- und H^+ dissoziiert (zerfällt):
$CO_2 + H_2O \leftrightarrow H_2CO_3 \leftrightarrow HCO_3^- + H^+$.

Störungen können in diesem Gleichgewicht durch Verschiebungen der beteiligten Größen verursacht sein. Deshalb wird für die genaue Diagnostik im Rahmen der Blutgasanalyse (☞ 4.1.1) neben dem pH-Wert der CO_2-Partialdruck (pCO_2), die Bikarbonat-Konzentration und der sog. Base Excess (BE) ermittelt (Differenz zwischen den tatsächlich nachweisbaren und den physiologisch vorkommenden Pufferbasen).

7.4.1 Alkalose

pH-Wert ≥ 7,44.

Steigt der pH-Wert im Blut auf ≥ 7,44, d.h. die H^+-Konzentration fällt ab, liegt eine Alkalose vor. Eine Alkalose kann Folge einer metabolischen (stoffwechselbedingten) oder einer respiratorischen (atmungsbedingten) Störung sein.

Metabolische Alkalose

Ursachen können sein:

- Verlust von Säuren, also H^+- Ionen, durch Erbrechen oder wiederholtes Absaugen von Magensaft
- gesteigerte H^+- und K^+-Ausscheidung sowie Na^+- und Wasserrückresorption in der Niere, z.B. beim primären Hyperaldosteronismus (☞ 8.4.2.), M. CUSHING (☞ 8.4.1)
- Anstieg von Basen (z.B. Bikarbonat, Laktat) bei eingeschränkter Nierenfunktion.

Symptome und Diagnostik

- flache Atmung
- Hypokaliämie
- Hypokalzämie
- BGA: pH-Wert ↑, HCO_3^- ↑, pCO_2 ↑, BE positiv.

Durch eine verminderte, flache Atmung *(Hypoventilation)* versucht der Körper, weniger CO_2 abzuatmen und damit den Anteil von H^+- Ionen und so den Säureverlust auszugleichen. Aufgrund des resultierenden Sauerstoffmangels ist dies jedoch nur begrenzt möglich. Weitere Symptome werden durch eine gleichzeitig auftretende Hypokaliämie (☞ 7.5.3) und Hypokalzämie (☞ 7.5.4) hervorgerufen.

❶ Die Diagnose wird aufgrund der klinischen Symptome und über die Blutgasanalyse gestellt: pH-Wert ↑, HCO_3- ↑, pCO_2 ↑, BE positiv.

Therapie

Therapiert wird entsprechend der Ursache.

Therapeutisch muß die Ursache der Alkalose beseitigt werden. Ein Volumenmangel wird mit NaCl-Lösung 0,9 % ausgeglichen. Eine Hypokaliämie wird mit Kalium in der Regel oral therapiert. Bei schweren Formen (pH-Wert ≥ 7,55) wird zusätzlich über einen zentralen Venenkatheter Argininhydrochlorid infundiert.

Respiratorische Alkalose

Ursache: Hyperventilation.

Eine respiratorische Alkalose wird durch verstärkte Atmung *(Hyperventilation)* hervorgerufen. Diese ist meist psychisch bedingt (z.B. bei Angst, Aufregung); seltener wird sie durch Sauerstoffmangel oder zerebrale Störungen wie eine Meningitis hervorgerufen.

Symptome und Diagnostik

- Hyperventilationstetanie
- BGA: pH-Wert ↑, HCO_3^- ↓, pCO_2 ↓, BE negativ.

Eine Folge der Alkalose ist die vermehrte Bindung von Kalzium im Blut. Da sich somit die Konzentration des freien Kalziums vermindert, steigt die neuromuskuläre Erregbarkeit. Es kommt zur *Hyperventilationstetanie* mit Parästhesien und Muskelzukkungen.

❶ Ergebnis der BGA ist: pH-Wert ↑, HCO_3- ↓, pCO_2 ↓, BE negativ.

Beruhigung, evtl. CO_2-Rückatmung.

Therapie

Ist die Hyperventilationstetanie psychisch bedingt, muß der Patient zum langsamen Atmen angeleitet und beruhigt werden. Um die Atemluft mit CO_2 anzureichern, sollte der Patient in eine Plastiktüte ausatmen und diese CO_2-haltige Luft erneut einatmen.

7.4.2 Azidose

pH-Wert ≤ 7,36.

Fällt der pH-Wert im Blut auf ≤ 7,36, d.h. die H^+-Konzentration steigt an, liegt eine Azidose vor. Wie bei der Alkalose werden auch bei der Azidose eine metabolische und eine respiratorische Form unterschieden.

Metabolische Azidose

❷ Die metabolische Azidose kann folgende Ursachen haben:

- vermehrte Produktion von Säuren, z.B. durch Ketonkörperproduktion beim diabetischen Koma (☞ 9.1.5), oder durch Laktatproduktion bei Sauerstoffmangel
- Verlust von Bikarbonat, z.B. durch Durchfall
- mangelnde Ausscheidung von Säuren, z.B. bei Niereninsuffizienz.

- KUSSMAUL-Atmung
- Hypotonie, Bewußtseinsstörungen
- BGA: pH-Wert ↓, HCO_3^- ↓, pCO_2 ↓, BE negativ.

Symptome und Diagnostik

❸ Der Organismus versucht über eine vertiefte, aber regelmäßige Atmung (KUSSMAUL-Atmung), möglichst viel CO_2 abzuatmen, um so die bestehende Azidose auszugleichen. Bei einer schweren Azidose treten Blutdruckabfall und Bewußtseinsstörungen auf.

Die BGA ist wie folgt verändert: pH-Wert ↓, HCO_3- ↓, pCO_2 ↓, BE negativ.

Grunderkrankung behandeln, Bikarbonatinfusion.

Therapie

Therapeutisch muß die Ursache der Azidose beseitigt werden. Bei einer schweren Azidose (pH-Wert ≤ 7,15) wird zusätzlich langsam Bikarbonat infundiert.

Respiratorische Azidose

Ursache:

- Lungenerkrankungen
- Störungen des Atemzentrums.

❷ Wird CO_2 nur vermindert abgeatmet, kommt es zu einer respiratorischen Azidose. Dies tritt bei einer Ateminsuffizienz im Rahmen unterschiedlicher Lungenerkrankungen auf, z.B. bei Asthma bronchiale (☞ 4.3.2) oder schweren Pneumonien (☞ 4.2.3). Davon abzugrenzen sind Atemstörungen durch Wirkung auf das Atemzentrum, z.B. durch Medikamente wie Benzodiazepine (z.B. Valium®) oder durch einen apoplektischen Insult.

- Schwäche, Desorientiertheit bis Koma
- Atemnot
- BGA: pH-Wert ↓, HCO_3^- ↑, pCO_2 ↑, BE positiv.

Symptome und Diagnostik

Die Patienten sind geschwächt, desorientiert und in schweren Fällen komatös. Sie leiden unter Atemnot und sind durch den Sauerstoffmangel zyanotisch.

Die BGA ist folgendermaßen verändert: pH-Wert ↓, HCO_3- ↑, pCO_2 ↑, BE positiv.

- Grunderkrankung behandeln
- evtl. Beatmung.

Therapie

Kann die Atemstörung nicht durch Therapie der Grunderkrankung behoben werden, muß der Patient intubiert und beatmet werden.

Tab. 7.1 Blutgasanalyse bei den verschiedenen Störungen des Säure-Basen-Haushalts

Störung	pH*	pCO2 [mmHg]	Bikarbonat [mmol/l]	BE [mmol/l]
Normwerte	7,36–7,44	36–44	22–26	2 bis +2
Metabolische Azidose	↓ oder ↔	↔ oder ↓	↓	negativ
Metabolische Alkalose	↑ oder ↔	↔ oder ↑	↑	positiv
Respiratorische Azidose	↓ oder ↔	↑	↔ oder ↑	positiv
Respiratorische Alkalose	↑ oder ↔	↓	↔ oder ↓	negativ

*Bei kompensierten Veränderungen ist der pH durch erhöhte oder erniedrigte Bikarbonatausscheidung bzw. CO_2-Abatmung noch im Normbereich; pCO_2, BE bzw. Standardbikarbonat sind jedoch pathologisch.

! Merke

Faustregel: Bei **m**etabolischen Störungen verändern sich pH, Bikarbonat und pCO_2 stets gleichsinnig **m**iteinander!

? Übungsfragen

1. Wie ist die BGA bei einer metabolischen bzw. respiratorischen Alkalose verändert?
2. Wie entsteht eine metabolische bzw. respiratorische Azidose?
3. Wie versucht der Organismus, eine metabolische Azidose auszugleichen?

7.5 Störungen des Wasser- und Elektrolythaushalts

7.5.1 Dehydratation

Wassermangel mit Volumendefizit.

❶ Bei der Dehydratation (Exsikkose) liegt ein Wassermangel mit Volumendefizit des Körpers vor. Erkennbar ist dies anhand der Osmolalität des Serums, d.h. anhand des Gehaltes an osmotisch wirksamen Substanzen. Die Osmolalität wird in erster Linie vom Natriumgehalt (Na^+) des Serums bestimmt:

- normaler Na^+-Spiegel im Serum: 135–144 mmol/l
- Hyponatriämie: Na^+-Spiegel ≤ 134 mmol/l
- Hypernatriämie: Na^+-Spiegel ≥ 145 mmol/l.

3 Formen.

Es werden drei verschiedene Formen der Dehydratation unterschieden.

- **hypotone Dehydratation:** Na^+-Verlust größer als Wasserverlust → Hyponatriämie
- **isotone Dehydratation:** Na^+- und Wasserverlust gleich groß → Na^+-Spiegel im Normbereich
- **hypertone Dehydratation:** Wasserverlust größer als Na^+-Verlust → Hypernatriämie.

Ursachen

Mangelnde Flüssigkeitsaufnahme bzw. Flüssigkeitsverlust.

Eine Dehydratation tritt auf bei:

- Flüssigkeitsverlusten: Erbrechen, Durchfall, Schwitzen (z.B. Fieber), Blutungen, Polyurie (z.B. Nierenerkrankungen, Diabetes mellitus, Nebenniereninsuffizienz), Verbrennungen, Flüssigkeitsansammlungen in körpereigenen Hohlräumen (z.B. Aszites)
- verminderter Flüssigkeitsaufnahme: Dursten, falsch eingestellte Infusionstherapie.

Symptome

- starker Durst
- trockene Haut, Schleimhäute
- Spannungszustand der Haut ↓
- wenig, stark konzentrierter Urin
- Kreislaufsymptome.

- Die Patienten haben starken Durst, der aber bei älteren oder bewußtseinsgestörten Menschen fehlen kann
- Haut und Schleimhäute sind trocken. Gezogene Hautfalten bleiben aufgrund des verminderten Turgor stehen
- wenig, stark konzentrierter Urin
- Bei großen Flüssigkeitsdefiziten treten Kreislaufsymptome auf: Puls ↑, Blutdruck ↓, ZVD ↓. Die Patienten sind geschwächt, benommen und später verwirrt. Bei hypertoner Störung kommt es oft zur Temperaturerhöhung (Durstfieber).

- Hämatokrit ↑, Hämoglobin ↑, Eiweiß ↑
- Flüssigkeitsverluste langsam ausgleichen.

Diagnostik und Therapie

Im Blut sind der Hämatokrit, das Hämoglobin und der Eiweißgehalt aufgrund des Flüssigkeitsverlustes erhöht (relative Zunahme durch »Bluteindickung«). Der Na^+-Spiegel ist je nach Art der Dehydratation verändert.

Die Ursache der Dehydratation ist nach Möglichkeit zu beseitigen. Die Wasserverluste selbst müssen langsam über Tage korrigiert werden, um Nebenwirkungen wie z.B. ein Hirnödem aufgrund eines zu raschen Ausgleichs zu vermeiden. Infusionslösungen werden auf die jeweilige Elektrolytstörung abgestimmt.

Physiotherapie

Besonders bei Patienten auf geriatrischen und gerontopsychatrischen Stationen, sowie bei Hausbesuchspatienten darauf achten, daß sie während und nach der Therapie genügend Flüssigkeit zu sich nehmen.

7.5.2 Hyperhydratation

Wasserüberschuß mit Volumenüberlastung. 3 Formen.

Bei der Hyperhydratation liegt ein Wasserüberschuß mit Volumenüberlastung des Körpers vor. Analog zur Dehydratation werden auch bei der Hyperhydratation drei Formen unterschieden:

- **hypotone Hyperhydratation:** Wasserüberschuß größer als Na^+-Überschuß → Hyponatriämie
- **isotone Hyperhydratation:** Wasserüberschuß gleich groß wie Na^+-Überschuß → Na^+-Spiegel im Serum normal
- **hypertone Hyperhydratation:** Na^+-Überschuß größer als Wasserüberschuß → Hypernatriämie.

Einer Hyperhydratation können verschiedene Erkrankungen und Störungen zugrunde liegen: Herzinsuffizienz, Nierenversagen, nephrotisches Syndrom (☞ 7.2.1), Leberzirrhose mit sekundärem Hyperaldosteronismus (☞ 8.4.2), Nebennierenüberfunktion (☞ 8.4); auch eine übermäßige Infusionsbehandlung kann zur Überwässerung führen.

- Ödeme mit Gewichtszunahme
- Hypertonie
- Lungenödem, Pleuraergüsse
- Aszites
- zentralnervöse Störungen.

Symptome

- Gewichtszunahme und Auftreten von Ödemen aufgrund der Volumenüberlastung
- Dyspnoe bei beginnendem Lungenödem
- ggf. Blutdruckerhöhung (allerdings nicht bei Herzinsuffizienz)
- evtl. Pleuraergüsse und Aszites
- ist die Osmolalität des Serums verändert, treten zusätzlich zentralnervöse Störungen wie Kopfschmerzen, Krämpfe und im Extremfall Koma auf.

Diagnostik und Therapie

- Hämatokrit ↓, Hämoglobin ↓, Eiweiß ↓
- Therapie der Grunderkrankung
- Diuretikagabe.

Wie bei der Dehydratation sind Hämatokrit, Hämoglobin und Serumeiweiß erniedrigt. Na^+ ist entsprechend der Art der Hyperhydratation verändert.

Zum einen muß die Grunderkrankung behandelt werden. Zum anderen müssen die Flüssigkeits- und Kochsalzaufnahme eingeschränkt werden. Je nach Schweregrad werden verschieden starke Diuretika verordnet. Bei Niereninsuffizienz ist die Dialyse indiziert.

! Merke

Sind Antibiotika intravenös angeordnet, so sollte für diese, wenn möglich, kein NaCl 0,9 % als Lösungsmittel verwendet werden.

7.5.3 Störungen des Kaliumhaushalts

❷ Kalium (K^+) ist wesentlich an der neuromuskulären Erregungsübertragung beteiligt. Dazu liegt das positiv geladene Ion intrazellulär in hoher Konzentration, extrazellulär in niedriger Konzentration vor. Der normale Kalium-Spiegel im Blut beträgt 3,6–5,0 mmol/l.

Die Hauptgefahr bei allen Störungen des Kaliumhaushalts besteht im Auftreten bedrohlicher Herzrhythmusstörungen bis hin zum Kammerflimmern bzw. Herzstillstand!

Hypokaliämie

K^+-Konzentration ≤ 3,6 mmol/l.
Ursachen:
- K^+-Verlust über Darm oder Niere
- Diuretika
- Hyperaldosteronismus
- Alkalose.

Beträgt die K^+-Konzentration im Blut ≤ 3,6 mmol/l liegt eine Hypokaliämie vor.

Ursache ist meist ein erhöhter Verlust von K^+ über den Darm, z.B. bei Laxantien-Abusus (Abführmittel-Mißbrauch), Diarrhoe, Erbrechen, oder über die Niere, z.B. bei Nierenerkrankungen, unangepaßter Behandlung mit Diuretika, Hyperaldosteronismus (☞ 8.4.2). Ebenso kommt es bei einer Alkalose (☞ 7.4.1) zu einer Verlagerung von K^+ aus dem Extrazellulärraum in die Zellen.

Symptome

- Erregbarkeit
- ggf. Nierenschäden
- ggf. Alkalose.

❸ Eine Hypokaliämie vermindert die Erregbarkeit von Muskeln und Nerven. Dies äußert sich in Muskelschwäche, Obstipation und Herzrhythmusstörungen (☞ 1.6). Es können Nierenschäden und eine metabolische Alkalose (☞ 7.4.1) auftreten.

Diagnostik

- pH-Wert
- EKG (Bradykardie, Bradyarrhthmie).

Um eine Hypokaliämie zu diagnostizieren, muß immer auch der pH-Wert bestimmt werden, da K^+-Ionen mit H^+-Ionen in einem Gleichgewicht stehen. Ist der pH-Wert hoch, befinden sich also viele H^+-Ionen im Blut, diffundieren K^+-Ionen aus dem Extrazellulärraum in die Zelle, um das Übergewicht positiv geladener Ionen auszugleichen → Hypokaliämie. Die damit veränderte Erregbarkeit der Zellen äußert sich in typischen Veränderungen im EKG (Bradykardie, Bradyarrhythmie).

Therapie

K^+-Substitution.

Bei leichtem Mangel wird K^+ oral substituiert (Kalinor® Brause) verbunden mit K^+-haltigen Lebensmitteln wie Obstsäften und Bananen. Kaliumchlorid gleicht neben einem K^+-Mangel auch die meist gleichzeitig bestehende metabolische Alkalose aus.

Hyperkaliämie

K^+-Konzentration $\geq 5{,}0$ mmol/l.

Beträgt die K^+-Konzentration $\geq 5{,}0$ mmol/l im Blut liegt eine Hyperkaliämie vor.

Ursachen

- K^+-Ausscheidung ↓
- Azidose
- Insulinmangel
- Zellschäden.

Sie kann hervorgerufen werden durch:

- unzureichende Ausscheidung von K^+, z.B. bei akutem oder chronischem Nierenversagen oder der Einnahme von kaliumsparenden Diuretika und/oder ACE-Hemmern
- Verschiebung von K^+ aus dem Intrazellulärraum in den Extrazellulärraum, z.B. bei Azidose (☞ 7.4.2), Insulinmangel (da Insulin die Aufnahme von Glukose und K^+ in die Körperzellen steigert) oder bei ausgedehnten Zellschäden, z.B. großen Weichteilverletzungen, Hämolyse.

Symptome und Diagnostik

- neuromuskuläre Störungen
- Herzrhythmusstörungen.
- K^+ im Blut ↑
- EKG (AV-Block, Kammernflimmern).

❸ Es gibt kein zuverlässiges Symptom, das eine Hyperkaliämie anzeigt, deshalb muß bei gefährdeten Patienten (mit Niereninsuffizienz, unter K^+-Substitution) regelmäßig der K^+-Spiegel überprüft werden. Neuromuskuläre Störungen wie Muskelzukkungen oder Paresen sind möglich. Ab Werten $\geq 6{,}0$ mmol/l treten schwere Herzrhythmusstörungen wie AV-Block oder Kammerflattern/-flimmern auf. Die Diagnose wird anhand des K^+-Spiegels im Blut und des EKGs gestellt.

Therapie

- K^+-Restriktion mit der Nahrung
- Kationenaustauscher
- Infusion von Glukose und Insulin
- in schweren Fällen Dialyse.

❹ Therapeutisch reicht es in leichten Fällen aus, auf stark K^+-haltige Lebensmittel zu verzichten und ursächliche Medikamente abzusetzen. Ansonsten werden Kationenaustauscher gegeben, die im Darm K^+ gegen Na^+ austauschen. Durch gleichzeitige Infusion von Insulin und Glukose wird der K^+-Einstrom in die Zellen gefördert. In schweren Fällen (schwere Herzrhythmusstörungen) ist eine sofortige Dialyse notwendig.

7.5.4 Störungen des Kalziumhaushalts

Die Gesamtkonzentration von Kalzium (Ca^{2}+) im Serum beträgt 2,2–2,7 mmol/l. Davon sind etwa 50 % als freie Ionen vorhanden, die die biologisch aktive Form darstellen. 50 % sind an Eiweiße, Bikarbonat u.a. Serumbestandteile gebunden.

Hypokalzämie

Ca^{2+}-Konzentration ≤ 2,2 mmol/l.
Ursachen:
- Hypoparathyreoidismus
- Malabsorptionssyndrom
- gestörter Vitamin D-Haushalt.

Symptome:
- Tetanie
- EKG-Veränderungen.

Therapie:
- Grunderkrankung behandeln
- bei Tetanie: Ca^{2+} i.v., Langzeittherapie mit Ca^{2+} oral.

Sinkt der Ca^{2}+-Spiegel im Blut unter 2,2 mmol/l bzw. das freie Ca^{2+} unter 1,1 mmol/l, liegt eine Hypokalzämie vor.

❺ Wichtige Ursachen sind Hypoparathyreoidismus (☞ 8.3.2), Malabsorptionssyndrom (☞ 5.4.1) mit zu geringer Resorption von Ca^{2}+ und Vitamin D im Darm, gestörter Vitamin D-Haushalt wie bei Niereninsuffizienz oder eine akute Pankreatitis (☞ 6.4.1).

Klinisch zeigen die Patienten eine **hypokalzämische Tetanie.** Diese äußert sich durch Muskelzuckungen ohne Verlust des Bewußtseins. Typisch ist eine Pfötchenstellung der Hände. Weiterhin treten Parästhesien (Kribbeln, Ameisenlaufen) auf. Es kann zu EKG-Veränderungen kommen (Tetanie durch Hyperventilation ☞ 7.4.1). Außerdem kann sich eine Osteoporose entwickeln.

Die Ursache muß gezielt behandelt werden und Kalzium ersetzt werden. Bei einer Tetanie, wird Ca^{2}+ *langsam* i.v. gespritzt (Gefahr von Herzrhythmusstörungen), um den Gehalt an freiem Ca^{2}+ im Blut zu erhöhen. Bei einer Langzeittherapie wird Ca^{2+} oral gegeben.

Hyperkalzämie

Ca^{2+}- Konzentration ≥ 2,7 mmol/l.
Häufige Ursachen:
- maligner Tumor
- primärer Hyperparathyreoidismus
- Niereninsuffizienz.

Symptome:
- Herzrhythmusstörungen
- Polyurie, Poydipsie, Übelkeit
- Bewußtseinsstörungen.

Bei der Hyperkalzämie steigt die Ca^{2}+-Konzentration im Blut über 2,7 mmol/l bzw. das freie Ca^{2+} über 1,3 mmol/l.

❺ Hyperkalzämien treten oft im Zusammenhang mit einem malignen Tumor auf, z.B. ein Bronchialkarzinom oder ein Plasmozytom (☞ 3.3.3). Der Kalziumanstieg ist entweder durch eine Kalziumfreisetzung bei Knochenmetastasen oder durch paraneoplastische Bildung von Parathormon (bzw. ähnlichen Substanzen) des Tumors bedingt. Auch ein primärer Hyperparathyreoidismus und eine Niereninsuffizienz sind häufig für eine Hyperkalzämie verantwortlich. Seltene Ursachen sind Nebenwirkungen von Medikamenten (z.B. Thiaziddiuretika), Sarkoidose (☞ 4.4.2) oder Immobilisation mit Knochenabbau.

Bei 50 % aller Patienten wird die Hyperkalzämie zufällig entdeckt. Mögliche Symptome sind: Herzrhythmusstörungen, Polyurie, Polydipsie (vermehrtes Trinken), Übelkeit, Erbrechen, Bewußtseinsstörungen.

Hyperkalzämische Krise

Symptome:
- Polyurie
- Polydipsie
- Exsikkose
- Fieber
- Koma.

Therapie:
- Diuresesteigerung
- Medikamente.

Bei einem Ca^{2+}-Spiegel ≥ 3,5 mmol/l droht eine hyperkalzämische Krise mit massiver Polyurie, Polydipsie, Exsikkose, Fieber und Koma. Wichtigste Therapiemaßnahme ist die Steigerung der Diurese, indem Kochsalzlösung und Furosemid (Lasix®) infundiert werden. Mindestens 5 Liter müssen am Tag ausgeschieden werden. Die Gabe von Kalzitonin (Karil®) bremst die Tätigkeit der Osteoklasten (knochenabbauende Zellen). Abhängig von der Ursache werden außerdem Biphosphonate (z.B. Ostac®), das Zytostatikum Mithramycin und Kortikosteroide verabreicht, da auch diese Medikamente die Ca^{2+}-Freisetzung aus den Knochen reduzieren. Bei Niereninsuffizienz ist eine Hämodialyse mit kalziumfreiem Dialysat angezeigt.

? Übungsfragen

1. Welche Formen der Dehydratation werden unterschieden?
2. Worin liegen die Gefahren einer Störung des Kaliumhaushaltes?
3. Wie machen sich eine Hypo- bzw. Hyperkaliämie bemerkbar?
4. Wie wird eine Hyperkaliämie behandelt?
5. Welche Ursachen einer Hypokalzämie und Hyperkalzämie kennen Sie?

8 Hormondrüsen und Hormone

Mit der Funktion von Hormondrüsen und Hormonen sowie deren Störungen beschäftigt sich die **Endokrinologie,** ein Teilgebiet der inneren Medizin. Voraussetzung für das Verständnis der endokrinologischen Erkrankungen ist die Kenntnis der physiologischen Zusammenhänge. In Abbildung 8.1 sind die wichtigsten Hormone und deren Wirkungsweise zusammengestellt.

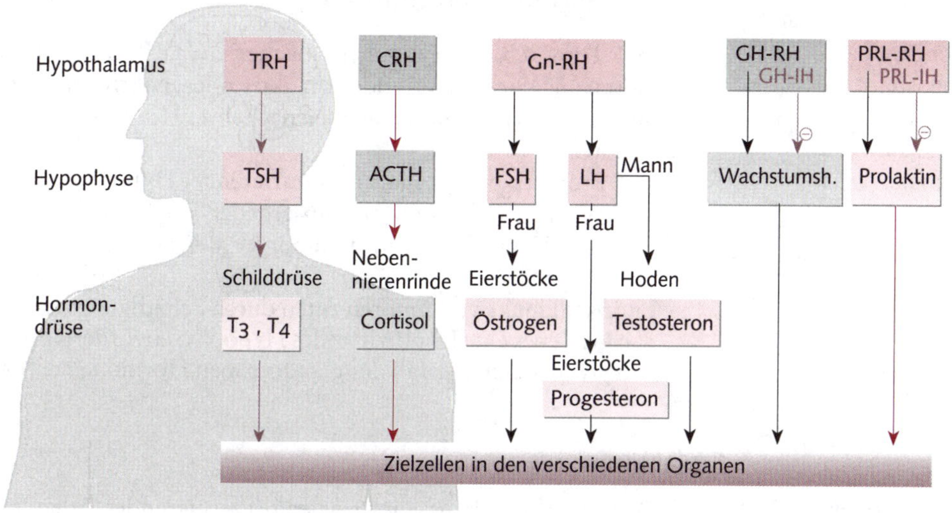

Abb. 8.1 Regulationsachsen der einzelnen Hormone [A400]

TSH = Thyroidea-stimulierendes-Hormon, TRH =Thyreotropin-Releasing-Hormon, T_3 = Trijodthyronin, T_4 = Tetrajodthyronin, ACTH = Adrenocorticotropes Hormon, CRH = Corticotropin-Releasing-Hormon, FSH = Follikelstimulierendes Hormon, Gn-Rh = Gonadotropin-Releasing-Hormon, LH = Luteinisierendes Hormon, GH-RH = Growth-Hormon-Releasing-Hormon, GH-IH = Growth-Hormon-Inhibiting-Hormon, MSH = Melanozytenstimulierendes Hormon, PRL-RH = Prolaktin-Releasing-Hormon, PRL-IH = Prolaktin-Inhibiting-Hormon

8.1 Erkrankungen der Hypophyse

Hypophyse wichtiges Steuerorgan im endokrinen System.

Die an der Hirnbasis gelegene Hypophyse (Hirnanhangdrüse) ist ein wichtiges Steuerorgan im endokrinen System. Sie ist dem Hypothalamus im Zwischenhirn untergeordnet, der über Releasing- und Inhibiting-Hormone (RH, IH) die Hormonausschüttung in der Hypophyse reguliert. Vom Hypophysenvorderlappen (HVL) werden sog. **glandotrope Hormone** ausgeschüttet (TSH, ACTH, FSH, LH, MSH), die auf periphere Hormondrüsen wie Schilddrüse, Nebennierenrinde und Keimdrüsen wirken. Die von diesen Hormondrüsen ausgeschütteten Hormone (Schilddrüsenhormone, Steroidhormone, Geschlechtshormone) nehmen Einfluß auf verschiedene Stoffwechselvorgänge. Aus dem Vorder- und Hinterlappen der Hypophyse werden auch **direkt wirksame Hormone** freigesetzt, z.B. das Wachstumshormon *Somatotropin* (STH), das *antidiuretische Hormon* (ADH) und *Prolaktin*, die direkt auf ihre Zielzellen wirken.

8.1.1 Hypophysentumoren

Unterscheide:
- endokrin aktive Tumore
- endokrin inaktive Tumore.

❶ Tumoren der Hypophyse machen etwa 10 % aller Hirntumoren aus. Sie können endokrin aktiv oder inaktiv sein. Die **endokrin aktiven Tumoren** werden nach ihrer Hormonproduktion eingeteilt:
- Prolaktinom (prolaktinproduzierender Hypophysentumor)
- Wachstumshormon-produzierender Tumor
- ACTH-produzierender Tumor (☞ 8.4.1).

Endokrin inaktive Tumoren rufen durch Schädigung des gesunden Gewebes eine Insuffizienz des Hypophysenvorderlappen mit entsprechendem Ausfall der glandotropen Hormone hervor.

Prolaktinom

Prolaktinsezernierendes Adenom des HVL.

Das Prolaktinom ist ein Prolaktin-sezernierendes Adenom des Hypophysenvorderlappen und ist der häufigste Tumor der Hypophyse.

Symptome

- Frau: Amenorrhoe, Libidoverlust, Galaktorrhoe
- Mann: Libido-, Potenzverlust

Folge des erhöhten Prolaktinspiegels bei Frauen ist eine Amenorrhoe (fehlende Monatsblutung) und Libidoverlust; ggf. auch eine Galaktorrhoe (Milchaustritt aus der Brust). Bei Männern kommt es zum Libido- und Potenzverlust.

- beide Geschlechter: Kopfschmerzen, Sehstörungen, evtl. HVL-Insuffizienz.

Aufgrund der Raumforderung im Schädel treten bei beiden Geschlechtern Symptome wie Kopfschmerzen und Sehstörungen (durch Druck des Tumors auf den Sehnerven) auf. Wird das übrige hormonproduzierende Gewebe der Hypophyse durch den Tumor geschädigt, kommt es zur Hypophysenvorderlappeninsuffizienz.

Diagnostik

Der Prolaktinspiegel im Blut ist erhöht. Bei der Blutuntersuchung werden weiterhin die Spiegel der anderen hypophysären Hormone überprüft. Der Tumor wird über das CT und die Magnetresonanztomographie (MRT: bildgebendes Verfahren, bei dem ohne Röntgenstrahlung mit Hilfe von Magnetfeldern Schichtaufnahmen des Körperinneren angefertigt werden) genau lokalisiert.

Therapie

- Dopaminagonisten
- Operation.

Die Therapie erfolgt primär medikamentös mit Dopaminagonisten (z.B. Bromocriptin als Pravidel®), die die Hormonproduktion hemmen. Erst wenn sich unter dieser Therapie weder der Tumor verkleinert noch der Prolaktinspiegel sinkt, wird operiert.

Akromegalie

STH-sezernierender Tumor des HVL.

Die Akromegalie wird hervorgerufen durch einen Tumor des Hypophysenvorderlappen, der STH produziert.

Symptome und Diagnostik

- Kinder: verstärktes Längenwachstum
- Erwachsene: verstärktes Wachstum der Akren, inneren Organe
- Kopfschmerzen, Sehstörungen, evtl. HVL-Insuffizienz.

Bei Kindern und Jugendlichen verstärkt sich das Längenwachstum. Sie erreichen eine Körpergröße von über 2 Meter. Bei Erwachsenen wachsen die Akren (Hände, Füße, Schädel): Schuhe, Handschuhe und Hüte passen nicht mehr. Weiterhin nehmen die inneren Organe an Größe zu. Wie beim Prolaktinom können zudem Symptome aufgrund der Raumforderung des Tumors auftreten.

Der STH-Spiegel im Blut ist erhöht. Genau lokalisiert wird der Tumor mit CT und MRT, um dann operativ entfernt zu werden.

Therapie

- Operation
- alternativ Bromocriptin, Octreotid.

Die Therapie besteht in der Entfernung des Tumors oder in seltenen Fällen in Strahlentherapie. Präoperativ sowie bei inoperablen Patienten kann der Tumor mit Bromocriptin (Pravidel®) oder Octreotid (Sandostatin®) verkleinert werden.

8.1.2 Hypophysenvorderlappeninsuffizienz

Hormonproduktion im HVL ↓.

Unter einer Hypophysenvorderlappeninsuffizienz versteht man eine unzureichende oder fehlende Hormonproduktion.

Ursachen

❷ Eine Hypophysenvorderlappeninsuffizienz kann hervorgerufen werden durch:

- Tumor, der das Gewebe der Hypophyse zerstört
- neurochirurgische Operationen
- Unfälle
- Autoantikörper
- SHEEHAN-Syndrom als seltene Ursache: Ein Schock während der Geburt führt bei der Mutter zu einer Mangeldurchblutung des Hypophysengewebes mit anschließender Nekrose.

Symptome

Symptome aufgrund fehlender hypophysärer Hormone

Symptome treten erst auf, wenn bereits 80 % des HVL zerstört sind. Sie werden durch die fehlenden hypophysären Hormone in folgender Reihenfolge hervorgerufen (Merke: 7 x A):

1. LH ↓, FSH ↓ → **A**menorrhoe, **A**galaktie (fehlender Milchfluß in der Stillzeit), schwindende **A**chsel- und **A**ugenbrauenbehaarung
2. TSH ↓ → **A**pathie
3. ACTH ↓ → **A**dynamie
4. MSH ↓ → **a**labasterfarbene Blässe durch fehlende Hautpigmentierung.

Diagnostik

Die endokrinologische Funktionsdiagnostik ist umfangreich: Die hypophysären Hormone im Blut werden bestimmt. Um die Stimulierbarkeit der hypophysären Hormone zu testen, werden Releasing-Hormone des Hypothalamus appliziert (☞ Diagnostik zu den einzelnen endokrinologischen Erkrankungen). Der Tumor selbst kann über CT und MRT lokalisiert werden.

Therapie

- Operation
- lebenslange Substitution der fehlenden Hormone.

Wenn möglich wird die Ursache der Hypophysenvorderlappeninsuffizienz behoben, z.B. durch die Operation eines Tumors. Postoperativ und bei anderen Ursachen müssen die peripheren Homone lebenslang ersetzt werden, da ihr Ausschüttungsreiz durch die hypophysären Hormone fehlt: Schilddrüsenhormon L-Thyroxin, Kortikosteroide der Nebennierenrinde, STH, bei Männern Testosteron, bei Frauen eine Östrogen-Gestagen-Kombination. Die Patienten sollten immer einen Notfallausweis bei sich tragen.

Komplikationen

Hypophysäres Koma.

In Belastungssituationen (z.B. bei Infekten, Operationen, Erbrechen, Diarrhoe) kommt es physiologisch zu einer erhöhten Hormonausschüttung. Aufgrund des ACTH- und TSH-Mangels kann der Körper jedoch nicht adäquat reagieren, und die Gefahr eines **hypophysären Komas** besteht: Die Patienten werden schläfrig und stuporös; Hypotonie, Bradykardie, Hypothermie, Hypoglykämie und Hyperventilation treten hinzu. Therapiert wird mit der intravenösen Gabe von Kortikosteroiden, Glukose sowie Schilddrüsenhormonen.

8.1.3 Diabetes insipidus

Wasserrückresorption in den Nieren gestört.

Beim Diabetes insipidus ist die Wasserrückresorption in den Nieren gestört, so daß die Nieren den Harn nicht ausreichend konzentrieren können. Die Urinmenge kann bis zu 25 l täglich betragen.

Ursachen

Unterscheide: Zentraler und nephrogener Diabetes insipidus.

❸ Zu unterscheiden sind:

Zentraler Diabetes insipidus: Es besteht ein Mangel an ADH (= Antidiuretisches Hormon = Adiuretin = Vasopressin), das im Hypothalamus produziert und im Hypophysenhinterlappen freigesetzt wird. Ursache kann ein Tumor, eine Operation oder Verletzung bzw. eine Entzündung im Bereich von Hypothalamus und der Hypophyse sein. In einigen Fällen liegt auch eine dominante Vererbung oder Autoantikörper gegen ADH-produzierende Zellen als Ursache zugrunde.

Nephrogener Diabetes insipidus: Die Nieren sprechen auf das ausreichend produzierte ADH nicht an. Ursachen sind verschiedene Nierenerkrankungen oder eine rezessiv vererbte Störung.

Symptome

- Polyurie (5–25 l/Tag)
- Polydipsie (verstärkter Durst) mit vermehrter Flüssigkeitsaufnahme aufgrund des massiven Flüssigkeitsverlustes
- fehlende Harnkonzentrierung
- Exsikkose bei unzureichender Flüssigkeitszufuhr.

Diagnostik

- Durstversuch
- MRT, CT

Die fehlende Harnkonzentrierung wird über das spezifische Gewicht des Urins gemessen.

Im sog. **Durstversuch** wird ein Diabetes insipidus festgestellt: Die Patienten dürfen für einen bestimmten Zeitraum keine Flüssigkeit aufnehmen. Beim Gesunden kommt es zu einer starken Urinkonzentrierung; bei einem Diabetes insipidus bleibt sie aus. Wird dann eine Testdosis ADH verabreicht, nimmt die Urinkonzentration beim zentralen Diabetes insipidus zu. Bei der nephrogenen Form kommt es zu keiner Veränderung, da die Nieren auf diese Testdosis nicht ansprechen. Weiterhin kann die ADH-Konzentration im Blut bestimmt werden. Ein Tumor der Hypophyse oder des Hypothalamus wird im CT und MRT lokalisiert.

Therapie

- auslösende Ursache beheben
- zentrale Form: ADH-Analogon
- nephrogene Form: Thiaziddiuretika, Antiphlogistika.

Beim zentralen und beim nephrogenen Diabetes insipidus wird versucht, die auslösende Ursache zu beheben. Ist dies nicht möglich, kann beim zentralen Diabetes insipidus ein ADH-Analogon (Desmopressin als Minirin®) über die Nasenschleimhaut gegeben werden. Bei der nephrogenen Form kann ein Therapieversuch mit Thiaziddiuretika und nichtsteroidalen Antiphlogistika unternommen werden.

? Übungsfragen

❶ Welche Tumoren können an der Hypophyse auftreten?

❷ Wie entsteht eine Hypophysenvorderlappeninsuffizienz?

❸ Was ist der Unterschied zwischen einem zentralen und einem nephrogenen Diabetes insipidus?

8.2 Erkrankungen der Schilddrüse

Hormone Trijodthyronin, Thyroxin beeinflussen Wachstum und zahlreiche Stoffwechselprozesse.

Die Schilddrüse produziert die Hormone Trijodthyronin (T_3) und Thyroxin (T_4), wofür Jod benötigt wird. Diese Hormone sind beim Kind und Jugendlichen wichtig für das gesunde Wachstum, beim Erwachsenen beeinflussen sie zahlreiche Stoffwechselprozesse. Bei Erkrankungen der Schilddrüse werden abhängig von der Hormonproduktion folgende Stoffwechsellagen unterschieden:

- **Euthyreose:** Hormonspiegel im Blut ist normal.
- **Hypothyreose:** Hormonspiegel im Blut ist erniedrigt.
- **Hyperthyreose:** Hormonspiegel im Blut ist erhöht.

❶ Unabhängig von der Hormonproduktion kann die Schilddrüse normal groß, vergrößert oder verkleinert sein. Eine vergrößerte Schilddrüse wird als **Struma** (Kropf) bezeichnet.

8.2.1 Euthyreote Struma

Bei der euthyreoten Struma ist die Schilddrüse vergrößert (Struma, Kropf), während der Hormonspiegel normal ist. Je nach Größe der Struma werden vier Stadien unterschieden:

4 Stadien je nach Größe.

Ia normal große Schilddrüse mit knotiger Veränderung
Ib Struma, die nur bei zurückgelegtem Kopf sichtbar ist
II Struma, die auch bei normaler Kopfhaltung sichtbar ist
III ausgeprägte Struma, die Nachbarorgane (s.u.) einengt bzw. verdrängt.

Ursache

Jodmangel.

Bis zu 30 % der deutschen Bevölkerung erkranken an einer mehr oder weniger stark ausgeprägten euthyreoten Struma. Die Ursache liegt in einer zu geringen Aufnahme von Jod mit der Nahrung und dem Trinkwasser. Werden weniger als 150–200 µg Jod am Tag aufgenommen, kommt es zu einer Störung der Hormonproduktion. Die Schilddrüse wird verstärkt durch Hypothalamus und Hypophyse aktiviert. Dadurch kommt es zur Hyperplasie ihrer Zellen, und die Schilddrüse versucht so, den Hormonmangel auszugleichen.

Symptome

- dicker Hals
- evtl. Dyspnoe, Schluckbeschwerden, Komprimierung von Blutgefässen.

Symptome werden durch die vergrößerte Schilddrüse hervorgerufen: Dem Patienten fällt ein verdickter Hals auf, der Hemdkragen läßt sich nicht mehr schließen. Die Schilddrüse wächst jedoch nicht nur nach außen hin sichtbar, sondern auch nach innen. Hier engt sie u.U. Luft- und Speiseröhre ein, so daß Dyspnoe und Schluckbeschwerden auftreten. Auch Blutgefäße des Halses können komprimiert werden.

Diagnostik

- Ultraschall
- T_3, T_4, TSH, TRH normal
- bei Karzinomverdacht Punktion.

Eine Struma kann getastet werden. Im Ultraschall sind ihre genaue Größe und Form, die Beziehung zu den Nachbarorganen sowie gewebliche Veränderungen (z.B. Zyste, Knoten) erkennbar. Der Schilddrüsenhormonspiegel, der TSH-Basalwert sowie der TRH-Test sind normal.

TRH-Test

Im Hypothalamus wird TRH (Thyreotropin-Releasing-Hormon) gebildet, das den Hypophysenvorderlappen anregt, TSH (Thyroidea-stimulierendes Hormon) auszuschütten. TSH wiederum stimuliert die Schilddrüsenfunktion. Wird dem Patienten TRH i.v. gespritzt, so steigt die TSH-Produktion über den Normalbereich hinaus an. Ein fehlender Anstieg spricht für eine Hyperthyreose mit Unterdrückung des TSH durch die vermehrten peripheren Hormone im Regelkreis; ein überschießender Anstieg weist umgekehrt auf eine Hypothyreose hin.

! Merke

Jede karzinomverdächtige Veränderung in der Schilddrüse, z.B. ein einzelner Knoten, muß punktiert und das entnommene Gewebe zytologisch oder histologisch untersucht werden.

Therapie

Medikamentöse Therapie

- Hormonsubstitution
- subtotale Strumektomie
- Radiojodtherapie
- Prophylaxe: Jodid.

Zur Strumatherapie wird Jodid allein oder in Kombination mit Thyroxin eingesetzt. Bei einer kleinen Struma werden trotz des normalen Hormonspiegels Hormone substituiert (Euthyrox®). Die Schilddrüse wird so entlastet und verkleinert sich meist wieder. Diese Therapie dauert etwa ein Jahr. Danach erhalten die Patienten Jodid, um einer erneuten Struma vorzubeugen.

Operative Therapie

Große Strumen werden operiert, wobei ein kleiner Rest Schilddrüsengewebe belassen wird *(subtotale Strumektomie)*. Ist ein Patient inoperabel, kann eine große Struma auch durch eine Radiojodtherapie verkleinert werden.

Radiojodtherapie

Die Patienten schlucken hierzu radioaktives Jod (^{131}J), welches ausschließlich in der Schilddrüse gespeichert wird. Die radioaktive Strahlung des Jods zerstört das Schilddrüsengewebe. Die Belastung für die Umgebung ist gering, da die Strahlung mit zunehmender Entfernung rasch abnimmt.

8.2.2 Hyperthyreose

Schilddrüsenüberfunktion.

Bei einer Hyperthyreose (Schilddrüsenüberfunktion) werden übermäßig Schilddrüsenhormone produziert. Sie führt zu einer starken Aktivierung zahlreicher Stoffwechselprozesse, die den gesamten Organismus betreffen.

Ursache

- Schilddrüsenautonomie durch Jodmangelstruma, Adenom
- M. Basedow
- selten: Schilddrüsenkarzinom, Schilddrüsenentzündung, Überdosierung von Schilddrüsenhormonen.

Die häufigste Ursache der Hyperthyreose ist eine **Schilddrüsenautonomie.** Die Schilddrüse produziert dabei unabhängig von der Steuerung durch Hypothalamus und Hypophyse Hormone. Dies kann innerhalb der Schilddrüse in gut abgrenzbaren Knoten, den sog. Adenomen, geschehen oder auch diffus das gesamte Schilddrüsengewebe betreffen. Der Schilddrüsenautonomie liegt meist eine Struma bei Jodmangel zugrunde.

Weiterhin kann eine Hyperthyreose durch Autoantikörper gegen TSH-Rezeptoren (TRAK) hervorgerufen werden, die die Synthese von Schilddrüsenhormonen anregen. Diese Erkrankung heißt **M. Basedow.**

Seltenere Ursachen sind eine Schilddrüsenentzündung *(Thyreoiditis)*, ein Schilddrüsenkarzinom oder eine ungewollte Überdosierung von Schilddrüsenhormonen im Rahmen einer Therapie.

- Struma
- Nervosität, Unruhe
- Tachykardie
- Heißhunger
- Wärmeintoleranz.

Symptome

❷ Die Symptome einer Hyperthyreose leiten sich u.a. von den Wirkungen ihrer Hormone ab:

- Struma bei 70–90 % der Patienten
- psychische Veränderungen wie Nervosität, Unruhe, Schlaflosigkeit
- Tachykardie, manchmal Herzrhythmusstörungen; erhöhtes Herzzeitvolumen mit großer Blutdruckamplitude (Spanne zwischen systolischem und diastolischem RR-Wert)
- Gewichtsverlust, obwohl die Patienten oft Heißhunger aufgrund des erhöhten Energiebedarfs haben
- gesteigerte Stuhlfrequenz, Neigung zu Durchfall
- Wärmeintoleranz mit warmer, feuchter Haut
- weiches, dünnes Haar
- Beim M. BASEDOW kommt es häufig zusätzlich zu einer **endokrinen Orbitopathie** mit Exophthalmus (Hervortreten des Augapfels aus der Augenhöhle), seltenem Lidschlag und Verschlechterung des Sehvermögens. Seltener tritt ein prätibiales Myxödem auf (Gewebeschwellung vor dem Schienbein).

Bei Patienten über 60 Jahren verläuft eine Hyperthyreose häufig weniger deutlich mit einzelnen z.T. unspezifischen Symptomen wie Gewichtsverlust, Herzrhythmusstörungen, Herzinsuffizienz bzw. depressiven Verstimmungen. Sie wird deshalb meist spät diagnostiziert.

- $T_3\uparrow$, $T_4\uparrow$, TSH $\downarrow$
- Szintigraphie
- bei M. BASEDOW: Autoantikörper im Blut ↑.

Diagnostik

Die Spiegel der Schilddrüsenhormone im Blut sind erhöht, das TSH erniedrigt. Im TRH-Test steigt die TSH-Produktion durch die Hypophyse nur unwesentlich an. Beim M. BASEDOW sind Autoantikörper gegen das Schilddrüsengewebe nachweisbar.

Die **Szintigraphie** der Schilddrüse stellt die Aufnahme und Verteilung einer radioaktiven Substanz in der Drüse bildlich dar; mit diesem Funktionstest läßt sich bei niedrigem TSH-Spiegel die Autonomie des Gewebes nachweisen.

- Thyreostatika
- subtotale Strumektomie
- Adenomausschälung
- Radiojodtherapie.

Therapie

Um eine euthyreote Stoffwechsellage herzustellen, wird die Synthese von Schilddrüsenhormonen durch Thyreostatika (z.B. Carbimazol als Favistan®) blockiert. Daran sollte sich nach Möglichkeit eine operative Entfernung der Schilddrüse anschließen, bei der ein Rest Gewebe belassen wird. Einzelne Adenome als Ursache einer Hyperthyreose werden aus der Schilddrüse operativ ausgeschält. Bei kleineren Strumen, beim M. BASEDOW oder bei Kontraindikationen gegen eine Operation kann auch eine Radiojodtherapie durchgeführt werden.

Komplikationen

Thyreotoxische Krise bei Gabe jodhaltiger Medikamente und Röntgen-Kontrastmittel.

Betroffene Patienten sind bei versehentlicher Gabe jodhaltiger Medikamente und Röntgenkontrastmittel durch eine **thyreotoxische Krise** gefährdet. Ihre Symptome sind erheblich stärker ausgeprägt als die der Hyperthyreose: Hohes Fieber, ausgeprägte Tachykardie und ein Erregungszustand mit möglichem Übergang in ein Koma werden durch die erhöhte Stoffwechselaktivität verursacht. Die Patienten sind vital gefährdet und müssen auf der Intensivstation behandelt werden.

8.2.3 Hypothyreose

Schiddrüsenunterfunktion.

Eine Hypothyreose (Schilddrüsenunterfunktion) ist durch unzureichende Produktion von Schilddrüsenhormonen gekennzeichnet. Es wird eine primäre von einer sekundären Form unterschieden: Bei der **primären Hypothyreose** liegt die Störung in der Schilddrüse selbst. Die seltene **sekundäre Hypothyreose** tritt im Rahmen einer Hypophysenvorderlappeninsuffizienz auf, bei der zu wenig TSH ausgeschüttet wird.

Ursachen

- HASHIMOTO-Thyreoiditis
- radikale Strumektomie, Radiojodtherapie
- Überdosierung von Thyreostatika
- angeboren.

Ursache einer Hypothyreose ist häufig eine vorausgegangene Schilddrüsenentzündung, eine sog. **HASHIMOTO-Thyreoiditis,** bei der durch die andauernde Entzündung Schilddrüsengewebe durch Bindegewebe ersetzt wird. Weitere Ursachen sind radikale Strumektomie, Radiojodtherapie, Überdosierung von Thyreostatika oder eine angeborene Hypothyreose.

Symptome

❷ Entgegengesetzt zur Hyperthyreose treten bei der Hypothyreose auf:

- Müdigkeit, Antriebsschwäche, Verlangsamung, allgemeines Desinteresse
- Bradykardie, Herzvergrößerung mit Herzinsuffizienz
- Arteriosklerose infolge einer Hypercholesterinämie
- Obstipation
- Kälteempfindlichkeit
- kühle, blasse, trockene und schuppende Haut sowie trokkene und brüchige Haare
- generalisiertes Myxödem ggf. verbunden mit Gewichtszunahme durch vermehrte Einlagerung von Schleimsubstanzen und Wasser ins Unterhautgewebe
- rauhe und heisere Stimme.

Diagnostik

- $T_3\downarrow$, $T_4\downarrow$ TSH $\uparrow$, Anstieg von TSH im TRH-Test
- Szintigraphie
- evtl. Autoantikörper.

Die Spiegel der Schilddrüsenhormone im Blut sind erniedrigt. Bei einer primären Hypothyreose ist das TSH erhöht; wird TRH i.v. gespritzt, steigt das TSH überschießend an. Im Szintigramm ist die Radionuklidspeicherung vermindert oder fehlt ganz. Bei der HASHIMOTO-Thyreoiditis lassen sich außerdem Autoantikörper gegen Schilddrüsengewebe nachweisen.

Therapie

Einnahme von Schilddrüsenhormonen.

Lebenslang müssen Schilddrüsenhormone (z.B. Euthyrox®) eingenommen werden.

Komplikationen

Myxödemkoma.

In sehr seltenen Fällen tritt ein lebensbedrohliches **Myxödemkoma** mit verstärkten Hypothyreosezeichen auf: Hypothermie, Hypoventilation, Bradykardie, Hypotonie, Hypoglykämie und Bewußtseinsstörungen. Die Patienten werden auf der Intensivstation vorsichtig erwärmt und bei Bedarf beatmet. Sie erhalten T_4 und Kortikosteroide.

8.2.4 Malignome der Schilddrüse

Malignome der Schilddrüse machen insgesamt 0,5 % aller bösartigen Tumoren aus. Sie werden wie folgt eingeteilt:

- differenziertes Karzinom: papillär (50–60 %) oder follikulär (20–30 %)
- undifferenziertes (anaplastisches) Karzinom (5–10 %)
- medulläres Karzinom, ausgehend von den kalzitoninproduzierenden C-Zellen (ca. 5 %).

Die Karzinomentstehung wird durch genetische Faktoren und ionisierende Strahlen begünstigt.

Symptome

- Struma mit hartem Knoten
- Heiserkeit, Schluck-, Atembeschwerden
- Schmerzen.

Die Patienten haben häufig eine Struma, innerhalb derer sich ein harter Knoten tasten läßt. Im fortgeschrittenen Stadium kann der Tumor soweit ausgedehnt sein, daß die Patienten durch Infiltration des zum Kehlkopf ziehenden N. recurrens heiser sind. Sie können Schluck- und Atembeschwerden sowie Schmerzen im Hals-, Ohr- oder Hinterhauptsbereich haben. Mitunter sind Lymphknotenmetastasen am Hals und oberhalb der Klavikula tastbar. Metastasen finden sich auch in der Lunge und im Skelett.

Diagnostik

Sonographie und Szintigraphie stützen die Diagnose. Szintigraphisch imponiert ein Karzinom meist als **kalter Knoten,** in dem radioaktives Jod nicht gespeichert wird. Jeder Verdacht muß definitiv durch eine Feinnadelpunktion und – falls das nicht ausreicht – durch eine Operation abgeklärt werden.

Therapie

- Operation
- hochdosierte Radiojodtherapie, evtl. äußere Strahlentherapie
- postoperativ: hochdosiert Schilddrüsenhormone.

Bei einem papillären Mikrokarzinom (Durchmesser ≤ 1,5 cm) gilt eine Hemithyroidektomie (Resektion der betroffenen Schilddrüsenhälfte) als ausreichend. Ansonsten werden die Schilddrüse und die regionalen Lymphknoten radikal chirurgisch entfernt. Daran schließt sich eine hochdosierte Radiojodtherapie mit ^{131}J an, um möglichst alle noch bestehenden jodspeichernden Schilddrüsenreste sowie Metastasen zu zerstören. Bei undifferenzierten Tumoren, die meist kein Jod speichern, wird statt einer Radiojodtherapie eine perkutane Strahlenbehandlung durchgeführt.

Postoperativ erfolgt in jedem Fall eine hochdosierte Behandlung mit Schilddrüsenhormonen, um die die TSH-Sekretion der Hypophyse zu unterdrücken, da TSH ein Wachstumsreiz für die Tumorzellen ist. Weiterhin wird so die aufgrund der Operation bestehende Hypothyreose ausgeglichen. Kontrolluntersuchungen finden alle sechs Monate statt.

8.3 Funktionsstörungen der Nebenschilddrüsen

Die vier Nebenschilddrüsen *(Epithelkörperchen),* an der Rückseite der Schilddrüse gelegen, schütten bei erniedrigtem Ca^{2+}-Spiegel im Blut Parathormon (PTH) aus. PTH mobilisiert Ca^{2+} aus den Knochen und vermindert dessen Ausscheidung über die Nieren, so daß der Ca^{2+}-Spiegel steigt.

8.3.1 Hyperparathyreoidismus

Parathormon im Blut ↑.

Wird von den Nebenschilddrüsen zuviel Parathormon gebildet, liegt ein Hyperparathyreoidismus vor.

Ursachen

- primäre Form: Adenom, Hyperplasie, Karzinom
- sekundäre Form: Ca^{2+} ↓.

Zu unterscheiden sind ein primärer und ein sekundärer Hyperparathyreoidismus: Der **primäre Hyperparathyreoidismus** wird meist durch ein Adenom (85 %), eine allgemeine Vergrößerung *(Hyperplasie)* der Nebenschilddrüsen (15 %) oder sehr selten durch ein Karzinom (≤ 1 %) verursacht.

Der **sekundäre Hyperparathyreoidismus** wird durch einen erniedrigten Ca^{2+}-Spiegel (☞ 7.5.4) im Blut hervorgerufen; daraufhin wird reaktiv vermehrt PTH ausgeschüttet, um den Ca^{2+}-Spiegel wieder anzuheben.

Symptome und Diagnostik

»Bein-, Stein-, Magenpein«.

❸ Ungefähr die Hälfte der Patienten hat keinerlei Beschwerden. Häufig wird ein Hyperparathyreoidismus zufällig aufgrund der Hyperkalzämie diagnostiziert. Die klassischen Symptome sind »Bein-, Stein- und Magenpein«:

- »Steinpein«: Nierensteine aufgrund des erhöhten Ca^{2+}-Spiegels und der damit verbundenen höheren Ca^{2+}-Ausscheidung
- »Beinpein«: Wirbelsäulen- und Gliederschmerzen durch den gesteigerten Knochenumbau
- »Magenpein«: Obstipation, Übelkeit, Gewichtsabnahme, Magengeschwüre, selten Pankreatitis
- depressive Verstimmungen, rasche Ermüdbarkeit.

Beim sekundären Hyperparathyreoidismus treten zusätzlich Symptome der Grunderkrankung auf.

Diagnostik

- PTH ↑, Ca^{2+} ↑ Phosphat ↓, AP ↑
- Sonographie, evtl. CT.

PTH und Ca^{2+} im Blut sind erhöht, während der Phosphatspiegel erniedrigt ist. Eine erhöhte alkalische Phosphatase weist auf einen erhöhten Knochenstoffwechsel hin. Ein Adenom wird mittels Sonographie lokalisiert. Im Zweifelsfall wird zusätzlich ein CT durchgeführt.

Therapie

Operation.

Adenomatös vergrößerte Nebenschilddrüsen werden operativ entfernt. Sind alle vier Nebenschilddrüsen hyperplastisch, werden drei entfernt und die vierte auf den Unterarm verpflanzt. Hier ist sie dann bei einer eventuell notwendigen zweiten Operation leicht und komplikationslos aufzufinden.

Komplikationen

Hyperkalzämische Krise.

Ein Hyperparathyreoidismus kann jederzeit und ohne besondere Vorboten eine lebensgefährliche hyperkalzämische Krise (☞ 7.5.4) verursachen.

8.3.2 Hypoparathyreoidismus

- Parathormon im Blut ↓
- Schädigung der Nebenschilddrüsen durch Operation im Halsbereich.

Wird vom Organismus zu wenig PTH gebildet liegt ein Hypoparathyreoidismus vor. Am häufigsten ist ein Hypoparathyreoidismus Folge einer Schilddrüsenoperation, bei der die Nebenschilddrüsen geschädigt oder versehentlich entfernt wurden.

- Tetanie
- Haar- und Nagelwuchsstörungen
- Katarakt
- Osteosklerose
- psychische Veränderungen.

Symptome

Aufgrund des niedrigen Ca^{2+} ist die Erregbarkeit von Muskeln und Nerven erhöht. Es kommt zur sog. **Tetanie** mit Muskelkrämpfen (typisch: Pfötchenstellung der Hände) und Parästhesien (Mißempfindungen der Haut ohne äußeren Reiz). Langfristig treten Haar- und Nagelwuchsstörungen, Katarakt (grauer Star), Osteosklerose (Verdichtung des Knochengewebes mit verminderter Elastizität), erhöhte Reizbarkeit und depressive Verstimmungen auf.

Diagnostik

Im Blut sind typischerweise PTH, Ca^{2+} und Magnesium (Mg^{2+}) erniedrigt, während der Phosphatspiegel erhöht ist.

Therapie

Langfristig wird ein Hypoparathyreoidismus mit Vitamin D und Ca^{2+} oral therapiert. Der Kalziumspiegel muß regelmäßig kontrolliert werden. (Therapie der Tetanie ☞ 7.5.4).

Übungsfragen

1. Was ist eine Struma?
2. Wie unterscheidet sich eine Hyperthyreose von einer Hypothyreose?
3. Was sind die typischen Symptome eines Hyperparathyreoidismus?

8.4 Erkrankungen der Nebenniere

Nebennierenmark: Katecholamine.
Nebennierenrinde:
- Mineralkortikoide
- Kortikosteroide
- Androgene.

Die Nebenniere besteht aus einem Rinden- und einem Markanteil, in denen unterschiedliche Hormone gebildet werden. Im **Nebennierenmark** (NNM) werden die Katecholamine Adrenalin und Noradrenalin gebildet. Die **Nebennierenrinde** (NNR) produziert in ihren drei Zonen jeweils Steroide (Zonen von außen nach innen):

- Mineralokortikoide (z.B. Aldosteron) in der Zona glomerulosa
- Kortikosteroide (z.B. Kortisol) in der Zona fasciculata
- Androgene (z.B. Dehydroepiandrosteron) in der Zona reticularis.

Als Folge der erhöhten oder erniedrigten Hormonproduktion treten verschiedene Krankheitsbilder auf.

8.4.1 CUSHING-Syndrom

Kortikosteroide im Blut ↑.

Beim CUSHING-Syndrom, sog. Hyperkortisolismus, werden vermehrt Kortikosteroide, überwiegend Kortisol, gebildet oder von außen zugeführt.

Ursachen

❶ Ursache ist eine vermehrte Produktion oder Zufuhr von Kortisol oder ACTH:

- exogenes bzw. iatrogenes CUSHING-Syndrom durch Langzeitbehandlung mit Kortikosteroiden (am häufigsten)
- zentrales CUSHING-Syndrom (= eigentlicher M. CUSHING): Mikroadenom im Hypophysenvorderlappen produziert überschießend ACTH → Stimulation der Nebennierenrinde → Nebennierenrindenhyperplasie mit vermehrter Kortisolproduktion
- paraneoplastische ACTH-Sekretion durch einen Tumor, z.B. ein Bronchialkarzinom (☞ 4.8)
- kortisolproduzierender Tumor der Nebennierenrinde.

Symptome

Abzuleiten von den Wirkungen der Kortikosteroide.

❷ Das klinische Bild eines CUSHING-Syndroms wird durch die Wirkung der Kortikosteroide auf die verschiedenen Gewebe und Zellen hervorgerufen:

- Fettstoffwechsel: Umverteilung des Fettgewebes mit sog. Vollmondgesicht, Stiernacken und Stammfettsucht; Hypercholesterinämie
- Osteoporose, Muskelschwund, Adynamie, da Kortikosteroide dem Eiweißaufbau (Anabolismus) entgegenwirken
- erhöhter Blutzucker (diabetogene Stoffwechsellage), da Kortisol zu den Gegenspielern des Insulins gehört
- Haut: Akne, Furunkel, Ulzera, Striae rubrae (dunkelrote Streifen aufgrund der Bindegewebsschwäche der Haut)
- Hypertonie (☞ 2.5.1)
- bei Frauen: männlicher Behaarungstyp, Zyklusstörungen (durch androgene Begleitwirkung)
- psychische Veränderungen, z.B. Depressionen.

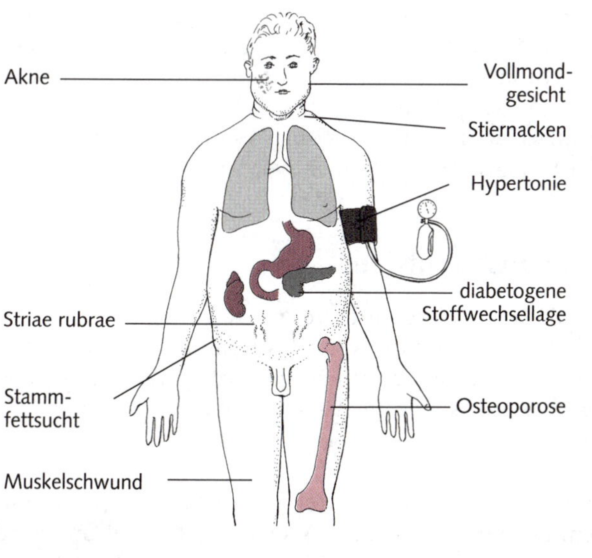

Abb. 8.2 Symptome bei CUSHING-Syndrom. [A400]

Diagnostik

- Blut: Leuko-, Thrombo-, Erythrozyten ↑, Lymphozyten ↓, eosinophile Granulozyten ↓, Kortisol ↑
- Dexamethason-Hemmtest pathologisch
- CRH-Stimulationstest
- CT, MRT.

Die Diagnose wird über das klinische Bild sowie über die pathologischen Blutwerte gestellt: Leuko-, Thrombo-, Erythrozyten ↑, Lymphozyten ↓, eosinophile Granulozyten ↓. Das Kortisol in Blut und Urin ist erhöht.

Dexamethason-Hemmtest

Der Dexamethason-Hemmtest ist pathologisch: Der Pat. nimmt um 24.00 Uhr 2 mg Dexamethason ein. Das um 8.00 Uhr bestimmte Kortisol ist im Gegensatz zum Gesunden nicht vermindert.

CRH-Stimulationstest

Der CRH-Stimulationstest dient dazu, ein zentrales CUSHING-Syndrom von einem Nebennierentumor oder einer paraneoplastischen ACTH-Sekretion zu unterscheiden. CRH wird intravenös gespritzt. Beim zentralen CUSHING-Syndrom steigt ACTH an. Dies wird bei einem Tumor der Nebennierenrinde sowie beim paraneoplastischen CUSHING-Syndrom nicht beobachtet, da hierbei die Hypophysenfunktion intakt ist und ihre Reaktion deshalb durch die bereits stark erhöhten Steroid- bzw. ACTH-Spiegel unterdrückt wird.

CT, MRT

CT und MRT von Schädel bzw. Nebennieren lokalisieren das Adenom oder den Tumor genau.

Therapie

Bei Tumoren der Nebennierenrinde wird die betroffene Nebenniere operativ entfernt. Postoperativ erhält der Patient Steroide bis die noch vorhandene, zunächst jedoch atrophische Nebenniere ihre Funktion aufgenommen hat. Ein Tumor der Hypophyse wird ebenfalls operiert. Bei paraneoplastischer ACTH-Produktion muß der Primärtumor behandelt werden.

8.4.2 Hyperaldosteronismus

Mineralokortikoide im Blut ↑.

Produziert die Nebennierenrinde vermehrt Mineralokortikoide, vor allem Aldosteron, kommt es zum Hyperaldosteronismus. Zur Erinnerung: Aldosteron fördert in der Niere die Rückresorption von Na^+ und Wasser sowie die Ausscheidung von K^+ und H^+.

Ursachen

- primäre Form, CONN-Syndrom: Adenom, Hyperplasie

Es werden primärer und sekundärer Hyperaldosteronismus unterschieden. Die **primäre Form**, das sog. CONN-Syndrom, wird in 80 % der Fälle durch ein Aldosteron-produzierendes Adenom der Nebennierenrinde hervorgerufen, seltener durch eine allgemeine Hyperplasie der Nebennierenrinde.

- sekundäre Form: Stimulation des Renin-Angiotensin-Systems.

Die **sekundäre Form** wird durch eine übermäßige Stimulation des Renin-Angiotensin-Systems verursacht, z.B. bei Mangeldurchblutung der Niere infolge einer Nierenarterienstenose oder einer ausgeprägten Herzinsuffizienz.

Symptome

- Hypertonie
- metabolische Alkalose
- Hypokaliämie.

Leitsymptom ist eine Hypertonie mit ihren Folgeschäden (☞ 2.5.1). Daneben treten eine metabolische Alkalose (☞ 7.4.1) und eine Hypokaliämie (☞ 7.5.3) mit ihren typischen Symptomen auf wie Muskelschwäche, Obstipation, EKG-Veränderungen, Polyurie, Polydipsie.

Diagnostik

- Blut: K^+ ↓, Na^+ ↑, Renin ↑/ ↓
- metabolische Alkalose
- Sonographie, CT, MRT, Szintigraphie der Nebennieren.

Der K^+-Spiegel ist vermindert, während der Na^+-Spiegel erhöht ist. In der Blutgasanalyse zeigt sich eine metabolische Alkalose. Beim CONN-Syndrom ist der Reninspiegel erniedrigt, beim sekundären Hyperaldosteronismus hingegen erhöht. Ein Adenom der Nebennierenrinde wird mit Hilfe von Sonographie, CT, MRT und Szintigraphie der Nebennieren lokalisiert.

Therapie

Beim Adenom der Nebennierenrinde wird die Nebenniere operativ entfernt. Eine Nebennierenrindenhyperplasie wird konservativ mit Aldosteronantagonisten (z.B. Spironolacton als Aldactone®) und Antihypertensiva behandelt. Beim sekundären Hyperaldosteronismus erfolgt nach Möglichkeit eine Behandlung der Grundkrankheit.

8.4.3 Nebennierenrindeninsuffizienz

Steroidmangel.

Bei der Nebennierenrindeninsuffizienz (Unterfunktion der Nebennierenrinde, Hypokortisolismus) werden zu wenig Steroidhormone (v.a. Aldosteron, Kortisol) produziert.

Ursachen

Primäre Form = M. ADDISON.

❸ Bei der **primären Form,** dem sog. **M. ADDISON,** ist das Nebennierenrindengewebe geschädigt. Gluko- und Mineralokortikoide sind vermindert, der ACTH-Spiegel ist erhöht. Als Ursachen kommen in Frage:

- Autoimmunerkrankung (70 %), bei der Autoantikörper die Nebennierenrinde zerstören
- Infektionskrankheiten wie Tuberkulose, AIDS, Zytomegalie
- Metastasen in der Nebennierenrinde
- akute Blutungen in die Nebennierenrinde.

Sekundäre Form:
- Störung in Hypothalamus oder Hypophyse
- Langzeitbehandlung mit Kortikosteroiden.

❸ Bei der **sekundären Form** liegt die Störung im Hypothalamus oder Hypophysenvorderlappen. ACTH und damit auch die Kortikosteroide sind erniedrigt. Eine weitere Ursache kann eine Langzeitbehandlung mit Kortikosteroiden sein. Die Mineralokortikoide sind bei der sekundären NNR-Insuffizienz nur gering betroffen. Dafür findet man oft auch Störungen anderer Hypophysenfunktionen (z.B. eine Amenorrhoe, ☞ 8.1.2).

Symptome

- Müdigkeit, Gewichtsverlust, Übelkeit
- Hypotonie
- bronzefarbene Haut.

Klinische Symptome treten meist erst auf, wenn bereits 90 % der Nebennierenrinde zerstört sind. Die Patienten sind schwach und ermüden rasch; sie leiden unter Übelkeit, verlieren an Gewicht und haben einen niedrigen Blutdruck. Haut und Schleimhäute sind bei der primären Form braun pigmentiert, da ACTH auch eine Melanozyten-stimulierende Wirkung hat.

Diagnostik

- Blut: Kortisol ↓, ATCH ↓/ ↑
- ACTH-Kurztest
- Sonographie, Röntgen, CT, Angiographie.

Im Blut ist der Kortisolspiegel erniedrigt. Je nach Ursache der Nebenniereninsuffizienz ist der ACTH-Spiegel erhöht (primäre Form) oder erniedrigt (sekundäre Form). Bei einem Mangel an Mineralokortikoiden ist der Na^+-Spiegel im Serum erniedrigt, während K^+ erhöht ist.

Mit Hilfe des **ACTH-Kurztestes** kann eine primäre von einer sekundären Nebenniereninsuffizienz unterschieden werden: ACTH wird intravenös verabreicht. Bei der primären Form bleibt der Kortisolspiegel im Blut unverändert, da die Nebennierenrinde keine Kortikosteroide produzieren kann. Bei der sekundären Form steigt er an, da die Nebennierenrinde vermehrt stimuliert wird. Differentialdiagnostisch erfolgt auch ein CRH-Test.

Um die Ursache der Nebenniereninsuffizienz festzustellen, wird nach Autoantikörpern gesucht. An bildgebenden Verfahren werden je nach Verdacht eine Sonographie, Abdomen-Leeraufnahme, ein CT und evtl. eine Angiographie durchgeführt.

Therapie

Die fehlenden Kortikosteroide werden entsprechend dem tageszeitlichen Rhythmus der Kortisolausschüttung ersetzt (höchste Dosis am Morgen). Bei Operationen, Infekten u.a. Belastungssituationen erhalten die Patienten eine höhere Dosierung. Bei der primären Form werden zusätzlich die fehlenden Mineralokortikoide ersetzt (z.B. durch Gabe von Fludrocortison als Astonin® H).

! Merke

Sollen Kortikosteroide bei einer Langzeitbehandlung abgesetzt werden, darf dies nie abrupt geschehen. Die Gabe von Kortikosteroiden hemmt die körpereigene CRH- und ACTH-Produktion. Bei plötzlichem Absetzen besteht die Gefahr einer akuten Nebennierenrindeninsuffizienz, da der Körper die eigene Hormonproduktion nicht so rasch wieder aufnehmen kann. Deshalb muß die Dosis von Kortikosteroiden langsam vermindert werden.

Komplikationen

Eine unerkannte Nebennierenrindeninsuffizienz ist gefährlich, da es bei besonderen Belastungen (z.B. Infekt, Unfall) zur **ADDISON-Krise** kommt: Die Patienten sind stark exsikkiert, hypoglykämisch, erbrechen und haben Durchfälle. Die Folge ist ein Schock mit Oligurie und Bewußtseinsstörungen bis hin zum Koma. Die intensivmedizinische Therapie besteht v.a. in der Gabe von Glukose, Volumen und Kortikosteroiden.

? Übungsfragen

1. Wodurch kann ein CUSHING-Syndrom hervorgerufen werden?
2. Wie äußert sich ein CUSHING-Syndrom?
3. Welche Hormone sind bei einer Nebennierenrindeninsuffizienz vermindert?

9 Ernährung und Stoffwechsel

9.1 Diabetes mellitus

Insulinmangel, Insulinwirkung ↓.

Der Diabetes mellitus (Zuckerkrankheit) ist eine chronische Erkrankung, die durch einen Insulinmangel bzw. eine verminderte Insulinwirkung hervorgerufen wird. Man unterscheidet Typ I- und Typ II-Diabetes.

Ursachen

Unterscheide:
- Typ I-Diabetes
- Typ II-Diabetes
- sekundärer Diabetes.

➊ **Typ I-Diabetes (10 %):** Die insulinproduzierenden B-Zellen der LANGERHANS-Inseln im Pankreas gehen zugrunde, so daß es zu einem absoluten Insulinmangel kommt. Als Ursache wird eine Autoimmunerkrankung angenommen. Die Erkrankung tritt meist schon im Jugend- bzw. frühen Erwachsenenalter auf.

➊ **Typ II-Diabetes (90 %):** Die Insulinsekretion ist gestört: Dies äußert sich anfangs als verspäteter und verzögerter Anstieg der Insulinkonzentration im Blut nach Kohlenhydrataufnahme, später auch als Verminderung der Insulinausschüttung. Zusätzlich ist die Insulinempfindlichkeit der Zielzellen vermindert, es liegt eine sog. **Insulinresistenz** vor. 80 % aller Typ II-Diabetiker sind übergewichtig, was die Entstehung der Stoffwechselstörung begünstigt. Der Typ II-Diabetes mellitus gehört zum sog. metabolischen Syndrom (☞ 9.2).

Sekundärer Diabetes: Er wird durch andere Grunderkrankungen oder durch Medikamente hervorgerufen, z.B. durch Pankreaserkrankungen (☞ 6.4), endokrine Erkrankungen mit vermehrter Produktion von Hormonen, die dem Insulin entgegenwirken (z.B. M. CUSHING, Akromegalie) oder Einnahme bestimmter Medikamente, z.B. Kortikosteroide, Diuretika vom Typ der Benzothiadiazine.

9.1.1 Symptome und Diagnostik des Diabetes mellitus

Symptome

Die Symptome eines Typ I-Diabetes entwickeln sich meist schnell innerhalb von Tagen bis Wochen, während sich ein Typ II-Diabetes schleichend bemerkbar macht:

- Allgemeinsymptome wie Leistungsminderung, Müdigkeit
- vorübergehende Hypoglykämien (Unterzuckerung) mit Heißhunger, Schwitzen, Kopfschmerzen
- Hyperglykämien mit Glukosurie und Polyurie: Der Betroffene hat Durst und trinkt viel, trotzdem kommt es häufig zur Exsikkose und Gewichtsabnahme
- Hauterscheinungen wie Juckreiz, Pilzinfektionen, Furunkel
- Potenzstörungen, Amenorrhoe.

Diagnostik

- Nüchtern-Blutzuckerspiegel ↑
- oraler Glukosetoleranztest
- HbA_1: Kontrolle des BZ der letzten 1–3 Monate.

Der Nüchtern-Blutzuckerspiegel im Blut ist auf ≥ 120 mg/dl erhöht. Steigt er über 150–180 mg/dl, wird die sog. Nierenschwelle überschritten und Glukose mit dem Urin ausgeschieden *(Glukosurie)*, was dann dort nachweisbar ist. In Zweifelsfällen (Nüchtern-Blutzucker zwischen 80 und 120 mg/dl) wird ein oraler Glukosetoleranztest durchgeführt.

Oraler Glukosetoleranztest (oGTT)

Vor dem Test muß der Patient über drei Tage mindestens 150 g Kohlenhydrate täglich zu sich nehmen; 12 Stunden vor dem Test bleibt er jedoch nüchtern. Nach Bestimmung des Nüchtern-Blutzuckers trinkt der Patient 75 g Glukose innerhalb von 5 Minuten. 2 Std. später wird erneut der Blutzucker (BZ) gemessen. Ist der BZ nach 2 Std. ≥ 200 mg/dl, liegt ein Diabetes mellitus vor. Bei Werten zwischen 140 und 200 mg/dl spricht man von einer *pathologischen Glukosetoleranz*. Der oGTT sollte nicht bei Fieber, nach einem Herzinfarkt oder während der Menstruation durchgeführt werden. Zu beachten ist auch, daß bestimmte Medikamente wie Benzothiadiazine, Kortikosteroide und Östrogene den BZ erhöhen.

Glykohämoglobine (Hb A_1)

In Abhängigkeit von der BZ-Konzentration liegt ein Teil des Hämoglobins in einer chemischen Bindung mit Glukose vor. Der Anteil dieser Glykohämoglobine am Gesamthämoglobin ist proportional zum durchschnittlichen BZ-Spiegel der vorausgegangenen 1–3 Monate (sog. Blutzuckergedächtnis). Deshalb stellt der HbA_1-Wert einen ausgezeichneten Parameter zur Kontrolle der Stoffwechseleinstellung beim Diabetes dar. Normwert beim Gesunden: ≤ 7 %.

9.1.2 Therapie des Diabetes mellitus

Therapieziel

- BZ, Triglyzeride, Körpergewicht im Normbereich
- keine Hypoglykämien.

❷ Ziel der Therapie ist eine Normalisierung der BZ-Werte, der Triglyzeridwerte und des Körpergewichtes. Dies gelingt durch Diät, Gabe von oralen Antidiabetika und Insulin. Je nach Schweregrad und Form des Diabetes reichen eine der Maßnahmen aus oder können alle drei miteinander kombiniert werden.

Die BZ-Werte sollten im Tagesprofil zwischen 80 und 160 mg/dl gehalten werden. Bei Schwangeren ist eine besonders sorgfältige Überwachung erforderlich, um Schäden des Ungeborenen zu vermeiden. Der BZ soll in dieser Zeit auf niedrige Werte zwischen 60 und 120 mg/dl eingestellt werden, wie sie normalerweise während einer Schwangerschaft zu finden sind.

Zusätzlich muß der Patient über die Folgen seiner Erkrankung aufgeklärt werden, damit er Einsicht für Diät und Therapie erhält und deren Umsetzung gewährleistet ist.

Diätetische Therapie

- Gewichtsreduktion (Typ II)
- Kohlenhydrataufnahme beachten
- vollwertige Ernährungweise.

Die – meist übergewichtigen – Typ II-Diabetiker sollten gezielt ihr Gewicht reduzieren und ihre Ernährungsgewohnheiten umstellen. Gelingt dies, ist eine weitere medikamentöse Therapie häufig überflüssig. Patienten mit Typ I-Diabetes müssen Nahrungsaufnahme und Insulindosis optimal aufeinander abstimmen.

Grundlage einer Diabetes-Diät ist die Beachtung der Kohlenhydrat- und Fettaufnahme. Dabei müssen Energie- und Nährstoffbedarf des Patienten gedeckt werden. Im Grunde sollte die Ernährung einer vollwertigen Kost entsprechen, mit geringem Anteil an Monosacchariden (Zucker, Weißmehl) und Fett zugunsten von Vollkornprodukten und frischem Obst und Gemüse. Grobe Richtlinien sind:

- Der tägliche Energiebedarf in Kalorien (kcal) beträgt bei leichter körperlicher Arbeit: Normalgewicht in kg x 32
- Die Nahrungsaufnahme soll sich auf drei Haupt- und drei Zwischenmahlzeiten verteilen
- Die Nahrung sollte etwa folgendermaßen zusammengesetzt sein:
  - 50 % der Gesamtkalorien aus Kohlenhydraten; ihre Berechnung erfolgt in Broteinheiten (BE): 1 BE = 12 g Kohlenhydratäquivalent = 25 g Brot
  - 35 % der Gesamtkalorien aus Fett
  - 15 % der Gesamtkalorien aus Eiweiß
- Als Getränke eignen sich Mineralwasser und ungesüßte Kräutertees. Keine Limonaden mit normalem Zuckergehalt! Vorsicht bei Alkohol → Gefahr einer Hypoglykämie, da Alkohol die Glukoneogenese in der Leber hemmt
- Regelmäßige körperliche Aktivität wirkt sich positiv auf den Blutzuckerspiegel aus, da er gesenkt wird. Starke körperliche

Belastung muß aber bei der Insulindosis berücksichtigt werden.

Orale, medikamentöse Therapie

Möglich bei Typ II-Diabetikern:
- Sulfonylharnstoffe
- Hemmstoffe der KH-Resorption
- Biguanide.

Da Typ II-Diabetiker einen relativen Insulinmangel haben, kann der Insulinspiegel durch bestimmte Medikamente angehoben werden. Bei Typ I-Diabetikern ist dies aufgrund des absoluten Insulinmangels nicht möglich.

Sulfonylharnstoffe (Glibornurid als Glutril®, Glibenclamid als Euglucon®) stimulieren die Insulinausschüttung des Pankreas und wirken so blutzuckersenkend. Im fortgeschrittenen Stadium des Diabetes können sie mit Insulin kombiniert werden. Nebenwirkungen: Hypoglykämien bei falscher Einnahme, Magen-Darm-Beschwerden, Allergien.

Hemmstoffe der Kohlenhydratresorption im Magen-Darm-Trakt (z.B. Enzymhemmer Acarbose als Glucobay®, Quellstoff Guar als Glucotard®). Durch die verzögerte Resorption werden Blutzuckerspitzen nach den Mahlzeiten verhindert. Diese Präparate können zur Unterstützung der Insulinbehandlung auch beim Typ I-Diabetes eingesetzt werden. Nebenwirkungen sind anfangs Blähungen und Durchfall.

Biguanide (Metformin als Glucophage®) verzögern die Kohlenhydratresorption aus dem Darm, fördern die Glukoseaufnahme in die Muskulatur, hemmen die Glukoneogenese (Neubildung von Glukose, z.B. aus Milchsäure = Lactat) in der Leber und erleichtern die Gewichtsabnahme, da sie den Appetit senken. Nebenwirkungen: Lebensgefährliches laktatazidotisches Koma, wenn Gegenanzeigen nicht beachtet werden, Magen-Darm-Beschwerden.

Insulintherapie

Insulinarten mit unterschiedlichem Wirkungsspektrum.

Typ I-Diabetiker sowie Typ II-Diabetiker, bei denen eine orale medikamentöse Therapie nicht mehr ausreicht, benötigen Insulin, welches subkutan gespritzt wird. Heute werden ≥ 90 % aller insulinpflichtigen Diabetiker mit gentechnisch hergestelltem Humaninsulin behandelt. Lediglich Diabetiker, die bereits vor längerer Zeit mit tierischem Insulin vom Schwein oder Rind gut eingestellt worden sind, werden nicht mehr umgestellt. Man unterscheidet:

- **kurzwirkende Insuline** (Normalinsulin = Alt-Insulin): Spritz-Eßabstand 15–20 Min., Wirkungsgipfel nach 1–2 Std., Wirkdauer 4–6 Std.
- **Verzögerungsinsuline** mit längerer Wirkdauer
  - Intermediärinsuline: Wirkungsbeginn nach 30–90 Min., Wirkungsgipfel nach 4–12 Std., Wirkdauer 9–18 Std.
  - Langzeitinsuline: Wirkungsbeginn nach 3–4 Std., Wirkdauer über 24 Std.

- **Mischinsuline:** Mischungen aus Normalinsulin und Verzögerungsinsulin, in verschiedenen Verhältnissen erhältlich.

3 verschiedene Therapieansätze:
- konventionelle Insulintherapie
- intensivierte konventionelle Insulintherapie
- Insulinpumpentherapie.

In der Insulintherapie gibt es drei Therapieansätze:

Konventionelle Insulintherapie

2/3 der Tagesdosis an Mischinsulin wird jeweils morgens und 1/3 der Tagesdosis abends vor dem Essen gespritzt. Dieses Therapieschema ist starr und fordert vom Patienten, daß er sich genau an seine Eßzeiten hält. Verschiebt oder läßt er Mahlzeiten aus, besteht Gefahr der Hypoglykämie.

Intensivierte konventionelle Insulintherapie

Basis-Bolus-Konzept: 40–50 % des Gesamttagesbedarfes an Insulin werden abends als Verzögerungsinsulin gespritzt. Die restlichen 50–60 % werden als Normalinsulin, als sog. **Bolus,** jeweils vor den Mahlzeiten gespritzt. Die Höhe der einzelnen Dosis richtet sich nach den Broteinheiten der geplanten Mahlzeit, dem vor dem Essen gemessenen BZ-Wert und der Tageszeit. Bei dieser Therapieform muß der Patient mehr Eigenleistung erbringen, kann dafür jedoch seinen Tagesablauf flexibler gestalten.

Insulinpumpentherapie

Über eine außerhalb des Körpers gelegene Pumpe wird kontinuierlich über den gesamten Tag subkutan Normalinsulin infundiert. Vor den Mahlzeiten wird ähnlich wie bei der intensivierten konventionellen Insulintherapie zusätzlich ein Bolus infundiert.

Hautpflege

Um Infektionen der Haut, z.B. mit Candida albicans zu verhindern, müssen die Patienten ihre Haut sorgfältig pflegen. Nach dem Waschen sollte die Haut (vor allem auch Hautfalten) sorgfältig getrocknet werden. Trockene Haut sollte eingecremt werden. Mögliche Verletzungen sollten immer besonders beobachet werden, um eine Infektion rechtzeitig erkennen und behandeln zu können.

Fußpflege

Der Fußpflege gilt besondere Aufmerksamkeit:
- einengende Schuhe meiden, um Druckstellen zu verhindern
- Füße täglich waschen; dabei Zehenzwischenräume bewußt säubern und sorgfältig abtrocknen
- ggf. rissige Hautstellen eincremen, aber nicht die Zehenzwischenräume
- Zehennägel gerade schneiden; nicht die Ecken der Nägel abschneiden, um Einwachsen zu verhindern
- Füße aufmerksam auf Druckstellen, Blasen, Hornhaut hin beobachten. Aufgrund der Sensibilitätsstörungen sind diese oft nicht zu spüren.

9.1.3 Folgen des Diabetes mellitus

- Makroangiopathie
- Mikroangiopathie
- diabetische Neuropathie
- diabetischer Fuß
- Immuabwehrschwäche
- Hypertriglyzeridämie.

❸ Der Diabetes mellitus gefährdet die Patienten einerseits durch akute Stoffwechselentgleisungen (☞ 9.1.4, 9.1.5), andererseits durch Langzeitschäden aufgrund des trotz Therapie häufig erhöhten Glukosespiegels. Die Patienten müssen ausführlich und wenn möglich in regelmäßigen Abständen über ihre Erkrankung und deren Folgen aufgeklärt werden.

- Zu den wichtigsten Spätfolgen gehört eine Arteriosklerose der großen arteriellen Blutgefäße, die sog. **Makroangiopathie,** die verschiedene Organsysteme betreffen kann:
  - koronare Herzkrankheit mit Herzinfarkt
  - periphere arterielle Verschlußkrankheit
  - ischämischer Hirninfarkt
- Daneben finden sich diabetesspezifische Veränderungen an den kleinen arteriellen Blutgefäßen, die als **Mikroangiopathie** bezeichnet werden:
  - diabetische Nephropathie: Nierenfunktionsstörung, die über Jahre bis zur Dialysepflichtigkeit führt. 30 % aller Dialysepatienten sind Diabetiker
  - diabetische Retinopathie: Schäden an der Netzhaut durch Gefäßneubildungen, Einblutungen, Netzhautablösungen. 30 % aller Erblindungen in Europa werden durch Diabetes verursacht
- Die **diabetische Neuropathie** wird wahrscheinlich durch eine Schädigung der Blutgefäße verursacht, die die Nerven versorgen:
  - periphere Polyneuropathie: Sensibilitätsstörungen, verminderte Schmerzempfindung, Lähmungen besonders an Füßen und Unterschenkeln
  - autonome Neuropathie: Betroffen ist das vegetative (autonome) Nervensystem. Mögliche Symptome sind Herzrhythmusstörungen, Blutdruckregulationsstörungen, fehlende Schmerzempfindung z.B. beim Herzinfarkt, Magenentleerungsstörungen mit Völlegefühl, Verdauungsstörungen, Blasenentleerungsstörungen, fehlende Erektionen, mangelhafte Gegenregulation bei Hypoglykämien
- **diabetischer Fuß:** Das Zusammenspiel von Makro- und Mikroangiopathie, Neuropathie und erhöhter Infektneigung kann bereits bei kleinsten Fußverletzungen zu Geschwüren mit Knochenbeteiligung und Gangrän führen. Operationen oder sogar Amputationen sind oft die letzte Therapiemöglichkeit
- **verminderte Immunabwehr** mit häufigen Infekten (vor allem bakterielle Hautinfekte und Harnwegsinfekte)
- **Hypertriglyzeridämie** (☞ 9.2) mit Fettleber.

Physiotherapie

Der Patient sollte vor der Behandlung etwas gegessen haben, da sonst ein hypoglykämischer Schock (☞ 9.1.4) eintreten kann.

9.1.4 Hypoglykämischer Schock

BZ ≤ 50 mg/dl durch:
- Überdosierung von Insulin oder Sulfonylharnstoffen
- körperliche Belastung, Alkohol
- Insulinom, schwere Lebererkrankung.

Ein hypoglykämischer Schock ist gekennzeichnet durch die klinischen Symptome eines erniedrigten BZ-Spiegels (meist ≤ 50 mg/dl).

Ursachen

❹ Ein hypoglykämischer Schock tritt meist dann auf, wenn Insulin oder Sulfonylharnstoffe bei einem Diabetiker im Vergleich zur Kohlenhydrataufnahme überdosiert worden sind. Aber auch starke körperliche Belastungen und Alkoholgenuß können Auslöser sein. Bei Nicht-Diabetikern ist eine schwere Hypoglykämie z.B. Folge eines Insulinoms (☞ 6.4.3) oder einer schweren Lebererkrankung (Glukoneogenese ↓).

- Heißhunger
- Schwitzen, Zittern
- Tachykardie
- Bewußtseinstörungen bis Bewußtlosigkeit.

Symptome

Ein hypoglykämischer Schock kann plötzlich innerhalb von Minuten auftreten. Die Patienten verspüren Heißhunger, werden unruhig, schwitzen und zittern. Es entwickelt sich eine Tachykardie. Da Glukose die einzige Energiequelle der Gehirnzellen ist, reagieren diese besonders empfindlich auf Hypoglykämien: Es kommt zu Bewußtseinsstörungen bis hin zur Bewußtlosigkeit. Außerdem können Krämpfe sowie zentrale Atem- und Kreislaufregulationsstörungen auftreten.

Therapie und Diagnostik

Glukosegabe

- sofort Gabe von Glukose oral oder i.v
- BZ-Stix, Blutprobe abnehmen.

Besteht der Verdacht eines hypoglykämischen Schocks, z.B. bei bekanntem Diabetes, muß dem Patienten sofort Glukose zugeführt werden.

- Ist der Patient noch bei Bewußtsein, wird 5–10 g Glukose (2–3 Zuckerwürfel) oral verabreicht in Form von Würfel- oder Traubenzucker, Schokolade oder zuckerhaltigen Getränken (z.B. Cola, Apfelsaft, jedoch keine Light-Produkte!)
- Bei schweren Hypoglykämien werden 25–100 ml 40 %ige Glukose und anschließend 5 %ige Glukose infundiert, bis der BZ-Spiegel auf 200 mg/dl angestiegen ist. Immer sollte nach der Ursache der Hypoglykämie gesucht und die Diabetes-Medikation überprüft werden.

Blutzuckerbestimmung

Mit Hilfe eines BZ-Stix wird der Verdacht auf einen hypoglykämischen Schock bestätig. Wenn möglich sollte zusätzlich Blut abgenommen werden, um später die Ursache der Hypoglykämie feststellen zu können.

9.1.5 Diabetisches Koma

Hoher BZ durch Insulinmangel.
Symptome:
- Appetitlosigkeit, Schwäche
- Erbrechen
- Durst, Polydipsie
- Polyurie
- Tachypnoe.

❹ Das diabetische Koma *(Coma diabeticum)*, auch hyperglykämischer Schock genannt, tritt bei extrem hohen Blutzuckerwerten auf. Diese kommen zustande, wenn zu wenig Insulin von außen zugeführt wird (z.B. vergessene Injektion, zu niedrige Dosierung) oder mehr Insulin als sonst benötigt wird (z.B. bei Infektionen, Diätfehlern, Herzinfarkt). Man unterscheidet das ketoazidotische vom hyperosmolaren Koma. Beide Komaformen kündigen sich durch Appetitlosigkeit, Erbrechen, Durst, Polydipsie, Polyurie, Schwäche und Tachypnoe an. Die Patienten werden zunehmend bewußtseinsgetrübt und zeigen Schocksymptome (Puls ↑, Blutdruck ↓).

Ketoazidotisches Koma: Rascher Beginn, v.a. bei Typ I-Diabetikern.
- Hyperglykämie, Lipolyse mit Ketonkörpern ↑
- metabolische Azidose mit KUSSMAUL-Atmung
- obstartiger Atemgeruch
- Peritonitis-ähnliche Symptome.

Ketoazidotisches Koma

Es ist typisch für den Typ I-Diabetiker und entwickelt sich innerhalb von Stunden bis Tagen. Der Insulinmangel führt zu einer Hyperglykämie (BZ 300–700 mg/dl) und einer Lipolyse (Fettabbau) mit Produktion von sauren Ketonkörpern. Diese rufen eine metabolische Azidose (☞ 7.4.2) hervor mit vertiefter, sog. KUSSMAUL-Atmung und obstartigem Azetongeruch in der Atemluft. Es können auch Peritonitis-ähnliche Symptome auftreten.

Hyperosmolares Koma: Schleichender Beginn v.a. bei Typ II-Diabetikern.
- Glukosurie mit Wasser- und Elektrolytverlusten
- Exsikkose.

Hyperosmolares Koma

Es entsteht meist schleichend beim Typ II-Diabetiker mit BZ-Werten ≥ 600 mg/dl. Diese führen zu einer massiven Glukosurie mit hohen Wasser- und Elektrolytverlusten über die Nieren. Folge ist eine Exsikkose. Im Gegensatz zum ketoazidotischen Koma entwickelt sich keine Azidose, da das vom Körper noch in geringer Menge produzierte Insulin ausreicht, um die Lipolyse zu hemmen.

Therapie

Die Therapie beider Komaformen erfolgt auf der Intensivstation:
- Allgemeinmaßnahmen
  - Atmung, Kreislauf, Wasser- und Elektrolythaushalt, Laborwerte (BZ, K^+, BGA) kontrollieren
  - Blasenkatheter zur genauen Bilanzierung
  - zentralvenöser Katheter zur Messung des zentralen Venendrucks
  - Magensonde wegen Aspirationsgefahr
- Volumensubstitution, um Flüssigkeitsdefizit auszugleichen
- Gabe von Insulin über Perfusor. BZ dabei um höchstens 100 mg/dl pro Stunde senken, da sonst die Gefahr eines Hirnödems besteht
- Gabe von K^+, da durch Insulin vermehrt K^+ in die Zellen einströmt und sich so eine Hypokaliämie (☞ 7.5.3) entwickeln kann

- Bei einem pH-Wert ≤ 7,1 ggf. Bikarbonat infundieren, um den Säure-Basen-Haushalt zu korrigieren.

❺ Tab. 9.1 Unterscheidung hyperglykämisches Koma und hypoglykämischer Schock.

	Hyperglykämisches Koma	Hypoglykämischer Schock
Beginn	Langsam über Tage	Rasch (Minuten)
Bedürfnis	Starker Durst	Heißhunger
Muskulatur	Hypoton	Hyperton, Tremor
Haut	Trocken	Feucht
Atmung	Vertieft bei Ketoazidose	Normal
Augäpfel	Weich, eingefallen	Normal
Symptome	Fieber, Bauchschmerz	Zerebrale Krampfanfälle

! Merke

Bei unklarem Koma eines Diabetikers kein Insulin, sondern Glukose geben und Wirkung abwarten. Insulin wäre bei einem hypoglykämischem Schock u.U. tödlich. Zusätzliche Glukose bei einem hyperglykämischen Koma verursacht jedoch keine weitere gravierende Verschlechterung der Lage.

? Übungsfragen

❶ Was ist der Unterschied zwischen einem Typ I- und einem Typ II-Diabetes?

❷ Wie wird ein Diabetes mellitus therapiert?

❸ Was sind die Spätkomplikationen eines Diabetes mellitus?

❹ Was sind Ursachen eines hypoglykämischen Schocks bzw. hyperglykämischen Komas?

❺ Wie wird ein hypoglykämischer Schock von einem hyperglykämischen Koma unterschieden?

9.2 Adipositas

Fettmasse
bei Frauen ≥ 30 %,
bei Männern ≥ 20 %.

❶ Eine Adipositas (Fettleibigkeit) liegt vor, wenn die Fettmasse bei Frauen mehr als 30 % des Körpergewichtes und bei Männern mehr als 20 % ausmacht. Damit steigt das Risiko für gesundheitliche Probleme.

Ursachen

- Energiezufuhr ≥ Energieverbrauch
- genetische, psychische Faktoren
- Ernährungs-, Lebensweise
- selten endokrinologische Erkrankungen.

Übersteigt die Energiezufuhr (z.B. durch fettreiche, hyperkalorische Ernährung) den Energieverbrauch (z.B. bei mangelnder Bewegung), lagert der Körper die überschüssige Energie zur Reserve in Form von Fett ab. Bei der Entstehung der Adipositas spielen genetische und psychische Faktoren sowie die Ernährungs- und Lebensweise eine Rolle. Selten ist eine Adipositas durch endokrinologische Erkrankungen, z.B. M. CUSHING (☞ 8.4.1), Hypothyreose (☞ 8.2.3), Insulinom (☞ 6.4.3), oder durch einen Hirntumor des Hypothalamus bzw. der Hypophyse bedingt.

Symptome und Risiken

Metabolisches Syndrom:

- Hyperlipoproteinämie
- Hyperurikämie
- essentielle Hypertonie
- Typ II-Diabetes
- Arteriosklerose.

Adipositas begünstigt das sog. **metabolische Syndrom,** welches die Kombination von Hyperlipoproteinämie (☞ 9.3), Hyperurikämie (☞ 9.4), essentieller Hypertonie, Typ II-Diabetes und Arteriosklerose darstellt.

❷ Die Adipositas ist ein Risikofaktor für folgende Erkrankungen:

- koronare Herzerkrankung (☞ 1.2)
- Beinvenenthrombose mit ihren Komplikationen (☞ 2.1.3)
- Cholezystolithiasis (☞ 6.3.1)
- maligne Tumorerkrankungen (v.a. von Uterus, Gallenwegen, Rektum, Brust, Prostata)
- Arthrose.

Eine Adipositas beeinträchtigt häufig auch das psychische Wohlbefinden, insbesondere das Selbstwertgefühl der Patienten.

Diagnostik

Normalgewicht nach Broca: Körpergrösse [cm] - 100.
BMI = Körpergewicht [kg]/Körpergrösse [m]^2

Zur Orientierung dient das Normalgewicht nach Broca:
Körpergröße [cm] - 100 = Normalgewicht [kg].
Wird dieses um 20 % und mehr überschritten ist der Patient übergewichtig.

Eine andere Richtgröße stellt der **Körpermassenindex** (Body-Mass-Index, BMI) dar:
BMI = Körpergewicht [kg]/Körpergröße [m]^2.
Ein Körpermassenindex von mehr als 27,5 kg/m^2 ist als gesundheitlich bedenklich zu betrachten.

Tab. 9.2 Gewichtseinteilung nach dem Body-Mass-Index

Lebensalter	Untergewicht	Normalgewicht	Übergewicht
19–24	< 19	19–24	> 24
25–34	< 20	20–25	> 25
35–44	< 21	21–26	> 26
45–54	< 22	22–27	> 27
55–64	< 23	23–28	> 28
> 64	< 24	24–29	> 29

Therapie

- Gewichtsabnahme von 0,5 kg/Woche
- Kalorienzufuhr: 1200 kcal/Tag
- Problem: Halten des Zielgewichtes.

Eine Therapie hat nur Erfolg, wenn der Patient motiviert ist, sein Gewicht zu reduzieren. Angestrebt wird eine langsame Gewichtsabnahme von 0,5 kg pro Woche über drei bis sechs Monate. Deshalb sollte die Kalorienzufuhr auf etwa 1200 kcal/Tag beschränkt sein. Diäten mit weniger Kalorienzufuhr, sog. Niedrigst-Kalorien-Diäten oder Fasten, dürfen nur zeitlich begrenzt und unter ärztlicher Kontrolle durchgeführt werden.

Meist ist jedoch nicht die eigentliche Gewichtsreduktion das Problem, sondern das Halten des Zielgewichtes. Dies setzt eine dauerhafte Umstellung der Ernährungs- und Lebensgewohnheiten voraus. Unterstützung dabei bieten Selbsthilfegruppen oder auch Verhaltenstherapie (Frustrationsbewältigung ohne sinnloses Essen, Wiedererlernen eines natürlichen Hunger- und Sättigungsgefühls).

Physiotherapie

Mit den Patienten v.a. die Ausdauer trainieren, sinnvoll ist auch die Verwendung eines Fahrradergometers. Den Patienten Sportarten empfehlen, die die Ausdauer trainieren, z.B. Joggen, Schwimmen, Fahrradfahren, Inlineskaten (je nach Alter und Interessen).

9.3 Hyperlipoproteinämien

Lipoproteine:
- Energieträger
- Strukturmolekül
- Ausgangssubstanz für Hormone und Gallensäuren.

4 Klassen abhängig von ihrer Dichte, Transportfunktion.

Lipoproteine bestehen aus Lipiden (Triglyzeride, Cholesterin, Phospholipide) und Apoproteinen, die die Lipide binden und im Plasma transportieren. Die wichtigsten Lipide im Blutplasma sind die Triglyzeride als Energieträger und das Cholesterin als Strukturmolekül der Zellmembran sowie als Ausgangssubstanz der Steroidhormone und der Gallensäuren. Nach ihrer Dichte, d.h. nach dem spezifischen Gewicht, werden vier Klassen von Lipoproteinen unterschieden, die verschiedene Transportfunktionen im Fettstoffwechsel erfüllen:

- **Chylomikronen** (geringste Dichte) transportieren Triglyzeride vom Darm zur Leber und anderen Organen und Geweben
- **VLDL** (very low **d**ensity **l**ipoprotein) transportieren Triglyzeride von der Leber zu anderen Organen und Geweben
- **LDL** (low **d**ensity **l**ipoprotein) transportieren Cholesterin von der Leber zu anderen Organen und Geweben
- **HDL** (**h**igh **d**ensity **l**ipoprotein) tranportieren Cholesterin von der Körperperipherie zur Leber. HDL gilt als Schutzfaktor gegen Arteriosklerose.

Einteilung

Die Hyperlipoproteinämien werden in drei Gruppen unterteilt:

- **Hypertriglyzeridämie:** Konzentration der Triglyzeride im Serum ≥ 180 mg/dl
- **Hypercholesterinämie:** Konzentration des Cholesterins im Serum ≥ 200 mg/dl
- **Kombinierte Hyperlipoproteinämie:** erhöhte Konzentration der Triglyzeride *und* des Cholesterins im Serum.

Ursachen

- primäre Form: genetisch bedingt
- sekundäre Form: z.B. Adipositas, schlecht eingestellter Diabetes mellitus, nephrotisches Syndrom, Cholestase, Hypothyreose
- gehören zum metabolischen Syndrom.

Primäre Hyperlipoproteinämien sind genetisch bedingt. Hierunter gibt es einige seltene Formen mit Cholesterin- und Triglyzeridwerten bis 1000 mg/dl.

Sekundäre Hyperlipoproteinämien entstehen infolge anderer Grunderkrankungen wie Adipositas, schlecht eingestellten Diabetes mellitus, nephrotischen Syndroms (☞ 7.2.1), Cholestase, Hypothyreose (☞ 8.2.3) oder bei fettreicher Kost oder erhöhtem Alkoholkonsum. Bei 85 % aller Patienten mit einer Hyperlipoproteinämie treffen genetische und ernährungsbedingte Faktoren wie Übergewicht und Alkoholkonsum zusammen. Hyperlipoproteinämien gehören zum sog. metabolischen Syndrom.

- Cholesterin ↑
  → Risikofaktor der Arteriosklerose
  → Risiko eines Herzinfarktes
- Triglyzeride ↑↑
  → Gefahr einer Pankreatitis
- Lipide ↑↑
  → Xanthome.

Symptome

Eine Hyperlipoproteinämie, v.a. die Erhöhung des Cholesterinspiegels, ist ein hoher Risikofaktor der Arteriosklerose mit ihren Folgeerkrankungen: Koronare Herzkrankheit (☞ 1.2) und Herzinfarkt (☞ 1.3), pAVK (☞ 2.2.2), ischämischer Insult des Gehirns.

Bei ausgeprägter **Hypertriglyzeridämie** besteht die Gefahr einer Pankreatitis (☞ 6.4).

Sind die Lipide sehr stark erhöht, so bilden sich Xanthome. Dies sind rötlich-gelbe Knoten, die durch Lipideinlagerungen u.a. an Sehnen, Augenlidern (hier spricht man von Xanthelasmen), Unterarm und Gesäß entstehen.

Cholesterinspiegel

Ist das Gesamtcholesterin auf 250 mg/dl erhöht, so steigt die Wahrscheinlichkeit, einen Herzinfarkt zu erleiden, um das Doppelte. Bei Werten über 300 mg/dl, steigt sie sogar um das Vierfache. Auch bei normalem Gesamtcholesterin, aber erniedrigtem HDL-Cholesterin (≤ 35 mg/dl) oder erhöhtem LDL-Cholesterin (≥ 150 mg/dl) steigt das Risiko der Arteriosklerose. Um dieses genau einschätzen zu können, wird das Verhältnis von Gesamtcholesterin zu HDL-Cholesterin betrachtet: Werte ≤ 4,0 sind günstig, Werte darüber ungünstig.

- Blut: Triglyzeride, Gesamtcholesterin, HDL-, LDL-Cholesterin sind erhöht.
- spezielle Untersuchungen bei Verdacht auf sekundäre Form.

Diagnostik

- Bestimmung von Triglyzeriden, Gesamtcholesterin, HDL- und LDL-Cholesterin
- Suche nach genetischer Hyperlipoproteinämie durch spezielle Blutuntersuchungen
- Bei sekundärer Fettstoffwechselstörung weitere Untersuchungen zum Nachweis bzw. Ausschluß der vermuteten Grunderkrankung.

- Diät, Ausdauertraining
- medikamentöse Senkung des Cholesterinspiegels
- in schweren Fällen LDL-Apherese.

Therapie

❸ Ziel der Therapie ist es, folgende Blutwerte zu erreichen:
- Gesamtcholesterin ≤ 200 mg/dl
- HDL-Cholesterin ≥ 35 mg/dl, optimal ≥ 45 mg/dl
- Verhältnis Gesamtcholesterin/HDL-Cholesterin ≤ 4,0
- LDL-Cholesterin ≤ 150 mg/dl
- Triglyzeride ≤ 200 mg/dl.

Dafür muß nach Möglichkeit die Ursache sekundärer Hyperlipoproteinämien beseitigt werden.

Diät

Wichtig ist eine cholesterin- und triglyzeridarme Diät, die, konsequent eingehalten, den Cholesterinspiegel um etwa 10 % senkt. Besonders cholesterinreiche und damit zu meidende Lebensmittel sind Hühnerei (besonders Eigelb), tierische Fette und Öle, Fleisch (v.a. Innereien und Hirn) u.a. Dagegen sind Obst-, Gemüse- und Getreideprodukte nahezu cholesterinfrei.

Regelmäßiges Ausdauertraining wirkt sich ebenso positiv auf die Senkung der Blutfette aus.

Medikamente

Ab Cholesterinwerten ≥ 350 mg/dl werden Medikamente verordnet, um den Cholesterin-Spiegel gezielt zu senken:

- Gallensäure-bindende Ionenaustauscher (z.B. Quantalan®) entziehen dem Organismus Gallensäuren, für deren Nachbildung Cholesterin verbraucht wird
- Cholesterinsynthesehemmer (z.B. Mevinacor®, Zocor®) sind am stärksten wirksam, senken den Gesamt- und LDL-Cholesterinspiegel um bis zu 40 %
- Fibrate (z.B. Bezafibrat als Cedur®) und Nikotinsäure (z.B. Niconacid®) bzw. deren Abkömmlinge senken die VLDL- und damit die Triglyzeridspiegel stärker als die Cholesterinwerte

In schweren Fällen ist 2–4 mal pro Monat eine LDL-Apherese indiziert. Dabei wird durch ein extrakorporales Verfahren LDL aus dem Plasma entfernt. Diese Methode senkt den Gesamt- und LDL-Cholesterinspiegel um über 50 %.

9.4 Hyperurikämie und Gicht

Harnsäure ≥ 6,4 mg/dl.
- Abbauprodukt von Purinen
- Ablagerung in Geweben.

❹ Bei der Hyperurikämie ist der Harnsäurespiegel im Blut auf ≥ 6,4 mg/dl erhöht. **Harnsäure** fällt beim Abbau von Purinen, die Bestandteil der DNS sind, an. Sie kann vom Körper nicht weiter verwertet werden und wird über die Niere und den Darm ausgeschieden. Bei einer Hyperurikämie fallen Harnsäurekristalle aus und lagern sich im Gewebe, den Gelenken und in den Harnwegen ab. Hyperurikämie ist prädisponierend für eine Gicht: Es kann ein akuter Gichtanfall, oder bei fehlender Therapie, eine chronische Gicht auftreten. Da die Gicht häufig die Gelenke befällt, wird sie auch als **Arthritis urica** bezeichnet. Männer sind weitaus häufiger betroffen als Frauen.

Ursachen

- primäre Form: erblich, Manifestation bei purinreicher Ernährung, Übergewicht
- sekundäre Form: Zelluntergang ↑, Nierenerkrankung, Laktat-, Ketoazidose.

Man unterscheidet eine primäre von einer sekundären Gicht, bzw. Hyperurikämie.

Die **primäre Form** ist erblich bedingt und manifestiert sich bei purinreicher Ernährung und Übergewicht. Sie ist mit mehr als 95 % die weitaus häufigere Form. Meist ist dabei die Ausscheidung von Harnsäure über die Nieren gestört.

Die **sekundäre Form** tritt auf, wenn vermehrt Zellen untergehen und so mehr Harnsäure anfällt, z.B. bei einer Zytostatika-Therapie oder Leukämien (☞ 3.3.2). Dies trifft auch für eine mangelnde Ausscheidung von Harnsäure über die Niere zu, z.B. aufgrund einer erworbenen Nierenerkrankung oder einer Laktat- oder Ketoazidose. Hyperurikämie bzw. Gicht gehören ebenfalls zum metabolischen Syndrom (☞ 9.2).

Symptome

Stadieneinteilung nach Symptomen:
- Gichtanfall mit typischen Symptomen
- häufig Nierenschädigungen.

❺ Vier Stadien von Symptomen werden unterschieden:

Stadien

I	Harnsäurespiegel ist erhöht ohne Symptome.
II	Akuter Gichtanfall: Aus voller Gesundheit kommt es plötzlich zu heftigen Schmerzen in *einem* Gelenk (Monarthritis). Meist ist das Großzehengrundgelenk betroffen, dann liegt eine sog. Podagra vor. Das Gelenk zeigt die typischen Entzündungszeichen, es ist überwärmt, geschwollen, die Haut gerötet. Die Patienten haben Fieber. Meist klingt der akute Gichtanfall nach einigen Tagen bis spätestens drei Wochen ab.
III	Symptomlose Zeit zwischen zwei Gichtanfällen.
IV	Chronische Gicht: Harnsäurekristalle lagern sich als sog. Gichttophi (kleine, harte, manchmal gelbliche Knötchen auf geröteter Haut) in den Weichteilen (v.a. Ohrmuschel, Ferse) und Knochen (ossäre Gichtknochen) ab. Sie sind von außen z.T. sichtbar. Aufgrund der Therapiemöglichkeiten sind sie sehr selten geworden.

Eine Hyperurikämie bzw. ein Gichtanfall kann außerdem in jedem Stadium aufgrund der gesteigerten Harnsäureausscheidung Symptome an den Nieren hervorrufen:

- Nierensteine (☞ 7.2.4)
- Nierenentzündung (☞ 7.2)
- Akutes Nierenversagen (☞ 7.2.2), wenn plötzlich große Mengen Harnsäure anfallen und die Nierentubuli verstopfen.

Diagnostik

Harnsäure ↑,
Leukozyten ↑, BSG ↑.

Der Harnsäurespiegel im Blut ist erhöht. Ein akuter Gichtanfall wird anhand der Symptome diagnostiziert sowie durch eine Leukozytose und eine erhöhte BSG.

Therapie

- akuter Gichtanfall: Colchicin, nichtsteroidale Antiphlogistika
- chronische Gicht: Allopurinol
- purinarme Diät.

❹ Der akute Gichtanfall wird medikamentös mit Colchicin (Colchicum dispert®), in seltenen Fällen auch mit nichtsteroidalen Antirheumatika (Diclofenac®), behandelt. Da Colchicin rasch und spezifisch beim akuten Gichtanfall wirkt, wird es in unklaren Fällen auch zur Diagnosefindung eingesetzt.

Langfristig sollen die Patienten Gewicht reduzieren und eine purinarme Diät einhalten: wenig Fleisch, keine Innereien, kein Alkohol, Kaffekonsum einschränken. Wenn die Harnsäure trotz Diät auf Werte ≥ 9 mg/dl ansteigt oder eine chronische Gicht vorliegt, wird die Harnsäureproduktion medikamentös durch Allopurinol (z.B. Zyloric®) reduziert.

Physiotherapie

Während der Behandlung die starke Schmerz- und Berührungsempfindlichkeit der Patienten, sowie deren evtl. psychische Anspannung berücksichtigen.

9.5 Vitaminmangelkrankheiten

Vitaminmangel kommt in den Industrieländern nur unter bestimmten Umständen vor.

Bei einer ausgewogenen Ernährung kommt es bei Gesunden zu keinem Vitaminmangel. In den Industrieländern sind deshalb Vitaminmangelkrankheiten selten geworden.

Ursachen

❻ Vitaminmangelkrankheiten können nur unter folgenden Umständen auftreten:

- Fehlernährung, z.B. bei Alkoholismus, Drogenabhängigkeit
- Schwangerschaft und Stillzeit, in der der Vitaminbedarf erhöht ist
- Resorptionsstörungen
  - bei chronischer Gastritis (Mangel an Vit. B_{12} → perniziöse Anämie, ☞ 3.2.1)
  - nach Magen-Darm-Operationen
  - bei schweren Darmentzündungen, z.B. M. CROHN (☞ 5.4.5)
  - bei langfristiger parenteraler Ernährung.

Tab. 9.3 Funktion, Vorkommen, Mangelerscheinungen und Tagesbedarf wichtiger Vitamine

Vitamin	Funktion	Vorkommen	Mangel-erscheinungen
Vit. A (Retinol)	Bestandteil des Sehpurpurs, Erhalt von Epithel-und Knorpelgewebe, Infektabwehr	Karotten, Kohl, Spinat, Milch (-produkte), Eier, Butter	Nachtblindheit, Atrophie und Verhornung an Haut/Schleimhäuten, Immunschwäche, Wachstumsstörung
Vit. B_1 (Thiamin)	Koenzym im Kohlenhydratstoffwechsel, Einfluß Erregungsübertragung	Hefe, Vollkornprodukte, Fleisch, Leber, Kartoffeln	Leistungsminderung, Appetitlosigkeit, Gewichtsverlust, Muskelschwund
Vit. B_6 (Pyridoxin)	Enzymbestandteil v.a. im Eiweißstoffwechsel, außerdem Einfluß auf Nerven- und Immunsystem und Blutbildung	Hefe, Vollkornprodukte, Hühner- und Schweinefleisch, Fisch, grüne Gemüse, Kartoffeln, Bananen	Anämie, neurologische Störungen, Dermatitis
Vit. B_{12} (Cobalamin)	Enzymbestandteil v.a. Einfluß auf Blutzellbildung, Nervensystem und Eiweißstoffwechsel	Alle tierischen Lebensmittel (Zur Resorption wird intrinsic factor benötigt)	Perniziöse Anämie
Folsäure	Aufbau von Nukleinsäuren, Schlüsselposition bei Synthese aller kleinen organischen Moleküle	Vollkornprodukte, Fleisch, Leber, Milch (-produkte), Eier, Kohl, Spinat u.a. Gemüse	Makrozytäre Anämie, Abwehrschwäche, Veränderungen der Darmschleimhaut
Vit. C (Ascorbinsäure)	Aufbau von Bindegewebe (Knochen, Wundheilung) und Hormonen, Oxidationsschutz	Frisches Obst und Gemüse, Tomaten, Kartoffeln	Infektanfälligkeit, Skorbut
Vit. D (Calciferol)	Regulation des Kalzium und Phosphatstoffwechsels. Fördert Kalziumaufnahme aus dem Darm	(Fette) Fische,Lebertran, Bier, Leber, bei ausreichender UV-Strahlung (Sonnenlicht) Synthese in der Haut aus Vorstufen möglich	Osteomalazie, Rachitis
Vit. E (Tokopherol)	Oxidationsschutz bei Stoffwechselvorgängen, Membranschutz	Getreidekeime, Vollkornprodukte, Pflanzenöle, Blattgemüse	Nicht genau bekannt
Vit. K	Bildung der Gerinnungsfaktoren	Grüne Gemüse, Fleisch, Milch (-produkte), Eier, Getreide, außerdem Bildung durch Darmbakterien	Blutgerinnungsstörungen

Symptome

Die Symptome bei Vitaminmangelkrankheiten sind vielfältig, da häufig nicht nur ein einzelnes Vitamin fehlt, sondern aufgrund einer Fehlernährung oder Darmerkrankung mehrere. Folgende Mangelerscheinungen können im klinischen Alltag beobachtet werden:

Diagnostik und Therapie

Viele Vitamine oder ihre Metaboliten (Abbauprodukte) können direkt im Blut nachgewiesen werden. Ein bestehender Vitaminmangel läßt sich durch orale oder intravenöse Gabe des Vitamins beheben. Wenn möglich sollte die Ursache des Vitaminmangels beseitigt werden.

Übungsfragen

1. Wie ist die Adipositas definiert?
2. Für welche Erkrankungen ist die Adipositas ein Risikofaktor?
3. Was sind die Therapieziele bei einer Hyperlipoproteinämie?
4. Was ist Gicht, und wie wird sie behandelt?
5. Welche Symptome sprechen für einen Gichtanfall?
6. Welche Personen sind durch einen Vitaminmangel gefährdet?

10 Bewegungsapparat und Bindegewebe

10.1 Leitsymptome

10.1.1 Gelenkschmerzen

Gelenkschmerzen (Arthralgien) treten bei nahezu allen Erkrankungen der Gelenke auf. Es werden unterschieden:

- Belastungsschmerz, der nur bei Belastung des Gelenkes, z.B. beim Gehen, auftritt. Häufig ist der Schmerz zu Beginn einer Bewegung stark, nimmt nach kurzer Zeit ab und verstärkt sich erneut, wenn das Gelenk lange belastet wird
- Ruheschmerz, der bereits in Ruhe vorhanden ist und bei Belastung des Gelenkes in der Regel weiter zunimmt.

10.1.2 Gelenkschwellung

Eine Gelenkschwellung wird meist durch einen **Gelenkerguß** hervorgerufen. Die Haut über dem Gelenk ist gespannt, erwärmt und gerötet.

Ursachen

Entzündung der Gelenkinnenhaut → Sekretproduktion bis zum Gelenkerguß.

Ein Gelenkerguß tritt häufig auf, wenn die Gelenkinnenhaut (Synovia) entzündet ist und ein Sekret produziert, das sich im Gelenkinneren ansammelt. In der Folge kommt es zur schmerzhaften Spannung der Gelenkkapsel, das Gelenk ist in seiner Beweglichkeit eingeschränkt. Häufig sind auch die umgebenden Weichteile (Schleimbeutel, Sehnenansätze) entzündlich verdickt.

! Merke

Eine Gelenkschwellung kann »vorgetäuscht« werden durch eine Deformierung des Gelenkes, die häufig bei längeren oder sich wiederholenden Entzündungen sowie bei Arthrose auftritt.

Punktion des Gelenkergusses und zytologische Untersuchung des Sekretes.

Diagnostik

Um eine bakterielle Gelenkinfektion von einer entzündlich-rheumatischen Erkrankung abzugrenzen, kann ein Gelenkerguß punktiert werden. Bei einem bakteriellen Erguß werden Leukozyten und evtl. der auslösende Erreger in der Gelenkflüssigkeit nachgewiesen, während der Erguß bei einer entzündlich-rheumatischen Erkrankung nur wenige Leukozyten enthält. Evtl. kann der Rheumafaktor in der Ergußflüssigkeit nachgewiesen werden. Eine Punktion wird ebenfalls durchgeführt, um das Gelenk zu entlasten.

10.1.3 Hautveränderungen und Knoten

Es gibt eine Reihe von Hautveränderungen, die oft in Zusammenhang mit bestimmten Erkrankungen des Bewegungsapparates bzw. Bindegewebes (Kollagenosen) auftreten. Sie sind nicht beweisend für diese Krankheiten, deuten aber darauf hin und sollten ggf. zu einer gezielten Diagnostik Anlaß geben.

- schmetterlingsförmiges Erythem (Hautrötung) im Gesicht: systemischer Lupus erythematodes (☞ 10.1.3)
- lilafarben getöntes Erythem im Gesicht: Dermatomyositis
- derb-atrophische Haut an den Fingern und im Gesicht mit Lippenverschmälerung: Sklerodermie
- Trockenheit der Schleimhäute: SJÖGREN-Syndrom (☞ 10.3.5)
- umschriebene schuppende Erytheme in Kombination mit Gelenkveränderungen: Psoriasis-Arthritis (☞ 10.2.2)
- Erythema nodosum (druckschmerzhafte, derbe Knoten, bevorzugt an den Streckseiten der Unterschenkel) in Kombination mit Gelenkentzündungen: z.B. LÖFGREN-Syndrom, Yersinien-Infektion, Colitis ulcerosa oder M. CROHN
- Rheumaknoten (subkutane Knoten über Knochenvorsprüngen bzw. Gelenken): rheumatoide Arthritis
- Tophi (kleine, harte, manchmal gelbliche Knötchen auf geröteter Haut v.a. an den Ohrmuscheln, Händen, Ellenbogen und Füßen): Gicht (☞ 9.4).

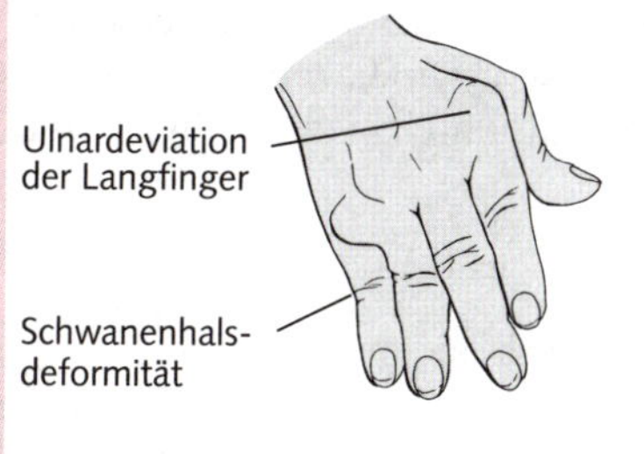

Abb. 10.1 Typische Deformierung der Hände bei rheumatoider Arthritis: Die Finger knicken in Richtung Kleinfinger ab *(Ulnardeviation)*. Außerdem sind die Fingermittelgelenke überstreckt, während gleichzeitig die Endgelenke gebeugt sind *(Schwanenhalsdeformation)*. [A300–157]

10.2 Gelenkerkrankungen

10.2.1 Rheumatoide Arthritis

- chronisch, schubweise verlaufende Autoimmunerkrankung
- Synovialitis → Arthritis.

❸ Die rheumatoide Arthritis, auch als chronische Polyarthritis (CP) bezeichnet, ist eine entzündlich-rheumatische Erkrankung, die zu den Autoimmunerkrankungen zählt. Sie manifestiert sich an Synovia (Innenhaut von Gelenken), Schleimbeuteln und Sehnenscheiden; eine **Synovialitis** (Entzündung der Synovia) führt dann zur Arthritis. Die Krankheit verläuft chronisch, meist schubweise. Von der rheumatoiden Arthritis sind 1–2 % der Bevölkerung betroffen; Frauen viermal häufiger als Männer.

B-Lymphozyten produzieren Antikörper gegen körpereigenes Gewebe (Autoantikörper).

❶ Autoimmunerkrankungen

Autoimmunerkrankungen sind Krankheiten, bei denen B-Lymphozyten Antikörper gegen körpereigenes Gewebe, sog. **Autoantikörper**, bilden. Diese Antikörper können gegen verschiedene Körpergewebe oder Strukturen gerichtet sein. Zu den Autoimmunerkrankungen gehören neben der rheumatoiden Arthritis z.B. die Kollagenosen (☞ 10.3), der M. BASEDOW, die primär biliäre Leberzirrhose (☞ 6.2.3) und bestimmte Formen der Glomerulonephritis (☞ 7.2.1).

Ursachen

- Auslöser unbekannt
- Rheumafaktoren
- knorpelaggressive Enzyme zerstören Gelenkknorpel.

Die rheumatoide Arthritis tritt familiär gehäuft auf. Unbekannte Faktoren (virale, bakterielle Infekte?) lösen eine Autoimmunreaktion aus, bei der Autoantikörper gegen einen Bestandteil des Immunglobulin G (IgG) gebildet werden. Diese Immunkomplexe werden Rheumafaktoren genannt. Sie lösen Gewebsreaktionen aus, in deren Verlauf knorpelaggressive Enzyme freigesetzt werden, die den Gelenkknorpel zerstören. Die Gelenke verformen sich, und ihre Beweglichkeit nimmt ab – u.U. bis zur völligen Versteifung.

Symptome

- symmetrischer Gelenkbefall
- Morgensteifigkeit
- Rheumaknoten.

- Allgemeinsymptome wie Abgeschlagenheit, Schwitzen, Appetitlosigkeit
- **Symmetrischer Gelenkbefall** beider Körperhälften: zuerst sind meist die kleinen Gelenke der Finger oder Zehen betroffen
- Frühsymptom ist die **Morgensteifigkeit** der Fingergrund- und -mittelgelenke über mindestens eine Stunde. Die Gelenke sind geschwollen, überwärmt und druckschmerzhaft; typisch ist der schmerzhafte Händedruck. Später erkranken oft auch große Gelenke wie Ellbogen-, Schulter-, Knie- bzw. Hüftgelenk. Es kommt zu charakteristischen Gelenkdeformitäten an den Händen (☞ Abb. 10.1). Das Endstadium ist charakterisiert durch Gelenkzerstörung und Versteifung. Ist

die Halswirbelsäule betroffen, besteht Gefahr von Gelenkfehlstellungen mit Kompression des Rückenmarks; thorakale und sakrale Wirbelkörper sind meist nicht betroffen
- Rheumaknoten: unter der Haut gelegene Knötchen, besonders an den Streckseiten der Gelenke, die aber harmlos sind
- Entzündungen von Sehnenscheiden und Schleimbeuteln.

Diagnostik

- Rheumafaktor, ANA, BSG ↑, CRP ↑
- Röntgen, Gelenksonographie, MRT
- Krankheitsverlauf: Röntgenbilder der Hände.

Die Anamnese und der klinische Befund erhärtet die Verdachtsdiagnose. Bei 70–80 % der Patienten ist im Blut der Rheumafaktor nachweisbar; seltener finden sich Antikörper gegen Bestandteile der körpereigenen Zellkerne, sog. antinukleäre Antikörper (ANA). BSG und CRP (C-reaktives Protein) sind als Entzündungsparameter erhöht.

Knorpel- und Gelenkveränderungen lassen sich im Röntgenbild, in der Gelenksonographie und im MRT nachweisen. Zur Beurteilung des Krankheitsverlaufes sind insbesondere Röntgenbilder der Hände geeignet.

Therapie

Physiotherapie

Jede Immobilität und Ruhigstellung der Gelenke muß vermieden werden, da die Gelenkkapseln sonst schrumpfen, und die Muskeln atrophieren:
- täglich aktive und passive Bewegungstherapie
- Kälteanwendung bei akut entzündeten Gelenken
- Wärmeanwendung zwischen entzündlichen Schüben
- Massage-, Hydro-, Elektrotherapie.

❷ Medikamentöse Therapie

- **Nichtsteroidale Antirheumatika** (NSAR) wirken entzündungshemmend (antiphlogistisch), schmerzlindernd (analgetisch) und fiebersenkend (antipyretisch). Zur Gruppe der NSAR gehören u.a. Acetylsalicylsäure (z.B. Aspirin®), Diclofenac (z.B. Voltaren®) und Ibuprofen (z.B. Brufen®). Zahlreiche Nebenwirkungen bei Langzeitbehandlung, vor allem im Magen-Darm-Trakt, können zum Absetzen zwingen.
- **Basistherapeutika** sind bei 50–70 % der Patienten wirksam, ohne daß der genaue Wirkungsmechanismus bekannt ist. Da sie einer Gelenkzerstörung entgegenwirken, sollten sie frühzeitig eingesetzt werden. Vielfältige Nebenwirkungen machen aber regelmäßige klinische Kontrollen und Laboruntersuchungen erforderlich. Folgende Basistherapeutika werden unterschieden:
  - Goldverbindungen oral (Ridaura®) oder i.m. (z.B. Aureotan®); Nebenwirkungen sind Haut- und Schleimhautveränderungen, bei oraler Gabe Diarrhoe, Nierenschäden

- D-Penicillamin (z.B. Metalcaptase®); Nebenwirkungen: Haut- und Schleimhautveränderungen, Blutbildveränderungen, Nierenfunktionsstörungen, Nervenschäden
- Sulfasalazin (z.B. Azulfidine RA®); Nebenwirkungen wie: Blutbildveränderungen, gastrointestinale Beschwerden, Kopfschmerzen
- Chloroquin (Resochin®); Nebenwirkungen: v.a. Augenschäden, deshalb augenärztliche Untersuchungen zu Beginn und regelmäßig während der Behandlung
- Immunsuppressiva und Zytostatika (z.B. Imurek®, Methotrexat®, Endoxan®, ☞ 12.2.3).

- **Kortikosteroide** sollten aufgrund ihrer Nebenwirkungen nur im akuten Schub eingesetzt werden, bis die Basistherapeutika wirken.

Chirurgische Therapie

Arthroskopisch oder chirurgisch wird die Gelenkinnenhaut entfernt, sog. *Synovektomie.*

Komplikationen

- Im Verlauf der Erkrankung kann sich eine sog. **maligne CP** mit schnell fortschreitenden Gelenkveränderungen, massiven Entzündungszeichen und Organbeteiligung (Herz, Lunge, Augen) entwickeln
- Bei etwa 5 % der Patienten tritt eine sekundäre **Amyloidose** (☞ 3.5) auf
- Weitere Komplikationen sind Nebenwirkungen der antirheumatischen Therapie: z.B. Magen- und Duodenalulzera, Nierenschäden, Blutbildveränderungen.

Physiotherapie

Es ist wichtig, sich bei jeder Behandlung nur auf ein Gelenk zu beschränken. Sich dabei an fehlenden und wichtigen Alltagsfunktionen oder durch den Schub besonders betroffenen Gelenken orientieren.

Sonderformen

STILL-Syndrom

Das STILL-Syndrom ist die juvenile Form der rheumatoiden Arthritis. Die Symptome treten vor dem 16. Lebensjahr auf.

Symptome sind Polyarthritis, Fieber, Exanthem, Hepatosplenomegalie, Leukozytose, Lymphknotenschwellung und Perikarditis. Als Komplikation kann es zu Wachstumstörungen der betroffenen Extremität kommen, wenn die angrenzenden Epiphysenfugen des entzündeten Gelenks mitbetroffen sind.
In den meisten Fällen heilt die Krankheit spontan und folgenlos aus.

FELTY-Syndrom

Eine besonders schwere Form der rheumatoiden Arthritis. Symptome sind Splenomegalie, Leukopenie, Vaskulitis, SJÖGREN-Syndrom (☞ 10.3.5) und rheumatische Granulome. Rheumafaktoren und ANA sind im Blut stark erhöht nachweisbar.

CAPLAN-Syndrom

Eine bei Grubenarbeitern auftretende Kombination aus rheumatoider Arthritis und einer Rundherdform der Lungensilikose.

10.2.2 Seronegative Spondylarthritiden

Chronische Gelenkentzündung ohne Nachweis des Rheumafaktors.

❸ Seronegative Spondylarthritiden (SPA) sind chronische Entzündungen der Gelenke, vorwiegend der Wirbelsäule, bei denen im Serum kein Rheumafaktor nachweisbar ist (»seronegativ«). Zu den SPA gehören:

- M. BECHTEREW (ankylosierende Spondylitis)
- M. REITER
- Psoriasis-Arthritis (Arthritis psoriatica)
- Arthritis bei chronisch-entzündlichen Darmerkrankungen, z.B. M. CROHN, Colitis ulcerosa, M. WHIPPLE.

Symptome

Die verschiedenen seronegativen Arthritiden haben meist folgende Symptome gemeinsam:

- Sakroiliitis (Entzündung der Kreuz-Darmbeingelenke)
- asymmetrischer Befall weniger Gelenke
- Entzündung der Sehnenansätze
- Iritis oder Iridozyklitis (Entzündung der Regenbogenhaut bzw. des Ziliarkörpers im Auge)
- HLA-B27 positiv: **HLA** (**h**uman **l**eucozyte **a**ntigen, Histokompatibilitätsantigene) befinden sich auf allen kernhaltigen Körperzellen eines Individuums. Sie verändern sich im Laufe des Lebens nicht. Bestimmte Antigene werden bei bestimmten Erkrankungen häufiger nachgewiesen, z.B. das HLA-B27 bei seronegativen Arthritiden.

Daneben entwickelt jede SPA ihre eigenen Symptome.

M. BECHTEREW

- Erkrankungsbeginn junges Erwachsenenalter, bevorzugt Männer
- langsame Versteifung der Wirbelsäule.

❹ Männer erkranken viermal so häufig wie Frauen. Erste Symptome treten meist im jungen Erwachsenenalter auf. Es findet sich typischerweise ein Druckschmerz am Fersenbein und der Achillessehne. Die Erkrankung betrifft hauptsächlich die Wirbelsäule. Nach chronisch-rezidivierender Entzündung kommt es zur Verkalkung des Nucleus pulposus der Bandscheiben und der Ligamente. In der Folge versteift (ankylosiert) besonders die Brustwirbelsäule in charakteristischer ausgeprägter Beugestellung

(Kyphose), so daß die Atmung behindert wird. Es kann auch zu viszeraler Beteiligung kommen, d.h. Iritis, Mesaorthitis und Reizleitungsstörungen des Herzens.

M. Reiter

- v.a. Männer
- nach einem urogenitalen oder gastrointestinalen bakteriellen Infekt: Arthritis, Urethritis, Konjunktivitis
- Prognose gut.

Die Erkrankung tritt neunmal häufiger bei Männern als bei Frauen auf, meist zwei bis sechs Wochen nach einem akuten urogenitalen oder gastrointestinalen bakteriellen Infekt. Typischerweise kommt es neben den Schmerzsymptomen wie beim M. Bechterew zu Arthritis, Urethritis (Entzündung der Harnröhre) und Konjunktivitis (Entzündung der Augenbindehaut). Die Prognose ist gut, nur 10 % der Fälle gehen in eine chronische Verlaufsform über.

Psoriasis-Arthritis

Arthritis bei gleichzeitiger Psoriasis.

Sie ist gekennzeichnet durch eine langsam fortschreitende Arthritis bei gleichzeitigem Bestehen einer Psoriasis (Schuppenflechte). Es lassen sich drei verschiedene Formen unterscheiden. Die häufigste, die **asymmetrische periphere Polyarthritis,** betrifft alle distalen Gelenke eines Strahls und die dazugehörigen Fingernägel als Tüpfelnägel. Seltener ist es eine **symmetrische Polyarthritis** und ganz selten ist die **Arthritis multilans,** bei der es zu starken Verformungen der Gelenke kommt. Es können auch die Wirbelsäulengelenke beteiligt sein. Der Verlauf ist meist relativ mild.

Enteropathische Arthritis

Hierunter versteht man eine Arthritis, die sich bei einer chronisch-entzündlichen Darmerkrankung entwickelt.

Therapie

Die Behandlung besteht aus Physiotherapie und physikalischer Therapie, nichtsteroidalen Antirheumatika, im akuten Stadium evtl. Kortikosteroiden. Bei chronischem Verlauf können Sulfasalazin (z.B. Azulfidine RA®) und bei schweren Verläufen auch Immunsuppressiva eingesetzt werden. Bei M. Reiter werden nachgewiesene Erreger gezielt antibiotisch behandelt.

? Übungsfragen

1. Was versteht man unter Autoimmunerkrankungen?
2. Mit welchen Medikamenten wird eine rheumatoide Arthritis therapiert?
3. Was ist der Unterschied zwischen seronegativen Arthritiden und einer rheumatoiden Arthritis?
4. Welches sind typische Veränderungen beim M. Bechterew?

10.3 Kollagenosen

Systemerkrankungen des Bindegewebes.

Kollagenosen sind Erkrankungen des Bindegewebes; sie zählen zu den Autoimmunerkrankungen (☞ 10.2). Meist handelt es sich um Entzündungen, die den gesamten Organismus betreffen, sog. **Systemerkrankungen**, deren Ursache nicht-organspezifische Autoantikörper sind. Dementsprechend kommen Überlappungen zwischen den klinischen Symptomen verschiedener Kollagenosen vor. Frauen erkranken wesentlich häufiger als Männer.

10.3.1 Systemischer Lupus erythematodes

- Autoimmunerkrankung
- Bindegewebe der Blutgefäße betroffen
- kutaner Lupus erythematodes auf Haut beschränkt.

Der systemische Lupus erythematodes (SLE, Lupus erythematodes disseminatus) ist eine schwere Autoimmunerkrankung, die das Bindegewebe zahlreicher Blutgefäße betrifft. Dementsprechend finden sich Krankheitssymptome an fast allen Organen.

Daneben gibt es eine lokalisierte, auf die Haut beschränkte Erkrankungsform, den **kutanen Lupus erythematodes** (☞ Dermatologie, Kapitel 5.2.2), der eine weitaus günstigere Prognose hat.

Ursachen

- Genetische Veranlagung
- Auslöser: vermutlich Virusinfekt
- Immunkomplexe lagern sich im Bindegewebe ab.

Der SLE ist genetisch veranlagt. Auslöser ist wahrscheinlich ein Virusinfekt. Aufgrund einer tiefgreifenden Störung der Immunregulation werden von den B-Lymphozyten vielfältige Autoantikörper produziert. Es bilden sich Immunkomplexe bestehend aus DNS, Fibrin u.a., die sich im Gewebe zahlreicher Organe ablagern. Aber auch Medikamente können einen SLE hervorrufen, z.B. Antiepileptika (Carbamazepin) oder Basistherapeutika (D-Penicillamin). Diese Form verschwindet, wenn die verantwortlichen Medikamente wieder abgesetzt werden.

Symptome

- Allgemeinsymptome
- Hauterscheinungen
- Arthritis
- Perikarditis, Pleuritis
- Glomerulonephritis
- neurolog. Symptome
- BB-Veränderungen.

❶ Verlauf und Schwere eines SLE sind von Patient zu Patient sehr unterschiedlich. Im Vordergrund stehen:

- Allgemeinsymptome wie Fieber, Schwäche, Gewichtsverlust
- Hauterscheinungen
  - Schmetterlingserythem mit Rötung des Nasenrückens und der Wangen; Empfindlichkeit der Haut gegenüber UV-Licht
  - diskoider Lupus, d.h. scheibenförmige blau-rote Verfärbung der Haut, die zur Hautatrophie führen kann
- Arthritis, häufig der Hand- und Kniegelenke; Myositis (Muskelentzündung) mit Muskelschwäche
- Perikarditis, Pleuritis
- Glomerulonephritis, die bis zur Niereninsuffizienz fortschreiten kann

- neurologische Symptome wie epileptische Anfälle, Kopfschmerzen, Psychosen
- Blutbildveränderungen: Anämie, Leukopenie, Thrombozytopenie.

Für die Prognose ist vor allem das Ausmaß der Nierenbeteiligung maßgebend.

Diagnostik

Neben den klinischen Symptomen sind immunologische Befunde wegweisend für die Diagnose eines SLE:

- Autoantikörper gegen Bestandteile der Zellkerne (antinukleäre Antikörper = ANA); spezifischer sind Antikörper gegen doppelsträngige DNS und gegen ein Glykoprotein der Zellkerne (Sm-Antigen)
- LE-Zellen: Granulozyten, die Zellkernmaterial phagozytiert haben
- zirkulierende Immunkomplexe
- BSG ↑, CRP ↑ (unspezifisch).

Therapie

- Leichter Verlauf: NSAR und Chloroquin
- Schwerer Verlauf: Kortikosteroide und Immundepressiva

Eine ursächliche Behandlung des SLE existiert nicht. Ziel ist es, die Entzündung soweit wie möglich einzudämmen und damit einer Organzerstörung entgegenzuwirken. Dabei richtet sich die Therapie nach der Schwere des Krankheitsbildes. In leichten Fällen ohne Beteiligung innerer Organe werden nichtsteroidale Antirheumatika, evtl. in Kombination mit Chloroquin gegeben. Bei Beteiligung lebenswichtiger Organe, bzw. im akuten Schub, wird mit Kortikosteroiden therapiert. Diese können mit Immunsuppressiva (Azathioprin, Cyclophosphamid) kombiniert werden.

10.3.2 Progressive systemische Sklerose

- Fibrose und Schrumpfungsprozesse des Bindegewebes des gesamten Körpers
- zirkumskripte Sklerodermie auf Haut beschränkt.

Die progressive systemische Sklerose (PSS) oder **systemische Sklerodermie** ist eine seltene Erkrankung des Bindegewebes, die durch Fibrosen und nachfolgende Schrumpfungsprozesse gekennzeichnet ist. Sie kann den gesamten Körper betreffen. Eine auf die Haut beschränkte Verlaufsform ohne Beteiligung anderer Organe ist die **zirkumskripte Sklerodermie.** Die PSS tritt viermal häufiger bei Frauen als bei Männern auf.

Ursachen

- genetische Veranlagung
- Fibroblasten produzieren überschiessend Kollagen → Gefäßverschlüsse.

Patienten mit PSS besitzen eine genetische Veranlagung zu dieser Erkrankung; die genauen Ursachen sind jedoch nicht bekannt. Die Symptome beruhen einerseits auf der übermäßigen Produktion von Kollagen durch die Bindegewebszellen (Fibroblasten), andererseits auf Gefäßverschlüssen mit Durchblutungsstörungen und Organinfarkten.

- RAYNAUD-Syndrom
- Rattenbißnekrose
- Mikrostomie, Tabaksbeutelmund
- Gelenkbeschwerden
- Dysphagie
- Lungenfibrose
- Nierenbeteiligung.

Symptome

Der Verlauf der PSS ist sehr variabel. Sie beginnt mit Hautsymptomen, bevor die inneren Organe befallen werden:

- 90 % der Patienten entwickeln ein **RAYNAUD-Syndrom** (☞ 2.4.1), d.h. anfallsartige Durchblutungsstörungen der Finger. Diese erblassen durch Gefäßspasmen und verfärben sich dann bläulich und später rot. Im Krankheitsverlauf wird die Haut zunehmend straff und gespannt; an den Fingerspitzen können Nekrosen (sog. Rattenbißnekrosen) und Ulzera auftreten
- Verkleinerung der Mundöffnung (Mikrostomie) mit Auftreten von Falten um den Mund (Tabaksbeutelmund), einer Verkürzung des Zungenbändchens und Ausdrucksarmut des Gesichtes
- Mit fortschreitender Hautschrumpfung treten Gelenkbeschwerden aufgrund der eingeschränkten Beweglichkeit auf; auch Arthritiden kommen vor
- Durch Wandstarre des Ösophagus kommt es zu Schluckstörungen und Refluxösophagitis
- Lungenfibrose mit restriktiver Atemstörung und Rechtsherzbelastung, u.U. bis hin zum Cor pulmonale
- Die Nierenbeteiligung beruht auf Durchblutungsstörungen und äußert sich in Niereninfarkten und renaler Hypertonie.

- ANA, ACA, Rheuma-Faktor, γ-Globuline ↑
- Kapillarmikroskopie.

Diagnostik

Die Diagnose einer PSS wird anhand der klinischen Symptome, insbesondere der Hautveränderungen gestellt. Im Blut können verschiedene Autoantikörper gegen Zellkernbestandteile (ANA, ACA) sowie der Rheumafaktor und die γ-Globuline erhöht sein. Die Kapillaren des Nagelbettes lassen sich mit einem Lichtmikroskop beurteilen (Kapillarmikroskopie), sie zeigen bei der PSS typische Veränderungen, die vom Verlauf der Erkrankung abhängig sind.

- Physikalische Therapie
- RAYNAUD-Syndrom: Kalziumantagonisten
- Interferon, Immunsuppressiva, D-Penicillamin
- Heilung nicht möglich.

Therapie

Eine ursächliche Behandlung der PSS existiert nicht. Verschiedene Medikamente können jedoch die Fibrosierung der Haut und der inneren Organe zumindest teilweise verhindern. Im Frühstadium wird Interferon gegeben, bei schwereren Verläufen Immunsuppressiva und D-Penicillamin. Langfristig konnte aber noch keine Besserung in Studien nachgewiesen werden.

Wichtig ist die physikalische Therapie, um Gelenkkontrakturen vorzubeugen. Ein RAYNAUD-Syndrom wird z.B. mit Kalziumantagonisten (☞ 1.2.2) behandelt.

Bei Gelenkschmerzen kommen nichtsteroidale Antirheumatika zum Einsatz.

10.3.3 Polymyositis und Dermatomyositis

- Polymyositis: entzündliche Systemerkrankung der Muskulatur
- Dermatomyositis: zusätzlicher Befall der Haut.
- idiopathische Form
- bei malignem Tumor oder anderer Kollagenose.

❷ Die Polymyositis ist eine entzündliche Systemerkrankung der Skelettmuskulatur. Ist zusätzlich die Haut betroffen, liegt eine Dermatomyositis vor. Beide Krankheiten sind sehr selten.

Es treten Formen auf, deren Ursachen nicht bekannt sind, sog. idiopathische Poly- bzw. Dermatomyositis. Beide Erkrankungen können jedoch auch im Zusammenhang mit einem malignen Tumor oder einer anderen Kollagenose auftreten.

Symptome

- Muskelschwäche und -schmerzen symmetrisch vor allem im Schulter- und Beckengürtel. Den Patienten fällt es schwer aufzustehen, bzw. ihre Arme über den Kopf zu heben, z.B. beim Kämmen
- Beteiligung innerer Organe: z.B. Befall des Ösophagus mit Schluckstörungen, Myokarditis mit Herzrhythmusstörungen
- Bei der Dermatomyositis treten zusätzlich Hautveränderungen auf: Schwellungen und lilafarbene Verfärbung um die Augen, rot-lila Knötchen an Knochenvorsprüngen (Ellbogen, Knie).

Diagnostik

- CK ↑, LDH ↑, BSG ↑, Leukozyten ↑
- Elektromyogramm
- Muskelbiopsie
- Ausschluß eines malignen Tumors.

Die Diagnose wird anhand der klinischen Symptome gestellt. Im Blut sind v.a. die Muskelenzyme CK, LDH sowie unspezifische Entzündungsparameter (BSG, Leukozyten) erhöht. Das Elektromyogramm (EMG, Ableitung der elektrischen Potentiale des Muskels) und eine Muskelbiopsie zeigen pathologische Veränderungen des Muskels.

Da Poly- und Dermatomyositis auch im Zusammenhang mit malignen Tumoren auftreten, muß das Vorliegen eines solchen immer definitiv abgeklärt werden. Wichtigste Differentialdiagnose ist die Polymyalgia rheumatica.

Therapie

Kortikosteroide, Immunsuppressiva.

Es werden hochdosiert Kortikosteroide eingesetzt. Schlägt diese Therapie nicht an, werden zusätzlich Immunsuppressiva (Azathioprin, Methotrexat) verordnet. Bei der tumorassoziierten Form bessert sich die Symptomatik häufig nach Entfernung des Tumors.

10.3.4 SHARP-Syndrom

- gemischte Kollagenose mit Symptomen des SLE, der PSS, der Polymyositis und der RA
- meist gutartiger Verlauf.

❸ Das SHARP-Syndrom wird synonym auch als Mixed connective tissue disease (MCTD = gemischte Kollagenose) bezeichnet: Es zeigt sowohl Symptome des systemischen Lupus erythematodes, der progressiv systemischen Sklerodermie, der Polymyositis als auch der rheumatoiden Arthritis, läßt sich jedoch keinem dieser Krankheitsbilder exakt zuordnen. Da eine Beteiligung von Nieren, Herz und ZNS sehr selten ist, hat das SHARP-Syndrom meist einen gutartigen Verlauf. Es wird mit nichtsteroidalen Antirheumatika oder Kortikosteroiden therapiert; typisch ist das gute Ansprechen auf niedrige Dosen.

10.3.5 SJÖGREN-Syndrom

- chronische Entzündung der Tränen- und Speicheldrüsen
- tritt primär sowie bei Kollagenosen oder rheumatoider Arthritis auf

Hierbei handelt es sich um eine chronische Entzündung der Tränen- und Speicheldrüsen, meist bei Frauen nach dem Klimakterium. Folgende Symptome sind kennzeichnend für das SJÖGREN-Syndrom:

- trockenes Auge, da zu wenig Tränenflüssigkeit produziert wird (Keratokonjunktivitis sicca), dadurch Gefahr von Hornhautulzerationen
- trockener Mund aufgrund mangelnder Speichelproduktion (Xerostomie)
- manchmal Beteiligung anderer exokriner Drüsen, z.B. des Rachens und der Bronchien mit Heiserkeit und Husten.

Das SJÖGREN-Syndrom kann allein auftreten (primär), sowie im Zusammenhang mit einer rheumatoiden Arthritis oder einer Kollagenose (sekundär). Im Blut sind bei 50 % der Patienten der Rheumafaktor sowie verschiedene Autoantikörper nachweisbar.

Die Therapie ist symptomatisch, solange sich die Erkrankung auf den Drüsenbefall beschränkt: Den Patienten werden künstlicher Speichel und Augentropfen verordnet.

? Übungsfragen

❶ Nennen Sie Symptome eines Lupus erythematodes!

❷ Was ist der Unterschied zwischen einer Polymyositis und einer Dermatomyositis?

❸ Was versteht man unter einem SHARP-Syndrom?

11 Infektionskrankheiten

11.1 Leitsymptome

11.1.1 Fieber

- Körperkerntemperatur schwankt im Tagesverlauf
- Werte abhänig vom Meßort

Die Temperatur im Körperinneren des menschlichen Organismus (Körperkerntemperatur) schwankt im Tagesverlauf um 1–1,5 °C mit einem Minimum am Morgen und einem Maximum am Nachmittag. Die Normalwerte der Morgen- bzw. Nachmittagstemperatur sind:

- axillar (in der Achselhöhle): 36,0 °C bzw. 37,2 °C
- oral (im Mund): 36,2 °C bzw. 37,5 °C
- rektal (im Enddarm): 36,5 °C bzw. 37,8 °C.

- subfebril ≤ 38 °C
- febril ≥ 38 °C.

Werte ≤ 38 °C werden als **subfebril** bezeichnet, > 38 °C als **febril,** also als Fieber. Fieber wird durch fiebererzeugende Stoffe, die sog. **Pyrogene,** hervorgerufen. Diese können Bestandteile von Bakterien, Viren oder Pilzen, aber auch körpereigene Stoffe wie z.B. Prostaglandine sein. In der Tabelle ist die Bezeichnung der abweichenden Temperaturwerte aufgeführt.

Tab. 11.1 Bezeichnung abweichender Körpertemperatur

42,6 °C	Eiweißgerinnung im menschlichen Körper → Tod
≥ 40,0 °C	sehr hohes Fieber
39,1–39,9 °C	hohes Fieber
38,6–39,0 °C	mäßiges Fieber
38,1–38,5 °C	leichtes Fieber
37,5–38,0 °C	subfebrile Temperatur
36,3–37,4 °C	Normaltemperatur
≤ 36,2 °C	Untertemperatur
< 29,0 °C	kritischer Bereich
ca. 25,0 °C	unterste Grenze → Tod

11.1.2 Lymphknotenschwellung

Lymphknoten filtern Keime, Zelltrümmer, Toxine aus Lymphstrom.

Lymphknoten *(Nodi lymphatici)* spielen eine wichtige Rolle bei der Infektabwehr. Sie sind in die Lymphbahnen eingeschaltet und filtern Keime, Zelltrümmer und Toxine aus dem Lymphstrom. Sie sind normalerweise etwa 5 mm groß und nicht tastbar. Sind Lymphknoten vergrößert, ist dies ein Hinweis auf einen Krankheitsprozeß:

- Lokalinfektionen: Lymphknoten in der Nähe eines Entzündungsherdes schwellen an, z.B. Halslymphknoten bei einer Angina, Leistenlymphknoten bei einer Entzündung am Bein
- Allgemeininfektionen, z.B. infektiöse Mononukleose (☞ 11.2.3)
- maligne Lymphome (☞ 3.3.3)
- Metastasen.

Entzündlich vergrößerte Lymphknoten sind weich bis mäßig derb, gut verschieblich und in der Regel druckschmerzhaft; tumorös vergrößerte Lymphknoten hingegen sind hart, nicht schmerzhaft und oft mit ihrer Umgebung verwachsen (nicht verschieblich).

11.2 Virale Infektionen

Viren benötigen aufgrund ihrer Zellstruktur und des fehlenden Stoffwechsels einen Wirt, um sich zu vermehren. Nach ihren Eigenschaften und ihrer Bauweise werden Viren in Familien eingeteilt. Eine für den Menschen bedeutende Viren-Familie ist die Herpes-Familie, zu der u.a. das Herpes-simplex-Virus, Varizella-Zoster-Virus, Epstein-Barr-Virus und das Zytomegalie-Virus gehören.

11.2.1 Herpes-simplex-Infektionen

- HSV-1: orale Übertragung → Herpes labialis
- HSV-2: sexuelle Übertragung → Herpes genitalis.

❶ Beim **Herpes-simplex-Virus** werden die Typen **HSV-1** und **HSV-2** unterschieden. Die Primärinfektion verläuft bei beiden Typen für den Patienten meist unbemerkt und wird entweder oral (HSV-1) oder sexuell (HSV-2) übertragen. Beide Viren leben in den regionalen Nervenganglien weiter und können erneut aktiviert werden, z.B. durch Infektionen, Sonnenbestrahlung, Immunschwäche oder hormonelle Veränderungen, wie in der Schwangerschaft. Das HSV-1 ruft das Krankheitsbild **Herpes labialis** hervor, das HSV-2 **Herpes genitalis.** Etwa 1/3 der Bevölkerung leidet unter Herpes labialis.

! Merke

Typisch für Herpes-Viren ist, daß sie in ihren Wirtszellen persistieren (erhalten bleiben), auch wenn keine Krankheitssymptome mehr vorhanden sind.

Symptome und Diagnostik

Gruppierte Bläschen am Mund oder Genital- und Analregion.

Herpes-simplex-Viren rufen Hauterkrankungen mit gruppierten Bläschen hervor:

Herpes labialis beginnt mit Juckreiz in der Umgebung des Mundes; anschließend treten die typischen Bläschen auf. Diese verschorfen und heilen nach 5–10 Tagen ohne Narben ab. Beim **Herpes genitalis** bilden sich Bläschen in der Genital- und Analregion. Manche Patienten haben auch leichtes Fieber.

Die Diagnose wird anhand der klinischen Symptome gestellt; das Virus kann im Bläscheninhalt nachgewiesen werden.

Therapie

Bei unkomplizierter Herpes-Infektion wird lokal Aciclovir (z.B. Zovirax® Creme) aufgetragen. Bei generalisierten Infektionen oder Komplikationen wird Aciclovir systemisch verabreicht.

Komplikationen

- Herpes-Enzephalitis mit einer Mortalität von 70–80 %
- herpetische Keratokonjunktivitis (Entzündung von Horn- und Bindehaut des Auges)
- generalisierte Herpes-Infektion bei immungeschwächten Patienten
- Herpes-Sepsis bei Neugeborenen durch direkten Kontakt des Kindes mit einem Herpes genitalis der Mutter während der Geburt.

11.2.2 Varizella-Zoster-Infektionen

Varizella-Zoster-Virus:
- Varizellen
- Herpes zoster.

Varizellen (Windpocken) und Herpes zoster (Gürtelrose) sind verschiedene Erkrankungen, die durch das gleiche Virus, das **Varizella-Zoster-Virus** (VZV), hervorgerufen werden.

Varizellen

Varizellen treten meist bei Kindern unter 10 Jahren auf. Sie sind hochinfektiös und werden durch Tröpfchen von Kind zu Kind übertragen. Die Infektiosität (Gefahr der Ansteckung) besteht einen Tag vor bis eine Woche nach Auftreten der Bläschen. *Inkubationszeit:* 2–3 Wochen.

- Fieber
- Hauteffloreszenzen in verschiedenen Stadien
- Juckreiz.

Symptome

Die Kinder haben anfangs meist leichtes bis mäßiges Fieber. Schubweise zeigt sich ein Exanthem an Haut, behaartem Kopf und angrenzenden Schleimhäuten, meist unter Aussparung von Handtellern und Fußsohlen. Das typische Bild zeigt Hauteffloreszenzen (Hauterscheinungen) in verschiedenen Stadien und wird daher »Sternenhimmel« genannt: Roseolen (linsengroße, rötliche Flecken) → Papeln → Bläschen → Krusten.

Die Patienten leiden unter Juckreiz, sind in ihrem Allgemeinbefinden jedoch wenig beeinträchtigt. Narben entstehen nur bei bakterieller Superinfektion von Bläschen oder bei ständigem Aufkratzen.

- Lokal: Gerbstoffe
- Antihistaminika
- Bei Komplikationen Aciclovir lokal oder systemisch.

Therapie

Die Abheilung der Bläschen wird gefördert durch lokale Pinselung mit Gerbstoffen (z.B. Tannosynt® Lotio). Gegen den Juckreiz können Antihistaminika verordnet werden. Bei Komplikationen wird systemisch mit Aciclovir behandelt.

Bei immunsupprimierten Kindern können schwere Verläufe mit Beteiligung der inneren Organe auftreten. Hier ist eine passive Impfung angezeigt. Bei Erwachsenen ist der Verlauf meist schwerer als bei Kindern.

Herpes Zoster

- Folgeerkrankung nach Varizellen
- meist Thorakalnerven, seltener N. trigeminus betroffen.

❷ Die Varizella-Zoster-Viren verbleiben nach einer Varizellen-Erkrankung in den Spinalganglien nahe am Rückenmark. Werden sie erneut aktiviert, tritt ein Zoster auf: Die Viren wandern entlang der Spinalnerven zu dem dazugehörigen sensibel innervierten Hautbezirk (Dermatom). Meist sind die Thorakalnerven betroffen, deren Dermatome von der Wirbelsäule gürtelförmig bis zur Mittellinie des Brustkorbes reichen, sog. **Gürtelrose.** Ist der N. trigeminus (sensibler Gesichtsnerv) betroffen, wird von der **Gesichtsrose** gesprochen.

- starke Schmerzen im Bereich des betroffenen Dermatoms
- Bläschen.

Symptome und Diagnostik

Der Zoster tritt meist bei älteren oder immunsupprimierten Patienten auf. Sonne und Streß wirken begünstigend. Er beginnt mit allgemeinem Krankheitsgefühl und manchmal auch Fieber. Im Bereich des betroffenen Dermatoms treten starke Schmerzen auf; wenig später sind auf geröteter Haut Bläschen zu sehen. Betroffen sind meist ein bis drei Dermatome auf einer Seite (unilateral), selten auf beiden Seiten (bilateral).
Die Diagnose eines Zosters wird klinisch gestellt.

- Aciclovir
- Analgetika.

Therapie

Ist der Verlauf komplikationslos, werden die Bläschen lokal mit Aciclovir-Salbe behandelt; schwere Verläufe systemisch mit Aciclovir. Bei Bedarf kommen Analgetika zum Einsatz.

Komplikationen

- postzosterische Neuralgien: Noch Wochen nach Abheilen der Bläschen können in dem betroffenen Hautareal starke Schmerzen bestehen
- Zoster ophthalmicus: Ein Befall des Augenastes (Ramus ophthalmicus) des N. trigeminus birgt die Gefahr von Hornhautulzerationen und nachfolgender Hornhauttrübung
- Zoster oticus: Bei Befall des Ohres besteht die Gefahr eines Übergreifens auf den motorischen Gesichtsnerven (N. facialis) mit Gesichtsmuskellähmungen (Fazialisparese) oder auf den Hörnerven (N. statoacusticus) mit Hörverlust
- Zoster generalisatus: Ein generalisierter Zoster, der auch die inneren Organe betrifft, kommt insbesondere bei immungeschwächten Patienten vor.

11.2.3 Infektiöse Mononukleose

- Erreger: EPSTEIN-BARR-Virus
- Übertragung durch Speichel: »kissing desease«.

Das **EPSTEIN-BARR-Virus** (EBV) ruft die infektiöse Mononukleose (PFEIFFER-Drüsenfieber) hervor. Da das Virus durch Speichel übertragen wird, wird die Erkrankung auch »kissing disease« (Kußkrankheit) genannt. In erster Linie sind junge Erwachsene betroffen. Die *Inkubationszeit* beträgt 10–20 Tage.

Symptome und Diagnostik

- Allgemeinsymptome wie Müdigkeit, Appetitlosigkeit, Schlaflosigkeit
- Pharyngitis (Rachenentzündung), Angina tonsillaris (Mandelentzündung) mit starken Halsschmerzen
- Fieber, das bis zu drei Wochen und länger anhalten kann
- Lymphknotenschwellungen
- Hepatosplenomegalie (Milz- und Lebervergrößerung)
- Exanthem (selten).

- Leukozytose
- atypische Leukozyten
- Antikörpernachweis.

Die Diagnose wird über das klinische Bild und die Laborwerte gestellt. Im Blut findet sich eine Leukozytose (ca. 20 000/ml) mit atypischen Lymphozyten, den sog. Virozyten oder PFEIFFER-Zellen. Weiterhin können entsprechende Antikörper nachgewiesen werden.

- symptomatisch
- Bettruhe
- Analgetika
- Antipyretika.

Therapie

Die Therapie ist symptomatisch. Die Patienten sollen Bettruhe einhalten und erhalten schmerz- und fiebersenkende Medikamente. Ampicillin verursacht bei bestehender infektiöser Mononukleose fast immer ein ausgeprägtes Arzneimittelexanthem und ist daher kontraindiziert.

❸ Komplikationen

- neurologische Komplikationen: Meningoenzephalitis (Entzündung von Hirnhäuten und Gehirn), GUILLAIN-BARRÉ-Syndrom (akute Polyneuritis mit aufsteigenden Lähmungen, in der Regel rückbildungsfähig)
- Blutbildveränderungen: Granulozytopenie, Thrombozytopenie
- bei ausgeprägter Hepatosplenomegalie besteht Gefahr der Milzruptur
- Myokarditis
- Übergang in eine chronische Verlaufsform mit persistierender Schwäche, Gewichtsverlust, leichtem Fieber, Milz-, Leber- und Lymphknotenschwellungen
- AIDS-Patienten und andere immungeschwächte Personen erkranken im Zusammenhang mit dem EBV häufiger an B-Zell-Lymphomen.

11.2.4 Zytomegalie

- CMV-Infektion
- Übertragung:
  - Schmierinfektion
  - Blut
  - sexuell
  - diaplazentar.

Das Zytomegalie-Virus (CMV) wird durch Schmierinfektion, Bluttransfusionen und sexuellen Kontakt übertragen. Diaplazentar (über die Plazenta) kann es von der Mutter auf den Fetus übergehen. Nach der Erstinfektion persistiert es im Körper und kann bei einer Abwehrschwäche wieder aktiviert werden. Die Zytomegalie (Einschlußkörperchenkrankheit) ist eine häufige Infektion mit sehr unterschiedlichem Krankheitsverlauf. Die *Inkubationszeit* ist nicht sicher bekannt, wahrscheinlich 3–6 Wochen.

Symptome und Diagnostik

- bei Gesunden meist nur wenig Symptome
- bei Immungeschwächten schwere Verläufe
- bei Ungeborenen neurologische Schäden oder Hörverlust

❹ Bei gesunden Personen verläuft eine CMV-Infektion in ≥ 90 % der Fälle unbemerkt. Evtl. kommt es zu einer leichten Lymphknotenschwellung und/oder einer Hepatitis mit Grippe- bzw. Mononukleose-ähnlichen Beschwerden. Bei immungeschwächten Patienten verläuft die Zytomegalie schwerer, nach Transplantationen führt die Infektion häufig zur Pneumonie oder Hepatitis. Schwerste Verläufe mit ZNS-Befall, Retinitis (Netzhautentzündung) oder Darmulzerationen treten v.a. bei AIDS-Patienten auf. Die **konnatale Zytomegalie** (vorgeburtlich erworben) führt oft zu bleibenden Schäden wie neurologischen Störungen oder Hörverlust.

- Antikörpernachweis möglich.

Die Diagnose wird anhand der Symptome gestellt. Im Blut des Patienten können Antikörper gegen CMV nachgewiesen werden; in Blut, Urin und bronchoalveolärer Lavage Antigene des CMV.

Therapie

Bei schweren Verlauf Ganciclovir.

Es werden nur Patienten mit schweren Verläufen therapiert. Sie erhalten systemisch Ganciclovir (Cymeven®) und CMV-Immunglobulin.

11.2.5 Tollwut

Übertragung: Speichel infizierter Tiere.

Tollwut *(Rabies)* ist eine Infektion des ZNS durch das Tollwut-Virus.

Ursachen

Das Tollwut-Virus wird mit dem Speichel infizierter Tiere (z.B. Hund, Katze, Fuchs) ausgeschieden. Der Mensch infiziert sich durch den Biß eines erkrankten Tieres. Die Viren wandern entlang der Nerven zum Gehirn und rufen dort eine akute Entzündung hervor. Die *Inkubationszeit* beträgt zwischen 10 Tagen und 10 Monaten (meist 1–3 Monate).

Symptome

- Allgemeinsymptome
- abnorme Reizbarkeit
- Krämpfe, Schluckkrämpfe
- Lähmungen, Koma.

Tollwut beginnt mit unspezifischen Allgemeinsymptomen wie leichtem Fieber, Kopfschmerzen, Abgeschlagenheit und Übelkeit. Der Patient ist abnorm reizbar, extrem licht- und geräuschempfindlich und neigt zu Krämpfen. Er leidet unter Speichelfluß und schmerzhaften Schluckkrämpfen beim Versuch zu trinken. Später treten Lähmungen und Bewußtseinsverlust auf.

Diagnostik

Das verdächtige Tier sollte beobachtet werden. Bei Tod des Tieres wird sein Gehirn histologisch auf Tollwut untersucht; stirbt es innerhalb von 10 Tagen nicht, ist das Vorliegen von Tollwut unwahrscheinlich.

Therapie

- aktive und passive Impfung bei Verdacht
- symptomatisch bei Ausbruch der Erkrankung, hohe Sterblichkeit.

Bei Verdacht auf eine Infektion mit dem Tollwut-Virus (Biß durch ein verdächtiges Tier), wird der Patient mehrfach aktiv und zusätzlich am ersten Tag passiv mit Hyperimmunglobulin geimpft (postexpositionelle Prophylaxe). Die Erkrankung selbst kann lediglich symptomatisch therapiert werden mit Sedierung, parenteraler Ernährung und ggf. künstlicher Beatmung. Sie führt in der Regel zum Tod des Patienten.

11.2.6 HIV-Infektion und AIDS

Unterscheide:
- HIV = Erreger
- AIDS = Vollbild der Erkankung.

AIDS (**a**cquired **i**mmune **d**eficiency **s**yndrome = erworbenes Immundefektsyndrom) wird durch eine Infektion mit **HIV** (**h**uman **i**mmunodeficiency **v**irus) hervorgerufen. Das Virus ist ein Retrovirus, von dem drei verschiedene Typen (HIV-1, HIV-2, HIV-3) bekannt sind. Schätzungsweise werden im Jahre 2000 weltweit 30–40 Millionen Menschen mit dem Virus infiziert sein.

Die *Inkubationszeit* liegt im Mittel beim Erwachsenen bei 10 Jahren, d.h. 50 % der Infizierten sind nach 10 Jahren an AIDS erkrankt.

Ursachen

Übertragung: Kontakt mit infizierten Körpersekreten.

❺ Das Virus wird über Körpersekrete (Blut, Sperma, Urin, Stuhl, Erbrochenes, Sputum, Muttermilch) von Infizierten übertragen:
- sexuell: homosexuelle Männer (ca. 65 % aller AIDS-Fälle in Europa), heterosexuelle Personen (ca. 15 %, Anzahl steigend)
- parenteral:
  - i.v.-Drogenmißbrauch (ca. 20 % der Fälle), bei gemeinsamem Gebrauch von Nadeln
  - Therapie mit Blut/-produkten, z.B. bei Hämophilie-Patienten (☞ 3.4.1). Neuinfektionen auf diesem Weg sind inzwischen sehr selten, da seit 1985 alle Blutprodukte durch einen HIV-Antikörpertest überprüft werden
  - Verletzungen im medizinischen Bereich (sehr selten)
- prä-/perinatal: von einer HIV-infizierten Mutter auf das Kind (≤ 1 % der Fälle); das Übertragungsrisiko liegt bei 20 %.

Krankheitsentstehung

Erbsubstanz der Viren wird in Zellen des Immunsystems eingebaut und kann nicht eliminiert werden → Immunschwäche.

HI-Viren bauen ihre Erbsubstanz hauptsächlich in die T-Helferzellen, Monozyten und Makrophagen des Infizierten ein. Der Körper bildet zwar Antikörper gegen die Viren, kann sie jedoch nicht erfolgreich bekämpfen. Nach einer meist jahrelangen Latenzzeit sinkt die Anzahl der T-Helferzellen. Die daraus resultierende Immunschwäche führt zu folgenden Krankheitsbildern:
- Infektionen mit opportunistischen, d.h. für Gesunde wenig gefährlichen Keimen, z.B. Zytomegalie-Viren (☞ 11.2.4) oder Toxoplasmen (☞ 11.6.1)
- bestimmten Tumoren, z.B. dem KAPOSI-Sarkom (gekennzeichnet durch knotige Gefäßwucherungen an Haut und/oder inneren Organen)
- neurologische Krankheitsbilder, die direkt durch den HIV-Befall hervorgerufen werden.

Symptome und Einteilung

Einteilung nach Stadien (A, B, C, D) anhand der Krankheitssymptome und des immunologischen Status.

❻ Die HIV-Infektion wird anhand ihrer klinischen Symptome in vier Stadien eingeteilt. Sie verläuft langsam fortschreitend.

Stadium A

- akute HIV-Erkrankung: Grippeähnliches Bild mit Fieber, Hautausschlag, Lymphknotenschwellungen und Pharyngitis
- asymptomatische HIV-Infektion (Latenzphase) über Monate bis Jahre
- persistierende generalisierte Lymphadenopathie (LAS).

Stadium B

- Auftreten von leichten konstitutionellen Symptomen wie Leistungsminderung, Nachtschweiß, Fieber, Durchfall, Gewichtsverlust länger als einen Monat
- Erkrankungen, die der HIV-Infektion ursächlich zuzuordnen sind oder auf eine Störung der zellulären Immunabwehr hinweisen, z.B. oropharyngeale und vulvovaginale Candida-Infektion, orale Haarleukoplakie, Herpes zoster bei Befall mehrerer Dermatome oder mehrere Episoden, idiopathische thrombozythopenische Purpura, Listeriose, periphere Neuropathie.

Stadium C

AIDS (»Vollbild«) als letztes Stadium der HIV-Erkrankung: Die zelluläre Immunabwehr versagt und opportunistische Infektionen und Tumorerkrankungen treten auf:

- Infektionen mit Protozoen, z.B. Pneumocystis carinii-Pneumonie (PCP), Toxoplasma-Enzephalitis
- Infektionen durch Pilze, z.B. Kryptokokkeninfektion der Lunge, des Gehirns, Candida-Infektion mit Befall von Ösophagus, Bronchien, Trachea oder Lungen, disseminierte oder extrapulmonale Histoplasmose
- bakterielle Infektionen: Tbc, disseminierte oder extrapulmonale Infektionen mit atypischen Mykobakterien, rezidivierende Salmonellen-Septikämien
- virale Infektionen, z.B. CMV-Retinitis oder generalisierte CMV-Infektion, chronische Herpes simplex-Ulzera oder Herpes-Bronchitis, -Pneumonie oder -Ösophagitis
- Malignome: KAPOSI-Sarkom, Maligne Lymphome (BURKITT-Lymphom, immunoblastisches oder primäres zerebrales Lymphom), invasives Zervix-Karzinom
- HIV-Enzephalopathie, progressive multifokale Leukenzephalopathie
- Wasting-Syndrom (Gewichtsverlust > 10 % des Ausgangsgewichtes mit Zeichen der Mangelernährung).

Nach dem immunologischen Status (Zellzahl der T-Helferzellen) erfolgt eine weitere Unterteilung der Stadien A, B und C:

- Kategorie 1: ≥ 500/µl
- Kategorie 2: 200–499/µl
- Kategorie 3: < 200/µl.

Danach ergeben sich die Stadien A1, A2, A3, B1, B2, B3, C1, C2, C3. Beispiel: Ein Patient mit KAPOSI-Sarkom und 362 T-Helferzellen befindet sich im Stadium C2.

Diagnostik

- HIV-Antikörper im Blut nach 1–3 Monaten nachweisbar
- Verlaufsparameter: Verhältnis von T-Helfer- und T-Suppressorzellen.

- **Bestimmung der HIV-Antikörper:** können im Blut des Patienten etwa 1–3 Monate nach der Infektion nachgewiesen werden; erst dann hat eine sog. Serokonversion stattgefunden. Aus dieser »diagnostischen Lücke« ergibt sich ein Restrisiko bei der Übertragung von Blutprodukten
- **Antikörper-Suchtest ELISA:** Der Betroffene muß dazu sein Einverständnis geben. Fällt der Test positiv aus, wird das Ergebnis mit einer zweiten Methode (Western-Blot-Test) überprüft, um ein falsch positives Ergebnis sicher auszuschließen
- **Immunologischer Status:** T-Helfer- und T-Suppressorzellen werden bestimmt, deren Verhältnis dient neben der absoluten Zahl der T-Helferzellen als Verlaufsparameter (☞ Tab. 11.2)
- HIV-assoziierte Erkrankungen und Infektionen werden durch weitergehende Untersuchungen nachgewiesen.

Tab. 11.2 Schweregrad eines Immundefektes (Richtwerte)

	T-Helferzellen	Verhältnis T-Helfer- zu T-Suppressorzellen
Gesunde (kein Immundefekt)	≥ 1000/µl	1,2–3,0
Mäßiger Immundefekt	≥ 400/µl	0,5–1,0
Schwerer Immundefekt	≤ 100/µl	≤ 0,5

- antivirale Substanzen, die den Verlauf von AIDS verzögern, das Virus jedoch nicht eliminieren
- spezifische Therapie HIV-assoziierter Erkrankungen.

Therapie

Nach derzeitigem Stand der Forschung gibt es keine erfolgreiche Therapie gegen eine HIV-Infektion. Zur Zeit existieren lediglich Medikamente, die den Verlauf einer HIV-Infektion verzögern, indem sie die Vermehrung der HI-Viren hemmen, ohne sie allerdings zu eliminieren: Zidovudin (AZT als Retrovir®), Zalcitabin (DDC als HIVID®), Didanosin (DDI als Videx®), Saquinavir (Invirase®), Indinavir (Crixivan®). Als Nebenwirkungen treten Blutbildveränderungen, periphere Nervenschädigungen, Pankreatitis, Myositis u.a. auf. Meist werden zwei Präparate kombiniert, um eine Resistenzentwicklung zu verhindern.

Um den Ausbruch der Erkrankung hinauszuschieben, sollten die Infizierten eine gesunde Lebensführung einhalten: Wenig Alkohol und Drogen, ausreichende Versorgung mit Vitaminen und Nährstoffen.

HIV-assoziierte Infektionen und Erkrankungen werden symptomatisch behandelt.

❺ Prophylaxe

- Aufklärung der Bevölkerung über Infektionswege
- Gebrauch von Kondomen beim Geschlechtsverkehr
- Eigenblutspende bei planbaren Operationen
- Screening von Blutspendern auf HIV-Infektion (obligat)
- medizinisches Personal: Tragen von Latexhandschuhen (u.U. auch Mundschutz und Schutzbrille) beim Arbeiten mit Körperflüssigkeiten, sichere Entsorgung gebrauchter Kanülen.

? Übungsfragen

❶ Welche Erkrankungen werden durch Herpes-Viren verursacht?

❷ Wie entsteht ein Herpes zoster?

❸ Welche Komplikationen können bei einer infektiösen Mononukleose auftreten?

❹ Wie verläuft eine Zytomegalie bei gesunden Personen?

❺ Wie wird HIV übertragen und welchen Schutz gibt es davor?

❻ In welche Stadien wird eine HIV-Infektion eingeteilt?

11.3 Bakterielle Infektionen

Weitere bakterielle Infektionskrankheiten werden in den jeweiligen Organkapiteln besprochen: Endokarditis (☞ 1.7.1), Myokarditis (☞ 1.7.2), Tuberkulose (☞ 4.2.4).

11.3.1 Infektionen mit Staphylokokken und Streptokokken

- grampositive Kugelbakterien
- Staphylokkoken → haufenförmig
- Streptokokken → kettenförmig.

Staphylokokken und Streptokokken sind grampositive Kugelbakterien. Staphylokokken lagern sich meist in Haufen zusammen, Streptokokken reihen sich oft kettenförmig aneinander. Abhängig vom Bakterium führen Infektionen zu verschiedenen, meist eitrigen Entzündungen.

Symptome

Staphylokokken

- Staph. aureus ruft gefürchtete Krankenhausinfektionen hervor
- Infektionen der Haut
- Lebensmittelvergiftung
- Osteomyelitis.

❶ Staphylokokken können fast jedes Organ oder Gewebe befallen. Werden sie in die Blutbahn eingeschwemmt, kommt es zur Sepsis (☞ 11.8) und/oder Endokarditis (☞ 1.7.1). Besonders gefürchtet ist **Staphylococcus aureus,** der häufig schwer therapierbare Krankenhausinfektionen hervorruft. Oft handelt es sich um abgekapselte Prozesse verbunden mit Eiterbildung. Folgende Krankheitsbilder werden beispielsweise durch Staphylokokken verursacht:

- **Furunkel:** eitrige Haarbalgentzündung. Fließen die Eiteransammlungen mehrerer Furunkel zusammen, liegt ein **Karbunkel** vor
- **Impetigo contagiosa:** eitrige Hautentzündung, v.a. bei Kindern (auch durch Streptokokken)
- **Syndrom der verbrühten Haut** (staphylogenes LYELL-Syndrom): meist bei Säuglingen und Kleinkindern. Durch Staphylokokkentoxine kommt es zu einer großflächigen blasigen Abhebung der Oberhaut, die an eine Verbrühung erinnert. Eine gute Prognose besteht nur bei rechtzeitiger antibiotischer Therapie
- **Mastitis puerperalis:** Entzündung der Brustdrüse in der Stillzeit
- **Osteomyelitis:** Knochenmarkentzündung
- **Lebensmittelvergiftung** durch Staphylokokkentoxin (☞ 11.3.1).

Drei Gruppen: α-, β-, γ-hämolysierende Streptokokken.

Streptokokken

❶ Auch Streptokokken rufen verschiedene Krankheitsbilder hervor. Nach ihrer Fähigkeit, Hämoglobin aufzulösen, werden sie in drei Gruppen eingeteilt: α-, β- und γ-hämolysierende Streptokokken. Diese Eigenschaft ermöglicht es den Erregern, sich flächenhaft auszubreiten. 95 % aller Erkrankungen werden durch β-hämolysierende Streptokokken hervorgerufen. Zu den Streptokokkenerkrankungen gehören u.a.:

- Angina tonsillaris: akute Mandelentzündung
- Scharlach
- Erysipel: flächige Entzündung von Haut und Unterhaut, die von kleinen Verletzungen ausgeht und sich über die Lymphbahnen ausbreitet
- Pneumonie durch Streptococcus pneumoniae (☞ 4.2.3)
- bakterielle Endokarditis (☞ 1.7.1)
- rheumatisches Fieber (☞ 1.7.1)
- akute Glomerulonephritis (☞ 7.2.1).

Erregernachweis in infizierten Körpersekreten mit Antibiogramm.

Diagnostik

Staphylokokken und Streptokokken können je nach Erkrankung im Rachenabstrich, Sputumkultur oder Blutkultur bakteriologisch nachgewiesen werden. Wegen Resistenzentwicklung muß über ein Antibiogramm die individuelle Empfindlichkeit der Erreger gegen verschiedene Antibiotika getestet werden.

Therapie

- Staphylokokkeninfekte mit speziellen Staphylokokkenpenicillinen (z.B. Stapenor®, Staphylex®) oder staphylokokkengeeigneten Cephalosporinen
- Streptokokkeninfekte sprechen meist auf Penicillin gut an.

11.3.2 Diphtherie

- Erreger: Corynebacterium diphteriae
- Übertragung: Tröpfcheninfektion.

Erreger der Diphtherie ist das keulenförmige **Corynebacterium diphtheriae.** Die Keime werden durch Tröpfchen übertragen und bilden ein Toxin, welches in erster Linie für die Krankheitssymptome verantwortlich ist. *Meldepflichtig* nach dem Bundesseuchengesetz (BSeuchG) sind Erkrankung und Tod (Meldung durch einen Arzt an das örtliche Gesundheitsamt). Die *Inkubationszeit* beträgt 1–7 Tage.

Symptome und Diagnostik

- Angina mit Pseudomembranen
- Mundgeruch, Halslymphknoten vergrößert
- Kehlkopfbeteiligung → Husten, Heiserkeit, Luftnot.

❷ Die Diphtherie beginnt langsam mit niedrigem Fieber. Es folgt eine Angina mit festhaftenden weißen Belägen, die nur unter Bluten entfernt werden können, sog. Pseudomembranen; oft tritt süßlicher Mundgeruch – ähnlich faulen Äpfeln – auf. Die Halslymphknoten sind geschwollen. Bellender Husten, Heiserkeit und Luftnot weisen auf eine Beteiligung des Kehlkopfes hin. Dann besteht durch die Verlegung des Kehlkopfes Erstickungsgefahr.

Die Diagnose wird anhand des klinischen Bildes gestellt. Durch einen Nasen-Rachen-Abstrich unter den Pseudomembranen läßt sich der Erreger nachweisen.

Therapie

- Isolierung, Bettruhe
- Diphterieantitoxin, Penicillin.

Die Patienten werden isoliert und müssen für 6–8 Wochen Bettruhe einhalten. Noch vor dem Erregernachweis wird mit Diphtherieantitoxin und Penicillin therapiert.

Komplikationen

- Fieber, Tachykardie, Bewußtseinseintrübung, Kreislaufversagen
- Myokarditis, Polyneuropathie, Nierenschäden.

Bei starker Beteiligung des Kehlkopfes und zunehmender Luftnot ist im Extremfall ein Luftröhrenschnitt *(Tracheotomie)* erforderlich. In schweren Fällen verläuft die Diphtherie mit hohem Fieber und Tachykardie. Die Patienten werden stuporös, und es kann zum Kreislaufversagen kommen.

Häufigste Komplikation ist eine Myokarditis durch die Toxinwirkung: Sie kann 8–10 Tage nach Krankheitsbeginn als Frühmyokarditis oder nach 4–8 Wochen als Spätmyokarditis auftreten und zum Herzversagen führen. Weiterhin kommen Polyneuropathien und Nierenschäden mit akutem Nierenversagen (☞ 7.2.2) vor.

Prophylaxe

Aktive Impfung.

Alle Personen sollten aktiv gegen Diphtherie geimpft werden: Bei Säuglingen und Kleinkindern erfolgt dies über die Kombinationsimpfung mit Tetanus und Keuchhusten. Ab dem 6. Lebensjahr wird der Diphtherieimpfstoff lediglich mit dem Tetanusimpfstoff kombiniert.

11.3.3 Typhus und Paratyphus

Erreger: Salmonella typhi und paratyphi.

Typhus wird durch **Salmonella typhi,** Paratyphus durch **Salmonella paratyphi** hervorgerufen. In Deutschland sind diese Erkrankungen sehr selten und werden meist aus sub-/tropischen Ländern eingeschleppt. Es handelt sich um schwere Allgemeininfektionen mit gleichartigen Symptomen, wobei Paratyphus meist etwas milder und kürzer verläuft als Typhus. Die *Inkubationszeit* beträgt 1–3 Wochen; je mehr Bakterien aufgenommen werden, desto kürzer ist die Inkubationszeit. *Meldepflichtig* sind Erkrankungsverdacht, Erkrankung, Tod und Ausscheider.

- Infektionsquelle: Dauerausscheider
- Übertragung: Schmierinfektion, Nahrungsmittel.

Ursachen

❹ Wichtigste Infektionsquelle sind scheinbar gesunde Patienten, die die Typhusbakterien mit dem Stuhl ausscheiden, sog. **Dauerausscheider.** Die Bakterien werden entweder direkt vom Anus zum Mund übertragen oder über kontaminierte Lebensmittel bzw. Trinkwasser aufgenommen. Im Gegensatz zur Salmonellen-Gastroenteritis genügt schon eine geringe Keimzahl (ca. 1 000 Bakterien) zur Auslösung einer Erkrankung.

- Fieber bei relativer Bradykardie
- Splenomegalie
- Roseolen
- Verdauungsstörungen.

Komplikationen:

- Kreislaufversagen
- Meningitis
- Darmblutungen, -perforationen
- Myokarditis
- Thrombosen
- Abszesse.

Symptome und Komplikationen

Typhus beginnt langsam mit Fieber bis 40 °C bei relativer Bradykardie, Bauch- und Kopfschmerzen. Die Milz ist vergrößert, auf der Bauchhaut finden sich Roseolen (linsengroße rötliche Flecke). Zu Beginn fällt eine Obstipation auf, bevor nach etwa einer Woche **erbsbreiartiger Durchfall** auftritt.

Da die Bakterien aus dem Darm in alle Organe gelangen können, sind vielfältige Komplikationen möglich: Kreislaufversagen, Meningitis, Darmblutungen und -perforationen, Myokarditis (☞ 1.7.2), Thrombosen, Abszesse in Knochen und Gelenken.

Etwa 2 % aller Patienten werden zu Dauerausscheidern, die die Salmonellen länger als 10 Wochen aus der Gallenblase oder dem Dünndarm ausscheiden.

- Erregernachweis
- Blut: Leukozyten ↓, Eosinophilie

Diagnostik

In der ersten Woche der Erkrankung kann der Erreger im Blut nachgewiesen werden, ab der zweiten Woche in Stuhl oder Urin. Weiterhin liegen – für eine bakterielle Infektion ungewöhnlich – eine Leukopenie sowie eine Eosinophilie vor. Die Patienten haben eine typische Reiseanamnese.

Antibiotika, aktive Impfung.

Therapie

Die Therapie erfolgt mit Antibiotika wie Cotrimoxazol (z.B. Bactrim®), Amoxicillin oral, Ampicillin i.v. (z.B. Binotal®) oder Gyrasehemmern (z.B. Ciprobay®). Reisende in gefährdete Länder können aktiv geimpft werden (Typhoral L®).

11.3.4 Salmonellen-Gastroenteritis

Erkrankung des Darmes durch verschiedene Salmonellenarten.

❹ Die akute Salmonellen-Gastroenteritis ist eine der häufigsten Darminfektionen. Sie wird durch verschiedene Salmonellenarten hervorgerufen, z.B. Salmonella enteritidis, Salmonella typhimurium.

Die *Inkubationszeit* beträgt 12–48 Stunden. *Meldepflichtig* sind Erkrankungsverdacht, Erkrankung, Tod und Ausscheider.

Übertragung: infizierte Nahrung.

Ursachen

❸ Salmonellen werden über kontaminierte (verunreinigte) Nahrung (v.a. Tierprodukte wie Eier, Geflügel, Muscheln) aufgenommen. Die Patienten scheiden Salmonellen während der Infektion mit dem Stuhl aus. In seltenen Fällen kann es zur dauerhaften Ausscheidung ohne weitere Krankheitssymptome kommen.

- Brechdurchfälle, Bauchkrämpfe
- Fieber, Kopfschmerzen über 3 Tage.

Komplikationen:

- Exsikkose, Salmonellensepsis
- selten Dauerausscheider.

Symptome und Komplikationen

Salmonellen produzieren Toxine, die im Dünndarm des Menschen eine Entzündung hervorrufen. Es kommt zu heftigen Brechdurchfällen, Bauchkrämpfen, Fieber und Kopfschmerzen. Die Erkrankung dauert im Durchschnitt drei Tage. Durch den massiven Flüssigkeitsverlust kann es vor allem bei alten Menschen oder Kleinkindern zur Exsikkose mit Kreislaufkollaps kommen. Immungeschwächte Patienten sind durch eine Salmonellensepsis gefährdet.

Stuhluntersuchung.

Diagnostik

Stuhl und ggf. Erbrochenes des Patienten werden auf Bakterien untersucht; nach Möglichkeit auch die verdächtigen Speisereste.

- Ersatz von Wasser- und Elektrolytverlusten
- evtl. Antibiotika.

Therapie

Wasser- und Elektrolythaushalt der Patienten müssen ausgeglichen werden. Antibiotika werden nur in schweren Fällen verordnet, da sie die Dauerausscheidung von Salmonellen begünstigen.

Prophylaxe

- Wichtig ist konsequente Lebensmittelhygiene mit ausreichendem Erhitzen von Geflügel, Eiern, Eiprodukten u.ä.; zubereitete Speisen sollten kühl gelagert und bald verzehrt werden
- Personen, die in der Lebensmittelverarbeitung tätig sind, werden jährlich auf Erreger untersucht.

11.3.5 Shigellose

- Erreger: Shigellen
- Übertragung: Trinkwasser, Nahrung.

Verschiedene Shigellenarten verursachen die Shigellose (bakterielle Ruhr). Sie tritt unter schlechten hygienischen Verhältnissen auf und wird über infiziertes Wasser und Nahrungsmittel übertragen. Die *Inkubationszeit* beträgt 2–7 Tage. *Meldepflichtig* sind Erkrankungsverdacht, Erkrankung und Tod.

- blutig-schleimiger Durchfall, Darmkrämpfe, Fieber
- Gefahr: Darmblutungen, -perforationen.

Symptome und Komplikationen

❹ Leitsymptom der Shigellose ist blutig-schleimig-eitriger Durchfall. Weiterhin treten Fieber und Darmkrämpfe auf. Die Stuhlentleerungen sind sehr schmerzhaft. Es kann zu Darmblutungen bzw. -perforationen kommen.

Diagnostik und Therapie

Der Erreger wird durch einen Rektalabstrich nachgewiesen. Die Stuhlprobe muß auf einem Spezialnährboden noch warm ins Labor gebracht werden. Therapeutisch werden Gyrasehemmer, Cotrimoxazol oder Ampicillin gegeben.

11.3.6 Cholera

Erreger: Vibrio cholerae.

Erreger der Cholera ist Vibrio cholerae, von dem verschiedene Erregervarianten existieren. Die *Inkubationszeit* beläuft sich auf Stunden bis Tage. *Meldepflichtig* sind Erkrankungsverdacht, Erkrankung und Tod.

- Übertragung: Trinkwasser, Nahrung
- Schleimhautschädigung des Dünndarms durch Enterotoxin.

Ursachen

Die Cholera wird über infizierte Nahrungsmittel und Trinkwasser übertragen. Die Vibrionen produzieren sog. Enterotoxine (auf den Magen-Darm-Trakt wirkende Gifte), die die Schleimhaut des Dünndarms schädigen. Die Cholera ist eine »Armutserkrankung«, die meist bei unterernährten Personen auftritt. Touristen, die in betroffene Länder (Endemiegebiete) reisen, infizieren sich nur selten.

- schwerer Verlauf: 20–30 Reiswasserstühle pro Tag
- Exsikkose und Anurie
- Körperkerntemperatur ↓,

Symptome und Komplikationen

❹ In Endemiegebieten sind viele Personen infiziert, die jedoch oft keine Symptome zeigen. Bei 90 % der Erkrankten verläuft die Cholera leicht, und es ist schwierig, sie von anderen infektiösen Durchfallerkrankungen zu unterscheiden. Bei der schweren Verlaufsform kommt es pro Tag zu 20–30 sehr wäßrigen Durchfällen, sog. Reiswasserstühlen, mit Erbrechen. Die Patienten sind akut gefährdet durch Exsikkose und Anurie. Die Körpertemperatur kann auf 20 °C absinken. Unter Umständen kommt es innerhalb weniger Stunden zum Tod.

Isolierung, Ausgleich von Wasser- und Elektrolytverlusten, Tetrazykline.

Diagnostik und Therapie

Bei Verdacht auf Cholera wird ein Stuhlabstrich in Peptonlösung ins Labor gebracht. Der Patient muß sofort isoliert werden. Wichtigste Behandlungsmaßnahme ist der orale bzw. intravenöse Ausgleich der Wasser- und Elektrolytverluste. Unterstützend können Tetrazykline verabreicht werden.

Eine Impfung gegen Cholera ist möglich, bietet jedoch keinen ausreichenden Schutz. Reisende in Endemiegebiete müssen entsprechende Hygienemaßnahmen einhalten.

11.3.7 Andere infektiöse Durchfallerkrankungen

❹ Weitere infektiöse Durchfallerkrankungen werden von Bakterien aus der Gruppe der Staphylokokken, Campylobacter, Yersinien und Escherichia coli ausgelöst. Weniger häufig kommen Infektionen mit Protozoen (Giardia lamblia, Entamoeba histolytica, Kryptosporidien), Viren (Rotaviren) und Pilzen (Candida, Aspergillus) vor.

Staphylococcus aureus

- Lebensmittelvergiftung durch Toxin
- Durchfall, Erbrechen, Bauchschmerzen über 2 Tage
- Inkubationszeit 1–6 Std.

Staphylococcus aureus produziert ein Toxin, das, über verdorbene Nahrungsmittel aufgenommen, zu einer Lebensmittelvergiftung führt. Das Toxin wird selbst durch 30minütiges Erhitzen auf 100 °C nicht zerstört. Nach nur 1–6 Stunden treten Durchfall, Übelkeit, Erbrechen und Bauchschmerzen auf. Meist erkranken mehrere Personen gleichzeitig (z.B. Besucher einer Kantine oder Patienten in Heimen). Die Diagnose wird anhand des klinischen Bildes gestellt. Das Toxin kann ggf. in Lebensmittelresten nachgewiesen werden. Therapeutisch werden Wasser- und Elektrolytverluste ersetzt. Die Symptome verschwinden meist nach 1–2 Tagen.

Auch Toxine anderer Bakterien wie *Clostridium botulinum* (→ Botulismus) oder *Bacillus cereus* rufen Lebensmittelvergiftungen hervor.

Campylobacter jejuni

- Übertragung: Nahrung
- Durchfall, Fieber, Kopf- und Gliederschmerzen
- Inkubationszeit: 2–5 Tage.

Campylobacter jejuni wird über kontaminierte Lebensmittel (v.a. Rohmilch und Geflügel) übertragen: Nach einer *Inkubationszeit* von 2–5 Tagen kommt es zu Durchfall mit Bauchschmerzen, Übelkeit, Fieber, Kopf- und Gliederschmerzen. Der Erreger ist im Stuhl nachweisbar. Bei den Patienten werden Wasser- und Elektrolytverluste ausgeglichen, lediglich bei sehr schweren Verläufen wird Erythromycin (z.B. Erythrocin®) verordnet.

Yersinia enterocolitica

- Übertragung: Nahrung, Tierkontakte, Blut
- Durchfall, kolikartige Unterbauchschmerzen, Arthritis, Erythema nodosum.

Yersinia enterocolitica wird über infizierte tierische Lebensmittel und Tiere, selten durch Bluttransfusionen übertragen und ruft eine **Yersiniose** hervor: Nach einer *Inkubationszeit* von 10 Tagen tritt Durchfall mit kolikartigen Unterbauchschmerzen auf. Nachfolgend kann sich eine Arthritis oder auch ein Erythema nodosum (☞ 10.1.3) entwickeln. Der Erreger läßt sich im Stuhl nachweisen. Therapeutisch werden Wasser- und Elektrolytverluste oral ersetzt.

Zur gleichen Bakterien-Familie gehören auch *Yersinia pseudotuberculosis,* die eine Entzündung der Lymphknoten des Bauchraumes mit Durchfall hervorruft, die sog. **Pseudotuberkulose,** und *Yersinia pestis,* der Erreger der **Pest.**

Escherichia coli

- Reisediarrhoe
- Toxine schädigen Darmwand.

Escherichia coli (E. coli) existiert in zahlreichen verschiedenen Typen, die z.T. in der normalen Darmflora des Menschen vorkommen. Einige Typen verursachen jedoch Durchfälle, indem sie in die Darmwand eindringen oder Toxine bilden und die Darmwand schädigen. E. coli ist der häufigste Erreger der sog. Reisediarrhoe, die bei mangelnder Hygiene auftritt.

11.3.8 Brucellose

Brucella melitensis → Maltafieber.

Die Brucellose wird durch stäbchenförmige Bakterien, die **Brucellen,** verursacht. Am häufigsten kommt es zur Infektion durch *Brucella melitensis,* die zum **Maltafieber** führt.

Ursachen

Übertragung: kontaminierte Tierprodukte, Tierkontakt.

Der Mensch steckt sich über kontaminierte Tierprodukte (nichtpasteurisierte Milchprodukte von Schafen, Kühen und Ziegen) oder durch direkten Kontakt mit den Tieren an. Dabei gelangen die Erreger über kleinste Verletzungen der Haut oder über Schleimhäute in den menschlichen Organismus. Gefährdet sind vorwiegend Landwirte, Schäfer und Tierärzte. Der Viehbestand in Deutschland gilt jedoch als brucellosefrei, so daß die Erkrankung meist aus dem Ausland eingeführt wird. *Inkubationszeit*: 1–3 Wochen. *Meldepflichtig* sind Erkrankung und Tod.

Symptome und Diagnostik

- unspezifische Symptome
- Hepatosplenomegalie, Lymphknotenschwellung
- Kopf-, Muskel- und Gelenkschmerzen.

Die Brucellose beginnt mit unspezifischen Beschwerden, es folgen Fieber bei verlangsamtem Puls und Schweißausbrüche. Leber und Milz sind vergrößert, Lymphknoten geschwollen. Es kommt zu Kopf-, Muskel- und Gelenkschmerzen. Jedes Organ kann betroffen sein.

Die Diagnose wird anhand der Anamnese und der klinischen Symptome gestellt. Der Erreger kann im Blut und anderen Körperflüssigkeiten sowie durch Knochenmark- oder Lymphknotenbiopsie nachgewiesen werden.

Therapie

Therapiert wird über vier Wochen mit Tetrazyklin und zeitgleich über zwei Wochen mit einem Aminoglykosid (z.B. Streptomycin).

Komplikationen

Möglich sind schwerwiegende Komplikationen wie Endokarditis (☞ 1.7.1), Osteomyelitis oder Enzephalomyelitis. Es kann zu chronischen Verläufen kommen, bei denen die Brucellose auch noch nach Jahren immer wieder aufflammt.

11.3.9 Borreliose

Erreger: Borrelia burgdorferi.

Die Borreliose (LYME-Krankheit) wird durch Borrelia burgdorferi verursacht, ein Bakterium, das zu den Spirochäten gehört.

Ursachen

Übertragung: Zeckenbiß.

❺ Borrelien werden durch den Biß einer infizierten Zecke übertragen. Besonders gefährdet sind Personen, die sich viel im Wald aufhalten. Häufig tritt die Borreliose in den Monaten Juli und August auf. Die *Inkubationszeit* beträgt 1–6 Wochen.

Symptome

Verlauf in 3 Stadien.

Es lassen sich drei Stadien der Borreliose unterscheiden, wobei nicht jedes Stadium durchlaufen werden muß. Die Erkrankung kann sich zu jedem Zeitpunkt bemerkbar machen.

1. Stadium: Grippe-ähnliche Symptome und ein *Erythema chronicum migrans,* ein Hautausschlag, der sich ringförmig um den Zeckenbiß ausbreitet und zur Mitte hin langsam abblaßt.

2. Stadium: *Meningoradikulitis* (Entzündung der Hirnhäute und der Nervenwurzeln am Rückenmark mit starken brennenden Schmerzen), Fazialisparese (Schädigung des VII. Hirnnerven mit Lähmung der Gesichtsmuskeln), Myokarditis, sog. LYME-Arthritis insbesondere des Sprung- und Kniegelenkes.

3. Stadium: *Acrodermatitis chronica atrophicans* (»Pergamenthaut«), selten auch chronische Enzephalomyelitis (Entzündung von Gehirn und Rückenmark).

Diagnostik

Antikörpernachweis im Blut, Borrelien-DNS in Liquor und Gelenkflüssigkeit.

Hinweise auf eine Borreliose geben ein Zeckenbiß sowie das Erythema chronicum migrans. Im Blut können meist Antikörper gegen die Borrelien nachgewiesen werden. In späteren Stadien wird Borrelien-DNS auch im Liquor und in der Synovia von Gelenken gefunden.

Therapie

Im 1. Stadium der Erkrankung wird Doxycyclin gegeben, in späteren Stadien Ceftriaxon (Rocephin®) jeweils über 3 Wochen.

FSME

- Übertragung: Zeckenbiß
- bei 10 % neurologische Symptome.

Ebenfalls durch den Biß einer infizierten Zecke wird das **FSME-Virus** übertragen, das die FSME (Frühsommer-Meningoenzephalitis) hervorruft. Gefährdete Gebiete in Deutschland sind Bayern und Baden-Württemberg.

70–90 % der Infizierten entwickeln keinerlei Beschwerden. Bei 10–30 % kommt es zu Grippe-ähnlichen Symptomen. Es folgt eine fieberfreie Woche, danach treten bei 10 % der Erkrankten Meningitis, Meningoenzephalitis, Myelitis oder Radikulitis auf. Die Diagnose wird durch den Nachweis von Antikörpern im Blut gestellt. Die Therapie kann nur symptomatisch erfolgen.

Eine Prophylaxe ist durch aktive Schutzimpfung oder ggf. nach einem Zeckenbiß durch passive Impfung mit Hyperimmunglobulinen möglich.

! Merke

Um sich vor einem Zeckenbiß zu schützen, sollte in gefährdeten Gebieten Kleidung getragen werden, die einen möglichst großen Teil der Hautoberfläche bedeckt. Irrtümlicherweise kommen Zecken nicht nur auf Bäumen, sondern auch im Gras vor. Nach ausführlichen Spaziergängen sollte man die Kleidung wechseln, ausschütteln und seinen Körper auf Zeckenbisse inspizieren. Hat doch eine Zecke Erfolg gehabt, muß sie ohne Quetschen im Ganzen aus der Haut entfernt werden. (Manipulationen mit Öl oder Klebstoff fördern nur die Entleerung des infektiösen Darminhaltes der Zecke.) Anschließend wird die Bißstelle desinfiziert.

Prophylaxe: Haut durch Kleidung bedeckt halten, Schutzimpfung in betroffenen Gebieten.

? Übungsfragen

1. Welche Erkrankungen werden durch Staphylokokken bzw. Streptokokken hervorgerufen?
2. Welches klinische Bild zeigt die Diphtherie?
3. Wie kommt es zu einer Salmonellen-Infektion?
4. Welche Erreger verursachen Durchfall?
5. Wie wird die Borreliose übertragen?

11.4 Infektionen durch Pilze

❶ Drei Gruppen von pathogenen Pilzen, die auch zu **Systemmykosen** (systemische Pilzinfektionen) führen können, sind in Europa klinisch von Bedeutung:

- **Dermatophyten,** z.B. Microsporum; sie befallen nur die Haut und deren Anhangsgebilde und rufen dort z.B. Fußpilz- oder Nagelpilzerkrankungen hervor
- **Hefepilze** (Sproßpilze), z.B. Candida-Arten, Cryptococcus neoformans → Candidiasis, Kryptokokkose
- **Schimmelpilze,** z.B. Aspergillus-Arten → Aspergillose.

Aus außereuropäischen Ländern können u.a. folgende Systemmykosen eingeschleppt werden: Histoplasmose, Blastomykose, Kokzidioidomykose.

11.4.1 Candidiasis

Erreger: 80 % Candida albicans.

Die Candidiasis oder Kandidose wird in 80 % der Fälle durch den Hefepilz **Candida albicans** hervorgerufen. Es gibt jedoch auch eine Vielzahl weiterer Candida-Arten, die pathogen sein können.

Ursachen

Erkrankungen bei Immungeschwächten.

❷ Candida-Pilze kommen physiologisch in geringen Konzentrationen auf der Haut, im Mund-Rachen-Raum, der Vagina und im Stuhl vor. Krankheitswert erhalten sie erst, wenn die Abwehrlage des Patienten geschwächt ist, z.B. bei Diabetes mellitus, Langzeittherapie mit Kortikosteroiden oder Zytostatika, Leukämien oder bei AIDS.

Symptome

Symptome abhängig vom befallenen Areal.

Je nach Lokalisation sind die Symptome typisch:

- Mund: abwischbare, weiße Beläge der Mundschleimhaut, der sog. **Soor,** häufig erstes Symptom bei AIDS
- Ösophagus: Dysphagie (☞ 5.1.1)
- Harnwege: Symptome eines Harnwegsinfektes (☞ 7.3), ggf. mit weißlichen Belägen um die Harnwege
- Vagina: Scheidenausfluß, Juckreiz im Genitalbereich. Der Vaginalsoor tritt oft auch ohne allgemeine Abwehrschwäche auf, aufgrund von Einflüssen, die das Schiedenmilieu verändern, z.B. während einer Schwangerschaft oder bei Einnahme von Kontrazeptiva (»Pille«).

- Abstrich
- Nachweis des Erregers im Urin oder Blut.

Diagnostik

Candida wird in Abstrichen der erkrankten Schleimhaut oder im Urin nachgewiesen. Bei systemischem Befall ist der Keim auch im Blut nachweisbar, und der Antikörpertiter um mindestens das Vierfache erhöht.

Antimykotika.

Therapie

Bei einer lokalen Candidiasis werden örtlich Antimykotika eingesetzt (z.B. Nystatin als Moronal®). Tritt eine Candida-Sepsis mit Befall der inneren Organe auf, werden Amphotericin B (Amphotericin B®) und Flucytosin (Ancotil®) kombiniert.

Candida-Sepsis.

Komplikationen

Insbesondere Patienten mit vorbestehender Granulozytopenie oder längerer immunsuppressiver Therapie sind durch eine Candida-Sepsis mit Befall von Darm, Nieren, Endokard, Lunge und/oder Augenhintergrund gefährdet.

11.4.2 Aspergillose

- Erreger: Aspergillus fumigatus
- Übertragung: Einatmung.

Die Aspergillose wird durch den Schimmelpilz **Aspergillus fumigatus** verursacht, dessen Sporen mit der Luft eingeatmet werden.

Symptome

Eine Erkrankung durch Aspergillus tritt bei Patienten mit entsprechenden Vorerkrankungen auf und betrifft in erster Linie die Lunge:

- **Aspergillus-Pneumonie** bei immungeschwächten Patienten
- **Aspergillom:** Die Sporen besiedeln eine vorbestehende Lungenkaverne, z.B. nach einer Tuberkulose. Die Patienten husten häufig Blut, können jedoch auch symptomfrei sein.

Extrapulmonale Manifestationen sind in Form von einer Sinusitis (Nasennebenhöhlenentzündung), Keratitis (Entzündung der Hornhaut des Auges) oder Endokarditis möglich.

Diagnostik

Aspergillus wird im Sputum oder Bronchialsekret nachgewiesen. Die Aspergillus-Pneumonie zeigt sich im Röntgenbild des Thorax mit fleckförmigen Verschattungen ähnlich einer Bronchopneumonie anderer Ursache. Ebenfalls im Röntgenbild wird das Aspergillom nachgewiesen, das einen Rundherd, gelegentlich mit einer Luftsichel bildet.

Therapie

Therapiert wird mit Amphotericin B, evtl. kombiniert mit Flucytosin.

Übungsfragen

1. Welche systemischen Pilzinfektionen gibt es in Europa?
2. Welche Patienten sind durch eine Candida-Infektion gefährdet?

11.5 Infektionen durch Würmer

11.5.1 Infektionen durch Bandwürmer

Bandwürmer durchlaufen einen Entwicklungszyklus, an dem der Mensch und verschiedene Tiere beteiligt sind. Zu unterscheiden sind dabei **Endwirte,** in deren Darm die Würmer leben, von **Zwischenwirten,** in deren Gewebe sich bestimmte Entwicklungsformen ansiedeln. Zwischenwirte erkranken durchweg schwerer als Endwirte.

Schweine-, Rinder- und Fischbandwurmbefall

Übertragung: Genuß von rohem, finnenhaltigem Fleisch.
Endwirt: Mensch → Ausscheidung eierhaltiger Proglottiden.
Zwischenwirt: Schwein, Rind oder Fisch, Aufnahme der Eier → Larven im Blut → Finnen im Gewebe.
Zystizerkose: Mensch ist Zwischenwirt, Finnen in verschiedenen Organen.

Für Schweine-, Rinder- und Fischbandwurm *(Taenia solium, Taenia saginata und Diphyllobothrium latum)* ist der Mensch *Endwirt*. Gelangen Finnen in den Darm des Menschen, wachsen dort geschlechtsreife Würmer heran. Mit dem Stuhl scheidet der Mensch eierhaltige Bandwurmglieder *(Proglottiden)* aus. Die Eier gelangen mit dem Abwasser auf Weiden und in Gewässer, wo sie von Schwein, Rind oder Fisch aufgenommen werden. Im Darm des Wirtstieres, des *Zwischenwirtes,* schlüpfen aus den Wurmeiern Larven. Sie wandern über den Blutweg in die Muskulatur, wo sie sich zu sog. Finnen (zystische Gebilde mit einer Kopfanlage) entwickeln. Bei Verzehr von rohem, finnenhaltigem Fleisch infiziert sich der Mensch. Damit ist der Entwicklungszyklus des Bandwurmes geschlossen.

Der Mensch dient aber auch dem Schweinebandwurm als *Zwischenwirt:* Gelangen die aus den Wurmeiern entstehenden Larven ins Gefäßsystem und damit in Organe des Menschen (statt des Schweines, Rindes, Fisches) entwickeln sich dort Finnen, es kommt zur sog. **Zystizerkose.**

- Oberbauchbeschwerden, Gewichtsverlust
- Zystizerkose: Symptome abhängig von Lokalisation der Finnen.

Symptome

❶ Der Bandwurmbefall des Darms ruft meist nur geringe Symptome wie Oberbauchbeschwerden und Gewichtsverlust, manchmal mit gesteigertem Appetit hervor. Anders ist es bei der Zystizerkose: Abhängig von der Lokalisation der Finnen treten Muskelbeschwerden durch Finnen in der Muskulatur, Sehstörungen bei Finnen im Auge, Krampfanfälle und erhöhter Hirndruck bei Finnen im Gehirn auf.

Diagnostik und Therapie

Diagnostisch können die Eier des Bandwurmes im Stuhl nachgewiesen werden, die sich z.T. in den Proglottiden befinden. Therapiert wird mit Antihelminthika *(anti = gegen, helmis = der Wurm)* wie Niclosamid (Yomesan®) oder Praziquantel (Celsol®). Finnen müssen oft operativ entfernt werden.

Echinokokkose

Erreger: Hundebandwurm, Fuchsbandwurm. Zwischenwirt: Mensch, Aufnahme von Eiern z.B. über ungewaschene Waldbeeren → Larven bilden Zysten in verschiedenen Organen.

❶ Für den Hundebandwurm *(Echinococcus granulosus)* und den Fuchsbandwurm *(Echinococcus multilocularis)* stellt der Mensch den Zwischenwirt dar. Hunde bzw. Füchse als Endwirte scheiden die eihaltigen Proglottiden mit dem Kot aus. Der Mensch nimmt die Eier dann z.B. über ungewaschene Waldbeeren auf. Die im Darm geschlüpften Larven dringen in alle Organe ein und bilden dort Zysten, die schwere Krankheitserscheinungen hervorrufen. Dieser Befall wird Echinokokkose genannt. E. granulosus bildet dabei größere Blasen, E. multilocularis hingegen meist kleinblasige Konglomerate, die tumorähnlich infiltrierend ins Gewebe eindringen und sehr schwer zu entfernen sind.

Symptome

- Leber: flüssigkeitsgefüllte Zysten, die zu Druckgefühl oder Schmerzen führen; werden Gallenwege komprimiert, tritt ein Ikterus auf
- Lunge: Husten
- ZNS: Krampfanfälle, erhöhter Hirndruck mit Kopfschmerzen.

Diagnostik und Therapie

Die Zysten sind in Ultraschall und CT zu erkennen. Meist lassen sich auch spezifische Antikörper bestimmen.

Große Zysten, meist die des Hundebandwurms, werden operativ reseziert. Kleinblasige Herde in der Leber lassen sich u.U. durch Teilresektion der Leber entfernen. Ansonsten wird eine Dauertherapie mit Mebendazol (Vermox forte®) oder Albendazol (Eskazole®) durchgeführt. Die Prognose der Erkrankung ist schlecht, wenn nicht alle Zysten komplett entfernt werden können.

11.5.2 Infektionen durch Madenwürmer

Erreger:
Enterobius vermicularis, lebt im Darm des Menschen.

Die Madenwurminfektion *(Oxyuriasis)* wird durch den 12 mm langen fadenförmigen Madenwurm **Enterobius vermicularis** hervorgerufen. Sie ist die häufigste Wurmerkrankung und betrifft meist Kinder. Die Madenwürmer leben im unteren Dünndarm, in der Appendix und im Kolon. Nachts legen die Weibchen in der Analgegend ihre Eier ab. Beim Kratzen aufgrund des Juckreizes bleiben sie an den Fingern hängen und können so wieder zum Mund gelangen.

Symptome

- Juckreiz am After
- Entzündung von Vulva und Vagina.

Leitsymptom ist starker Juckreiz am After, besonders nachts. Manchmal tritt zusätzlich eine Entzündung von Vulva und Vagina auf.

Diagnostik und Therapie

❷ Die Würmer werden im Stuhl nachgewiesen. Sicherer gelingt das Auffinden der *Eier* mit Hilfe der Klebestreifenmethode: Ein Klebestreifen wird morgens auf die Perianalhaut geklebt und wieder abgezogen. Unter dem Mikroskop sind die Wurmeier dann zu erkennen.
Behandelt wird mit Mebendazol (Vermox®).

11.6 Infektionen durch Protozoen

Protozoen sind tierische Einzeller, sog. »Urtierchen«. Zu den durch Protozoen verursachten Krankheiten zählen Toxoplasmose und Malaria.

11.6.1 Toxoplasmose

Erreger:
Toxoplasma gondii

Die Toxoplasmose wird durch **Toxoplasma gondii** hervorgerufen.

Ursachen

Übertragung:
- Verzehr von rohem Fleisch
- Kontakt mit Katzenkot
- diaplazentar.

Der Mensch steckt sich an, wenn er rohes Fleisch von Schwein, Rind oder Schaf ißt, in dem sich infektiöse Zysten befinden (Schweinemett ist bis zu 25 % mit Zysten infiziert). Weiterhin werden Zysten von Katzen mit dem Kot ausgeschieden. Am Fell haftende Zysten gelangen beim Streicheln des Tieres an die Hände und können bei mangelndem Händewaschen in den Mund gelangen. Die *Inkubationszeit* beträgt Tage bis Wochen.

Symptome

- Lymphknotenschwellung, Fieber, Kopf- und Muskelschmerzen
- selten chronischer Verlauf
- schwerer Verlauf bei Immunsuppression
- intrauterine Infektion → Abort, Schäden von Auge und Gehirn.

Beim Gesunden verläuft die Infektion meistens asymptomatisch und harmlos. Gelegentlich kommt es zu Lymphknotenschwellungen, Fieber, Kopf- und Muskelschmerzen. Schwerer verläuft die Toxoplasmose bei immunsupprimierten und bei AIDS-Patienten. Hier kommt es zu chronischen Verläufen mit Durchfällen, Kopfschmerzen oder gar zu Meningoenzephalitis, Hepatitis oder Pneumonie.

Bei der Infektion einer Schwangeren besteht die Gefahr, daß die Toxoplasmen diaplazentar übertragen werden. In ca. 50 % der Fälle führt dies zur Infektion des Feten. Folgen sind in der Frühschwangerschaft Abort, später schwere bleibende Schäden wie Hirnverkalkung, Hydrozephalus und Erblindung. Die Infektion ist für die Mutter symptomlos.

Diagnostik

Erreger und Antikörper können im Blut nachgewiesen werden. Bei Verdacht auf eine Beteiligung des Gehirnes, wird ein CT bzw. MRT durchgeführt, in dem sich ringförmige Strukturen zeigen.

Therapie

Schwerer Verlauf und Schwangerschaft: Antibiotika.

Die leichte Toxoplasmose mit Lymphknotenschwellung heilt meist ohne Therapie aus. Auch chronische Toxoplasmaträger werden nicht behandelt. Schwangere und AIDS-Patienten erhalten eine antibiotische Kombinationstherapie.

11.6.2 Malaria

- Erreger: Plasmodien, 4 Arten
- Übertragung: Anophelesmücke.

Erreger der Malaria (Wechselfieber) sind **Plasmodien,** die durch die Anophelesmücke auf den Menschen übertragen wird. Malaria gehört zu den wichtigsten Erkrankungen der tropischen Regionen in Asien, Afrika und Amerika. Durch zunehmende Reiselust kommen jährlich über 1 000 Infektionen in Deutschland vor. *Meldepflichtig* sind Erkrankung und Tod.

Ursachen

Plasmodien-Eier → Sporozoiten → Leber → Merozoiten → zerstörte Erythrozyten → Fieber.

Plasmodien durchlaufen in der Anophelesmücke eine geschlechtliche Vermehrung: Aus den Eiern schlüpfen **Sporozoiten,** die durch den Mückenstich auf den Menschen übertragen werden. Die Sporozoiten erreichen auf dem Blutweg die Leber des Menschen und wandeln sich dort in **Merozoiten** um. Dieses Krankheitsstadium ist asymptomatisch und dauert Tage oder Monate, meist 2–4 Wochen. Die Merozoiten dringen in Erythrozyten ein, vermehren sich dort ungeschlechtlich und zerstören sie → Anämie. Je nach Dauer des Vermehrungszyklus (48 Stunden bei Malaria tertiana) kommt es zu rhythmischen Fieberanfällen, wenn die Merozoiten die zerstörten Erythrozyten verlassen.

Erreger der Malaria sind vier verschiedene Arten von Plasmodien:

- Plasmodium malariae ruft die relativ gutartige **Malaria quartana** hervor mit Fieber an jedem 3.Tag. *Inkubationszeit:* 15–50 Tage
- Plasmodium vivax und Plasmodium ovale sind die Erreger der ebenfalls relativ gutartigen **Malaria tertiana** mit Fieber an jedem 2.Tag. *Inkubationszeit*: 12 Tage bis ≥ 1 Jahr
- Plasmodium falciparum verursacht die bösartige **Malaria tropica** ohne regelmäßigen Fieberrhythmus. *Inkubationszeit:* 7–30 Tage.

Symptome

- uncharakteristischer Beginn wie bei einem grippalen Infekt
- Fieberschübe bis 40 °C, nicht immer mit dem jeweils typischen Fieberrhythmus
- Kopf- und Gliederschmerzen
- Übelkeit, Erbrechen, Durchfall
- Leber- und Milzvergrößerung
- Anämie, Leuko- und Thrombopenie.

Diagnostik

Erregernachweis in den Erythrozyten, dicker Tropfen.

❸ Bei einem fiebernden Patienten mit entsprechender Auslandsanamnese muß immer an Malaria gedacht werden. Die Plasmodien können im Blutausstrich (»dicker Tropfen«) unter dem Mikroskop mit Hilfe der GIEMSA-Färbung in den Erythrozyten erkannt werden. Für die sichere Diagnose muß ggf. alle 6 Std. über mindestens 24 Std. Blut untersucht werden.

Therapie

Aufgund von zunehmenden Resistenzen schwierige Therapie.

Die Malaria tertiana und Malaria quartana werden zu Beginn mit Chloroquin (Resochin®) und im Anschluß daran mit Primaquin (Primaquin®) therapiert, um mögliche Rezidive zu verhindern.

Die Behandlung der Malaria tropica ist weitaus komplizierter, da mehr und mehr Resistenzen von Plasmodium falciparum gegen die Chemotherapeutika auftreten. Es werden – je nach Region, in der der Patient sich infiziert hat – Chloroquin, Mefloquin (Lariam®), Halofantrin (Halfan®) und evtl. Artemisinin-Derivate (Arteflene®) angewandt. Zudem müssen Herz-Kreislauffunktion sowie Wasser- und Elektrolythaushalt überwacht, ggf. unterstützt und ausgeglichen werden.

Komplikationen

Meist bei Malaria tropica.

Komplikationen sind hauptsächlich bei der Malaria tropica zu befürchten. Diese sind bedingt durch den ausgeprägten Erythrozytenbefall durch die Plasmodien, durch Zirkulationsstörungen in den kleinen Blutgefäßen und nachfolgende Ischämien:

- zerebrale Malaria: Bewußtseinsstörungen, Verwirrtheit, Koma

- Lungenödem
- Kreislaufschock
- akutes Nierenversagen
- Ikterus
- schwere Anämie.

Prophylaxe

Zum Schutz vor der Anophelesmücke sollte man hautbedeckende Kleidung tragen, unbedeckte Körperstellen mit einem insektenabweisenden Mittel einreiben und nachts unter einem Moskitonetz schlafen. Der Aufenthalt im Freien während der Dämmerung und nachts sollte vermieden werden, da die Mücken v.a. zu dieser Zeit stechen.

Vor Antritt einer Reise in betroffene Gebiete sollte eine Prophylaxe mit Chemotherapeutika erfolgen. Aktuelle Informationen zur Verbreitung und entsprechenden Medikamenten erteilt jedes Tropeninstitut.

? Übungsfragen

❶ Warum ist eine Echinokokkose wesentlich gefährlicher als ein Rinderbandwurm-Befall?

❷ Wie wird eine Oxyuriasis nachgewiesen?

❸ Welche Malaria-Arten kennen Sie?

11.7 Sepsis

Unterscheide:
Sepsis: Vermehrung von Infektionserregern im Blut → schwere Allgemeininfektion.
Bakteriämie: Infektionserreger im Blut werden vom Immunsystem erfolgreich beseitigt.

❶ Gelangen Bakterien oder – seltener – Pilze in die Blutbahn, die sich dort vermehren und eine lebensbedrohliche Allgemeininfektion auslösen, liegt eine Sepsis vor. Von der Sepsis zu unterscheiden ist eine **Bakteriämie,** bei der sich zwar Infektionserreger in der Blutbahn befinden, von den Abwehrkräften des Patienten jedoch erfolgreich bekämpft werden, so daß es nicht zu Krankheitssymptomen kommt.

- Streuherde: lokalisierte Infektion von z.B. Urogenitaltrakt, Lunge, infizierte i.v.-Zugänge
- Abwehrschwäche.

Ursachen

Eine Sepsis entwickelt sich meistens auf dem Boden einer lokalen Infektion. Begünstigt wird sie durch eine Abwehrschwäche des Patienten, z.B. bei Immunsuppression, Tumorpatienten, nach Polytraumen und schweren Verletzungen oder hohes Alter. Ausgangsorte für eine bakterielle Streuung sind in ca. 50 % der Fälle Urogenitaltrakt (u.a. bei liegendem Blasendauerkatheter), Atemwegsinfektionen (Pneumonie, Mandel-, Nasennebenhöhlenentzündungen), Wundinfektionen sowie liegende periphere oder zentrale Venenzugänge. Von hier werden die Erreger ins Blut geschwemmt und zu anderen Organen transportiert; wenn sie sich dort absiedeln und verschiedene Krankheitssymptome hervorrufen, spricht man von **septischen Metastasen.**

Symptome

- hohes intermittierendes Fieber, Schüttelfrost
- Tachykardie, Blutdruckabfall
- Tachypnoe
- Bewußtseinseintrübung
- Hepatosplenomegalie
- Petechien.

Leitsymptom der Sepsis ist hohes Fieber mit Schüttelfrost, das schnell ansteigt, meistens innerhalb von 24 Std. wieder abfällt und dann erneut auftritt, sog. intermittierendes Fieber. Hinzu kommen Tachykardie, Tachypnoe, oft auch mit Bewußtseinstrübung und Blutdruckabfall. Die Patienten sind schwerkrank, wirken apathisch. Leber und Milz sind vergrößert, Petechien können auftreten. Zusätzlich finden sich Symptome des eigentlichen Krankheitsherdes (z.B. Pneumonie, ☞ 4.2.3, Harnwegsinfektion ☞ 7.3).

Diagnostik

- Suche nach Infektionsherd
- Blutkulturen.

Der Verdacht einer Sepsis ergibt sich aus dem klinischen Bild. Bewiesen wird sie durch den Erregernachweis in der Blutkultur, der jedoch oft schwierig ist. Weiterhin sind folgende diagnostische Maßnahmen erforderlich, um den Ausgangspunkt der Sepsis zu finden und den Zustand des Patienten einschätzen zu können:

- Urinstatus und -kultur
- Ultraschall des Abdomens: Harnstau? Abszesse? Gallenblasenentzündung?
- Röntgen-Thorax: Lungenentzündung? Abszeß?
- Blutuntersuchungen einschließlich Gerinnungsdiagnostik.

Therapie

- Behandlung des Infektionsherdes
- intensivmedizinische Therapie.

- Alle i.v.- und arteriellen Zugänge sowie ggf. der Blasenkatheter müssen entfernt werden. Die Eintrittsspitzen werden mikrobiologisch auf Erreger untersucht. Bei bekannter Eintrittspforte muß diese saniert werden (z.B. durch Drainage eines Harnstaus)
- Die Antibiotikatherapie beginnt sofort nach der Abnahme mehrerer Blutkulturen. Mit Eintreffen des Ergebnisses wird die Behandlung dann ggf. umgestellt
- Großzügige Volumengabe und ggf. Medikamente wie Noradrenalin, Dopamin und Diuretika dienen der Aufrechterhaltung von Blutdruck und Nierenfunktion
- Mit Heparin wird einer disseminierten intravasalen Gerinnung (☞ 3.4.2) vorgebeugt
- Wichtig ist die engmaschige Kontrolle aller Vitalfunktionen und Laborparameter (Gerinnung), um Komplikationen frühzeitig zu erkennen.

❷ Komplikationen

- disseminierte intravasale Gerinnung (☞ 3.4.2)
- akutes Nierenversagen (☞ 7.2.2)
- akutes Lungenversagen (☞ 4.6)
- septische Absiedelungen im Gehirn mit kleinen Eiter- bzw. Bakterienherden (sog. embolische Herdenzephalitis)
- septischer Schock (☞ 2.5.3).

? Übungsfragen

❶ Was ist der Unterschied zwischen einer Sepsis und einer Bakteriämie?

❷ Was sind Komplikationen einer Sepsis?

12 Grundlagen der Onkologie

Onkologie ist die Lehre von den Tumorerkrankungen. Generell ist ein Tumor eine Geschwulst, die durch Zunahme von Gewebe entsteht. Abhängig von ihrem Wachstumsverhalten werden **maligne** (bösartige) von **benignen** (gutartigen) Tumoren unterschieden.

12.1 Maligne Tumoren

12.1.1 Vorkommen maligner Tumoren

Maligne Tumoren:
- wachsen schnell und infiltrierend
- bilden Metastasen.

❶ Maligne Tumoren wachsen meist schnell, infiltrieren ihre Umgebung und zerstören so gesundes Gewebe. Über Blut- und Lymphgefäße gelangen Tumorzellen in andere Organe, wo sie **Metastasen** (Tochtergeschwülste) bilden können. Abhängig vom Typ und der Lokalisation des Primärtumors finden sich Metastasen häufig in Leber, Lunge, Knochen und Gehirn. Nach ihrem Ursprungsgewebe werden maligne Tumoren eingeteilt in:

- **Karzinome:** bösartige Tumoren des Epithelgewebes
- **Sarkome:** bösartige mesenchymale Tumoren, d.h. Geschwülste des Knochen-, Knorpel-, Binde- und Fettgewebes oder der Muskulatur.

Maligne Tumoren treten bei Frauen und Männern in unterschiedlicher Verteilung auf. Bei Männern findet sich am häufigsten das Bronchialkarzinom, gefolgt von Prostata- und Kolonkarzinom. Bei der Frau ist das Karzinom der Brust am häufigsten, gefolgt von Uterus- (Gebärmutter) und Kolonkarzinom. Aufgrund der steigenden Zahl von Raucherinnen tritt das Bronchialkarzinom auch bei Frauen immer häufiger auf.

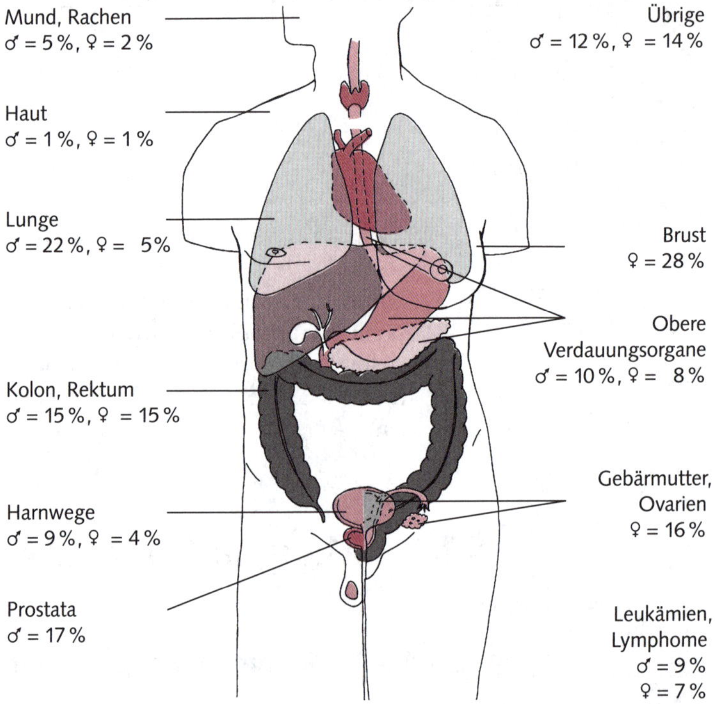

Abb. 12.1
Häufigkeit maligner Tumoren bei Männern und bei Frauen [A400–215]

Ursachen

Eine individuelle genetische Disposition (Krankheitsneigung) spielt für die Entstehung vieler Tumorerkrankungen eine Rolle. Daneben ist von einigen äußeren Einflüssen bekannt, daß sie karzinogen wirken, d.h. bösartige Tumoren auslösen können. Hierzu zählen:

- Nikotin
- chemische Schadstoffe wie Benzol und Nitrosamine
- ionisierende Strahlen, z.B. Röntgenstrahlen, γ-Strahlen
- bestimmte Viren, z.B. Humanes Papilloma-Virus.

Ausschlaggebend für die Entstehung eines Malignoms ist eine Schädigung der Erbsubstanz, die ein unkontrolliertes Wachstum der Zelle ermöglicht. Es müssen in der Regel verschiedene Faktoren zusammentreffen, um die ungehemmte Zellvermehrung eines malignen Tumors zu ermöglichen.

12.1.2 Symptome maligner Tumoren

Kombination aus allgemeinen und lokalen Symptomen verursacht durch den Tumor.

❷ Es gibt allgemeine Symptome, die häufig erste klinische Anzeichen für einen malignen Tumor sind:

- Gewichtsverlust, ohne daß der Patient weniger ißt
- Leistungsabfall: Der Patient ist nicht mehr belastbar und wird schnell müde
- Nachtschweiß: Der Patient schwitzt nachts stark
- subfebrile Temperatur (meist ≤ 38,5 °C)
- Tumoranämie (☞ 3.2.1).

Daneben treten Symptome auf, die durch das Wachstum des Tumors hervorgerufen werden (z.B. Darmverschluß beim Kolonkarzinom) oder durch die Zerstörung des umgebenden gesunden Gewebes ausgelöst werden (z.B. Diabetes mellitus durch Zerstörung der insulinproduzierenden LANGERHANS-Inseln beim exokrinen Pankreaskarzinom, ☞ 6.4.3).

12.1.3 Diagnostik maligner Tumoren

Grading

Grading: Beurteilung des Differenzierungsgrades eines Tumors.

Voraussetzung für die gezielte Therapie eines malignen Tumors ist eine Diagnose, die durch eine Gewebeentnahme gesichert ist. Das Gewebe wird histologisch untersucht und der **Differenzierungsgrad** des Tumors festgelegt, sog. *Grading*. In der Regel gilt, je besser ein Tumor differenziert ist, desto langsamer ist sein Wachstum und desto besser sind die Heilungsaussichten des Patienten.

Tab. 12.1 Differenzierungsgrade maligner Tumoren

G_1	gut differenzierter Tumor; die Tumorzellen sind den Zellen des Ausgangsgewebes sehr ähnlich
G_2	mäßig differenzierter Tumor
G_3	schlecht differenzierter Tumor
G_4	anaplastischer Tumor; die Tumorzellen haben mit dem Ausgangsgewebe keine Ähnlichkeit mehr
G_X	Differenzierungsgrad kann nicht beurteilt werden

Staging

Staging: Beurteilung der Ausbreitung eines malignen Tumors über TNM-System.

❸ Neben dem Differenzierungsgrad eines Tumors muß seine **Ausbreitung** beurteilt werden. Um die Ausdehnung der Tumorerkrankung einschätzen zu können, werden unter anderem Sonographie, Röntgenaufnahmen, CT und Knochenszintigraphie eingesetzt. Sie ermöglichen das sog. *Staging*, z.B. mit dem **TNM-System.** Dies ist eine international erarbeitete Stadieneinteilung

Tab. 12.2 Staging eines Tumors nach dem TNM-System

T	Primärtumor
Tis	nichtinvasives Karzinom *(Carcinoma in situ)*
T_0	keine Anhaltspunkte für Primärtumor
T_1, T_2, T_3, T_4	zunehmende Größe und Ausdehnung des Primärtumors
N	**regionale Lymphknoten**
N_0	keine Anhaltspunkte für regionale Lymphknotenbeteiligung
N_1, N_2, N_3	Befall regionaler Lymphknoten
N_4	Befall nicht-regionaler Lymphknoten
M	**Metastasen**
M_0	keine Anhaltspunkte für Fernmetastasen
M_1	Fernmetastasen vorhanden

bösartiger Tumoren nach einheitlichen Kriterien, die die Größe des Tumors (T), Anzahl der befallenen Lymphknoten (N) und vorhandenen Metastasen (M) nach einheitlichen Kriterien beurteilen.

Patientenaufklärung

Wenn nicht schwerwiegende Umstände dagegen sprechen, sollte der Patient erfahren, daß er einen malignen Tumor hat. Der Patient muß vor Therapiebeginn durch den behandelnden Arzt über seine Erkrankung, die Therapiemöglichkeiten und ihre Nebenwirkungen aufgeklärt werden. Der Umfang der Aufklärung des Patienten muß in der Krankenakte gut sichtbar dokumentiert werden, damit Ärzte und und andere Personen des therapeutischen Teams darüber informiert sind.

? Übungsfragen

1. Wodurch sind maligne Tumoren gekennzeichnet?
2. Welche Symptome treten bei Tumorpatienten auf?
3. Was besagt die TNM-Klassifikation?

12.2 Onkologische Therapie

12.2.1 Therapieziele und Krankheitsverlauf

Therapieziele
- kurativ
- palliativ
- adjuvant.

Therapieerfolg
- komplette Remission
- partielle Remission
- Progression
- Rezidiv.

Je nach Art und Krankheitsstadium des malignen Tumors werden unterschiedliche Therapien einzeln oder in Kombination angewendet. Die verschiedenen Behandlungsstrategien verfolgen unterschiedliche Ziele:

Kurative Therapie *(lat.: curare = heilen)*: Ziel ist, den Patienten von seiner Erkrankung zu heilen.

Palliative Therapie *(lat.: palliare = lindern)*: Der Tumor ist so weit fortgeschritten, daß eine Heilung nicht mehr möglich erscheint. Jedoch sollen die Tumorauswirkungen gemildert und die Lebensqualität des Patienten verbessert werden.

Adjuvante Therapie *(lat.: adjuvant = begleitend)*: An eine möglicherweise kurative Therapie, z.B. durch Operation, wird eine zusätzliche Behandlung, z.B. eine Chemotherapie, angeschlossen, um Metastasen und ein Rezidiv des Tumors zu verhindern.

❶ Nach Beendigung der Therapieverfahren wird ihr Erfolg mit folgenden Begriffen benannt:

Komplette Remission *(lat.: remittere = nachlassen)*: Der Tumor sowie vorhandene Metastasen sind nicht mehr nachzuweisen. Es müssen weiterhin regelmäßige Verlaufskontrollen durchgeführt werden.

Partielle Remission: Die Tumormasse ist um mindestens 50 % reduziert worden.

Progression: Die Erkrankung schreitet fort, die Tumormasse und ggf. Metastasen nehmen zu.

Rezidiv *(lat.: recidere = zurückfallen)*: Nach einer kompletten Remission treten erneut Tumormanifestationen auf.

Prognose

Die Prognose von Patienten mit einer bestimmten Tumorerkrankung wird durch die **5-Jahres-Überlebensrate** ausgedrückt. Diese gibt den Anteil der Patienten in Prozent an, die an dem betreffenden Tumor erkrankt sind und nach 5 Jahren noch leben. Sie sagt nichts über die Prognose des einzelnen Patienten aus.

Tumormarker

Zur Therapie- und Verlaufskontrolle einer Tumorerkrankung.

Tumormarker werden in der Therapie- und Verlaufskontrolle einer Tumorerkrankung eingesetzt. Für die primäre Diagnostik (z.B. Vorsorgeuntersuchungen) sind sie nicht geeignet. Tumormarker sind Substanzen, die im Blut bei verschiedenen Tumoren nachweisbar sind. Bei gesunden Personen sind sie dagegen nicht oder nur in geringen Mengen vorhanden.

Je nach Tumor sind unterschiedliche Tumormarker charakteristisch erhöht, z.B.:

- **CEA** *(Carcino-Embryonales-Antigen):* typisch für das Kolonkarzinom (☞ 5.4.3), aber auch erhöht bei vielen anderen Karzinomen
- **AFP** *(α-Fetoprotein):* typisch für das Leberzellkarzinom (☞ 6.2.4) und bestimmte bösartige Tumoren der Keimdrüsen
- **CA 19–9:** typisch für das exokrine Pankreaskarzinom (☞ 6.4.3), erhöht auch bei anderen Tumoren des Verdauungstraktes.

12.2.2 Operative Therapie

Entfernung des Tumors, des umliegenden Gewebes und der benachbarten Lymphknoten.

❷ Der Tumor und das umliegende Gewebe mit den benachbarten Lymphknoten werden operativ entfernt. Die Funktion des operierten Organs wird so gut wie möglich wiederhergestellt. Anschließend folgen oft eine Chemo- oder Strahlentherapie, um noch verbliebene Tumorzellen im Körper zu zerstören oder den Tumor weiter zu verkleinern.

12.2.3 Chemotherapie mit Zytostatika

Hemmen Zellteilung in verschiedenen Zellstadien und zerstören so Zellen → starke Nebenwirkungen.

❷ Die Chemotherapie besteht aus der Behandlung mit **Zytostatika.** Dies sind starke Zellgifte, die über verschiedene Mechanismen die Zellteilung hemmen und damit zum Absterben der Tumorzellen führen. Man unterscheidet verschiedene Substanzklassen:

- **alkylierende Substanzen,** z.B. Cyclophosphamid (Endoxan®), Busulfan (Myleran®) und Ifosfamid (Holoxan®) verändern die chemische Struktur der DNS in der Zelle
- **Mitosehemmstoffe** wie Vincristin (Vincristin®), Vinblastin (Velbe®) und Vindesin (Eldisine®) hemmen die Zellteilung
- **Antimetabolite** wie Methotrexat (Methotrexat®), Azathioprin (Imurek®) und 5-Fluorouracil (Fluorouracil®) greifen an verschiedenen Stellen in den Stoffwechsel der Nukleinsäuren ein
- **zytostatische Antibiotika** wie z.B. Daunorubicin (Daunoblastin®) und Doxorubicin (Adriblastin®) sind in ihrem Wirkungsmechanismus noch nicht genau erforscht, hemmen jedoch Zellwachstum und Zellteilung.

Die Anwendung des Zytotatikums richtet sich nach der Art des Tumors. Meist werden sie intravenös verabreicht und mehrere Substanzen miteinander kombiniert. Da Zytostatika nur auf wachsende Zellen wirken, wird die Therapie in mehreren Zyklen durchgeführt, um möglichst viele Zellen in verschiedenen Zellstadien zu erreichen.

Nebenwirkungen

Da Zytostatika auch gesunde, teilungsaktive Zellen schädigen, treten folgende Nebenwirkungen auf:

- Übelkeit, Erbrechen: tritt meist einige Stunden nach der Zytostatikagabe auf, kann aber durch die prophylaktische Gabe von Antiemetika vermieden oder zumindest deutlich gemindert werden, z.B. mit Metoclopramid als Paspertin® oder Ondansetron als Zofran®
- Thrombopenie, Leukopenie: Es kommt zu einer Knochenmarkdepression (Schädigung der blutbildenden Zellen), da Zytostatika auch die Teilung dieser Zellen hemmen. Folgen sind Infektanfälligkeit und Blutungsneigung
- Haarausfall *(Alopexie)*: Haarzellen gehören zu den schnellwachsenden Zellen und werden damit auch durch Zytostatika zerstört. Für Frauen ist die psychische Belastung durch den Haarausfall meist erheblich. Schon vor Therapiebeginn kann auf Kosten der Krankenkasse eine Perücke angefertigt werden. Nach Abschluß der Chemotherapie wachsen die Haare wieder nach
- Schleimhautschäden in Mund, Rachen und Ösophagus, die sehr schmerzhaft sein können
- teratogene Wirkung: Zytostatika können den Embryo ebenso schädigen wie die Keimzellen. Aus diesem Grund soll bis ein Jahr nach Ende der Therapie eine Schwangerschaft sicher verhütet werden
- maligne Tumorerkrankungen: Nach Zytostatikatherapie, insbesondere in Kombination mit einer Strahlentherapie, treten vermehrt maligne Tumore auf.

12.2.4 Strahlentherapie

Ionisierende Strahlen → Zellschäden bis Zelltod

Perkutane Applikation oder Afterloading.

❷ Manche Tumorarten reagieren auch auf ionisierende Strahlen. Die Strahlentherapie oder *Radiatio* führt zum Zerfall von Molekülen und löst dadurch nachhaltige Zellschäden, insbesondere der DNS, aus. Im Idealfall kommt es zum Zelltod. Der Tumor läßt sich so verkleinern und evtl. zerstören. Die Bestrahlung erfolgt in der Mehrzahl der Fälle *perkutan* (durch die Haut). Meist wird in mehreren Sitzungen – *fraktioniert* – mit einer Dosis von insgesamt 40–50 Gy bestrahlt. Durch Bestrahlung aus verschiedenen Richtungen wird die Haut geschont. Bei bestimmten Tumoren, z.B. Gebärmutterkarzinomen, wird die Strahlenquelle auch direkt in den Körper der Patientin plaziert, das sog. *Afterloading*. Dabei wird Strahlung mit geringer Reichweite verwendet, um das umliegende gesunde Gewebe nicht zu schädigen. Je nach Tumorart wird die Strahlentherapie auch mit einer Chemotherapie kombiniert.

Nebenwirkungen

Folgende Nebenwirkungen können bei einer Strahlentherapie auftreten:

- akute Bestrahlungsreaktion, »Strahlenkater«: Kopfschmerzen, Appetitlosigkeit, Übelkeit, Erbrechen und Schwindel. Ausgedehnte Bestrahlungen führen zur Knochenmarkdepression und damit zu Thrombopenie und Leukopenie
- posttherapeutische Strahlenfolgen (abhängig von der Lokalisation der Bestrahlung):
  - Haut- und Schleimhautschäden
  - Pneumonitis mit Reizhusten und Dyspnoe, evtl. Entwicklung einer Lungenfibrose (☞ 4.6)
  - Perikarditis mit Perikarderguß (☞ 1.7.3)
  - Sensibilitätsstörungen durch Schädigung von Nervenzellen
  - andere maligne Erkrankungen Jahre später, besonders häufig eine akute myeloische Leukämie (☞ 3.3.2).

12.2.5 Immuntherapie und Hormontherapie

Immuntherapie

Stimulation des körpereigenen Abwehrsystems durch verschiedene Immunstimulantien.

❷ Bei der Immuntherapie wird das körpereigene Abwehrsystem des Patienten stimuliert, so daß es selbst das Tumorwachstum bremst und im Idealfall den Tumor zerstört. Voraussetzung für eine Immuntherapie ist, daß der zu behandelnde Tumor sehr klein ist, bzw. nur wenige Tumorzellen vorhanden sind, und das Immunsystem des Patienten funktionstüchtig ist. Folgende Möglichkeiten der Immuntherapie bestehen:

- **Zytokine** beeinflussen das Wachstum und die Differenzierung von Zellen, insbesondere des Abwehrsystems und der Blutbildung. Nebenwirkungen: grippeähnliche Symptome mit Fieber, Muskel- und Kopfschmerzen, Thrombo- und Leukopenie, gastrointestinale Beschwerden. Zu den Zytokinen gehören:
  - Interleukine: aktivieren körpereigene Killer-Lymphozyten, die Tumorgewebe zerstören können
  - Interferone: aktivieren Makrophagen, Killerzellen u.a. und hemmen das Wachstum bestimmter Tumoren, insbesondere des blutbildenden Systems
- unspezifische Immunstimulantien wie z.B. Bakterienextrakte, Levamisol (Ergamisol®)
- Gentechnisch hergestellte Antikörper gegen das betreffende Tumorgewebe, die die Tumorzellen angreifen und zerstören. Diese Therapieform befindet sich zur Zeit noch in der Erprobungsphase.

Hormontherapie

Wachstum bestimmter Tumorarten ist von Hormonen abhängig.

Einige Tumoren besitzen die Hormonempfindlichkeit ihres Ursprungsgewebes. Das bedeutet, daß sie sich unter dem Einfluß bestimmter Hormone zurückbilden. Zu diesen sog. hormonabhängigen Tumoren gehören: Mammakarzinom, Endometriumkarzinom (Karzinom der Gebärmutterschleimhaut), Prostatakarzinom und einige Tumoren des lymphatischen Systems. Die Hormonempfindlichkeit wird z.B. beim Mamma- und Endometriumkarzinom im Einzelfall bestimmt, da nicht jeder Tumor Hormonrezeptoren aufweist.

12.2.6 Schmerztherapie

- Lebensqualität des Patienten soll verbessert werden
- Stufenschema der WHO: Einsatz von Co-Analgetika und Begleitmedikamenten
- wichtig ist die regelmäßige und kontrollierte Einnahme von Analgetika.

❷ 60–90 % der Tumorpatienten leiden im Verlauf ihrer Erkrankung unter Schmerzen. Um die Lebensqualität der Patienten zu erhalten, muß der Schmerztherapie besondere Beachtung geschenkt werden:

- Die Weltgesundheitsorganisation WHO hat ein Stufenschema zur Schmerztherapie erarbeitet:
  - Stufe 1: Nicht-Opioid-Analgetika (z.B. Acetylsalicylsäure als Aspirin®, Paracetamol als Doloreduct®, nichtsteroidale Antirheumatika als Voltaren®, Felden®, Amuno®)
  - Stufe 2: schwache Opioide (z.B. Pethidin als Dolantin®, Tramadol als Tramal®) in Kombination mit Medikamenten der Stufe 1
  - Stufe 3: starke Opioide (z.B. Morphin als MST Mundipharm®, Buprenorphin als Temgesic®) in Kombination mit Medikamenten der Stufe 1
- Schmerzmedikamente sollten nach einem festen Zeitplan verabreicht werden. So wird der Verbrauch gesenkt und der Patient nicht zum Bittsteller. Eine orale Medikation ist zu bevorzugen, da diese vom Patienten zu Hause leicht selbständig weitergeführt werden kann
- Der Patient führt ein Schmerztagebuch, in dem er seine Schmerzen beschreibt.

Auf jeder Stufe der Schmerztherapie können Co-Analgetika wie Neuroleptika (z.B. Haloperidol als Haldol®) oder Antidepressiva (z.B. Amitriptylin als Saroten®) sowie Begleitmedikamente gegen Obstipation, Übelkeit u.a. gegeben werden. Zusätzliche Maßnahmen wie physikalische Therapie verbessern häufig das körperliche Befinden des Patienten. Im fortgeschrittenen Krankheitsstadium benötigt der Patient meist größere Mengen Opioide. Die Gefahr einer Abhängigkeit kann hierbei vernachlässigt werden. Ziel der Schmerztherapie ist, die Lebensqualität des Patienten zu verbessern.

Physiotherapie

Das Ziel der Physiotherapie ist nicht unbedingt eine Leistungssteigerung, sondern eine Verbesserung des Wohlbefindens. Dazu können kleine Teilerfolge (z. B. ein Spaziergang im Garten) beitragen. Die Therapie ist eine schwierige Gratwanderung zwischen Motivation und Frustration des Patienten aufgrund mangelnder Perspektive. Verschiedene Entspannungstechniken, wie z.B. Feldenkrais können dabei helfen.

Zum Umgang mit onkologischen Patienten

Die Begleitung von Patienten während ihrer Auseinandersetzung mit einer bedrohlichen Tumorerkrankung stellt hohe Anforderungen an die Therapeuten und zwingt sie zum Nachdenken auch über ihre eigene Sterblichkeit: Die Betreuung erfordert neben der körperlichen Pflege auch Bereitschaft zum Gespräch und Sensibilität für die manchmal versteckten Signale des Erkrankten. Andererseits sollte dem Patienten nicht »jeder Wunsch von den Augen abgelesen werden«, da dies den Patienten tendenziell daran hindern würde, seine Selbständigkeit zu bewahren oder wiederzugewinnen.

Besondere Umsicht ist angebracht, wenn es dem Patienten schlechter geht oder Komplikationen auftreten. Möglichkeiten, die seelischen Belastungen bei der Arbeit mit Tumorpatienten zu verarbeiten, sind spezielle Fortbildungen, BALINT-Gruppen oder auch Gespräche innerhalb des Therapeutenteams.

? Übungsfragen

1. Was versteht man unter Remission und Rezidiv?
2. Welche verschiedenen Therapieformen werden in der Behandlung eines malignen Tumors eingesetzt?

Dermatologie

Inhaltsverzeichnis

1 Aufbau und Funktion der Haut

Die Dermatologie ist die Lehre der Erkrankungen der Haut und ihrer Hautanhangsgebilde (Haare, Hautdrüsen und Nägel). Dermatologische Erkrankungen, die **Dermatosen,** sind sehr häufig und führen nicht nur durch Jucken und Brennen, sondern auch durch ihre äußere Erscheinungen zu psychischem Leid des Patienten. Viele Hauterkrankungen können wie die Fußpilzerkrankung harmlos sein und durch konsequente Therapie behandelbar sein. Ebenso gibt es jedoch auch bösartige Hauterkrankungen, wie das maligne Melanom, das zum Tode führen kann.

1.1 Aufbau

- Kutis mit Epidermis und Corium
- Basalmembran
- Subkutis.

❶ Das Hautorgan wird grob in **Kutis** und **Subkutis** eingeteilt. Die Kutis läßt sich wiederum unterteilen in die **Epidermis** *(Oberhaut)* und das **Corium** *(Lederhaut)*. Zwischen Epidermis und Corium liegt eine dünne Trennschicht, die sog. **Basalmembran.**

1.1.1 Epidermis

5 Schichten:
- Stratum basale
- Stratum spinosum
- Stratum granulosum
- Stratum lucidum
- Stratum corneum.

❷ Die Epidermis ist ein mehrschichtiges, verhornendes Plattenepithel, welches hauptsächlich aus *Keratinozyten* besteht. Diese Zellen bilden das *Keratin* (Hornstoff), welches die Haut festigt und Wasser abweist. Die Epidermis enthält keine Gefäße. Sie läßt sich in vier bzw. fünf Zellschichten gliedern:

Die **Basalzellschicht** *(Stratum basale)* mit Keratinozyten und pigmentbildenden Melanozyten sitzt der Basalmembran auf. Nur in dieser Schicht teilen sich die Zellen der Epidermis. Die neugebildeten Keratinozyten wandern Richtung Oberfläche und bilden zunächst die **Stachelzellschicht** *(Stratum spinosum)*. Danach gelangen sie zur **Körnerschicht** *(Stratum granulosum)* und werden zu Keratozyten (kernlose Hornzellen). Nur an Handtellern und Fußsohlen findet sich das schmale **Stratum lucidum** aus durchscheinenden Keratozyten. Die äußerste Schicht der Epidermis ist die **Hornschicht** *(Stratum corneum)*. Sie besteht aus vollständig mit Keratin gefüllten Zellen, die ständig abgeschilfert werden. Normalerweise benötigt ein Keratinozyt ca. vier Wochen, um die

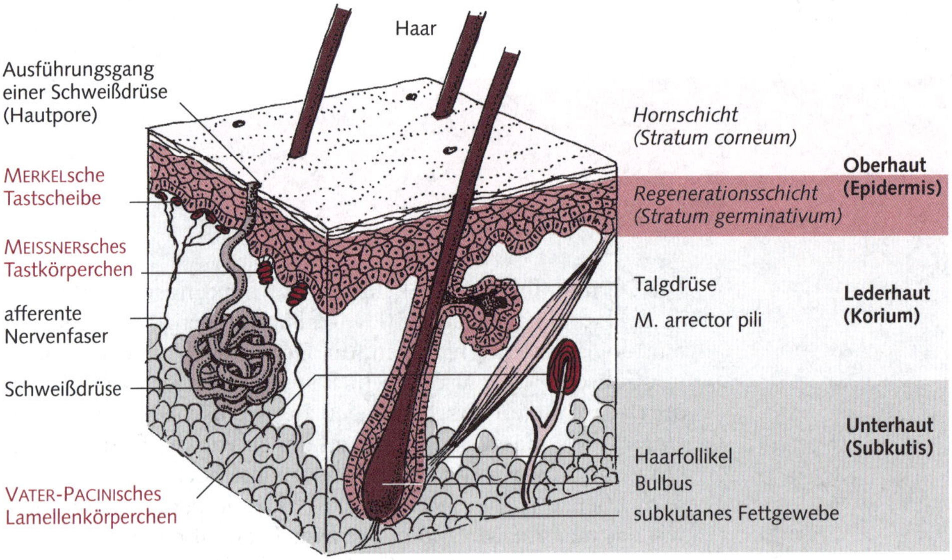

Abb. 1.1 Übersicht der Hautschichten [A400–190]

Schichten der Epidermis zu durchwandern. Bei bestimmten Krankheiten, z.B. die Psoriasis (Schuppenflechte), ist diese Zeit jedoch stark verkürzt.

1.1.2 Corium

Besteht aus:
- Stratum papillare → Blut- und Lymphgefäße
- Stratum reticulare → Hautanhangsgebilde.

Das Corium besteht aus Bindegewebe und verleiht der Haut ihre Dehnbarkeit und ihre Festigkeit. Im Corium finden sich Blut- und Lymphgefäße, Tastorgane und freie Nervenendigungen. Der obere Teil des Coriums, die **Papillarschicht** *(Stratum papillare)*, besteht aus lockerem Bindegewebe. An der Grenze zur Epidermis finden sich blutgefäßführende Ausstülpungen, sog. *dermale Papillen* (☞ Abb. 1.2). Über diese Blutgefäße wird die Epidermis versorgt. Der untere Teil des Coriums ist die **Geflechtschicht** *(Stratum retikulare)*, die aus aus derbem Bindegewebe besteht. In diese Schicht sind **Haare** und **Haarbälge** (Haarfollikel) sowie Talg- und Schweißdrüsen eingebettet. Hautdrüsen und Haare werden ebenso wie Finger- und Fußnägel als Hautanhangsgebilde bezeichnet.

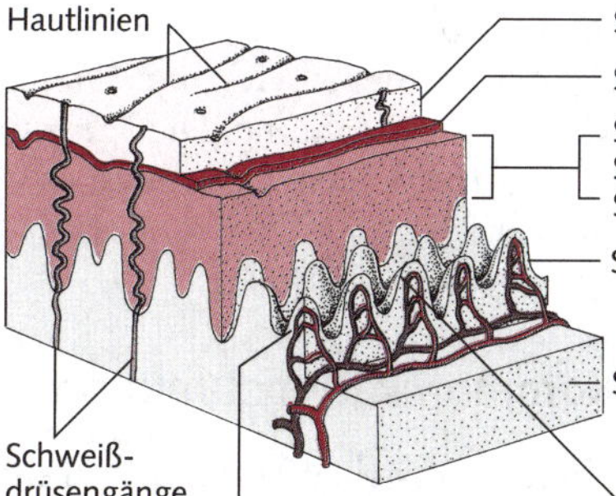

Abb. 1.2
Epidermis und oberes Corium [A400–190]

1.1.3 Subkutis

- Verschiebeschicht
- Schutz gegen mechanische Einwirkungen und Kälte.

Die Subkutis (Unterhautfettgewebe) gewährleistet die Verschieblichkeit der Kutis zu den darunterliegenden Muskelscheiden *(Faszien)* oder Knochenhaut *(Periost)* und schützt gleichzeitig gegen Kälte und mechanische Einwirkungen. Sie besteht aus Fett- und Bindegewebe mit reichlich Blut- und Lymphgefäßen.

1.2 Funktionen der Haut

Die Haut besitzt, als Barriere gegen Einflüsse von außen und innen, eine **Grenzfunktion.** Andererseits hat sie eine **Kommunikationsfunktion,** da Umweltreize über sie wahrgenommen und weitergeleitet, aber auch Signale an die Umwelt abgegeben werden.

1.2.1 Grenzfunktion

❸ Die Grenzfunktion der Haut bietet Schutz gegen:

- Krankheitserreger und chemische Substanzen durch den **Säureschutzmantel** aus Schweiß- und Talgabsonderungen sowie durch die **Hornbarriere** und ortsständige **Immunzellen**
- mechanische Belastung durch die **Hornschicht** der Epidermis und das **Bindegewebsfasernetz** des Coriums
- UV-Strahlung durch die **Bräunungsreaktion**
- Flüssigkeitsverlust an die Außenwelt durch die wasserundurchlässige **Hornschicht**
- Wärmeverlust durch die isolierende **Fettschicht** der Subkutis.

Bräunungsreaktion der Haut

Die in der Basalzellschicht der Epidermis gelegenen Melanozyten reagieren auf das Einwirken von UV-Strahlung (☞ 4.2.1) mit der Bildung des Pigments **Melanin**. Dieser dunkle Farbstoff absorbiert (filtert) die Strahlung. Die Melanozyten geben das Melanin an die Keratinozyten ab, wodurch es in der gesamten Epidermis verteilt wird.

1.2.2 Kommunikationsfunktion

- **Sinneseindrücke:** Aufnahme und Weiterleitung von Berührung, Druck, Vibration, Wärme, Kälte, Jucken und Schmerz durch Tastorgane und freie Nervenendigungen
- **Temperaturregulation:** Die Abgabe von Körperwärme wird durch Erweiterung der Blutgefäße und Schweißproduktion gesteigert. Die Wärmeabgabe wird durch Verengung der Blutgefäße verringert: »Gänsehaut« durch gleichzeitige Kontraktion der Haarbalgmuskulatur
- **»Spiegel« innerer Krankheiten:** z.B. Gelbsucht (Ikterus) durch Lebererkrankungen.

? Übungsfragen

1. Wie ist die Haut grob aufgebaut?
2. Welche Schichten hat die Epidermis?
3. Gegen welche Einflüsse bietet die Haut Schutz?

2 Effloreszenzenlehre

Es gibt Primär- und Sekundäreffloreszenzen.

❶ Es gibt zwar eine große Anzahl von Hauterkrankungen, doch nur eine bestimmte Anzahl von Hauterscheinungen, den sog. Effloreszenzen, mit denen die Haut auf krankhafte Veränderungen ihrer Struktur und Funktion reagiert. Hierbei werden Primär- und Sekundärefforeszenzen unterschieden.

2.1 Primäreffloreszenzen

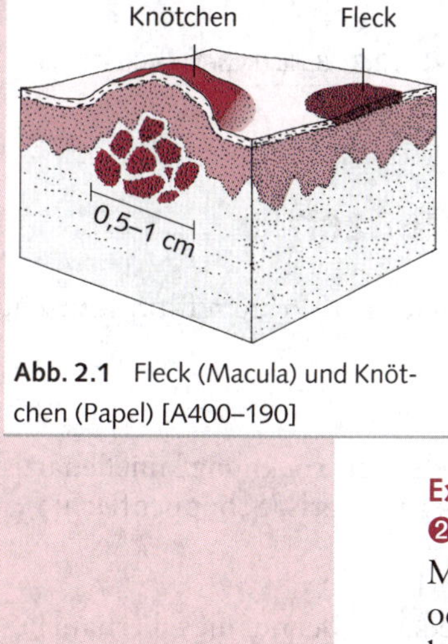

Abb. 2.1 Fleck (Macula) und Knötchen (Papel) [A400–190]

Primäreffloreszenzen erscheinen zu Beginn einer Hauterkrankung auf gesunder Haut.

Fleck (Macula)

Ein Fleck ist eine umschriebene Veränderung der Hautfarbe im Hautniveau, ohne Konsistenzänderung. Durch veränderte Gefäßfüllung entsteht z.B. ein wegdrückbarer Fleck wie das Feuermal (☞ 9.2.2). Durch Einlagerung oder Fehlen von Pigmenten enstehen z.B. Leberflecke. Kommt es zu einer flächenhaften Rotfärbung, so wird dies ein **Erythem,** z.B. beim Sonnenbrand.

Exanthem und Enanthem

❷ Ein **Exanthem** *(exanthein, gr.: aufblühen)* ist ein Ausschlag. Mitunter als großflächige Hauterscheinung, die als Entzündungs- oder Unverträglichkeitsreaktion auftritt, z.B. bei Kinderkrankheiten wie Masern, Röteln und Scharlach. Ein **Enanthem** ist ein Exanthem der Schleimhäute, z.B. KOPLIK-Flecken bei Masern.

Knötchen (Papel), Plaque und Knoten (Nodus)

Knötchen oder Papeln sind umschriebene, im Vergleich zur Quaddel längerbestehende, bis erbsgroße Erhabenheit durch Gewebevermehrung, z.B. eine Warze. **Plaques** sind mehrere plattenartig zusammengelagerte Papeln, z.B. bei der Psoriasis. **Knoten** sind ähnlich einer Papel, nur größer, liegen meist im Korium oder der Subkutis, z.B. Metastasen oder vergrößerte Lymphknoten.

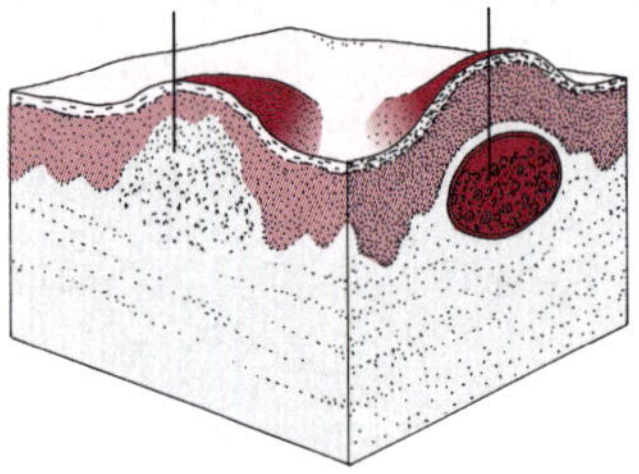

Abb. 2.2 Quaddel und Zyste [A400–190]

Quaddel (Urtica)

Quaddeln entsteht durch Ansammlung von Flüssigkeit *(Ödem)* im Korium, wodurch sich die Epidermis vorwölbt. Sie besteht nur kurzzeitig, sind unscharf begrenzt und jukken, z.B. als Reaktion auf Brennesseln.

Bläschen (Vesicula) und Blase (Bulla)

Bläschen sind mit Flüssigkeit gefüllte Hohlräume im Korium, z.B. Herpes-Bläschen. Eine **Blase** ist größer als ein Bläschen durch Spaltbildung in der Oberhaut *(intraepidermal)* oder zwischen Oberhaut und Lederhaut *(subepidermal)*, z.B. Verbrennungen 2. Grades.

Pustel (Pustula)

Pusteln sind oberflächliche, mit Eiter gefüllte Hohlräume. Sie können primär (z.B. Staphylokokkeninfektion der Haut) oder sekundär aus einer Bulla, z.B. Aknepustel entstehen. Sie sind steril oder enthalten Keime (Bakterien, Pilze).

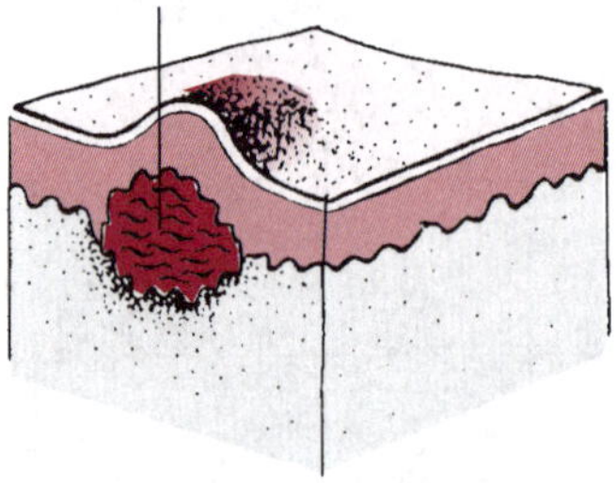

Abb. 2.3 Bulla (Blase) [A400–190]

2.2 Sekundäreffloreszenzen

Sekundäreffloreszenzen entstehen aus Primäreffloreszenzen, demnach auf erkrankter Haut.

Schuppe (Squama)

Durch vermehrte Hornbildung oder Austrocknung lamellenartige Hornabschilferung, z.B. bei der Psoriasis (Schuppenflechte).

Abschürfungen (Erosion und Exkoriation)

Ein oberflächlicher Gewebedefekt, der nur die Oberhaut betrifft, wird als **Erosion** (Abschürfung) bezeichnet. Bei der **Exkoriation,** einer tieferen Abschürfung, sind die Papillenspitzen des Coriums gekappt, daher punktförmige Blutungen, z.B. Schürfwunde.

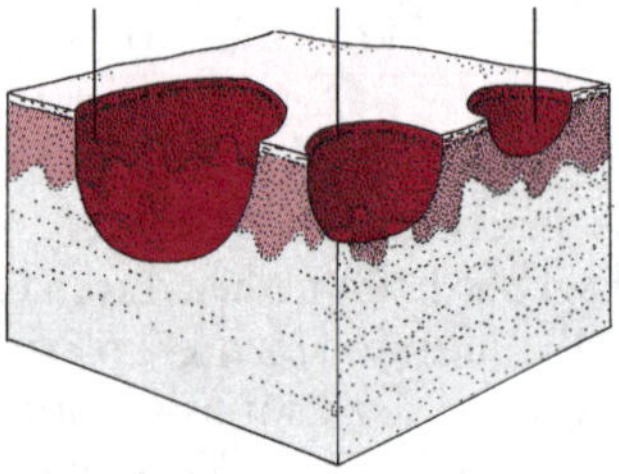

Abb.2.4 Erosion, Ulkus und Exkoration [A400–190]

Geschwür (Ulcus) und Hautriß (Rhagade)

Ein Ulcus ist ein flächenhafter Gewebedefekt, der tiefer als eine Erosion oder Exkoriation reicht, z.B. Ulcus cruris.

Während ein Ulcus eher flächenhaft ist, reicht eine **Rhagade** (Hautriß oder Fissur) bis in das Korium. Er ist meist sehr schmerzhaft.

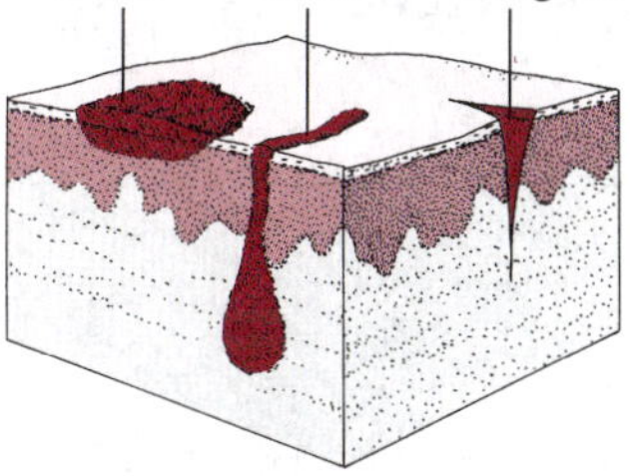

Abb. 2.5 Kruste, Rhagade und Narbe [A400–190]

Kruste (Crusta)

Auf der Haut eingetrocknete Sekrete wie Blutbestandteile oder Eiter, z.B. aus einer aufgeplatzten Pustel, bilden Krusten.

Atrophie und Narbe

❸ Bei der **Atrophie** verdünnt sich die Haut mit Verlust von Haaren und Drüsen, z.B. Schwangerschaftsstreifen *(Striae distensae)*. Die **Narbe** ist ein bindegewebiger Ersatz eines Gewebedefekts, der die Basalmembran zerstört hat. Sie enthält keine Haare, Schweiß- oder Talgddrüsen.

Nekrose und Gangrän

❹ Eine **Nekrose** entsteht durch abgestorbenes Gewebe aufgrund einer Ischämie (Durchblutungsstörungen). Wird dieser Defekt durch die Einwirkung von Luft und Wärme weiter verändert, kommt es zu einer **trockenen Gangrän** *(Mumifikation)*. Bei einer zusätzlichen Besiedlung mit Fäulnisbakterien kommt es zur Ausbildung einer **feuchten Gangrän** mit stinkender, fauliger Zersetzung des Gewebes.

Lichenifikation

Unter einer Lichenifikation, der **Flechtenbildung**, wird eine flächige Verdickung der Oberhaut verstanden, die mit einer Vergröberung der Hautfelderung einhergeht. Sie ist Folge chronischer Hauterkrankungen, z.B. Ekzemen (☞ 5.1.2).

? Übungsfragen

❶ Welche Primär- und welche Sekundäreffloreszenzen kennen Sie?

❷ Was ist ein Exanthem?

❸ Wodurch entsteht eine Narbe?

❹ Was ist eine Gangrän?

3 Untersuchung der Haut

Klinische Untersuchung:
- Anamnese
- Inspektion
- Palpation.

❶ Bei der Diagnostik von Hauterkrankungen stehen die klinische Untersuchung durch **Inspektion** (Betrachten) und **Palpation** (Betasten) sowie eine genaue **Anamnese** (Krankengeschichte) im Vordergrund. Lediglich um die klinischen Diagnose zu unterstützen und zu sichern werden **apparative Methoden** wie mikroskopische Untersuchungen von **Gewebeproben** *(Biopsien)* eingesetzt.

3.1 Inspektion und Palpation

Beurteilung der Haut durch:
- Glasspateldruck → Eigenfarbe des Gewebes
- Palpation → Konsistenz der Hauterscheinungen.

Für die Inspektion von Hauterscheinungen werden eine **Lupe** und ein **Glasspatel** benötigt. Letzterer wird eingesetzt, um die Haut im Bereich von Effloreszenzen einzudrücken. Auf diese Weise werden die Blutgefäße in der unter dem Glasspatel liegenden Haut entleert, und die Eigenfarbe des Gewebes kann beurteilt werden. Für die genauere Inspektion wird ein **Auflichtmikroskop** verwendet. Konsistenz und Schmerzhaftigkeit von Hauterscheinungen wird über die Palpation mit den Fingerkuppen beurteilt.

3.2 Spezielle Untersuchungen

3.2.1 Erregernachweis

- Abstrich
- Erregerkultur
- Woodlicht.

❷ **Nativuntersuchungen:** Bei Verdacht auf eine Infektion durch Pilze oder Bakterien wird ein Abstrich der befallenen Hautareale sofort unter dem Mikroskop untersucht. So kann die Entscheidung für oder gegen eine Therapie möglichst schnell getroffen werden.

Kulturelles Anzüchten: Bei Hautbefall mit Pilzen oder Bakterien werden diese für die genaue Bestimmung auf einer Kulturplatte angezüchtet. Der Erfolg der Anzucht mit den typischen Wachstumsformen kann mitunter erst nach 3–4 Wochen entschieden sein.

Woodlicht: Manche Pilze und Bakterien fluoreszieren charakteristisch, wenn sie mit Ultraviolett- und Infrarotlicht angestrahlt werden.

3.2.2 Funktionstests

Dermographismus

Auf kräftiges Bestreichen, z.B. mit einem Holzspatel, reagiert die Haut je nach Erkrankung unterschiedlich: die Haut kann blutleer werden, sich stärker als zuvor mit Blut füllen oder quaddelartig anschwellen.

Allergietests

Bei allergischen Erkrankungen wird das Allergen (☞ 5.1) durch gezielte Tests identifiziert:

❸ **Intrakutantest:** Auf die Haut des Patienten wird ein Tropfen der Allergenlösung gegeben. Dann wird die Haut mit einer Nadel durchstochen *(Pricktest)* oder aufgeritzt *(Scratchtest)*. Die Reaktion wird zwischen 20 Minuten und sechs Stunden beurteilt. Anwendung z.B. bei Verdacht auf allergische Urtikaria (☞ 5.1.2). Bei diesem Test besteht jedoch die Gefahr einer *anaphylaktischen Reaktion* (☞ 5.1).

Epikutantest: Die verdächtigten Allergene werden mit Hilfe von Testpflastern auf die Haut aufgebracht. Nur hauterscheinungsfreie Areale dürfen als »Testfläche« benutzt werden. Die Beurteilung der Hautreaktion erfolgt nach 10 Minuten sowie nach 24 und 48 Stunden. Dieser Test kommt bei allergischen Kontaktekzemen (☞ 5.1.2) zum Einsatz.

Expositionstest: Bei Verdacht auf eine Nahrungsmittel- oder Medikamentenallergie nimmt der Patient das verdächtigte Allergen in einer kleinen Mengen ein und die Reaktion wird beobachtet. Auch hier besteht die Gefahr einer anaphylaktischen Reaktion.

3.2.2 Hautbiopsie

Diagnosesicherung durch Biopsie.

Eine Hautbiopsie *(Probeexzision)* dient dazu, die klinisch gestellte Diagnose zu sichern. Aus der erkrankten Haut wird eine Gewebeprobe entnommen und diese mikroskopisch *(histologisch)* untersucht.

? Übungsfragen

❶ Was ist das wichtigste bei der dermatologischen Diagnostik?

❷ Wie können Erreger nachgewiesen werden?

❸ Nennen Sie zwei Methoden des Allergennachweises!

4 Grundlagen der Therapie

Die Therapie von Hauterkrankungen umfaßt äußerliche, innerliche, physikalische sowie operative Verfahren.

4.1 Dermatotherapie

Dermatotherapie → geringe Nebenwirkungen.

❶ Bei der äußerlichen Therapie, der sog. *Dermatotherapie*, werden Wirkstoffe direkt auf die erkrankte Haut aufgebracht. So haben sie am Wirkort ihre höchste Konzentration und das Risiko unerwünschter Wirkungen auf den Gesamtorganismus ist herabgesetzt, da eine relativ geringe Aufnahme in den Blutkreislauf *(Resorption)* erfolgt.

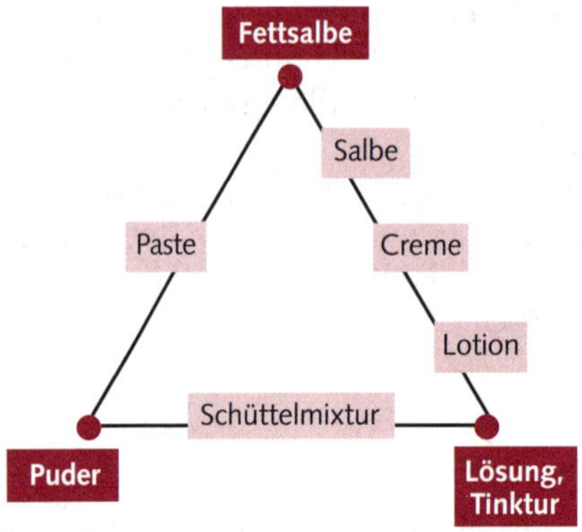

Abb. 4.1 Phasenkreis der Grundlagenstoffe [A400]

Eigenschaften der Dermatotherapie

- **antientzündlich** → eine entzündliche Reaktion wird gehemmt
- **antiproliferativ → krankhaftes, übermäßiges Gewebewachstums wird gehemmt**
- **antimikrobiell → krankheitsauslösende Keimen werden abgetötet**
- **keratolytisch → übermäßige Schuppen werden aufgelöst**
- **antipruriginös → Juckreiz wird gestillt**
- **austrocknend → übermäßige Sekretbildung wird gehemmt**
- **rückfettend → der Haut wird Fett zugefügt.**

4.1.1 Lokaltherapeutika

Externa:
- Grundlagenstoffe
- Wirkstoffe.

❷ Die zur Dermatotherapie angewandten Substanzen werden Lokaltherapeutika oder auch **Externa** genannt. Sie bestehen aus einem oder mehreren **Wirkstoffen** sowie einem **Grundlagenstoff**, der Trägersubstanz. Die wichtigsten Grundlagenstoffe und deren Mischformen zeigt Tab. 4.1.

Die Auswahl des Grundlagenstoffes richtet sich nach dem Krankheitsbild, dem zu behandelnden Hautbezirk und danach, wie stark der Wirkstoff resorbiert werden soll (☞ Tab. 4.1). Einen Überblick über die Eigenschaften der wichtigsten Wirkstoffe und deren Anwendungbereiche gibt Tab. 4.2.

Tab. 4.1 Indikationen und Eigenschaften wichtiger Grundlagenstoffen

Grundlagenstoff	Wirkprinzip	Anwendung	Resorption
Puder	austrocknend, juckreizstillend	akute Entzündung	keine
Schüttelmixtur	austrocknend, kühlend	nichtnässende Hautoberfläche	keine
feuchter Umschlag, Lösung	trocknend	akute, nässende Entzündung	gering
Paste, Creme	abdeckend	subkutane Entzündung	mittel
Salbe	fettend, erhöht die Wirkstoffaufnahme	chronische Entzündung	stark

Kortikosteroidtherapie

❸ Kortikosteroide sind effektive Entzündungshemmer. Da sehr viele Hauterkrankungen auf entzündlichen Vorgängen beruhen, sind sie besonders wichtig in der Dermatotherapie. Nach ihrer Wirkstärke werden sie in vier Klassen von mild bis sehr stark eingeteilt. Bei längerer Anwendung besteht jedoch das Risiko schwerwiegender unerwünschter Wirkungen: Hautatrophie, Begünstigung von Akne (☞ 10), erhöhte Anfälligkeit für Erreger. Deshalb gilt die **Faustregel:** je stärker die Wirkstärke des eingesetzten Präparates desto kürzer die Anwendungsdauer.

4.1.2 Durchführung der Lokaltherapie

Beim Umgang mit Lokaltherapeutika ist folgendes zu beachten:
Hygienisches Arbeiten als Prophylaxe von der Keimübertragung von einem Patienten zum anderen:

- Lokaltherapeutikum aus einer Tube nur mit Einmalhandschuhe auftragen und nach jedem Patienten wechseln
- Substanzen aus einem Topf nur mit Einwegholzspatel entnehmen und nach jeder Patientenberührung wechseln.

Unverträglichkeitsreaktionen: Gegen die Wirk- oder Grundlagenstoffe der Lokaltherapeutika als auch gegen Latex- oder Vinylhandschuhe bilden sich häufig Kontaktsensibilisierungen (☞ 5.1.2), deshalb:

- die behandelten Hautregionen beobachten
- ggf. Grundlagen- oder Wirkstoffe wechseln bzw. mit Holzspatel oder Watteträger auftragen.

Tab. 4.2 Die wichtigsten Wirkstoffe der Dermatotherapie

Wirkstoffe	Wirkprinzip	Anwendung	Beachte
Kortikosteroide, z.B. Hydrokortison, Betamethason	antientzündlich, antiproliferativ	entzündliche Hauterkrankungen, z.B. Psoriasis, Ekzemkrankheiten	Dünnerwerden der Haut bei Langzeittherapie
Teerpräparate: Steinkohle-/Schieferölteer	antientzündlich, antiproliferativ, juckreizstillend	schuppende und juckende Hauterkrankungen, z.B. Psoriasis, chron. Ekzeme	reversible Überempfindlichkeit für UV-Strahlen
antiseptische Farbstoffe: z.B. Clioquinol, Pyoktanin	keimtötend-unspezifisch	Hautdesinfektion,z.B. infizierte Unterschenkelgeschwüre (☞ 11)	häufig Kontaktsensibilisierung (☞ 5.1.2)
Antibiotika, z.B. Tetrazyklin, Bazitrazin	keimtötend-gegen Bakterien	bakterielle Hautinfektionen, z.B. Impetigo, infiziertes Ekzem, Akne	sehr häufig Kontaktsensibilisierung
Antimykotika, z.B. Nystatin, Clotrimazol	keimtötend-gegen Pilze	Pilzinfektionen der Haut, z.B. Tinea, Candidose	sehr konsequente Anwendung nötig
antivirale Mittel, z.B. Azyclovir	keimtötend-gegen Viren	Herpes simplex, Herpes zoster	☞ 7.1.1
antiparasitäre Mittel, z.B. Benzylbenzoat, Lindan	keimtötend-gegen Parasiten	parasitäre Hauterkrankungen, z.B. Scabies (Krätze), Befall mit Läusen	kein Lindan bei Kindern, Schwangeren, Stillenden
Keratolytika, Salicylsäure, Harnstoff	Schuppen lösend	Hautkrankheiten mit verstärkter Keratinbildung, z.B. Warzen	☞ 7.1.2
antipruriginöse Mittel: Thesit, Menthol,	juckreizstillend	in kühlenden Lösungen, z.B. Schüttelmixtur	

- Salben, Cremes und Pasten dünn auftragen
- bei feuchten Umschlägen luftdurchlässige Tücher verwenden.

Anwendungsformen

Salben und Cremes ziehen besser in die Haut ein, wenn sie dünn aufgetragen werden.
Pasten werden meist ihrer Schutzfunktion wegen eingesetzt und daher dicker aufgetragen.
Pinselungen werden zum Aufbringen von Flüssigkeiten v.a. bei sehr schmerzhaften, nässenden Hauterkrankungen (»feucht auf feucht« ☞ Tab 4.1) eingesetzt.
Bei **feuchten Umschlägen** keine luftundurchlässigen Stoffe verwenden, da es sonst zu Wärmestau kommt.
Bei **intradermalen Injektionen** werden Wirkstoffe direkt in die Haut gespritzt, um höhere Wirkstoffkonzentrationen zu erzielen – besonders an Schleimhäuten oder im Gesicht, wo kein Okklusivverband (s.u.) angelegt werden kann.

Dermatologische Bäder

Ölbäder lindern Erkrankungen mit gestörter Rückfettungsfunktion der Haut, z.B. Neurodermitis (☞ 5.1.2).

Teerbäder haben eine antientzündliche und juckreizstillende Wirkung.

Teerölbäder steigern die Lichtempfindlichkeit der Haut. Dies wird z.B. bei der Psoriasis ausgenutzt, um die Wirksamkeit der Bestrahlungstherapie zu erhöhen (☞ 6).

Bäder mit desinfizierenden Zusätzen werden zur Behandlung und Prophylaxe von Superinfektionen (Befall vorgeschädigter Haut mit Bakterien oder Viren), z.B. bei Dekubitus (☞ 8.1.2) oder Ulcus curis (☞ 11) eingesetzt.

! Merke

Bei Bädern darf die Wassertemperatur 35 °C nicht überstreiten. Ältere Patienten und Herz-Kreislaufkranke sollen nur unter Aufsicht baden.

Verbände

- Okklusivverband → Wirkstoffaufnahme in die Haut ↑
- Kompressionsverband bei chronisch venöser Insuffizienz.

❹ **Okklusivverband** *(Okklusion, lat.: Abdichtung)*: Um die Wirkstoffaufnahme in die Haut zu steigern, werden Okklusivverbände angelegt. Die Haut wird mit einer Salbengrundlage bestrichen und mit einer dünnen Plastikfolie überdeckt, deren Ränder mit Pflaster abgedeckt werden. Dies führt zum Wärmestau und zur Durchfeuchtung der Haut. Da jedoch bakterielle Entzündungen der Schweißdrüsengänge und Haarfollikel begünstigt werden, immer nur für kurze Zeit anwenden.

Kopfkappe: Bei übermäßiger Schuppenbildung am Kopf wird eine hornlösende Substanz (z.B. salicylsäurehaltiges Öl) auf die Kopfhaut aufgetragen und mit einer enganliegenden Folienkappe bedeckt. Darüber wird ein Schlauchverband gezogen, der die Folie befestigt. Nach einigen Tagen wird so die Haut dann für spezifische Externa durchlässig.

Tuchverband: Der Patient wird auf zwei Leinentücher gelegt, eingesalbt und dann so in die Tücher eingeschlagen, daß diese möglichst eng am Körper anliegen. Es sollen sich keine Hautpartien berühren, da diese sonst sehr stark aufweichen können. Nach einer Stunde wird der Verband wieder entfernt. Auch hier kommt das Prinzip der Okklusion zum Tragen.

Kompressionsverband: zur Verbesserung des venösen Rückstroms bei der chronisch venösen Insuffizienz (☞ 11). Vorsicht bei Patienten, die gleichzeitig an peripherer arterieller Verschlußkrankheit leiden – durch den Verband kann es zu Nekrosen kommen.

4.2 Weitere Therapieverfahren

- UV-Bestrahlung bei Psoriasis.
- PUVA → antiproliferative Wirkung bei Psoriasis und Akne
- Röntgenstrahlen → hemmen Entzündungsreaktionen, zerstören bestimmte Tumoren
- Laserstrahlen und Kryotherapie → Gewebszerstörung
- Klimatherapie.

4.2.1 Physikalische Therapie

UV-Strahlung

UV-Strahlen *(ultraviolette Strahlen)* gehören zu den nicht sichtbaren, kurzwelligen, Anteilen des Lichtes. Es werden UV-A-, UV-B- und UV-C-Strahlen unterschieden, wobei UV-A-, UV-B-Strahlen im natürlichen Sonnenlicht enthalten sind. UV-C-Strahlen werden in der Ozonschicht der Erdatmosphäre herausgefiltert. Die unmittelbaren Wirkungen der UV-Strahlen sind die sog. **Photoeffekte:**

- UV-A bewirkt eine sofortige Bräunungsreaktion (☞ 1.2.1)
- UV-B führt zunächst zu einer Entzündungsreaktion, z.B. Sonnenbrand und erst nach 2–3 Tagen zu einer Bräunung
- UV-C verursacht Hauttumoren (☞ 9.3.1). Vermutlich ist die Anstiegsrate der malignen Hauttumoren durch die Abnahme der schützenden Ozonschicht mitbedingt.

Bei bestimmten Hauterkrankungen wird die Wirkung der UV-A- und auch der UV-B-Strahlen als Therapie eingesetzt. Um Augenschäden zu vermeiden, müssen die Patienten spezielle Brillen tragen. Bei der sog. **Photochemotherapie** (PUVA) wird zunächst eine lichtsensibilisierende Substanz aufgetragen und danach mit UV-A-Licht bestrahlt. So wird ein antiproliferativer (wachstumshemmender) Effekt erzielt, der z.B. bei Psoriasis (☞ 6) und Akne (☞ 10) Anwendung findet.

Röntgenbestrahlung

Röntgenstrahlen, in Form von Weichstrahlen, die nicht tiefer als 3 cm in das Gewebe eindringen, hemmen je nach Dosierung Entzündungen und zerstören Gewebe. Anwendung bei bösartigen Tumoren der Haut.

Laserstrahlen

Laserstrahlen sind gebündelte elektromagnetische Strahlen, die ebenfalls Gewebe zerstören. Wird z.B. bei der Entfernung von Gefaßnävi (☞ 9.2.2) eingesetzt.

Kryotherapie

Durch extreme Kälte, z.B. mit Kunstschneebrei oder flüssigem Stickstoff, wird Gewebe zerstört. Anwendung bei Lupus erythematodes, Feuermal oder bei Akne und Warzen.

Wärmebehandlung

Infrarotlicht, welches langwelliger ist als sichtbares Licht, wird als Wärmestahlung angewendet, z.B. zur Einschmelung von Abszessen.

Klimabehandlung

Bestimmte Klimazonen haben positive Effekte auf bestimmte Erkankungen: Meeres- oder Hochgebirgsreizklima mit Anwendung von Salzwasser z.B. bei Psoriasis und Neurodermitis oder Sonnenbäder bei Psoriasis vulgaris und Akne vulgaris. Häufig kehren die Beschwerden jedoch nach der Rückkehr in die gewohnte Umgebung wieder zurück. *Keine* Sonnenbäder bei Lupus erythematodes, photoallergischen Ekzemen oder Hautinfektionen!

4.2.2 Hyposensibilisierungsbehandlung

Bei Allergien vom Soforttyp nachhaltige Besserung möglich.

Bei Allergien vom Soforttyp (☞ 5.1), bei denen der Kontakt mit dem Allergen nicht vermeidbar ist, wird eine Hyposensibilisierung vorgenommen: Über einen längeren Zeitraum wird in regelmäßigen Abständen ein stark verdünnter wäßriger Extrakt des Allergens in das subkutane Fettgewebe injiziert. Die Konzentration des Allergens wird dabei schrittweise erhöht. Die Behandlung kann zu nachhaltiger Besserung der Beschwerden führen.

❺ **Nebenwirkungen:** Wenige Minuten nach der Allergeninjektion können Lokalreaktionen wie Quaddeln, Bindehautentzündung und Schnupfen oder als Allgemeinreaktionen Asthma bronchiale oder eine anaphylaktische Reaktion (☞ 5.1) auftreten.

4.2.3 Systemische Therapie

❻ Eine systemische Therapie von Hauterkrankungen ist unter folgenden Umständen indiziert:

- Die äußerliche Therapie ist nicht ausreichend wirksam, z.B. bei Autoimmunerkrankungen, schwerer Psoriasis und schweren Infektionen
- Bestimmte Medikamente können ausschließlich systemisch gegeben werden, z.B. bestimmte Antibiotika, das Psoriasismittel Etretinat (Tigason, ☞ 6) und das Aknemittel Isotretinoin (Roacuttan, ☞ 10).

4.2.4 Operative Therapie

Chirurgische Entfernung bei Tumoren der Haut.

Die operative Therapie in der Dermatologie, die sog. *Hautchirurgie*, ist bei der Therapie von bösartigen Tumoren der Haut Mittel der Wahl. Auch einige zunächst gutartige Tumoren, wie aktinische Keratosen (☞ 9.3.2) und atypische Nävi (☞ 9.2.1) werden operativ entfernt, da sich aus diesen bösartige Tumoren entwickeln können. Je nach Art, Lokalisation und Größe der Tumoren werden verschiedene Techniken angewendet:

- **Kürettage:** Der Tumor wird mit einem scharfen Löffel entfernt
- **Hauttransplantation:** Ausgedehntere Gewebedefekte werden mit Haut von anderen Körperstellen gedeckt
- **Exzision:** Der Tumor wird herausgeschnitten
- Lasertherapie.

? Übungsfragen

1. Was ist der besondere Vorteil der Dermatotherapie?
2. Woraus besteht ein Lokaltherapeutikum?
3. Nennen sie unerwünschte Wirkungen der Kortikoidtherapie!
4. Was ist ein Okklusivverband?
5. Was sind die Risiken einer Hyposensibilisierungsbehandlung?
6. Wann wird eine systemische Therapie durchgeführt?

5 Störungen des Immunsystems

- Störungen der Immunregulation → Allergien und Unverträglichkeitsreaktionen
- Störungen der Immuntoleranz → Autoimmunerkrankungen.

Das Immunsystem schützt den Körper vor eindringenden Erregern und Fremdeiweißen. Schon beim Erstkontakt mit Fremdstoffen werden diese durch spezifische und unspezifische Abwehrreaktionen unschädlich gemacht. Danach entsteht je nach Art des Erregers eine Unempfindlichkeit gegen ein abermaliges Eindringen. Die Abwehrreaktionen sind so gezielt, daß der eigene Körper kaum mitgeschädigt wird. Dies wird dadurch erreicht, daß das Immunsystem einerseits Fremdstoffe und körpereigene Strukturen voneinander unterscheidet und letztere nicht angreift: die sog. **Immuntoleranz.** Andererseits wird das Ausmaß seiner Reaktionen über die sog. **Immunregulation** gesteuert. Störungen des Immunsystems treten als folgende Formen auf:

- Allergien und Unverträglichkeitreaktionen als Störungen der Immunregulation
- Autoimmunerkrankungen als Störungen der Immuntoleranz.

5.1 Allergien und Unverträglichkeitsreaktionen

5.1.1 Ursachen und Einteilung

Allergien entstehen durch vorausgegangene Sensibilisierung.

❶ **Allergien** *(Allergien: Allos, gr.: anders, ergos, gr.: Arbeit)*: Beim Erstkontakt mit einem Fremdstoff, dem **Allergen,** entwikkelt sich statt einer Un- eine Überempfindlichkeit, eine sog. *Sensibilisierung.* Während der Erstkontakt noch klinisch stumm verläuft, kommt es bei jedem weiteren Kontakt zu einer überschießenden Reaktion des Immunsystems, der sog. *allergischen Reaktion.*

Unverträglichkeitsreaktionen oder auch Intoleranzreaktionen oder pseudoallergische Reaktionen ähneln in ihrem klinischen Erscheinungsbild den Allergien, lassen sich aber nicht auf eine spezifische Überempfindlichkeit zurückführen.

Hauptschauplatz von Allergien und Unverträglichkeitsreaktionen sind fast immer Haut und Schleimhäute, da sich der Körper hier mit Umwelteinflüssen auseinandersetzt. Sie treten sehr häufig auf; ein Zuwachs ist zu erwarten.

Ursachen

- atopische Veranlagung
- Umweltfaktoren.

❷ **Veranlagung:** Bei 10–20 % der Bevölkerung besteht eine Disposition (vererbte Bereitschaft) des Organismus, Sensibilisierungen gegen Umwelteinflüsse auszubilden: die sog. **Atopie** *(a-topos: griech. = am falschen Ort)*. Bei diesen Menschen treten das atopische Ekzem (☞ 5.1.3), Urtikaria (☞ 5.1.2), Heuschnupfen und Asthma weit häufiger als bei anderen auf.
Umwelteinflüsse: Wachsende Umweltverschmutzung, steigende Medikamenteneinnahme, häufigerer Umgang mit Chemikalien sowie seelische Belastungen (z.B. Streß) werden für den Anstieg der Allergien mitverantwortlich gemacht.

Einteilung der Allergien

Einteilung nach
- 4 verschiedenen Pathomechanismen und Latenzzeit
- klinischem Erscheinungsbild in Exantheme und Ekzeme.

Nach Coombs und Gell werden allergische Reaktionen in vier Haupttypen eingeteilt. Diese unterscheiden sich zum einen im **Mechanismus** der fehlerhaften Immunantwort, zum anderen in der **Zeitspanne** *(Latenzzeit)* zwischen dem Zweitkontakt mit dem Allergen und dem Auftreten der Beschwerden (☞ Tab. 5.1).

Typ I – Soforttyp, Anaphylaxie

Durch übermäßige Bildung von IgE-Antikörpern nach dem Erstkontakt mit dem Allergen kommt es Sekunden bis Minuten nach dem Zweitkontakt zu einer überschießende Entzündungsreaktion, der sog. **anaphylaktischen Reaktion,** z.B. allergische Urtikaria, Quincke-Ödem.

Anaphylaktischer Schock

Der anaphylaktische Schock ist eine überschießende Form des Soforttyps (Typ I) durch **Generalisierung** der allergischen Reaktion. Durch die starke Histaminfreisetzung kommt es zur Weitstellung der Gefäße und damit zum Blutdruckabfall, ggf. zu schwerer Atemnot und gar zum Kreislaufstillstand.

Typ II – Zytotoxischer Typ

IgG- und IgM-Antikörper richten sich gegen Oberflächenstrukturen von Zellen. Innerhalb von Stunden nach dem Allergenkontakt werden diese Zellen zerstört *(zytotoxische Reaktion)*, z.B. bei Blutgruppenunverträglichkeiten oder bei Transplantatabstoßung nach einer Organtransplantation. Typische Hauterkrankungen sind der Pemphigus, bullöses Pemphigoid, Lupus erythematodes (☞ 5.2.).

Typ III – Immunkomplex-Typ

Im Blut zirkulierende Antigen-Antikörperkomplexe lösen innerhalb von Minuten bis Stunden nach dem Allergenkontakt schwere Gefäßentzündungen *(Vaskulitiden)* aus, z.B. allergische Vaskulitis oder Gefäß- und Gewebeschäden beim Lupus erythematodes.

Typ IV – Spättyp

Im Gegensatz zu den drei genannten Allergentypen sind bei der Allergie vom Spättyp T-Lymphozyten Ursache für die Überempfindlichkeitsreaktion. Nach einem Erstkontakt mit dem Allergen oder Fremdzellen sind diese Zellen sensibilisiert und führen bei einem Zweitkontakt nach 12 Stunden bis mehreren Tage zu einer Entzündungsreaktion; z.B. allergische Kontaktekzeme (☞ 5.1.3).

Klinische Einteilung

Bei Unverträglichkeitsreaktionen der Haut laufen meist mehrere dieser Mechanismen gleichzeitig ab. Deshalb werden sie hier nach ihrem klinischen Erscheinungsbild in die Gruppe der **Exantheme** und der **Ekzeme** eingeteilt.

5.1.2 Exantheme

Urtikaria und QUINCKE-Ödem

Urtikaria = Hautausschlag aus Quaddeln
QUINCKE-Ödem = Schwellung der Subkutis.

Ursachen:
- Allergien
- Unverträglichkeiten
- physikalische Einflüsse
- Vererbung (QUINCKE-Ödem).

Bei der Urtikaria *(Nesselsucht, Urtica: lat. = Brennessel)* bilden sich als Hautausschlag Quaddeln, also eine Schwellung der Kutis. Das QUINCKE-Ödem *(Angioödem, angioneurotisches Ödem)* hingegen ist eine anfallsartig auftretende Schwellung der Subkutis. Beide Erkrankungen können gemeinsam auftreten.

❸ Je nach Auslösemechanismus werden unterschieden:
- **allergische Form** als allergische Reaktionen vom Typ I oder III, häufige Allergene: Insektengifte, Nahrungsmittel
- **pharmakologische Form** als sog. *pseudoallergische Reaktion*, häufige Auslöser sind Röntgenkontrastmittel, Plasmaexpander (Dextrane), Aspirin (Acetylsalicylsäure und Zusatzstoffe), Antibiotika, Nahrungsmittelkonservierungs- und Farbstoffe
- **physikalische Form** als Reaktion auf Druck oder Reibung, Kälte, Wärme oder Licht
- **infektallergische Form** bei überschießender Immunreaktion, z.B. Tonsillitis
- **vererbte Form.**

Klinik

- Ausschlag aus Quaddeln
- Unterscheidung von akuten und chronischen Formen
- Gefahr des anaphylaktischen Schockes.

Urtikaria: Innerhalb von Minuten nach dem Kontakt mit dem Fremdstoff oder Reiz entstehen leicht erhabene, meist rötliche Quaddeln von sehr unterschiedlicher Größe, die stark jucken. Je nach Dauer der Hauterscheinungen wird die **akute Urtikaria** (Dauer Stunden bis Tage) von der **chronischen Urtikaria** unterschieden, bei der die Symptome andauern oder häufig wiederkehren. Als lebensbedrohliche Komplikation kann ein anaphylaktischer Schock auftreten.

QUINCKE-Ödem der oberen Luftwege → Erstickungsgefahr!

QUINCKE-Ödem: Bevorzugt schwellen Augenlider und Lippen an. Sind die Schleimhäute der oberen Luftwege betroffen, besteht Erstickungsgefahr. Die Patienten klagen weniger über Juckreiz als über ein schmerzhaftes Spannungsgefühl in den entsprechenden Hautpartien. Die Symptome bilden sich innerhalb von 1–3 Tagen zurück.

Diagnostik

- Anamnese
- Allergietsets
- Expositionstests.

Der Auslöser wird durch Anamnese und Allergietests gesucht, bei Verdacht auf Nahrungsmittelallergien über Suchdiät oder Expositionstest. Oft bleibt der Auslöser jedoch unklar.

Therapie

- Antihistaminika äußerlich oder systemisch
- ggf. Kortikoide
- ggf. Schockbehandlung oder Intubation.

- bekannte Allergene meiden
- bei leichter **Urtikaria** äußerlich kühlende, antihistaminikahaltige Gele (z.B. Systral®)
- bei schweren Formen Antihistaminika intravenös, evtl. auch Kortikoide
- ggf. Intubation bei **Quincke-Ödem**, Reanimation bei **anaphylaktischem Schock.**

Arzneimittelexantheme

Arzneimittelexantheme treten als Reaktion nach Einnahme bestimmter Medikamente auf. Sie sind besonders häufig bei älteren Patienten, die eine Vielzahl von Medikamenten einnehmen. Der Schweregrad der verschiedenen Krankheitsbilder reicht von örtlichen Hauterscheinungen bis hin zu lebensbedrohlichen Allgemeinreaktionen.

Ursachen

- allergische Reaktion auf Medikamente
- toxisch
- pseudoallergisch.

Arzneiexantheme können durch alle vier Typen der Unverträglichkeitsreaktionen sowie als toxische oder pseudoallergische Reaktionen entstehen. Meist löst ein fieberhafter Infekt zusammen mit der Medikamenteneinnahme die Reaktion aus.

Klinik

Multiple Erscheinungsformen

Abhängig vom Erscheinungsbild und dem Auslöser werden folgende Exantheme unterschieden:
Fixes Exanthem: Auslöser sind meist Barbiturate (Schlafmittel). Es treten ein oder zwei einzelne gerötete Herde auf; vorwiegend an den Füßen ist Blasenbildung möglich. Bei wiederholter Einnahme des Medikamentes bildet sich meist an derselben (fixen) Stelle ein geröteter Herd.
Makulopapulöses Exanthem: Einige Tage nach Einnahme von Sulfonamiden, Ampillicin oder Penicillin findet sich an der gesamten Haut des Körpers ein masernähnliches (morbilliformes) Exanthem aus rötlichen Makulae und Papeln.
Urtikarielles Exanthem: Dies entspricht der pharmakologischen Form der Urtikaria.
Purpura SCHÖNLEIN-HENNOCH: Im Anschluß an einen Infekt kommt es zu einer Überempfindlichkeitsreaktion vom Typ III. Auslöser ist ein Medikament oder ein Bakterienbestandteil (häufig von Streptokokken). Die Gefäßwände der Kapillaren werden durchlässig für Erythrozyten und es kommt zu Petechien (Einblutungen in die Haut). Klinisch zeigen sich punktförmige, nicht wegdrückbare Maculae, die ebenso wie ein Hämatom mit der Zeit ihre Farbe ändern, der sog. *Purpura*.
Erythema exsudativum multiforme (EEM): Es bilden sich schubweise typische, scheibenförmige Herde mit bläulicher Mitte und hellrotem Rand, sog. *Kokarden*. In der Mitte der Herde können sich Blasen bilden. Häufig sind nur die Handrücken befallen. Bei schwerem Verlauf können der gesamte Körper und die Schleimhaut betroffen sein. Die Herde bestehen dann zu einem großen Teil aus Blasen; die Patienten haben hohes Fieber und fühlen sich schwer krank.

LYELL-Syndrom = schwerste Erscheinungsform.

❹ **LYELL-Syndrom:** 50 % tödlicher Verlauf, Extremvariante eines EEM oder blasenbildenden Arzneimittelexanthems. Es wird auch *toxische epidermale Nekrolyse* genannt. Es kommt zu großflächigen, blasigen Abhebungen der Oberhaut, die sehr schmerzhaft sind und Verbrühungen gleichen.
Erythema nodosum: Wie beim Erythema exsudativum multiforme handelt es sich um eine Überempfindlichkeitsreaktion auf Medikamente, Infekte (z.B. Tuberkulose) oder chronische Entzündungen (z.B. Sarkoidose oder Morbus CROHN). Dabei finden sich überwiegend an den Streckseiten der Unterschenkel schmerzhafte, gerötete Knoten.

- Anamnese
- Allergietests.

Diagnostik

Eine präzise **Anamnese** ist die wichtigste Voraussetzung, um den Auslöser zu finden. Ggf. werden Expositionstests durchgeführt, nicht jedoch bei Gefahr eines anaphylaktischen Schocks oder beim LYELL-Syndroms. Beim urtikariellen oder fixen Exanthem kommen **Intra- und Epikutantests** zum Einsatz. Bei Penicillinallergie zusätzlich IgE-Antikörperbestimmung.

- Auslöser meiden bzw. absetzen
- Antihistaminika und Kortikoide
- EEM und LYELL-Syndrom: systemisch Kortikoide und Flüssigkeit.

Therapie

Das auslösende Medikament wird abgesetzt und in Zukunft gemieden.

- **fixe, makulopapulöse und urtikarielle Exantheme:** Antihistaminika und Kortikoide, bei schweren Verläufen auch intravenös
- **Erythema exsudativum multiforme:** bei leichten Formen austrocknende und kortikoidhaltigen Externa, bei schweren Formen orale oder intravenösen Kortikoiden, Ausgleich des Flüssigkeitsverlustes und Vorbeugen von Superinfektionen der Hautschädigungen
- **LYELL-Syndrom:** hochdosierte, intravenöse Gabe von Kortikoiden, intensivmedizinische Betreuung, Ausgleich des enormen Flüssigkeitsverlustes und Vorbeugen von Superinfektionen (☞ 7).

5.1.3 Ekzeme

Ekzeme = nicht erregerbedingte Entzündungen der Epidermis mit gleichartigem klinischem Muster.

Ekzeme *(Ekzema, gr.: aufschwellen, aufkochen)* oder auch Dermatitiden *(Dermis, lat.: Haut, -itis, lat. Endsilbe: Entzündung)* sind die häufigsten Hauterkrankungen. Es handelt sich um Entzündungen, die ausschließlich die Epidermis betreffen. Sie sind nicht erregerbedingt und daher nicht ansteckend. Grundsätzlich entsprechen sich Ekzem und Dermatitis. Der Begriff Dermatitis wird jedoch eher für akute, der Begriff Ekzem eher für chronische Krankheitsverläufe benutzt.

Das **klinische Muster** der Ekzemerkrankungen ist prinzipiell gleichartig:

Ekzeme:
- Makeln, Papeln, Bläschen
- Erosionen, Rhagaden, Hyperkeratose
- Juckreiz, Exkoriation
- Lichenifizierung.

Zunächst bilden sich rote Makulae, Papeln und Bläschen, dann folgen Erosionen, Rhagaden sowie Schuppungen und eine Verdickung der Hornschicht *(Hyperkeratose)*. Aufgrund des Juckreizes sind zusätzlich Exkoriationen (Hautabschürfung, die das Korium erreicht) zu beobachten. Bei chronischen Verläufen vergröbert sich die Hautfelderung, sog. Lichenifikation (☞ 2.2). Gewebedefekte und Narben entstehen nicht.

Kontaktekzem

Unterschieden werden das **allergische Kontaktekzem** und das häufigere **toxische Kontaktekzem.** Es gibt jeweils akute und chronische Verlaufsformen.

Ursachen und Enstehung

Toxisches Kontaktekzem durch Toxine und Phototoxine

❺ Irrativ-toxisches Kontaktekzem

Hervorgerufen wird das toxische Kontakekzem durch Irritation bzw. direkt gewebeschädigende Substanzen (Toxine). Bei der **phototoxischen Reaktion** wird eine Substanz erst durch Lichteinwirkung toxisch. Solche Substanzen können z.B. in Gräsern (»Wiesengräserdermatitis«) oder in Kosmetika enthalten sein. Das Ausmaß und der Verlauf der Hautreaktion hängt von der Aggressivität und der Einwirkdauer des Toxins ab: aggressive Lösungsmittel, Laugen und Säuren (☞ 8.2) sowie phototoxische Substanzen lösen schon nach kurzem Kontakt akute Entzündungen aus, während Stoffe von geringer Aggressivität (z.B. Reinigungsmittel) erst nach langer Einwirkung zu **chronischen Ekzemen** führen, z.B. zum *degenerativen Ekzem* (Abnutzungsekzem, Hausfrauenekzem). Durch Einwirkung von Stuhl und Urin auf empfindliche Säuglingshaut sowie eine Superinfektion mit Hefepilzkeimen entsteht die sog. **Windeldermatitis** (☞ 7.3.2).

Allergisches Kontaktekzem durch Typ IV-Reaktion.

Allergisches Kontaktekzem

Zugrunde liegt eine Typ IV-Reaktion Stunden bis einige Tage nach dem Zweitkontakt mit dem Allergen. Häufige Allergene sind Chromate (z.B. in Bausteinen), Nickel, (z.B. Knöpfe, Modeschmuck, Brillen), Duft, Farb- und Konservierungsstoffe (z.B. in dermatologischen Externa oder Kosmetika) sowie äußerliche Antibiotika (v.a. Penicillin). Bei der **photoallergischen Reaktion** wird eine Substanz durch Lichteinwirkung zum Allergen. Ein **chronisches allergisches Kontaktekzem** entsteht, wenn der Kontakt mit dem Allergen über einen längeren Zeitraum besteht.

! Merke

Chronisch-toxische Kontaktekzeme begünstigen durch die Störung der Barrierefunktion der Haut die Enstehung von allergischen Kontaktekzemen.

Klinik

- toxisches Kontaktekzem → scharf begrenzt
- allergisches Kontaktekzem → Streureaktionen

❻ Beim toxischen Kontaktekzem ist die Entzündungsreaktion typischerweise streng auf den Bereich der Einwirkung des Toxins beschränkt. Beim allergischen Kontaktekzem entstehen durch ein Verschleppen des Allergens entlang der Lymphspalten auch Entzündungsherde außerhalb des Kontaktbereichs mit dem Allergen, sog. **Streureaktionen.**

- akute und chronische Verläufe.

Akute Form

- zunächst brennende Rötung, dann Schwellung und Bläschenbildung
- beim allergischen Kontaktekzem zusätzlich starker Juckreiz
- Im weiteren Verlauf platzen die Bläschen und es entstehen nässende Erosionen, welche unter geringer Schuppenbildung abheilen. Erst in diesem Stadium tritt beim toxischen Kontaktekzem der Juckreiz hinzu.

Chronische Form

- Rötung ohne Bläschenbildung und Erosionen, Juckreiz
- festhaftende Schuppung, die Haut trocknet aus und es entstehen Rhagaden
- im weiteren Verlauf Lichenifikationen.

Diagnostik und Therapie

Ziele:
- Identifikation des Auslösers
- Meiden des Toxins oder Allergens
- Dermatotherapie.

❼ Identifikation des Toxins oder Allergens mit Hilfe von Anamnese und Epikutantests.

- Kontakt mit bekannter Substanz meiden, ggf. Schutzkleidung (z.B. Handschuhe) verwenden
- Dermatotherapie
  - **akute Form:** zunächst lokale Kortikoide, ggf. unter Okklusion, dann rückfettende Externa, bei nässenden Hautschädigungen feuchte Umschläge und Schüttelmixturen
  - **chronische Form:** zunächst lokale Kortikoide, danach Teersalben; rückfettende Salben zur Pflege
- **Windeldermatitis:** häufiger Windelwechsel, austrockende Lösungen und schützende Zinkpasten, Antimykotika bei Superinfektion mit Hefepilzen (☞ 7.3.2).

Berufliche Aspekte

Hohes Erkrankungsrisiko bei:
- Atopikern
- Personen in Feuchtberufen.

Zusätzlich zu Menschen mit einer atopischen Veranlagung unterliegen vor allem Personen in sog. **Feuchtberufen** einem hohen Risiko, Kontaktekzeme zu entwickeln. Zu diesen gehören z.B. Maurer, Friseure, Krankenschwestern/-pfleger sowie Laboranten. Durch Berufsstoffe ausgelöste Ekzeme können als **Berufskrankheit** anerkannt werden. Kann bei der Ausübung eines Berufes der Kontakt mit dem Allergen nicht umgangen werden, muß eine Umschulung ins Auge gefaßt werden. Menschen mit einer **atopischen Veranlagung** müssen bei der Berufswahl bedenken, daß für sie in Feuchtberufen eine Sensibilisierung auf Arbeitsstoffe vorprogrammiert ist.

Neurodermitis

Synonyme:
- Neurodermitis
- atopisches Ekzem
- endogenes Ekzem.

Neurodermitis, auch *atopisches* oder *endogenes Ekzem* genannt, ist eine meist im Kleinkindalter beginnende Hauterkrankung mit chronischem Verlauf. Die Erkrankung tritt familiär gehäuft auf und ist sehr verbreitet: 10 % der Kinder und 5 % der Erwachsenen sind betroffen.

Ursachen und Entstehung

- atopische Veranlagung
- Provokationsfaktoren.

❽ Eine **atopische Veranlagung** ist Voraussetzung für die Krankheitsentstehung. Ob das Ekzem leztlich ausbricht, hängt von zusätzlichen **Provokationsfaktoren** wie klimatischen Einflüssen, Infekten und psychischen Belastungen ab. Diese Faktoren können sowohl den ersten Erkrankungsschub als auch nachfolgende Schübe auslösen. Bedingt durch die atopische Veranlagung entwickeln sich häufig Sensibilisierungen gegen Nahrungsmittel. Diese Stoffe lösen dann Ekzemschübe aus. Weiterhin entwickeln sich sehr häufig Sensibilisierungen gegen auf dem Luftweg verbreitete Allergene (Pollen, Hausstaunmilben, Schimmelpilze, Tierepithelien). Diese äußern sich in Heuschnupfen und Asthma.

Klinik

- typisches Befallsmuster
- stark juckende Papeln
- sehr trockene Haut mit Lichenifikationen.

Das klinische Bild ist vielgestaltig. Charakteristisch sind jedoch ein
- symmetrisches Befallsmuster (☞ Abb. 5.1)
- starker Juckreiz und
- sehr trockene Haut.

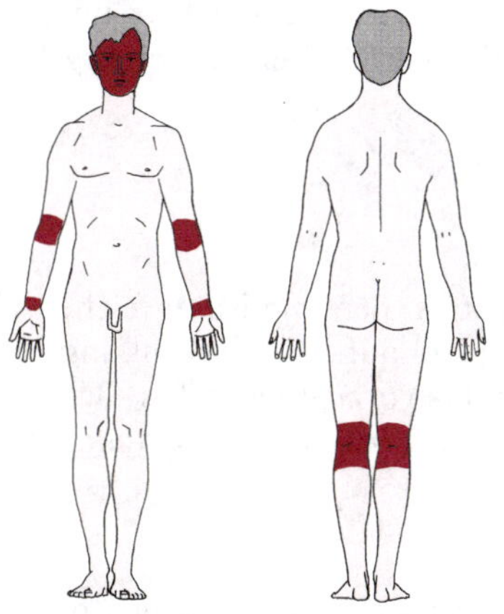

Abb. 5.1 Typisches Befallsmuster beim atopischen Ekzem [M111]

Meist finden sich bereits im **Säuglingsalter** die ersten Hauterscheinungen: Schuppenkrusten auf gerötetem Grund, typischerweise im Gesicht und am behaarten Kopf; wegen der Ähnlichkeit mit über dem Feuer eingetrockneter Milch werden diese Hauterscheinungen als *Milchschorf* bezeichnet.
Im **Kleinkindes- und Kindesalter** entwickeln sich dauerhafte Entzündungsflächen, auf denen Papeln vorherrschen. Die Haut ist sehr trocken und es zeigen sich erste Lichenifikationen. Typischerweise sind die **Beugeseiten der Gelenke** (Ellenbeugen, Kniekehlen) sowie Nacken, Hals und Hände befallen. Häufig sind die Augenbrauen gelichtet und die Unterlidfalte gedoppelt. Die Kinder werden durch Juckreizattacken gequält und kratzen die betroffenen Hautareale auf. In den Wintermonaten verschlechtert sich das Bild, während es sich im Sommer sowie im Gebirge und an der See bessert. Auch Textilien wie Wolle verschlechtern die Situation.

Komplikation: Superinfektionen.

Komplikation: Superinfektion der Hautschädigungen mit Staphylokokken (☞ 7.2) oder Herpes-Viren (☞ 7.1.1).
Prognose: Etwa ein 1/4 der erkrankten Kinder leiden auch noch als Erwachsene unter Ekzemschüben, die allerdings milder verlaufen, z.B. als Handekzem. Bei allen Patienten bleibt lebenslänglich eine Überempfindlichkeit der Haut bestehen.

Diagnostik

- Familienanamnese
- klinisches Bild.

- Familienanamese mit einer Häufung von atopischen Erkrankungen
- klinisches Bild mit Dermographismus (☞ 3.2.2)
- Bei einem Großteil der Patienten findet sich eine Erhöhung von Antikörpern im Blut. Intrakutane Allergietests sind häufig positiv. Bei Nahrungsmittelunverträglichkeit ist wie bei der Urtikaria (☞ 5.1.2) vorzugehen.

Therapie

- Schüben vorbeugen
  - tägliche Hautpflege mit wirkstofflosen Cremes und Salben sowie rückfettenden Ölbäder auch zwischen den Schüben
  - zur Körper- und Händereinigung statt Seifen Syndets (Seifenersatzstoffe) verwenden
- **im akuten Schub:** Kortikoide; für die Dauerbehandlung Teerpräparate
- **physikalische Therapie:** sowohl bei Schüben als auch dazwischen Bestrahlung mit UV-A, Klimakuren an der See oder in den Bergen
- **Lebensführung:** Kleidung und Wäsche aus leichter, weicher Baumwolle, Diäten nur im Falle nachgewiesener Nahrungsmittelunverträglichkeiten, psychologische Betreuung, keine Berufe mit häufigem Waschen und gesteigertem Allergenkontakt.

Seborrhoisches Ekzem

Erkrankung talgdrüsenreicher Hautbezirke.

Das seborrhoische Ekzem tritt in den talgdrüsenreichen Hautarealen (Mittellinie des Körpers) auf. Die Erkrankung ist weit verbreitet, junge Männer sind bevorzugt betroffen. Bei Säuglingen auftretende Form ist die sog. *seborrhoische Säuglingsdermatitis.*

Ursachen und Entstehung

- Lücken im Säureschutzmantel
- Pityrosporum ovale
- klimatische und psychische Faktoren.

Lücken im Säureschutzmantel der Haut und der Pilz *Pityrosporum ovale* spielen eine wesentliche Rolle. Weiterhin haben klimatische und psychische Faktoren Einfluß auf die Erkrankung: Besserung im Sommer, in den Bergen und am Meer, Veschlechterung bei Streß.

Bräunliche Schuppungen auf gerötetem Grund.

Klinik

Erwachsenenform: Am behaarten Kopf, zwischen den Augenbrauen, neben den Nasenflügeln und/oder in der vorderen Schweißrinne finden sich leichte, bräunliche Schuppungen auf gerötetem Grund. Juckreiz ist meist gering ausgeprägt.
Seborrhoische Säuglingsdermatitis: Gerötete und schuppende Hauterscheinungen außer in der Mittellinie des Körpers auch in den Leisten und Achseln. Wie bei der Windeldermatitis (☞ 5.1.2) und der Intertrigo kann es einer Superinfektion mit Hefepilzen kommen (☞ 7.3.2).

- kurzfristig Antimykotika und Kortikoide
- langfristig schwefelhaltige Externa.

Therapie

Oft spricht die Erkrankung auf gegen Pityrosporum wirksame **Antimykotika** an. Kortikoidhaltige Lokaltherapeutika werden nur kurzfristig eingesetzt. Die Langzeitbehandlung erfolgt mit **schwefelhaltigen Substanzen.** An den Einfluß von psychischen und klimatischen Bedingungen muß gedacht werden.

Intertrigo

- Ekzem in Körperfalten
- verursacht durch Reibung und Feuchtigkeit.

➒ Bei der Intertrigo *(lat. = Wundreiben)* handelt es sich um eine in den Körperfalten (z.B. unter den Brüsten oder in der Analfalte) auftretendes Ekzem. Betroffen sind häufig Säuglinge und adipöse Menschen. **Ursachen** sind Reibung und ein Aufweichen der Haut durch Feuchtigkeit. Das **klinische Bild** und die **Therapie** entspricht einem akuten toxischen Kontaktekzem, das mit Bakterien oder Hefepilzen superinfiziert ist (☞ 5.1.2).

5.2 Bindegewebserkrankungen

Bei den Bindegewebserkrankungen, den **Kollagenosen,** greifen Autoantikörper und Immunzellen die kollagenen Bindegewebsfasern der Blutgefäße an. Dies führt meist zu Schädigungen sämtlicher Organe. Bei der diskoiden Form des Lupus erythematodes ist jedoch nur die Haut betroffen (☞ Innere Medizin, Kapitel 10.3).

Lupus erythematodes

Namensgebend für den Lupus erythematodes ist das Auftreten von geröteten *(erythematösen)* sowie teilweise vernarbenden und entstellenden Hautschädigungen (*Lupus, lat.: Wolf, fressende Flechte*).

2 Manifestationsformen:
- diskoider LE
- systemischer LE.

Es werden zwei Hauptformen der Erkrankung unterschieden:
- diskoider Lupus erythemathodes (DLE)
- systemischer Lupus erythemathodes (SLE).

Der häufigere DLE befällt nur die Haut und ist vergleichsweise harmlos. Der SLE betrifft hingegen den ganzen Körper stellt durch die Schädigung innerer Organe eine bedrohliche Erkrankung dar. Beide Formen treten am häufigsten bei Frauen zwischen dem 20. und 40. Lebensjahr auf.

Ursachen und Entstehung

- Autoantikörper
- Störungen der zellulären Immunität
- Vererbung
- Einfluß äußerer Faktoren möglich.

⑩ Es finden sich sowohl Autoantikörper als auch Störungen der zellulären Immunität (T-Lymphozyten). Außerdem beeinflussen Vererbung und äußere Faktoren, wie UV-Licht, Hormone oder Medikamente, die Entstehung und den Ausbruch der Gewebeschädigungen.

Klinik

Diskoider Lupus erythemathodes

DLE: scheibenförmige, schmerzhafte, gerötete, schuppende Plaques

An dem Sonnenlicht ausgesetzen Hautarealen (Kopf, Hals, Oberkörper) zeigen sich scheibenförmige (*Diskus, lat.: Scheibe*), gerötete und schuppende Plaques, die von ihrer Mitte weggerichtet (zentrifugal) wachsen. Dort bleiben dann Hautatrophien zurück (zentrale Atrophien). Häufig sind diese Hauterscheinungen sehr schmerzempfindlich. Die diskoide kann in die systemische Form übergehen.

Systemischer Lupus erythemathodes

SLE: Schmetterlingserythem, Allgemeinbeschwerden, Perikarditis, Glomerulonephritis u.a.

Hauterscheinungen in Form eines **Schmetterlingserythem** im Gesicht kommen bei ungefähr 3/4 der Patienten vor. Als Symptome der systemischen Erkrankung zeigen sich zusätzlich Müdigkeit und Gewichtsverlust, Gelenk- und Muskelschmerzen, sowie u.a. Entzündungen des Herzbeutels (Perikarditis), des Rippenfells (Pleuritis) und der Nierenglomerula (Glomerulonephritis).

Diagnostik und Therapie

- DLE: Hautbiopsie, äußerlich Kortikoide, ggf. systemisch Choroquin
- SLE: Nachweis der Autoantikörper, systemisch Chloroquin, Kortikoide oder Immunsuppressiva.

DLE: Diagnose durch klinisches Bild und Hautbiopsie, Blutuntersuchungen sind unauffällig. Therapie mit lokalen Kortikoiden, ggf. unter Okklusion oder durch intrakutane Injektion, bei ausgedehntem Befall niedrigdosierte, systemische Gabe von Chloroquin.
SLE: Diagnose v.a. durch den Nachweis zahlreicher Autoantikörper im Blut. Therapie bei milden Verläufen ist die systemische Gabe von Acetylsalicylsäure (Aspirin®) oder Cloroquin (Resochin®), bei schwerem Verlauf systemische Kortikoide und Immunsuppressiva.

? Übungsfragen

❶	Was ist eine Allergie?
❷	Was ist eine Atopie?
❸	Welche Formen der Urtikaria gibt es?
❹	Wie läßt sich ein LYELL-Syndrom erkennen?
❺	Was sind die Ursachen eines Kontaktekzems?
❻	Wodurch unterscheiden sich die verschiedenen Formen des Kontaktekzems klinisch?
❼	Was ist das wichtigste Ziel bei der Therapie des Kontaktekzems?
❽	Was ist die Ursache des atopischen Ekzems?
❾	Nennen Sie Ursachen der Intertrigo!
❿	Welches ist die Ursache des Lupus erythematodes?

6 Psoriasis

- chronisch-rezidivierender Verlauf
- 2–5 % aller Europäer.

Die Psoriasis, die *Schuppenflechte (Psora, gr.: Krätze, Räude)*, ist eine erbliche, entzündliche Verhornungsstörung der Haut. Die Erkrankung verläuft in häufig wiederkehrenden Schüben und ist sehr häufig: 2–5 % der Europäer sind betroffen.

6.1 Ursachen der Psoriasis

- Verhornungsstörung
- Hautentzündung
- erbliche Veranlagung.

Verhornungsstörung

❶ Die Bildung von Keratinozyten in der Basalschicht der Epidermis ist stark erhöht, und die folgenden Schichten werden in einer stark verkürzten Zeit durchlaufen. Die Folge ist eine übermäßige Abschilferung von unreifen Hornlamellen, sog. *parakeratotische Schuppung*.

Entzündung

Sowohl in den Papillen der Lederhaut als auch in der Oberhaut sammeln sich Leukozyten (z.B. neutrophile Granulozyten) und es bilden sich sterile Pusteln.

Die **Ursache** für diese Vorgänge ist letztlich unklar. Eine *erbliche Veranlagung* konnte in vielen Fällen nachgewiesen werden. Ähnlich wie bei der Neurodermitis sind allerdings *auslösende Faktoren* für den Ausbruch der Krankheit Voraussetzung, z.B. Infekte, Verletzungen, psychische Belastungen oder Infektionen. Jahreszeitliche (Sommer) und klimatische (Sonne, Meer) Faktoren können die Psoriasschübe hemmen.

6.2 Klinik und Diagnostik der Psoriasis

6.2.1 Formen der Psoriasis

- Psoriasis vulgaris: erythemato-squamöse Plaques mit typischem Verteilungsmuster
- Psoriasis pustulosa.

❷ **Psoriasis vulgaris** als häufigste Form der Psoriasis. Dabei finden sich typischerweise an den Streckseiten beider Ellenbogen- und Kniegelenke, am Kreuzbein und am behaarten Kopf im akuten Schub erythematöse, scharf begrenzte Papeln und Plaques (☞ Abb. 6.1). Im weiteren Verlauf entstehen auf diesen Knötchen oder Plaques charakteristische, silbrig glänzende Schuppungen. Es kann zu Juckreiz kommen. Bei Befall von Finger- und Fußnägel werden punktförmige Einziehungen der Nagelplatte *(Tüpfelnägel)* und fleckige, rot-braune Verfärbungen des Nagelbettes *(psoriatischer Ölfleck)* beobachtet. Wird die Nagelplatte vollständig zerstört, finden sich die sog. Krümelnägel.

Psoriasis pustulosa: Durch die Ansammlung von Leukozyten bilden sich hauptsächlich an Händen und Füßen Pusteln.d Füßen Pusteln.

6.2.2 Diagnostik der Psoriasis

- Familienanamnese
- Klinik
- Psoriasisphänomene.

Familienanamnese und **klinisches Bild** mit charakterischer Verteilung der Herde.

❸ Nachweis der sog. »Psoriasisphänomene«:

- **Kerzenwachsphänomen:** durch vorsichtiges Kratzen an der Oberfläche eines Herdes bilden sich silbrige Schüppchen, die abgeschabtem Kerzenwachs ähneln
- **Phänomen des letzten Häutchens:** Werden diese Schüppchen durch weiteres Kratzen entfernt, kommt darunter ein glänzendes Häutchen (Basalmembran) zum Vorschein
- **Phänomen des blutigen Taus** *(AUSPITZ-Phänomen)*: Wird auch dieses Häutchen abgekratzt, entstehen punktförmige Blutungen
- **Isomorpher Reizeffekt** *(KÖBNER-Phänomen):* Reizen eines äußerlich gesunden Hautareals (z.B. durch Kratzen) führt zu Psoriasis-Effloreszenzen.

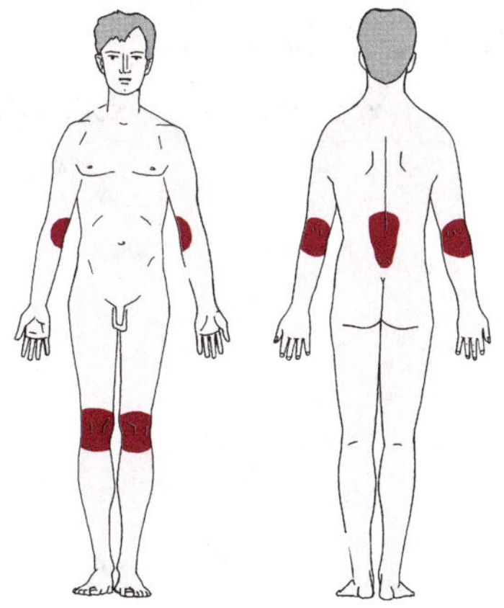

Abb. 6.1 Typisches Befallsmuster bei der Psoriasis [A400–215]

6.2.3 Therapie der Psoriasis

- erst Keratolytika, dann spezifische Lokaltherapie
- ggf. Retinoide oder Immunsuppressiva systemisch
- Hautpflege, Klimatherapie.

❹Lokale Therapie

- Zunächst Schuppenauflagerungen mit Hilfe von Keratolytika entfernen. Danach **spezifische Lokaltherapie** mit Cignolin- und teerhaltigen Salben, Kortikoide nur im akuten Schub. Zusätzlich Photochemotherapie (☞ 4.2.1)
- **Pflege** mit Ölbädern auch zwischen den Schüben
- **Klimabehandlung** mit Sonnenbädern, v.a. am Meer oder im Gebirge.

Komplikationen

Die Hauterscheinungen können den gesamten Körper befallen (psoriatische Erythrodermie). Handelt es sich dabei um Pusteln, kann diese Komplikation lebensbedrohlich sein. In manchen Fällen kommt es zu einem Übergriff des entzündlichen Geschehen auf die Gelenke *(Psoriasis arthropathica)* mit starken Schmerzen und Zerstörung und Verformung des Gelenks. Erhebliche Einschränkungen der Beweglichkeit sind die Folge.

Systemische Behandlung

Bei psoriatischer Erythrodermie sowie Psoriasis pustulosa und arthropathica Gabe von Retinoiden (z.B. Tigason), Zytostatika (z.B. Methotrexat) oder Immunsuppressiva (z.B. Cyclosporin).

? Übungsfragen

❶ Wie entsteht die Psoriasis?

❷ Welche klinischen Erscheinungsformen der Psoriasis werden unterschieden?

❸ Beschreiben Sie die »Psoriasis-Phänomene«!

❹ Welches sind die therapeutischen Prinzipien bei der Psoriasis?

7 Erregerbedingte Erkrankungen

Erreger von Hauterkrankungen:
- Viren
- Bakterien
- Pilze
- Parasiten.

Unterscheidung in obligat und fakultativ pathogene Keime.

Erregerbedingte Erkrankungen, verursacht durch Viren, Bakterien, Pilze oder Parasiten, gehören zu den häufigsten Hauterkrankungen. Dabei sind nur aggressive Erreger in der Lage, bei intakter Barrierefunktion der Haut, Krankheiten zu verursachen. Sie werden als **obligat pathogene Keime** bezeichnet. Andere Erreger führen nur bei gestörter Schutzfunktion der Haut zu Erkrankungen, z.B. bei Hautverletzungen oder gestörter Immunabwehr sowie bei Veränderungen der natürlichen Hautflora. Diese Erreger werden als **fakultativ pathogen** bezeichnet. Die durch sie verursachten Erkrankungen werden *opportunistische Infektionen* genannt.

7.1 Viruserkrankungen

Die in der Dermatologie klinisch bedeutenden Viren (kleinste Infektionserreger) gehören zu den Herpes-, humanen Papilloma- und Pockenviren. Das Masern- und das Rötelnvirus führen fast nur im Kindesalter zu Erkrankungen und werden an dieser Stelle nicht besprochen (☞ Innere Medizin, Kapitel 11.2).

7.1.1 Erkrankungen durch Herpesviren

Zu den bedeutenden Herpesviren, die Hauterkrankungen auslösen, gehören Herpes-simplex-Viren und Herpes-Zoster-Viren.

Herpes-simplex-Viren

Herpes-simplex Typ 1 und 2.

Herpes-simplex-Viren (HSV) **vom Typ 1** verursachen Infektionen an der Haut und Schleimhaut, **HSV Typ 2** lösen Erkrankungen im Genitalbereich aus.

Formen und Übertragung

Erstinfektionen:
- Typ 1 → Gingivostomatitis
- Typ 2 → Vulvovaginitis oder Balanitis.

Wiederkehrende Infektionen
- Typ 1 → Herpes labialis
- Typ 2 → Herpes genitalis.

❶ Nahezu jeder Mensch durchläuft bereits im Kindesalter eine **Erstinfektion** mit dem Herpes-simplex-Virus, die meist unbemerkt verläuft. Übertragen wird das Virus durch den Direktkontakt der Schleimhäute. Im Mundbereich kann sich in schweren Fällen eine **Gingivostomatitis herpetica** (Herpetische Mundfäule) entwickeln. Im Genitalbereich ruft das Virus als genitale Erstinfektion eine **Vulvovaginitis** (Scheidenentzündung) bzw. **Balanitis** (Penisentzündung) aus. Die Übertragung erfolgt durch Geschlechtsverkehr.

Das Virus ruht nach der Erstinfektion in Spinalganglien und wird durch bestimmte Einflüsse (z.B. bei Sonnenbestrahlung, Fieber, psychischer Belastung) aktiviert: **Rezidiverkrankung** — je nach befallener Körperstelle als **Herpes labialis** (Lippenherpes) oder **Herpes genitalis** (Genitalherpes).

Klinik

- gruppiert stehende Bläschen auf gerötetem Grund
- Allgemeinbeschwerden
- Schmerzen bei Herpes genitalis.

❷ **Erstinfektion:** Oft bleiben Hauterscheinungen aus. Ansonsten finden sich gruppiert stehende Bläschen auf gerötetem Grund. Im weiteren Verlauf trocknen die Bläschen ein und bilden Krusten. Narben entstehen nicht. Genitale Infektionen gehen zusätzlich mit Allgemeinsymptomen wie Fieber einher.
Rezidiverkrankung: Kündigt sich an durch Jucken oder Brennen. Danach entstehen die typischen Bläschen, die sich nach einigen Tagen mit Eiter füllen. Entleeren sich die Bläschen, erscheinen sie eingedellt. Vor allem der genitale Herpes ist sehr schmerzhaft. Es entstehen keine Narben.

Therapie

- bei leichtem Verlauf antiseptische und austrocknende Lokaltherapie
- bei schwereren Verläufen orale oder intravenöse Gabe von Azyclovir (Zovirax®).

Herpes-zoster-Virus

Varizella-zoster-Virus:
- Kinder → Windpocken
- Reaktivierung → Herpes Zoster.

❸ Das **Varizella-Zoster-Virus** ruft im Kindesalter die **Windpocken** *(Varizellen)* hervor, gegen das nach Abklingen der Windpocken eine lebenslange Immunität bleibt. Der Erreger kann aber wie das Herpes simplex-Virus in Spinalganglien überdauern. Im höheren Lebensalter bei Immunschwäche (z.B. bei Tumorleiden) kann es reaktiviert werden und zum Krankheitsbild des **Herpes zoster** (Zoster, Gürtelrose) führen.

- Vorstadium mit Allgemeinbeschwerden
- typische Herpes-Bläschen in gürtelförmiger Anordnung
- stärkste, brennende Schmerzen
- postzosterische Neuralgie.

Klinik und Therapie

❹ Kurzes Vorstadium mit allgemeinem Krankheitsgefühl und evtl. Fieber. Danach entwickeln sich die gleichen Bläschen wie beim Herpes simplex. Charakteristisch sind die **gürtelförmige Anordnung** *(Zoster, gr.: Gürtel)* der Bläschengruppen im Versorgungsgebiet des befallenen Nerven und stärkste, brennende, wochenlang anhaltende Schmerzen. Besonders bei älteren Menschen können die Schmerzen noch sehr lange über das Abklingen der Hauterscheinungen hinaus anhalten: sog. *postzosterische Neuralgie.*

Therapie

- Pinselungen mit austrocknenden und desinfiziererndden Farbstofflösungen
- bei schwerem Verlauf Azyclovir oral oder intravenös
- bei postzosterischer Neuralgie Analgetika und Carbamazepin.

7.1.2 Viruswarzen

Warzen sind gutartige Gewebsneubildungen der Oberhaut ausgelöst durch Infektionen mit dem humanen Papillomavirus (HPV).

- HPV
- Immunschwäche
- Hautverletzungen.

Übertragung

❺ Voraussetzungen dafür sind eine verminderte Immunabwehr und Verletzungen der Haut. Da die Immunabwehr der Haut u.a. durch eine geringe Körpertemperatur herabgesetzt wird, treten Warzen sehr häufig an Händen und Füßen auf. Einige HPV-Untertypen werden duch Geschlechtsverkehr übertragen. Sie verursachen sog. **spitze Kondylome** *(Condylomata accuminata, Feigwarzen).*

- gewöhnliche Warzen
- Plantarwarzen
- spitze Kondylome.

Klinik

❻ **Gewöhnliche Warzen,** *Verrucae vulgares:* Es handelt sich um Papeln mit hyperkeratotischer, höckriger Oberfläche.

Plantarwarzen, *Verrucae plantares, Dornwarzen:* Bedingt durch ihren Sitz an den Druckstellen des Fußes sind diese Warzen entweder sehr flach oder wachsen nach innen. Von der eigentlichen Warze ist dann nur ein bräunlicher Punkt sichtbar. Durch den Druck auf die tief in das Gewebe reichenden Hornmassen sind Dornwarzen äußerst schmerzhaft.

Spitze Kondylome: Meist in der Genital- und Analregion wachsen blumenkohlartige Gebilde heran, die sehr groß werden können.

- häufig Spontanheilung
- Warzenentfernung: Keratolytika und Hornhauthobel oder Kürettage
- Suggestivbehandlung
- spitze Kondylome: Podophyllin-Lsg., ggf. operative Entfernung.

Therapie

❼ **Viruswarzen** heilen nach einigen Monaten bis Jahren auch ohne Therapie ab (Spontanheilung). Um der Ausbreitung vorzubeugen, sollten einzelne Warzen entfernt werden: Salicylsäurehaltige Lösungen weichen die Warze auf, die dann mit einem Hornhauthobel oder einer Kürettage abgetragen wird. Im Sinne eines zurückhaltenden Vorgehens v.a. bei Kindern *Suggestivbehandlung* (Warzenbesprechen), um die Spontanheilung abzuwarten.

Spitze Kondylome werden mit Podophyllin-Lösung betupft, ggf. operativ entfernt mittels Laser, danach histologisch untersucht.

? Übungsfragen

❶ Zu welchen Erkrankungen führt das Herpes-simplex-Virus?

❷ Wie äußern sich Herpes-simplex-Infektionen klinisch?

❸ Mit welchem Erreger einer Kinderkrankheit ist das Herpes-Zoster-Virus identisch und wie wird es reaktiviert?

❹ Wodurch ist der Herpes Zoster klinisch gekennzeichnet?

❺ Welche Faktoren führen zur HPV-Warzenentstehung?

❻ Welche Warzenformen gibt es?

❼ Nennen sie mögliche Therapieformen für HPV-Warzen!

7.2 Bakterielle Erkrankungen

Pyodermien = Infektionen mit Eitererregern

❶ Die häufigsten bakteriellen Hauterkrankungen sind Infektionen mit den Eitererregern *Streptokokken und Staphylokokken*, die sog. **Pyodermien** *(Pyos, gr.: Eiter)*. Diese verursachen die Impetigo contagiosa, Follikulitis-Erkrankungen, Erysipel und Phlegmone.

7.2.1 Follikulitis-Erkrankungen

Follikulitis = Haarwurzelentzündung durch Staphylokokken, v.a. bei Immunschwäche und Diabetes.

❷ Es handelt sich um Entzündungen der Haarfollikel mit unterschiedlicher Tiefenausdehnung: Follikultitis, Furunkel, Karbunkel. Erreger sind überwiegend **Staphylokokken;** Immungeschwächte und Patienten mit Diabetes mellitus erkranken häufiger.

- Pustel
- Abszeßbildung mit Furunkel und Karbunkel
- Gefahr der Hirnvenenthrombose.

Klinik

❸ Im betroffenen Follikel entsteht eine Pustel. Typische Stellen sind die Bartgegend, Oberschenkel und Gesäß. Durch Bildung eines Abszeßes (abgekapselter Entzündungsherd) aus benachbarten Follikelentzündungen kann ein **Furunkel** entstehen. Dann zeigt sich ein schmerzhafter, geröteter Knoten (☞ Abb. 7.1). Ein ausgedehnter Furunkel mit schmerzhafter, eitriger Gewebeeinschmelzung wird **Karbunkel** genannt.

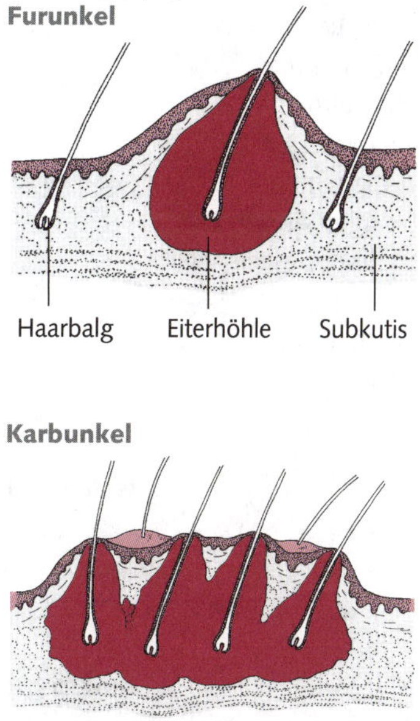

Abb. 7.1 Furunkel-Schema [A400–190]

- Pusteleröffnung
- Antibiotika
- Abszeßspaltung.

Therapie

- bei oberflächlichen Herden Pustel eröffnen und Antibiotika auftragen
- bei tiefem Befall Abszeß eröffnen und systemische Antibiotikagabe (v.a. im Gesichtsbereich).

Komplikationen

Bei Furunkeln an der Oberlippe oder darüber besteht die Gefahr der Keimverschleppung in die Venen des Gehirns mit der Folge einer lebensgefährlichen Hirnvenenthrombose. Deshalb sollte an diesen nicht unnötig »herumgedrückt« werden.

7.2.2 Erysipel

Streptokokkeninfektion durch Hautdefekte, Ausbreitung über Lymphspalten.

❹ Das Erysipel ist eine Entzündung der Kutis mit flächenhafter Ausdehnung, welches in der Regel durch **Streptokokken** hervorgerufen wird. Diese gelangen meist über kleine Hautdefekte, z.B. Rhagaden zwischen den Zehen (z.B. bei Fußpilz ☞ 7.3.1), in die Lymphspalten der Haut, an denen entlang sie sich flächenhaft ausbreiten.

Klinik

- plötzlicher Beginn mit Fieber und Schüttelfrost
- scharfrandiges Erythem mit streifigen Ausläufern
- Entzündungszeichen.

Sehr plötzlicher Beginn 1–3 Tage nach Infektion mit Fieber, Schüttelfrost und schwerem Krankheitsgefühl. Das betroffene Hautareal zeigt ein flächenhaftes, leuchtendes Erythem mit typischen, streifigen Ausläufern. Die Rötung ist gut abgrenzbar. Das Gewebe ist geschwollen und druckschmerzhaft. Die regionalen Lymphknoten sind vergrößert.

Therapie

Antibiotika systemisch.

- lokal: feuchte, antiseptische Umschläge, Bettruhe
- systemische Gabe von Antibiotika
- Beseitigung der Eintrittspforte.

Komplikation

Bei Befall des Gesichts Gefahr der Hirnvenenthrombose (☞ Furunkel).

7.2.3 Phlegmone

- nicht follikelgebundener Abszeß durch Staphylokokken
- bläuliches, sehr schmerzhaftes Erythem
- chirurgische Spaltung.

❺ Ein meist durch **Staphylokokken** verursachter, nicht an Haarfollikel gebundener Abszeß in den tiefen Hautschichten, der sich entlang der Sehnen und Faszien ausbreitet. Ebenso wie beim Erysipel entsteht ein Erythem und der betroffene Hautbezirk schwillt an. Das Erythem ist aber hier eher bläulich statt flammend rot und die Schwellung ist teigig und sehr viel schmerzhafter als beim Erysipel. Vergrößerungen von Lymphknoten bleiben bei der Phlegmone häufig aus. Eine Phlegmone muß unbedingt **chirurgisch gespalten** werden.

Übungsfragen

❶	Was sind Pyodermien?
❷	Was sind Follikulitis-Erkrankungen und wie entstehen sie?
❸	Nennen sie klinische Erscheinungsbilder von Follikulitis-Erkrankungen!
❹	Wie kommt es zum Erysipel und wie äußert es sich klinisch?
❺	Was ist eine Phlegmone?

7.3 Pilzerkrankungen

Pilzerkrankungen *(Mykosen)* sind die häufigsten erregerbedingten Hauterkrankungen.

Einteilung

DHS
- Dermatophyten
- Hefen
- Schimmelpilze.

Die menschenpathogenen Pilzarten werden in das sog. »**D-H-S-System**« eingeteilt:
- Dermatophyten (Fadenpilze)
- Hefen (Sproßpilze)
- Schimmelpilze.

Schimmelpilze führen meist zum Befall innerer Organe und werden daher hier nicht gesondert besprochen.

7.3.1 Erkrankungen durch Dermatophyten

Tinea corporis

Erreger und Übertragung

Häufig Übertragung durch Haustiere.

Verschiedene **Dermatophyten-Arten** wie Trichophyton-, Epidermophyton- und Mikrosporum-Arten, die häufig von Haustieren auf den Menschen übertragen werden, rufen an Kopfhaut oder Körperstamm Erscheinungen hervor.

Klinik

- oberflächliche Form → kreisförmiger Herd aus schuppenden Papeln
- tiefe Form → Knoten und Pusteln, follikelgebunden.

❶ Unterschieden werden eine oberflächliche und eine tiefe Form, denen der **quälende Juckreiz** gemeinsam ist.
Oberflächliche Form: Gerötete, schuppende Papeln bilden einen kreisförmigen, scharf begrenzten Herd. Die Papeln treten unter Betonung des Herdrandes auf und wachsen vom Zentrum des Kreises weggerichtet weiter. Diese Form kann am gesamten Körper vorkommen.
Tiefe Form: Mehrere Knoten, die tief im Haarkanal und Haarschaft angesiedelt sind, und unter Pustelnbildung miteinander verschmelzen, v.a. im Bartbereich und am Kinderkopf kann sich aus der oberflächlichen Form entwickeln.

Therapie

- Antimykotika, ggf. Kortikoide
- evtl. Pusteln eröffnen
- bei Superinfektion Antibiotika.

Oberflächliche Form: Bäder mit Kaliumpermanganat-Lösung, Pinselungen mit Lotio alba aquosa, Einreibung mit Antimykotika-Lösungen, z.B. Tolnaftal. Bei großflächigem Befall systemische Antimykotika wie Griseofulvin oder Itrakonazol und evtl. Glukokortikoide.
Tiefe Form: Befallene Haare kurzschneiden oder entfernen, Pusteln chirurgisch eröffnen und entleeren, lokale Antimykotika. Ggf. systemisch Griseofulvin, bei bakterieller Superinfektion zusätzlich Antibiotika.

! Merke

Befallene Haustiere müssen in tierärztliche Behandlung gegeben werden.

Tinea pedis

Erreger und Übertragung

Übertragung in feucht-warmem Milieu.

Verschiedene Dermatophytenarten, die feucht-warme Umgebungen bevorzugen, sind Erreger des Fußpilzes, **Tinea pedis.** Die Übertragung erfolgt v.a. in Schwimmbädern und öffentlichen Duschen.

Klinik

- Rötung und Juckreiz in den Zehenzwischenräumen
- Auweichung der Hornhaut
- Schuppen, Bläschen
- schmerzhafte Rhagaden.

❷ Die Symptome beginnen meist in den Zehenzwischenräumen mit Rötung und starkem Juckreiz. Im weiteren Verlauf verdickt sich die Hornhaut und quillt auf – bedingt durch die feuchte Umgebung. Dadurch erscheint sie weißlich und teigig. Weiterhin entstehen Schuppen und Bläschen. Wenn sich die aufgequollene Hornhaut auflöst oder die Bläschen platzen, entstehen schmerzende Rhagaden.

Therapie

Wie bei Tinea corporis. Zusätzlich werden Leinenläppchen in den Zwischenzehenräumen plaziert, um zu vermeiden, daß die erkrankten Hautstellen gegeneinander reiben. Auskochbare Baumwollstrümpfe tragen und täglich wechseln.

❷ Prophylaxe

- öffentliche sanitäre Anlagen regelmäßig desinfizieren
- Verarbeitung von porösen Materialien, wie z.B. Holzrosten, vermeiden.

Nagelmykosen

Erreger und Übertragung

Voraussetzung: Störung des Nagelwachstums.

Voraussetzung einer Nagelmykose *(Onychomykose)* ist die Störung des Nagelwachstums, z.B. durch einengendes Schuhwerk und eine Mangelernährung des Nagels bei Durchblutungsstörungen. Besiedeln nun Pilze wie Epidermophyten oder Sproß- und Schimmelpilze den Bereich, kommt es zur Nagelmykose.

Klinik

- Verformung, Verdickung und Auflockerung des Nagels

Die Nägel sind verformt und verdickt. In der Nagelplatte bildet sich ein weißliches Netz, sie erscheint trübe und lockert auf. Darunter lagern sich bröckelige Nagelreste ab.

- Entfernung oder Auflösung des Nagels
- lokale Antimykotika.

Therapie

Da Antimykotika nicht tief genug in den Nagel eindringen, wird zuerst die erkrankte Nagelplatte entfernt. Danach werden Antimykotika auf den nachwachsenden Nagel aufgetragen. Alternativ dazu zuerst nagelauflösende Salben auftragen, dann lokale Antimykotika.

7.3.2 Erkrankungen durch Hefen

Kandidose

Erreger und Übertragung

Candida albicans:
- Schleimhäute
- feuchtwarmes Milieu
- begünstigende Faktoren.

❸ Die Kandidose, der sog. **Soor,** tritt bevorzugt an Schleimhäuten und Körperstellen auf, die ein feuchtwarmes Milieu aufweisen. Erreger ist meist **Candida albicans**, der auf der Haut und Schleimhaut vieler gesunder Menschen anzutreffen ist. Voraussetzung für die krankhafte Besiedelung ist meist eine Immunschwäche des Patienten, z.B. durch Tumoren, AIDS oder Tuberkulose oder eine Behandlung mit Kortikosteroiden oder Zytostatika sowie Veränderungen des Säureschutzmantels durch bestimmte Stoffwechselerkrankungen, z.B. Diabetes mellitus. Ebenso stört eine längerdauernde Antibiotikatherapie die natürliche Hautflora und verändert so das Gleichgewicht zwischen Bakterien und Pilzen zugunsten der Pilze.

Klinik

- weißliche abstreifbare Schleimhautbeläge
- juckende scharfbegrenzte, flächige Rötung in den Körperfalten
- Satellitenherde.

- An der **Schleimhaut** zeigen sich weißliche, abstreifbare Beläge. Werden diese entfernt, bleibt eine zu Blutungen neigende Schleimhautwunde zurück
- In den **Körperfalten** (z.B. in den Finger- und Zehenzwischenräumen oder unter den Brüsten) zeigt sich eine scharf begrenzte, flächige Rötung. Im Zentrum dieses Herdes löst sich die Hornschicht ab, während zum Rand hin Schuppen vorherrschen
- In der näheren Umgebung bilden sich **Satellitenherde** *(Tochterherde)*, die klein und rundlich erscheinen. Die Patienten klagen über starken Juckreiz.

Therapie

- Therapie der Grunderkrankung
- Antimykotika.

- An erster Stelle steht die Behandlung der Grunderkrankung
- nässende Hautareale z.B. mit Jod-Tinktur austrocknen
- bei Befall der Schleimhaut Spülungen mit antimykotischen Emulsionen, z.B. mit Nystatin
- bei Befall der äußeren Haut Nystatin- oder Amphotericin B-haltige Salben und Puder
- ggf. systemisch Ketokonazol.

? **Übungsfragen**

❶ Beschreiben Sie die beiden Formen einer Tinea corporis!

❷ Woran erkennen sie eine Tinea pedis klinisch und wie ist ihr vorzubeugen?

❸ Welches ist der Erreger die Kandidose und wie erkennt man sie?

7.4 Erkrankungen durch Epizoen

Epizoen = mehrzellige, auf der Haut lebende Parasiten.

Epizoen sind mehrzellige Parasiten, die auf der Haut leben (*epi: griechisch = auf*). Dort ernähren sie sich von Blut und Hornmaterial. Epizoen, die beim Menschen häufig Hautkrankheiten auslösen, sind Krätzmilben, Läuse und Zecken.

7.4.1 Krätze

Krätzmilbe → bohrt Gangsystem in Epidermis und legt dort Eier und Kot ab Übertragung durch enge Kontakt bei mangelnder Hygiene.

❶ Die weibliche **Krätzmilbe** (*Acarus siro var. hominis)* lebt in der Hornschicht der Oberhaut. Dort bohrt sie ein Gangsystem, in das sie Eier und Kot legt. Die Larven werden innerhalb weniger Wochen geschlechtsreif und der Kreislauf beginnt von neuem. **Übertragen** werden die Parasiten durch engen Körperkontakt meist beim Geschlechtsverkehr, seltener durch Bettwäsche oder Kleidung. Mangelnde Hygiene spielt oft eine entscheidende Rolle.

Klinik

- Papeln und Bläschen über Milbengängen
- Juckreiz, Quaddeln
- Superinfektionen durch Kratzen.

Hauptsächlich in den Zwischenfingerräumen und an den Geschlechtsorganen finden sich Papeln und Bläschen. In der Papel zeigt sich als schwarzer Punkt der Ausgang des Milbengangs, in der manchmal die Milbe entdeckt wird. Die ersten Wochen nach Infektion sind durch quälenden, lokalen Juckreiz geprägt, der durch Bettwärme noch verstärkt wird. Im weiteren Verlauf kann es zu allgemeinem Juckreiz und der Ausbildung von Quaddeln am ganzen Körper kommen. Durch den Juckreiz ist die Haut meist stark aufgekratzt und es entstehen Superinfektionen.

Therapie

- desinfizierende Vollbäder sowie Wäsche regelmäßig wechseln und waschen
- bei Erwachsenen Ganzkörperbehandlung mit Lindan *(nicht bei Schwangeren!)*, Malathion oder Benzylbenzoat an drei aufeinanderfolgenden Tagen

- bei Kindern werden aufgrund der Nerventoxizität von Lindan nur einzelne Körperpartien behandelt, bzw. Benzylbenzoat verwenden
- enge Kontaktpersonen müssen mitbehandelt werden
- Kuscheltiere, Kissen u.a. bei 60 °C waschbare Textilien 3 Wochen in Plastiktüten verschlossen halten oder für 42–48 Std. in den Eisschrank legen.

7.4.2 Läusebefall

Übertragung: enger Kontakt bei mangelnder Hygiene.

❷ Bei Läusen sind **Kopf-, Kleider- und Filzläuse** zu unterscheiden. Ihre Eier, die Nissen, kleben die Weibchen der Kopfläuse an die Kopfhaare, die Filzlaus-Weibchen an die Schamhaare und die Kleiderlaus-Weibchen an die Kleidernähte. Die **Übertragung** erfolgt von Mensch zu Mensch, besonders bei schlechten hygienischen Verhältnissen und engem körperlichen Kontakt. Insgesamt sind Erkrankungen durch Läuse seltener geworden, jedoch treten in Kindergärten und Grundschulen immer noch häufig Kopflausinfektionen auf.

Klinik und Diagnostik

- Filzläuse → Taches bleues
- Kleiderläuse → Quaddeln
- Juckreiz
- Superinfektionen durch Kratzen.

Der Läusebefall, die **Pedikulose,** geht mit starkem Juckreiz einher. Dieser wird bei Kopf- und Filzläusen durch einen Biß, bei Kleiderläusen durch starkes Blutsaugen hervorgerufen. So entstehen bei Filzläusen Blutergüsse *(Taches bleues),* während sich bei Kleiderläusen stark juckende Quaddeln bilden. Durch starkes Kratzen kommt es zu Exkoriationen, welche häufig bakteriell superinfiziert werden.

Der Erreger wird anhand der Auflichtmikroskopie nachgewiesen.

Therapie

- **Kopf- und Filzläuse:** Haare mit Essigwasser einweichen, Lindan wiederholt auftragen, Nissen auswaschen und mit einem feinen Kamm auskämmen
- **Kleiderläuse:** Kleider desinfizieren. Ggf. medikamentöse Behandlung der ekzematischen Hautveränderungen (☞ 5.1.2) oder der Superinfektionen (☞ 7.2)
- enge Kontaktpersonen werden mitbehandelt.

7.4.3 Zeckenbefall

Durch Zeckenbiß Infektion mit:
- Borrelien
- FSME-Virus.

❸ Zecken sind in waldreichen Gegenden sehr häufig. Sie lassen sich von Bäumen auf vorbeikommende Warmblüter fallen, heften sich an deren Haut, saugen sich mit Blut voll und fallen ab. Während der Zeckenbiß selbst nur leichten Juckreiz hervorruft, können durch den Speichel der Zecke v.a. **Borrelien** oder in umschriebenen Regionen das **Frühsommer-Meningo-Enzephalitis-Virus** (FSME-Virus) übertragen werden. Das FSME-Virus ruft im Gegensatz zu den Borrelien keine Hauterscheinungen hervor, sondern eine Enzephalitis, die zu den neurologischen Krankheitsbildern zählt.

Klinik

Borrelieninfektion:
- Erythema chronicum migrans
- Akrodermatitis chronica atrophicans
- Meningoradikulitis
- Gelenkentzündung.

Borrelien verursachen an der Haut zunächst das **Erythema chronicum migrans** (Wanderröte). Dabei erscheint einige Tage nach dem Biß eine flächige, scharf abgegrenzte Rötung, die sich zentrifugal ausbreitet. Die Infektion kann ohne Behandlung abheilen. Die Borrelien können aber auch im Körper überdauern und andere Hautareale oder Organe befallen.

Im weiteren Verlauf kann es zur **Akrodermatitis chronica atrophicans** kommen. Diese ist durch Rötung, Atrophie und zigarettenpapierartige Fältelung der Haut – häufig an den Streckseiten der Arm- und Beingelenke – gekennzeichnet. In dieser Phase kann ein Befall der Hirnhaut und Rückenmarkswurzeln *(Menigo-Radikulitis)* hinzutreten.

Als **Spätfolgen** einer Borrelieninfektion kann es zu Gelenkentzündungen und neurologischen Ausfällen kommen.

Therapie

Die Zecke muß im Ganzen entfernt werden, weil verbleibende Reste zu Infektionen führen. Bei einer **Borrelieninfektion** systemische Gabe von Antiobiotika (Penicilline oder Tetracycline) für mind. zwei Wochen.

? Übungsfragen

❶ Wie kommt es zur Krätze?

❷ Wie kommt es zum Läusebefall?

❸ Welche Erreger werden durch Zeckenbisse übertragen?

8 Hautschäden durch physikalische und chemische Einflüsse

Zu den hautschädigenden physikalischen Einflüssen zählen mechanische Kräfte, Kälte, Hitze und Strahlen. Bei den Chemikalien sind es Säuren und Laugen. Entscheidend für die Entstehung und den Schweregrad der Schädigung ist allein die Einwirkdosis, die von Einwirkmenge und Einwirkdauer abhängt.

8.1 Schäden durch mechanische Kräfte

Bei Druck-, Scheuer- oder Reibekräften bildet sich nach einiger Zeit entweder eine **Blase,** eine **Schwiele** oder ein **Hühnerauge.** Eine weitere Hautschädigung durch mechanische Belastung ist der **Dekubitus.**

8.1.1 Druckblase, Schwiele und Hühnerauge

- starke, kurze Belastung → Druckblase
- chronische Belastung → Schwiele, Hühnerauge.

Druckblasen (Marsch-, Reibeblase) bilden sich nach verhältnismäßig starken mechanischen Beanspruchungen der Haut, z.B. an der Haut der Fußsohle bei längeren Wanderungen.

Beanspruchungen, die zu einer **Schwiele** *(Kallus)* führen, sind geringer als diejenigen, die eine Druckblase hervorrufen. Entscheidend für die Ausbildung einer Schwiele ist, daß sich die Beanspruchung häufig wiederholt. Das **klinische Bild** zeigt eine übermäßige Verhornung. In der Mitte einer Schwiele kann sich ein Hornpfropf bilden, das sog. **Hühnerauge** *(Klavus).*

Die **Therapie** besteht zunächst in der Druckentlastung und -verteilung, steriler Punktion der Blasen oder Abtragen der Schwielen und Hühneraugen.

8.1.2 Dekubitus

Dekubitus = Gewebsdefekt durch Druckbelastung.

Bei einem **Dekubitus** ((Druckgeschwür) handelt es sich um einen Gewebedefekt durch Druckeinwirkung.

Entstehung

Risikofaktoren.

❶ Langdauernde ununterbrochene Druckbelastung führt zu mangelnder Blutversorgung des Haut- und Unterhautgewebes, da der Blutfluß in den Kapillaren behindert wird. Deshalb sind Patienten mit folgenden **Risikofaktoren** gefährdet:
- Immobilität
- neurologische Ausfälle mit Sensibilitätsstörungen oder Lähmungen
- Durchblutungsstörungen, Mangelernährung, Stoffwechselstörungen (z.B. Diabetes mellitus)
- Hautinfektionen
- Arteriosklerose der kleinen Gefäße.

Klinik

- zunächst Rötung und Blasenbildung
- dann Ulzeration
- Nekrosen.

Betroffen sind Körperstellen, auf die beim Liegen ein Großteil des Körpergewichts lastet, und die zudem wenig Unterhautfettgewebe als Polster besitzen: z.B. Hinterkopf, Ellenbogen, Steißbein, Ferse, Knöchel. Das erste Zeichen für ein Mangeldurchblutung ist eine Rötung. Hält die Druckeinwirkung an, kommt es zu Blasenbildung und Ulzeration. Nachfolgend entstehen Gewebedefekte, die bis auf den Knochen reichen können.

Therapie

- ❷ Nekrosen entfernen
- Wunde regelmäßig reinigen, Wundränder desinfizieren und steril abdecken
- ggf. lokal oder systemische Antibiotikagabe.

Prophylaxe

- Alle zwei Stunden nach Lagerungsschema umlagern, dabei gefährdete Hautstellen beobachten und Befund dokumentieren
- Patienten vorsichtig umlagern, um Mikroläsionen der Haut durch Reibungs- und Scherkräfte zu vermeiden
- sorgfältige Hautpflege: nach dem Waschen Haut abtrocknen und vor allem gefährdete Körperstellen eincremen.

8.2 Schäden durch Kälte, Hitze, Chemikalien und Strahlen

Kälte führt an der Haut zu **Erfrierungen,** Hitze zu **Verbrennungen** oder **Verbrühungen.** Säuren und Laugen rufen **Verätzungen** hervor. UV-Strahlen führen zum **Sonnenbrand** (☞ 4.2.1) und ionisierende Strahlen wie Röntgen- oder radioaktive Strahlen zur **Strahlenkrankheit.** Auf diese unterschiedlichen Einflüsse reagiert die Haut prinzipiell gleich.

Klinik

Schweregrade:
- Grad 1 → schmerzhafte Rötung und Schwellung, Spontanheilung
- Grad 2 → Blasen, keine Narbenbildung
- Grad 3 → Gewebsnekrosen, Superinfektionen, kein Schmerzempfinden.

❸ Die Reaktion setzt meist schon nach Sekunden ein. Das endgültige Ausmaß der Schädigung zeigt sich meist erst nach einigen Tagen. Nur nach der Einwirkung von ultravioletten und ionisierenden Strahlen vergehen mitunter Stunden bis Wochen bis zum endgültigen Ausmaß der Reaktion. In Abhängigkeit von der Einwirkdosis zeigen sich drei **Schweregrade der Verbrennung** (gleiche Einteilung bei Erfrierung, Sonnenbrand und Radiodermatitis):

Grad 1: Der betroffene Hautbezirk ist gerötet (Erythem) leicht geschwollen (Ödem) und schmerzt. Nach Tagen bis Wochen Spontanheilung ohne Narbenbildung.

Grad 2: Es kommt auf der geröteten Haut zur Bildung von Blasen, die stark schmerzen. Die Abheilung dauert Wochen bis Monate, keine Narbenbildung, oft Hyperpigmentierung.

Grad 3: Das Gewebe ist bis zur Subkutis zerstört. Nekrotische Zellreste sind mit weißlichen oder schwärzlichen Schorf durchsetzt. Durch die großen Flüsigkeitsverluste besteht zudem Schockgefahr. Da die Nervenendigungen mitverbrannt sind, besteht bei einer drittgradigen Verbrennung kein Schmerzempfinden. Nach Entfernen der Nekrosen heilen die Hautschädgigungen unter Narbenbildung und Verlust der Sensibilität ab. Oft vergehen dabei Monate.

Therapie

- Sofortmaßnahmen
- stadiengerechte Therapie.

- ❹ Sofortmaßnahmen bei Verbrennungen und Verätzungen:
  - betroffene Stelle sofort mit kaltem Wasser spülen und kühlen
  - bei Laugen oder Säuren *keine* Neutralisierungsversuche
- Grad 1–2:
  - antientzündliche Lokaltherapie
  - Blasen steril öffnen, lokal desinfizieren und ggf. Gabe von Antibiotika. Nur bei sehr ausgedehntem Befall systemisch Kortikoide

- Grad 3:
  - Nekrosen abtragen und Gewebeschäden durch plastisch-chirurgische Verfahren decken
  - Entscheidend für die Prognose ist der Ausgleich des erheblichen Flüssigkeitsverlustes und eine gewissenhafte Prophylaxe von Superinfektionen
- Sofortmaßnahmen bei Erfrierungen: Betroffenes Gebiet langsam aufwärmen.

? Übungsfragen

1. Wie entsteht ein Dekubitus?
2. Wie wird ein Dekubitus therapiert?
3. Beschreiben Sie die die klinische Gradeinteilung von Verbrennungen,
Erfrierungen und Verätzungen!
4. Was sind die therapeutischen Prinzipien bei Verbrennungen, Erfrierungen und Verätzungen?

9 Tumoren der Haut

Präkanzerose = Tumor aus malignen Zellen, der die Basalmambran nicht überschreitet.
- gutartige Tumoren → verdrängend
- bösartige Tumoren → verdrängend, zerstörend und metastasierend.

❶ Bei **Tumoren** *(lat.: Geschwülste)* handelt es sich um überschießend wachsendes, körpereigenes Gewebe. Dabei lassen sich **gutartige** *(benigne)* und **bösartige** *(maligne)* Tumoren sowie **Präkanzerosen** unterscheiden. Diese zeigen folgende Unterscheidungsmerkmale:

- **Gutartige Tumoren** wachsen verdrängend
- **Bösartige Tumoren** wachsen nicht nur verdrängend, sondern auch infiltrierend (zerstörend) und bilden über Lymph- und Blutgefäße Metastasen (Tochtergeschwülste)
- **Präkanzerosen** stehen zwischen bösartigen und gutartigen Tumoren, da sie aus teilweise maligne entarteten Zellen bestehen, die die Basalmembran der Epidermis nicht durchbrechen. Ein infiltrierendes Wachstum findet somit zunächst nicht statt, entwickelt sich jedoch mit großer Wahrscheinlichkeit.

Zusätzlich werden noch wichtige Sonderformen gutartiger Tumoren unterschieden, die sog. **Nävi** *(Male)*.

! Merke

Gutartige und bösartige Hauttumoren können sich klinisch sehr ähneln. Zunächst gutartige Tumorerkrankungen können in ihrem Verlauf entarten.

9.1 Gutartige Tumoren

Zysten

Zysten = mit Epithel ausgekleidete Hohlräume.
- Milien: horngefüllte, weißliche Papeln
- Atherom: pralle talg- und horngefüllte Knoten.

Zysten sind mit Epithel ausgekleidete Hohlräume. Eine in der Oberhaut auftretende Zystenform sind die sog. **Milien**, die meist im Gesicht als stecknadelkopfgroße, mit Horn gefüllte, weißliche Knötchen erscheinen. Sie werden angeritzt und können dann entleert werden.

Eine weitere Zystenform ist das **Atherom** *(Grützbeutel, Talgretentionszyste)*. Es entsteht meist an Kopf und Stamm, wenn ein Talgdrüsenausführungsgang verstopft ist. Dabei zeigen sich prallelastische, halbkugelige Knoten. Sie enthalten Talg und Hornmaterial und können faustgroß werden. Sie werden hautchirurgisch entfernt.

Seborrhoische Warzen

- bräunliche, knospenförmige Tumoren
- kein Entartungsrisiko.

Seborrhoische Warzen *(Alterswarzen, Verrucae senilis)* sind sehr häufige, gutartige Tumoren der Oberhaut, die v.a. bei älteren Menschen auftreten. Ein Risiko der bösartigen Entartung besteht nicht. **Klinisch** finden sich vornehmlich am Stamm gelbbraune bis schwärzliche, breit aufsitzende knospenförmige Tumoren. Oft haben sie eine fettig-glänzende Oberfläche. Sie werden mittels Kürretage entfernt.

Fibrome

Fibrom = Bindegewebstumor.

Ein Fibrom entsteht durch die übermäßige Bildung von Bindegewebe. Eine bei älteren Menschen häufig vorkommende Fibromart ist das sog. **pendulierende Fibrom.** Es ist harmlos und tritt meist zu mehreren am Hals, an den Augenlidern oder in den Achselhöhlen als weiches, hautfarbenes, gestieltes Knötchen auf. Es wird mit einer Schere entfernt.

Narbenkeloide

Keloid = überschießend wachsendes Narbengewebe.

Ein Narbenkeloid entsteht durch überschießendes Wachstum von Narbengewebe. Dies kann sich auf den Bereich der ursprünglichen Hautverletzung beschränken oder auch auf die unverletzte Haut der Umgebung übergreifen.

Klinik

- juckende, strangförmige Gewebswülste
- Bewegungseinschränkung durch Schrumpfung.

Zunächst zeigt sich eine mit Juckreiz einhergehende Rötung. Später entstehen hautfarbene, knotige oder strangförmige Gewebswülste. Da diese im weiteren Verlauf schrumpfen, kann es zu erheblichen Einschränkungen der Beweglichkeit kommen.

Therapie

Druckverbände vermindern das überschießende Wachstum ebenso wie lokal angewandte Kortikosteroide. Bei eingegrenztem Befall Injektion von Kortikoiden direkt in den Herd. Frühzeitige Röntgenbestrahlung kann das Gewebewachstum stoppen. Bei Bewegungseinschränkungen werden entlastende Operationen vorgenommen.

9.2 Nävi

Nävus = umschriebene gutartige Fehlbildung.

❷ Nävi *(Male)* sind umschriebene, gutartige Fehlbildungen der Haut, denen eine embryonale Entwicklungstörung zugrundeliegt. Es gibt sowohl vererbte als auch nicht vererbte Formen. Sie können schon bei der Geburt vorhanden sein oder erst im Verlauf der Lebensjahre auftreten. Manche Nävi bilden sich spontan zurück, andere neigen zu maligner Entartung.

Die Einteilung der Nävi richtet sich nach ihrer unterschiedlichen Abstammung, z.B. Pigmentnävi, Gefäßnävi.

9.2.1 Pigmentnävi

❸ Ein Pigmentnävus besteht entweder aus einer **Ansammlung von Nävuszellen** oder aus vestärkt pigmentproduzierenden **Melanozyten.** Beide Zellarten enthalten das Pigment Melanin, aber nur die Melanozyten besitzen Zellarme, mit denen sie ihr Melanin an umliegende Kerationozyten abgeben können.

- Nävuszellnävi: angeboren oder erworben
- atypischer Nävus: Präkanzerose
- melanozytäre Nävi: Sommersprossen.

Nävuszellnävi

Sie können bei Geburt vorhanden sein (sog. kongenitale Nävi, bei 1 % der Neugeborenen) oder sie entwickeln und vergrößern sich schubweise im Laufe des Lebens. Bei den erworbenen Nävuszellnävi werden der **banale Nävus** (Leberfleck) und der **atypische Nävus** *(dysplastische Nävus)* unterschieden. Beim Vorhandensein vieler atypischer Nävi, dem Syndrom der dysplastischen Nävi, besteht ein erhöhtes Risiko einer malignen Entartung. Es tritt familiär gehäuft sowie bei Menschen mit hellem Hauttyp (☞ 9.3.1) auf.

Melanozytäre Nävi

Die häufigste Form sind **Sommersprossen** *(Epheliden)*. Sie sind zwar vererbt, aber nicht angeboren. Meist besteht eine Verbindung mit hellen Hauttypen.

Klinik

Angeborene Nävuszellnävi:
- vielgestaltig
- Je ausgedehnter, desto größer das Entartungsrisiko.

Erworbene Nävuszellnävi:
- bräunliche Flecken
- Rückbilbung nach Jahrzehnten.

Angeborener Nävuszellnävus: Das Erscheinungbild ist vielgestaltig. Häufig handelt es sich um unregelmäßig pigmentierte Herde, oft mit papulöser Oberfläche. Kleine Nävi kommen ebenso vor wie solche, die ganze Körperregionen bedecken. Auch können sie mit Haaren besetzt sein. Je ausgedehnter die Nävi sind, desto größer ist das Risiko der Entartung zum malignen Melanom (☞ 9.3.1).

Erworbener Nävuszellnävus: Besonders im Kindes- und jungen Erwachsenenalter bilden sich kleine (ca. 5 mm Durchmesser) bräunliche Flecken, die sich zu leicht erhabenen Knötchen wandeln. Die meisten bilden sie sich später wieder zurück. Eine hautfarbene Papel kann bestehen bleiben.

Atypischer Nävus: Für diesen gibt es folgende klinische Kriterien:

- Größenzunahme des Herdes bei über 25-jährigen
- Durchmesser von über 5 mm
- unregelmäßige Begrenzung und Pigmentierung
- entzündlich geröteter Rand.

Syndrom der dysplastischen Nävi:
- ≥ 10 atypische Nävi gleichzeitig
- unbehandelt Melanomentstehung.

❹ **Syndrom der dysplastischen Nävi:** Bei den betroffenen Patienten finden sich mindestestens 10 atypische Nävi gleichzeitig, bei manchen weit über 100. Hauptsächlich befallene Körperbereiche sind Stamm, Gesäß und Kopf. Unbehandelt entwickeln sich fast immer maligne Melanome, häufig schon im 20.–40. Lebensjahr.

Melanozytärer Nävus: Sommersprossen treten bereits bei Kindern in Erscheinung. Je nach Sonneneinwirkung wechseln die kleinen, unregelmäßig geformten Flecken die Intensität ihrer bräunlichen Pigmentierung. Es besteht kein Risiko einer malignen Entartung.

Diagnostik

- Anamese
- Klinik
- bei Malignitätsverdacht auf keinen Fall Biopsie
- Exzision im Ganzen
- Histologie.

❺ Die genaue Anamnese und die Beurteilung des klinischen Bildes sind Grundlage der Diagnose. Bei Verdacht auf ein malignes Melanom (☞ 9.3.1) wird keine Probeexzision durchgeführt, da eine inkomplette Entnahme von Melanomgewebe eine Metastasierung provozieren kann. Stattdessen wird der gesamte Herd nach Exzision histologisch untersucht.

Therapie

❻ **Angeborener Pigmentnävi:** falls Durchmesser größer als 2 cm Beobachtung, bei auffälligen Veränderungen prophylaktische Entfernung angeraten. Bei großflächigen Nävi ggf. Dermabrasio oder Lasertherapie in den ersten Lebenstagen.

Atypische erworbene Nävi, Syndrom der dysplastischen Nävuszellnävi

- Überwachung durch ständige Selbstkontrolle der Patienten und regelmäßige ärztliche Untersuchung
- Schreitet die Atypie fort oder verändern sich die Nävi, werden sie vorsorglich im Ganzen entfernt und während der Operation noch histologisch untersucht, sog. **Schnellschnitt.** Bestätigt die Histologie ein malignes Melanom, erfolgt eine Nachzision, um den Sicherheitsabstand zum gesunden Gewebe zu vergrößern.

9.2.2 Gefäßnävi und Hämangiome

Gefäßnävi = angeborene Fehlbildungen von Blutgefäßen. Hämangiome = gutartige Neubildungen von Gefäßen.

Gefäßnävi *(Feuermale, Nävi flammei)* sind angeborene **Fehlbildungen von Blutgefäßen** der Haut, die übermäßig erweitert sind. Bei Hämangiomen (Blutschwämmen) handelt es sich um gutartige **Neubildungen** von Blutgefäßen.

Gefäßnävi

Ein sehr häufiger Gefäßnävus ist der sog. **Storchenbiß,** der bei sehr vielen Säuglingen vorkommt, jedoch nicht vererbt ist. Eine Sonderform der Gefäßnävi sind die sog. **Spinnennävi** *(Spider nävi)*, denen chronische Leberkrankungen zugrundeliegen können.

Hämangiome

Häufige Formen sind das **kavernöse Hämangiom** und das **senile Angiom** *(Angioma senile)*. Treten Hämangiome gehäuft auf, können diese vererbt sein.

Klinik

- Storchenbiß: hellrote Makula in der Mittellinie des Körpers
- Spinnennävus: sternförmig angeordnete, erweiterte Gefäße.

Gefäßnävi

Storchenbiß: Bei der Geburt oder kurz danach zeigt sich in der Mittelinie des Körpers – meist im Nacken oder an der Stirn – ein einzelner, hellroter, unregelmäßig begrenzter, nicht erhabener Herd von unterschiedlicher Größe. Während des 2. Lebensjahres blaßt er ab und kann später ganz verschwinden.

Spinnennävus: Um ein hellrotes Knötchen sind erweiterte Hautgefäße sternförmig angeordnet. Bei Erwachsenen mit Lebererkrankungen erscheinen sie gehäuft und meist am Oberkörper.

- kavernöses Hämangiom: rötliche Tumoren
- seniles Angiom: hellrotes Knötchen.

Hämangiome

Kavernöses Hämangiom: Kurz nach der Geburt bilden sich blaurote Flecken, die innerhalb des ersten Lebensjahres zu rötlichen Tumoren unterschiedlichster Größe (erbs- bis faustgroß) heranwachsen. Im späteren Verlauf bilden sie sich zurück.

Seniles Angiom: Nach dem 20. Lebensjahr entstehen an der Brustwand kleine, knotige Tumoren von hellroter Farbe. Veranlagungsbedingt können diese in sehr großer Zahl auftreten.

Therapie

- Gefäßnävi: ggf. Lasertherapie
- Hämangiome: spontane Rückbildung abwarten.

Gefäßnävi werden mit dem Laser entfernt. Bei **Hämangiomen** wird die spontane Rückbildung abgewartet. Bleiben Hauterscheinungen zurück, können diese nach dem 10. Lebensjahr operativ entfernt werden. Hämangiome, die Organe verdrängen (z.B. den Augapfel, oder die Luftröhre), werden systemisch mit Kortikoiden behandelt. Bei **senilen Angiomen** besteht kein Behandlungsbedarf.

? Übungsfragen

1. Was sind Präkanzerosen?
2. Was sind Nävi?
3. Welche Arte von Pigmentnävi gibt es?
4. Was ist das Syndrom der dysplastischen Nävi?
5. Wie sieht die Diagnostik bei Pigmentnävi aus?`
6. Wie werden Pigmentnävi behandelt?

9.3 Bösartige Tumoren und Präkanzerosen

➊ Unterschieden werden **pigmentierte** Tumoren der Melanozyten oder Nävuszellen, zu denen die Formen des malignen Melanoms gehören und **nicht pigmentierte** Tumoren der Keratinozyten, unter die u.a. das Plattenepithelkarzinom (Spinaliom) und das Basaliom fallen.

Die **pigmentierte Präkanzerose** der Haut ist die Lentigo maligna, die nicht pigmentierten Präkanzerosen umfassen die aktinische Keratose und den Morbus BOWEN.

Heller Hautttyp und UV-Licht

Ursachen:
- Alter
- heller Hauttyp
- UV-Licht.

Bei einem hellen Hauttyp enthält die Epidermis sehr wenig Melanin. Dieser Farbstoff wird bei UV-Einwirkung durch eine schwache Bräunungsreaktion (☞ 1.2.2) auch unzureichend nachproduziert. Daher kommt es sehr viel leichter zu **Sonnenbränden** als bei dunkelhäutigen Menschen. Besonders die im Rahmen von Sonnenbränden entstandenen Schäden am Erbgut der Zellen des Stratum basale bergen ein großes Risiko für eine spätere maligne Entartung. Diese Schäden sind um so größer, je häufiger und schwerer die Sonnenbrände waren. Weiterhin spielt das **Alter** eine große Rolle: Sonnenbrände im Kindesalter sind deutlich riskanter als bei Erwachsenen.

Merkmale des hellen, lichtempfindlichen Hauttyps:
- blasser Teint
- rote Haare
- Sommersprossen
- blaue Augen
- bei UV-Einwirkung häufig Sonnenbrände, kaum Bräunungsreaktion.

9.3.1 Malignes Melanom

Bösartigster Hauttumor.
Lokalisation:
- Frauen → Beine
- Männer → Rücken.

Das maligne Melanom zählt zu den pigmentierten Tumoren und ist der **bösartigste** der Hauttumoren. Schon sehr früh infiltriert es die Basalmembran der Epidermis sowie Blut- und Lymphgefäße, wodurch rasch Metastasen gesetzt werden. Die Häufigkeit des malignen Melanoms steigt in den von hellhäutigen Menschen bewohnten Ländern stark an, besonders dort, wo die Sonneneinstrahlung sehr intensiv ist, z.B. in Australien. Mitverantwortlich ist wahrscheinlich die Abnahme der schützenden Ozonschicht. Betroffen sind v.a. Menschen zwischen dem 30. und 60. Lebensjahr, wobei Frauen stärker als Männer betroffen sind. Das Lentigo-maligna-Melanom tritt meist erst bei den über 60jährigen auf.

Ursachen und Enstehung

❷ Die genauen Ursachen sind nicht geklärt. Es hat sich jedoch gezeigt, daß bei Vorliegen bestimmter **Risikofaktoren** die Wahrscheinlichkeit der Melanomentstehung erhöht ist (Tab. 9.1) Diese Wahrscheinlichkeit steigt weiter, wenn mehrere dieser Faktoren zusammentreffen. So entarten Pigmentnävi um so eher, je mehr UV-Licht im Laufe der Zeit auf sie einwirkt.

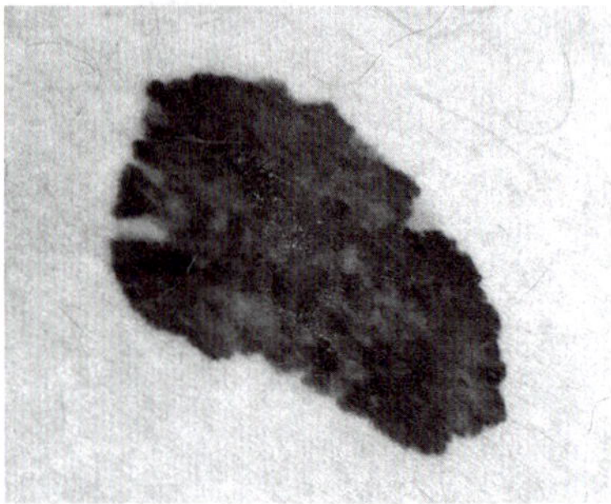

Abb. 9.1 Malignes Melanom auf dem Rükken. Typisch ist die polyzyklische Randkontur und die unregelmäßige Pigmentierung. [M123]

In den meisten Fällen entwickelt sich das maligne Melanom auf einem seit Jahren bestehenden Nävuszellnävus oder beim Syndrom der dysplastischen Nävi (☞ 9.2.1). Weiterhin auf dem Boden einer Lentigo-maligna-Präkanzerose (☞ 9.3.1), aber auch auf äußerlich gesunder Haut.

Tab. 9.1 Risikofaktoren und Wahrscheinlichkeit der Entstehung eines malignen Melanoms

Risikofaktoren	Wahrscheinlichkeit
heller Hauttyp in Verbindung mit UV-Licht	erhöht
hohe Anzahl (> 30) von Pigmentnävi	erhöht
ausgedehnte (> 2 cm) angeborene Nävi	stark erhöht
hohe Anzahl (> 10) von atypischen Pigmentnävi	sehr stark erhöht
Lentigo-maligna-Präkanzerose	sicher (nach jahrelangem Verlauf)

Klinik

❸ Die Erscheinungsform ist vom Typ des Melanoms abhängig. Generell sind bei Frauen sehr häufig die Beine betroffen, bei Männern eher der Rücken. Seltenere Melanomformen sind z.B. durch den Befall der Schleimhäute oder das Fehlen der Pigmentierung gekennzeichnet.

dunkler, flacher, scharf begrenzter Herd mit horizontaler Ausbreitung

Superfiziell spreitendes Melanom

Innerhalb weniger Jahre entwickelt sich bevorzugt an Brust, Rükken und Extremitäten ein unterschiedlich pigmentierter, flacher, scharf begrenzter Herd. Dieser wächst langsam und im Niveau der Oberhaut, in sog. **horizontaler Ausbreitung.**

dunkler Knoten mit vertikaler Ausbreitung

Noduläres Melanom

Ebenfalls bevorzugt an Brust, Rücken und Extremitäten entwikkelt sich auf gesunder Haut oder auf einem Pigmentnävus innerhalb von Monaten bis wenigen Jahren ein braun-schwarzer, erhabener Tumor mit glatter Oberfläche (☞ Abb.9.2). Es besteht eine starke Neigung zu Ulzerationen und Blutungen. Der Tumor wächst schnell in die Tiefe in sog. **vertikaler Ausbreitung.**

dunkle Flecken oder Papeln an Händen und Füßen

Akral-lentiginöses Melanom

Diese Form betrifft ausschließlich die Hände oder Füße, wobei auch das Nagelbett befallen sein kann. Das Bild reicht von Flekken unterschiedlicher Größe und Pigmentierung bis hin zu Knoten und Ulzera.

dunkle Papeln auf Lentigo maligna Herd.

Lentigo-maligna-Melanom

Am häufigsten befallen sind dem Licht ausgesetzte Hautareale wie Gesicht, Hals und Hände. Innerhalb vieler Jahre bis Jahrzehnte entsteht auf dem Boden einer Lentigo-maligna-Präkanzerose ein flacher, ausgedehnter Herd von unterschiedlicher Pigmentierung. Erst nach langem Verlauf bilden sich dunkle Knötchen, die auch in die Tiefe wachsen.

V.a. beim NM schon sehr früh Metastasierung!

Metastasierung

Das Metastasierungsrisiko hängt z.T. ab von den feingeweblichen Kriterien Gesamttumordicke und Eindringtiefe ins Gewebe (CLARK-Level). Beim nodulären malignen Melanom kommt es sehr früh zur Bildung von Metastasen, die zunächst in den regionären Lymphknoten, bald darauf in Lunge, Leber, Gehirn und Knochen auftreten.

Diagnostik

- ABCDE-Regel
- Anamnese
- Metastasensuche.

❹ Die Diagnose und damit die Indikation für einen hautchirurgischen Eingriff muß so früh wie möglich gestellt werden. Da wegen der Gefahr der Metastasenbildung eine Probeexzision unterbleiben muß, ist das klinische Bild ausschlaggebend. Nach der »**ABCDE-Regel**« wecken fünf Kriterien den Verdacht auf ein malignes Melanom:

- Assymmetrie des Herdes
- Begrenzung unscharf oder polyzyklisch
- Färbung unregelmäßig
- Durchmesser ungleich groß
- Erhabenheit über das Hautniveau.

Zusätzliche Kriterien aus der Anamnese sind:

- schnelle Größenzunahme des Herdes
- Blutungsneigung
- Juckreiz.

Die Suche nach **Metastasen** erfolgt mittels Computer- und Kernspintomogramm.

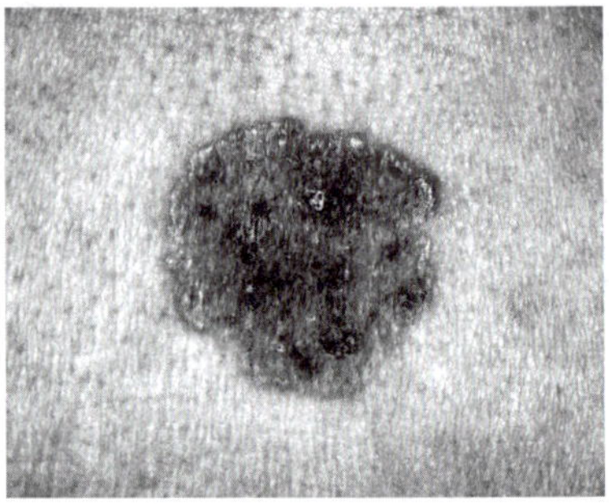

Abb. 9.2 Basaliom am Rumpf [M123]

Therapie

- Entfernung im Ganzen mit 3 cm Sicherheitsabstand
- Chemotherapie bei Metastasen.

Alle verdächtigen Herde müssen im Ganzen entfernt und untersucht werden. Liegt ein malignes Melanom vor, so ist der Eingriff um einen Sicherheitsradius von meist 3 cm zu erweitern. Bei **Metastasen** wird mit Chemotherapie sowie Röntgenbestrahlungen versucht, ihr Wachstum zu hemmen.

Prognose

- Abhängig von Eindringtiefe des Tumors
- Tod durch Metastasierung.

❺ Die Überlebenschance hängt v.a. von der **Eindringtiefe** des Tumors ab. Ist die Basalmembran noch intakt, so ist die Lebenserwartung 100 %. Danach sinkt sie rapide ab: Ist bereits die Subkutis infiltriert, so überleben nur noch 50 % die nächsten 5 Jahre. Die Patienten versterben meist durch das Metastasenwachstum in lebenswichtigen Organen wie Leber und Gehirn.

9.3.2 Nicht pigmentierte Tumoren

Basaliom

- häufigster Hauttumor
- Entartung der Keratinozyten
- infiltrierend, aber nicht metastasierend
- Ursache: heller Hauttyp und UV-Licht.

❻ Das Basaliom (Basalzellkarzinom) geht von entarteten Keratinozyten der Basalschicht (☞ 1.1.1) aus. Es wächst zwar infiltrierend, setzt aber *keine Metastasen*. Es ist der **häufigste** Hauttumor. Meist sind Menschen über 40 Jahren betroffen, Männer ebenso wie Frauen. Zu den nachgewiesenen Risikogruppen gehören ein heller Hauttyp in Verbindung mit jahrelanger Einwirkung von UV-Strahlen (☞ 9.3).

Klinik

- Lokalisation an »Lichtterrassen«
- hautfarbene Papeln mit perlschnurartigem Randsaum
- Teleangiektasien
- Ulzerationen.

Hauptsächlich auf den »Lichtterrassen« Gesicht und Ohren sowie Unterarme und Handrücken entwickeln sich hautfarbene Knötchen, die in einem perlschnurartigen Saum zueinander angeordnet sind. Ihre Oberfläche ist glänzend. Häufig finden sich **Teleangiektasien** (erweiterte Hautgefäße). In der Mitte des Herdes können sich Ulzerationen bilden. Im späteren Verlauf werden auch benachbarte knorpelige oder knöchernene Strukturen angegriffen und zerstört.

Diagnostik, Therapie und Prognose

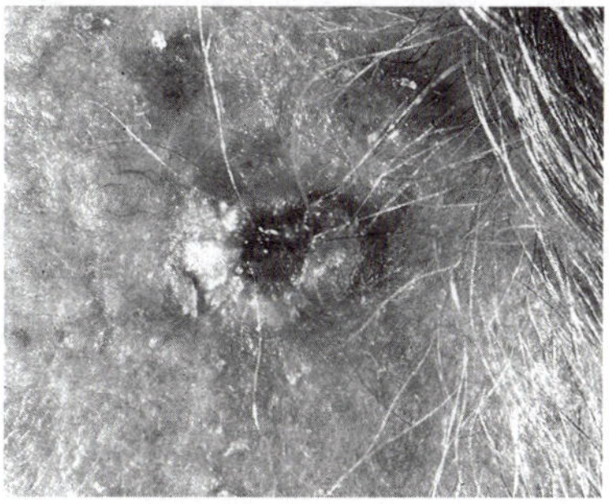

Abb. 9.3 Spinaliom [M123]

Das **klinische Bild** ist richtungsweisend. Die Diagnose wird durch **Probeexzision** gesichert. Nach Möglichkeit wird der Tumor im Ganzen entfernt und die Entnahmestelle regelmäßig kontrolliert, da nicht vollständig entfernte Basaliome nachwachsen können. Die Prognose ist gut bei vollständiger Entfernung und regelmäßiger Kontrolle.

Spinaliom

- Präkanzerose der Schleimhäute
- Metastasierung möglich
- Männer ≥ Frauen.

❼ Das Spinaliom *(Spinozelluläres Karzinom)*, das **Plattenepithelkarzinom,** entstammt entarteten Kerationozyten der Stachelzellschicht und ist gefährlicher als das Basaliom, da es metastasieren kann. Während das Basaliom an der äußeren Haut häufiger ist, finden sich Spinaliome weit häufiger an den Schleimhäuten. Meist sind Menschen jenseits des 60. Lebensjahres betroffen; Männer dreimal so häufig wie Frauen.

Ursache

- UV-Strahlung
- Narben, chronische Ulzera
- Tabak-, Alkoholkonsum.

Die Ursache liegt in der Schädigung der Erbsubstanz der Keratinozyten durch UV-Strahlung. Es kann sich aber z.B. auch aus alten Narben oder chronischen Ulzera (z.B. Ulcus cruris) entwikkeln. Risikofaktoren v.a. für Schleimhautspinaliome sind Rauchen und Alkoholabusus.

Klinik

- schuppende Plaques
- später rötliche Knoten, Ulzerationen, Verhornung
- erst spät Metastasierung.

An der **äußeren Haut** sind die dem Licht ausgesetzten Hautbezirke bevorzugt betroffen, an den **Schleimhäuten** Lippen und Zunge sowie Anus, Vulva und Penis. Dabei zeigen sich zunächst hautfarbene bis gelb-bräunliche, schuppende Plaques. Im weiteren Verlauf bilden sich rötliche Knoten. Häufig kommt es zu Ulzerationen und übermäßiger Hornbildung. Die **Metastasierung** erfolgt meist relativ spät.

Diagnostik und Therapie

Bei klinischem Verdacht muß die Diagnose durch **Probeexzision** gesichert werden. Die Therapie besteht in der **Entfernung** des Spinaloms; die regionären Lymphknoten müssen kontrolliert und ggf. ebenfalls entfernt werden.

? Übungsfragen

1. Welche Typen von bösartige Hauttumoren gibt es?
2. Welche Risikofaktoren sind für ein malignen Melanoms bekannt?
3. Welche Formen des malignen Melanoms kennen Sie?
4. Welche Hinweise deuten auf ein malignes Melanom hin?
5. Wovon hängt die Prognose des malignen Melanoms ab?
6. Wodurch unterscheidet sich das Basaliom von anderen bösartigen Hauttumoren?
7. Wo finden sich Spinaliome häufiger als Basaliome?

10 Akne und Rosazea

10.1 Akne vulgaris

Akne = Erkrankung der Talgdrüsen.

Die Akne ist eine Erkrankung der talgdrüsenreichen Hautregionen wie Gesicht sowie vordere und hintere Schweißrinne in der Mittellinie von Brust und Rücken. Sie ist eine der häufigsten Hauterkrankungen und tritt vorwiegend während der Pubertät auf. Männliche Jugendliche sind gleichermaßen betroffen wie weibliche, zeigen jedoch häufiger schwere Verlaufsformen.

- Androgenübergewicht
- talgspaltende Bakterien.

Ursachen und Entstehung

❶ **Androgene:** Durch eine Überproduktion von Androgenen (männliche Sexualhormone) wird die Sekretbildung in den Talgdrüsen stimuliert und Ausführungsgänge der Drüsen verhornen bei entsprechender erblicher Veranlagung. Dies führt zum Rückstau von Talg im Ausführungsgang (Abb. 10.1).
Bakterien: Talgspaltende Bakterien der Hautflora produzieren Fettsäuren, die eine stark Entzündungsreaktion hervorrufen (Abb. 10.1).

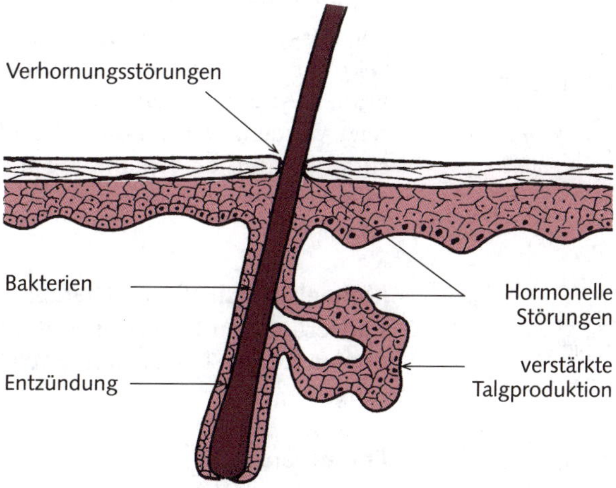

Abb. 10.1
Schema zur Enstehung der Akne [A400–157]

- Komedone
- Papeln und Pusteln
- Knoten und Abszesse
- Narben durch Akne conglobata
- meist Spontanheilung.

Klinik

❷ Es werden drei klinische Verlaufsstadien unterschieden:

- **Komedonenakne** mit halbkugeligen, milienartigen (☞ 9.1) Hauterscheinungen, sog. Komedonen (Hornpropf, Mitesser). Unter Druck entleert läßt sich eine weißliche Masse. Aus den zunächst geschlossenen werden offene Komedonen mit einem schwarzen Mittelpunkt durch Einlagerung von Melanin.
- **Akne papulopustulosa** mit Papeln und Pusteln als Ausdruck der beginnnenden Entzündungsreaktion
- **Akne conglobata:** Die Talgdrüsenwände platzen und es entstehen entzündliche Knoten und Abszesse.

Prognose: Bis zum 25. Lebensjahr klingt die Akne meist spontan ab, bei Komedonenakne und Akne papulopustulosa ohne Narbenbildung. Bei der Akne conglobata können entstellende Narben oder Keloide (☞ 9.1) zurückbleiben.

- Ziel: Vorbeugen von Narbenbildung

Therapie

❸ Ziel der Therapie ist die Prophylaxe von Narbenbildungen. Eine gründliche Reinigung und Entfettung der Haut mit Syndets und alkoholischen Lösungen unterstützt die Therapie, bei der je nach Krankheitsstadium und -aktivität folgende Prinzipien angewandt werden.

- Lokaltherapie mit Vitamin-A-Säure, Antiseptika und Antibiotika

Lokaltherapie

Bei Komedonenakne schälende Lokaltherapeutika wie z.B. Vitamin-A-Säure. Im papulo-pustulösen Stadium lokale Antiseptika und Antibiotika (z.B. Erythromycin). Keine Kortikoide!

- bei schwerem Befall systemisch Tetrazyklin, Isotretionin

Systemische Therapie

Bei starker Pustelbildung orale Gabe von Tetrazyklin. Um die Sekretproduktion der Talgdrüsen zu verringern, können bei Frauen **Antiandrogene** (z.B. hormonelle Kontrazeptiva) eingesetzt werden. Der Vitamin A-Abkömmling Isotretionin (Roaccutan) hemmt die Erkankung stark, wird aber aufgrund ausgeprägter Nebenwirkungen nur bei schweren Akneformen eingesetzt.

- manuell-physikalische Therapie und Phototherapie.

Manuell-physikalische Therapie

Entleerung von Komedonen durch Fingerdruck. Bei einschmelzenden Knoten und Abszessen chirurgische Spaltung und Entleerung.

Phototherapie

UV-A und UV-B-Bestrahlung (☞ 4.2.1) unterstützt die lokale und systemische Behandlung.

10.2 Rosazea

- häufige, entzündliche Hauterkrankung des Gesichts
- häufig bei Magen-Darm-Erkrankungen.

Bei der Rosazea *(Akne rosacea)* handelt es sich um eine sehr häufige, entzündliche Hauterkrankung des Gesichts. Meist sind Menschen über 30 betroffen; Frauen häufiger als Männer. Die Ursache ist nicht geklärt. Ein gehäuftes Auftreten wird bei einigen Magen-Darm-Erkrankungen beobachtet.

Klinik

- Auslöser: Alkohol, Gewürze, Kälte, Hitze, Sonne
- zunächst schubartig flüchtige Erytheme
- dann Papeln und bleibende Erytheme
- später Pusteln und entzündliche Knoten
- bei Männern manchmal Rhinophym.

Die Hauterscheinungen werden durch den Verzehr von Alkohol oder Gewürzen sowie durch Kälte, Hitze und Sonnenlicht ausgelöst. Es kommt schubweise zu flüchtigen Gesichtserythemen. Im weiteren Verlauf entwickeln sich auf beiden Seiten der Nase Papeln und bleibende Erytheme. Teleangiektasien und Pusteln können hinzutreten. Manchmal entstehen große, entzündliche Knoten. Im Gegensatz zur Akne heilen die Knoten ohne Narbenbildung. Fast ausschließlich bei Männern kann sich durch eine massive Vergrößerung der Talgdrüsen, ein sog. **Rhinophym** *(Knollennase)*, ausbilden.

Komplikation

Beteiligung der Augen: Trockenheit der Bindehaut, Blendempfindlichkeit; augenärztliche Betreuung erforderlich.

Therapie

- betroffene Areale mit milden Seifen oder Syndets reinigen
- lokale oder orale Antibiotika und ggf. Roacuttan wie bei der Akne
- manuell-physikalische Therapie durch Massage der betroffenen Areale
- bei Teleangiektasien Laserbehandlung
- Das Rhinophym kann chirurgisch abgetragen werden.

? Übungsfragen

1. Welche Faktoren spielen bei der Entstehung der Akne vulgaris eine Rolle?
2. Welche klinischen Verlaufsstadien der Akne vulgaris gibt es?
3. Was sind die Therapieprinzipien bei der Akne vulgaris?

11 Chronisch venöse Insuffizienz

Die **chronisch-venöse Insuffizienz** (CVI) ist eine Störung des venösen Blutflusses der Beine, die zu einem **Ulcus cruris** *(Unterschenkelgeschwür)* führen kann. Sie ist sehr häufig und betrifft Frauen häufiger als Männer (☞ Innere Medizin, 2.1.1).

11.1 Ursachen

- Ausfall der Muskelpumpe
- Insuffizienz der Venenklappen.

❶ Durch fehlende Venenklappen- und Muskelpumpenfunktion kommt es zu chronischem Anstieg des venösen Blutdruckes in den Beinen. Dadurch steigt die Durchlässigkeit der kleinen Gefäße: Blutbestandteile treten aus und werden im Gewebe abgelagert. Dies führt zu Ödemen, Entzündungsreaktion (Stauungsekzem) und letztlich zum Gewebeuntergang, dem *Ulcus cruris.*

11.2 Klinik und Diagnostik

11.2.1 Stadien der CVI

Stadien des Ulcus cruris:

- Stadium I → Schwellung, Schweregefühl, Varikosis
- Stadium II → Purpura jeune d` ocre, Atrophie blanche, Lipodermatosklerose
- Stadium III → Ulcus cruris.

❷ Es lassen sich drei **Erkrankungsstadien** abgrenzen:

Stadium I, Ödem: Abends nach Belastung (langes Sitzen, Stehen) klagt der Patient über Schwellungen der Beine verbunden mit ausgeprägtem Schweregefühl. Eine Varikose mit erweiterten, geschlängelten Venen ist häufig sichtbar, aber nicht Voraussetzung.

Stadium II, Entzündungsreaktion: Es zeigt sich das sog. *Stauungsekzem* mit bräunlicher Färbung *(Purpura jaune d'ocre)* und Verhärtung *(Lipodermatosklerose)* der Haut. Am Sprunggelenk bilden sich weißliche, stark druckschmerzhafte, narbige Einziehungen *(Atrophie blanche).*

Stadium III, Ulcus cruris: Schon durch kleinste Verletzungen entsteht meist am Innen- oder Außenknöchel eine offene, nässende, nicht schmerzhafte Wunde. Ab diesem Stadium wird der Verlauf extrem langwierig.

- Doppler-Ultraschall
- Phlebographie.

11.2.2 Diagnostik

Die Funktion der Venenklappen und die Durchgängigkeit der tiefen Venen wird untersucht:

- **Doppler-Ultraschall,** um Stärke und Richtung des Blutflusses in den oberflächlichen Venen zu überprüfen
- **Phlebographie** (Venendarstellung mit Röntgenkontrastmittel).

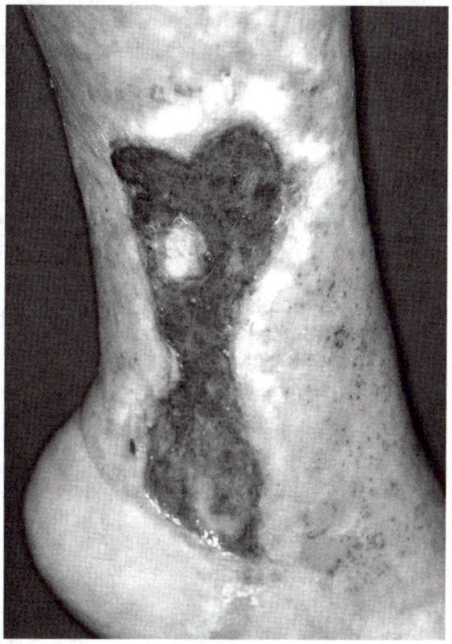

Abb. 11.1 Ulcus cruris am Innenknöchel [M123]

11.3 Therapie

- Kompressionsverbände
- Lokalbehandlung
- evtl. chirurgische Sanierung.

❸ **Kompressionsverbände** (☞ 4.1.2) als Therapie und Sekundärprophylaxe, verhindern das »Versacken« des Blutes in den Venen.

Lokalbehandlung:

- desinfizierende Bäder und Antibiotika-Salben, um Fortschreiten der Infektion zu vermeiden
- Ulkusumgebung mit Zinkpaste abdecken zum Hautschutz
- nekrotischen Belägen entfernen
- Wundheilung durch Schaumstoffwundeinlagen (z.B. Varidase®) fördern.

! Merke

Durch die Gewebedefekte entstehen sehr häufig Kontaktallergien (☞ 5.1.2) gegen Externa.

? **Übungsfragen**

❶ Wie kommt es zum Ulcus cruris?

❷ Wie sehen die drei klinischen Krankheitsstadien aus?

❸ Welche therapeutischen Prinzipien gibt es?

Index

A

B

C

D

W

Z

Abbildungsnachweis

Die Angaben in eckigen Klammern am Ende der Abbildungslegenden verweisen auf die Abbildungsquellen.

A300	Reihe Klinik- und Praxisleitfaden, Gustav Fischer Verlag
A300-157	S. Adler, Lübeck, in Verbindung mit der Reihe Klinik- und Praxisleitfaden, Gustav Fischer Verlag
A300-190	G. Raichle, Ulm, in Verbindung mit der Reihe Klinik- und Praxisleitfaden, Gustav Fischer Verlag
A 400	U. Bazlen, T. Kommerell, N. Menche, A. Schäffler, S. Schmidt und die Reihe Pflege konkret, Gustav Fischer Verlag
A400-157	S. Adler, Lübeck, in Verbindung mit U. Bazlen, T. Kommerell, N. Menche, A. Schäffler, S. Schmidt und der Reihe Pflege konkret, Gustav Fischer Verlag
A400-190	G. Raichle, Ulm, in Verbindung mit U. Bazlen, T. Kommerell, N. Menche, A. Schäffler, S. Schmidt und der Reihe Pflege konkret, Gustav Fischer Verlag
A400-215	S. Weinert-Spieß, Neu-Ulm, in Verbindung mit U. Bazlen, T. Kommerell, N. Menche, A. Schäffler, S. Schmidt und der Reihe Pflege konkret, Gustav Fischer Verlag
M111	U. Amon, PsoriSol Therapiezentrum GmbH, Hersbruck
M123	T. Dirschka, R. Hartig, Bochum

Gut für Mutter und Kind

Neu

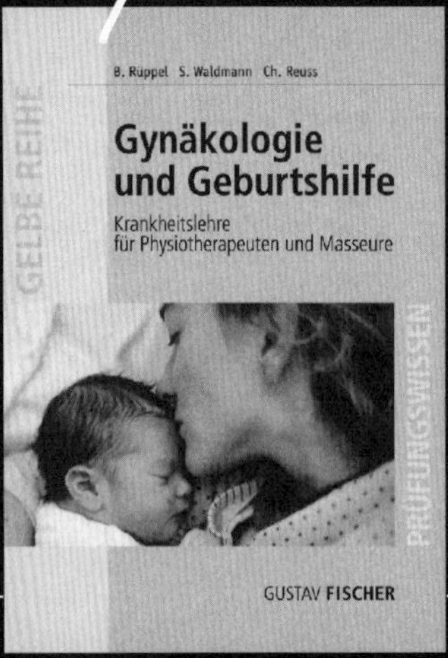

1998. 173 S., 35 Abb., kt.
DM 29,80 / ÖS 218,– / SFr 27,50
ISBN 3-437-45550-8

- Straffe, verständliche und praxisnahe Darstellung der Prüfungsinhalte im Fach „Spezielle Krankheitslehre Gynäkologie und Geburtshilfe"
- Orientiert an der aktuellen Ausbildungs- und Prüfungsverordnung und an die aktuelle Curriculum Empfehlung des ZVK e.V.
- Randleiste mit der Zusammenfassung der wichtigsten Fakten
- Lernkontrolle durch Übungsfragen zu den einzelnen Themen

Nicht die Nerven verlieren!

Neu

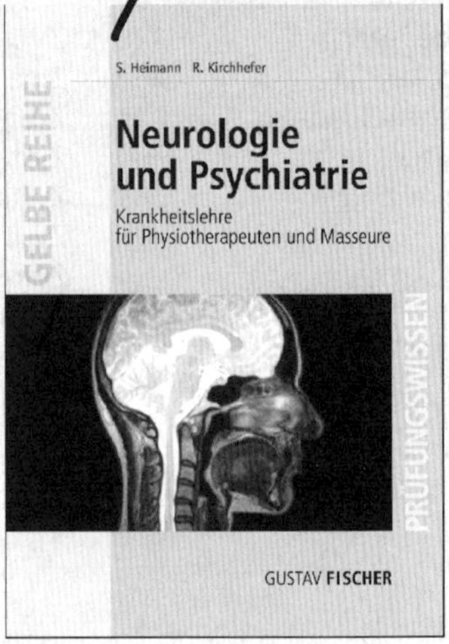

1998. Ca. 232 S., 30 Abb., kt.
DM 32,– / ÖS 234,– / SFr 29,50
ISBN 3-437-45820-5
Erscheint im Oktober '98

- Übersichtliche Darstellung der relevanten Krankheitsbilder mit Ursache, Klinik, Diagnostik und Therapie
- Der Inhalt orientiert sich an der Ausbildungs- und Prüfungsordnung und an den Curriculum- Empfehlungen der Berufsverbände
- Zusammenfassungen des Textes in einer Randspalte wiederholen und ergänzen das Gelernte
- Übungsfragen zu jedem Gebiet ermöglichen eine optimale Lernkontrolle und Prüfungsvorbereitung

GUSTAV FISCHER